高职高专工学结合医药类规划教材

Detection Technology of Pharmaceutical Quality

药物质量检测技术

主　编　张佳佳
副主编　黄越燕

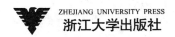

ZHEJIANG UNIVERSITY PRESS
浙江大学出版社

总　　序

近几年,医药高职高专教育发展势头迅猛,彰显出了强大的生命力和良好的发展趋势。《国家中长期教育改革和发展规划纲要(2010－2020年)》指出,要大力发展职业教育,培养创新型、实用型、复合型人才,培养学生适应社会和就业创业能力。高职教育培养生产、服务、管理等一线岗位的高端技能型人才,目标科学明确,满足适应了医药行业企业发展的迫切需要。而培养面向一线工作的高端技能型人才不仅要有扎实的理论基础,更要掌握熟练的实践操作技能,同时还应具备良好的职业素养和心理素质。

医药行业是涉及国民健康、社会稳定和经济发展的一个多学科先进技术和手段高度融合的高科技产业群体。医药类高职院校学生更应树立医药产品质量第一的安全意识、责任意识,更要着重强调培养学生钻研业务的研究能力、质量控制方面的职业知识及一专多能的职业能力。

为创新医药高职高专教育人才培养模式,探索职业岗位要求与专业教学有机结合的途径,浙江医药高等专科学校根据高端技能型人才培养的实际需要,以服务为宗旨,以就业为导向,依托宁波市服务型重点建设专业"医药产销人才培养专业群"的建设,推进教育教学改革,组织教学和实践经验丰富的相关教师及行业企业专家编写了一套体现医药高职高专教育教学理念的优质教材,贴近岗位、贴近学生、贴近教学。

本套教材具有以下几个特点:一是内容上强调需求。在内容的取舍上,根据医药学生就业岗位所需的基本知识技能和职业素养来选择和组织教材内容;二是方法上注重应用。教材力求表达简洁、概念明确、方法具体,基本技能可操作性强,让学生易于理解、掌握和实践。三是体例上实现创新。教材内容编排实现项目化,按照工学结合的教学模式,突出"案例导入"、"任务驱动"、"知识拓展"、"能力训练"等模块。

浙江医药高等专科学校作为教育部药品类专业教指委的核心院校,在医药高职高专教育中不断探索,不断前行,取得了一系列标志性的成果,教育质量不断提高,校企合作不断深入。本套教材是学校教师多年教学和实践经验的体现,教材体现了新的高职高专教育理念,满足了专业人才培养的需要。

姚文兵

《高职高专工学结合医药类规划教材》

编委会名单

主　任　崔山风

委　员　（以姓氏笔画为序）

丁　丽　　王国康　　王麦成

叶丹玲　　叶剑尔　　纪其雄

吴　锦　　何军邀　　张佳佳

张晓敏　　夏晓静　　秦永华

虞　峰

秘　书　陈汉强

前　　言

　　本教材在内容的安排上,紧扣高职高专培养目标,结合专业特点和"工学结合"教学需要,从内容到形式力求体现高职学校特色,编排顺序淡化了学科的系统性,以"模块、项目、学习任务"组织教材的核心内容,突出了应用性,使其达到高等职业技术应用性人才培养标准。

　　全书共分三个模块,38个学习任务,内容涵盖:药物分析与检验概述、药品质量和质量标准、药物鉴别、药物杂质检查、药物含量测定、药物制剂分析与检验实例。编写内容与现行药品质量标准、执业药师考试、职业技能鉴定及质检岗位紧密相连。注重对学生基本实验操作技能的训练,通过一定学时的专项药物检验综合实例学习,使学生对实际工作有感性认识,初步具备独立完成药品检验工作的能力,突出高职高专培养重实践的特点。

　　本书由浙江医药高等专科学校张佳佳老师负责编写模块一和项目四,并对全书进行统稿、修改;浙江医药高等专科学校马铭研老师负责编写模块一;浙江医药高等专科学校俞松林老师负责编写项目一;浙江医药高等专科学校张晓敏老师负责编写项目二、六;沈阳药科大学高等职业技术学院于淼老师负责编写项目三;嘉兴学院医学院黄越燕老师负责编写项目四;天津医学高等专科学校王文洁老师负责编写项目五;浙江医药高等专科学校丁丽老师、山西药科职业学院甄会贤老师编写模块三。在此,对各位教师的辛勤付出表示衷心的感谢。

　　本教材适合高职高专院校药品质量检测技术、生物制药技术、药物制剂、化学制药技术等专业学生使用,也可供药品检验机构有关人员参考。

　　由于编写时间仓促、编者水平有限,书中不妥之处在所难免,恳请广大师生批评指正。本书配套网站正在建设中,主编电子邮箱地址为 zjj@zjbti.net.cn,欢迎各位专家联系交流。

编　者

2012 年 10 月

高职高专工学结合医药类规划教材

《药物质量检测技术》
编委会名单

主　编　张佳佳

副主编　黄越燕

编　者　（以姓氏笔画为序）

丁　丽（浙江医药高等专科学校）

于　淼（沈阳药科大学高等职业技术学院）

马铭研（浙江医药高等专科学校）

王文洁（天津医学高等专科学校）

张佳佳（浙江医药高等专科学校）

张晓敏（浙江医药高等专科学校）

俞松林（浙江医药高等专科学校）

黄越燕（嘉兴学院医学院）

甄会贤（山西药科职业学院）

目　录

模块一　药品检验的知识储备 1

　　学习任务一　药品检验的工作性质及工作任务　/ 1

　　学习任务二　药品质量标准和检验操作规程　/ 9

　　学习任务三　常用容量仪器的检定及使用方法　/ 17

　　学习任务四　有效数字及检验原始记录书写规则　/ 27

模块二　药品专项检测技术 38

　项目一　药物性状观测——物理常数测定　/ 38

　　学习任务一　旋光度测定法　/ 38

　　学习任务二　折光率测定法　/ 42

　　学习任务三　熔点测定法　/ 46

　项目二　药物鉴别技术　/ 60

　　学习任务一　化学鉴别法　/ 66

　　学习任务二　光谱鉴别法　/ 67

　　学习任务三　色谱鉴别法　/ 68

　项目三　药物杂质检查技术　/ 71

　　学习任务一　药物杂质检查　/ 71

　　学习任务二　一般杂质的检查方法　/ 77

　　学习任务三　特殊杂质的检查方法　/ 97

　项目四　药物制剂检查技术　/ 106

　　学习任务一　崩解时限检查法　/ 106

　　学习任务二　重量差异和装量差异检查法　/ 110

　　学习任务三　最低装量检查法　/ 114

　　学习任务四　含量均匀度检查法　/ 118

　　学习任务五　溶出度测定法　/ 121

　　学习任务六　释放度测定法　/ 127

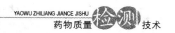

学习任务七　可见异物检查法　/131

项目五　药物含量测定技术——容量分析法　/141

学习任务一　中和法　/146

学习任务二　氧化还原法　/151

学习任务三　配位滴定法　/156

学习任务四　亚硝酸钠法　/161

学习任务五　非水溶液滴定法　/165

学习任务六　沉淀滴定法　/171

学习任务七　重量分析法　/175

项目六　药物含量测定技术——仪器分析技术　/187

学习任务一　紫外-可见分光光度法　/187

学习任务二　高效液相色谱法　/195

学习任务三　气相色谱法　/201

模块三　药物检验综合实例　　　　　　　　　　　208

学习任务一　原料药全检　/208

学习任务二　中间体分析　/231

学习任务三　片剂全检　/237

学习任务四　注射剂全检　/265

学习任务五　胶囊剂全检　/282

学习任务六　乳膏全检　/303

学习任务七　复方制剂全检　/317

学习任务八　辅料的检验　/325

模块一　药品检验的知识储备

学习任务一　药品检验的工作性质及工作任务

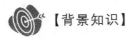 【背景知识】

一、药品检验的工作性质

药品是指用于预防、治疗、诊断人的疾病，有目的地调节人的生理功能并规定有适应证或者功能主治、用法和用量的物质，包括中药材、中药饮片、中成药、化学原料药及其制剂、抗生素、生化药品、放射性药品、血清、疫苗、血液制品和诊断药品等。药品能防治疾病、保护人类健康，但也可能危害生命安全，所以保证药品质量至关重要。药品虽然具有商品的一般属性，但是事关国家发展大计和人民生命健康，是一种特殊商品。

药物分析是一门研究和发展药品全面质量控制的"方法学科"。它主要运用化学、物理化学或生物化学的方法和技术研究化学结构已经明确的合成药物或天然药物及其制剂的质量控制方法，也研究中药制剂和生化药物及其制剂有代表性的质量控制方法。

二、药品检验的工作任务

药物从研制开始，如化学合成原料药和生化药物的纯度测定，以及中药提取物中有效化学成分的测定等，就离不开具有高分离效能的分析方法作为"眼睛"来加以判断。药物结构或组成确定后，需要建立科学性强的能有效控制药物的性状、真伪、有效性、均一性、纯度、安全性和有效成分含量的综合质量裁定依据，即制订药品质量标准，更需要采用各种有效的分析方法，如物理学的、化学的、物理化学的、生物学的乃至微生物学的方法等。

为了全面控制药品的质量，药物分析工作应与生产单位紧密配合，积极开展药物及其制剂在生产过程中的质量控制，严格控制中间体的质量，并发现影响药品质量的主要工艺流程，从而优化生产工艺条件，促进生产和提高质量；也应与经营管理部门密切协作，注意药物

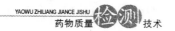
在贮藏过程中的质量与稳定性考察,以便采取科学合理的贮藏条件和管理方法,保证药品的质量。

值得重视的是,药品质量的优劣和临床用药是否合理会直接影响临床征象和临床疗效。所以,在临床药师实践工作中,开展治疗药物监测工作是至关重要的。监测体液药物浓度可用于研究药物本身或药物代谢物质产生毒性的可能性、潜在的药物相互作用、治疗方案的不妥之处,以及病人对药物治疗依从性等方面的评估,有利于更好地指导临床用药,减少药物的毒副作用,提高药品使用质量。研究药物分子与受体之间的关系,也可为药物分子结构的改造,合成疗效更好、毒性更低的药物提供有用的信息。

为了保证药品的高质、安全和有效,在药品的研制、生产、经营以及临床使用过程中还应该执行严格的科学管理规范。因此药品质量的全面控制不是某一个单位或部门的工作,所涉及的整个内容也不是一门课程可以单独完成的,而是一项涉及多方面、多学科的综合性工作。

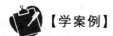**【学案例】**

某单位化验室工作总则

1　目的　建立化验室工作总则,规范工作行为。

2　范围　适用于中心化验室。

3　责任　中心化验室全体人员。

4　程序

4.1　在检验过程中必须做到:

4.1.1　每一个检验人员必须熟练掌握检验产品的检验标准,弄清其原理,检验人员必须经培训合格后方可进行检测工作。

4.1.2　每一个检验人员在检验操作中,必须按照检验标准操作规程的描述进行检验。检验每个项目都必须认真,所有检验数据应该是真实的,实事求是地反映产品质量,不得弄虚作假。

4.1.3　不得擅自更改标准操作规程。

4.1.4　进厂原料每一品种逐批进行检验。

4.1.5　成品检验后的包装应撕碎后丢弃。

4.2　化验记录

4.2.1　所有记录必须用黑色签字笔或钢笔书写,不得使用铅笔,且字迹清楚、端正完整。

4.2.2　更改错误时,可画一条通过所要更改的错误的直线,然后在旁边写上正确数字,并签上更改人的姓名和日期。

4.2.3　仔细做好记录,核对后签上检验者的姓名,然后交复核者复核并签名。

4.3　出厂检验报告单的书写与复核

4.3.1　检验报告单应写明品名、规格、批号、数量、来源、收到日期、报告日期、检验依据等。

4.3.2　所有文字(除签名外)必须为打印或复印件。

4.3.3　不得涂改。

4.3.4　核对记录与报告单的一致性,并签上检验者姓名,然后交复核者复核并签名。

4.3.5　化验室主任应认真核对化验报告并签字。

4.3.6　检验报告单上必须有检验者、复核者、化验室主任签字或签章,盖上检验专用章方有效。

4.3.7　报告单的结果保留准确的有效数字。

4.4　仪器要求　仪器必须进行校正。天平、旋光仪、分光光度计、酸度计等每年校正一次。容量瓶、吸管等校正后才能使用,不合格的应丢弃。

4.5　QC为防止通信设备辐射造成仪器检测偏差,将实验室划分手机禁用操作区域,HPLC、GC、IR、精密仪器室、天平室、标化室及微生物室等禁用手机,在这些操作区域工作的检验员必须将手机关掉。

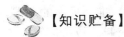【知识贮备】

一、药品检验工作的基本程序

药品检验工作的根本目的就是保证人民用药的安全、有效。药物分析工作者必须具备严肃谨慎和实事求是的工作态度,操作技能熟练、正确以及良好的科学作风和职业道德,才能对药品质量给出正确的评价。药品检验工作的基本程序一般为取样、检验、留样、写出检验报告。

1.取样

药品检验工作的第一步就是取样。工作中经常有大量样品需要检测,把样品的每一部分都完全检测是不可能的,这就需要从大量药品中取出能代表整体质量的少量样品进行分析。所取样品应该具有科学性、真实性和代表性,取样的原则是均匀、合理。

取样前应先检查药品名称、批号、包装等是否符合要求。经检查与取样单信息一致后方可进行取样。每个批号的药品常规检查取样数量为按照标准检验操作规程一次全检用量的3倍,贵重药品为2倍。固体原料药取样一般使用一侧开槽、前端尖锐的不锈钢取样棒,液体原料药取样一般使用玻璃取样棒,取样的数量随产品数量的不同而不同,设总件数为(如箱、桶、袋、盒等)n,当 $n \leqslant 3$ 时,应每件取样;当 $3 < n \leqslant 300$ 时,取样的件数应为 $\sqrt{n}+1$;当 $n > 300$ 时,按 $\sqrt{n}/2+1$ 的件数随机取样。

取样后必须填写取样记录,清洗取样用具,将取过样的包装封好并贴上取样标签。

2.检验

药品检验应以药品质量标准作为依据,根据标准操作规程进行操作,只有具备相应专业技术资格的检验员才可以对样品进行检测,实习人员不得独立进行样品检测。药品检测分为性状、鉴别、检查、含量测定四项内容。

药品性状的检查包括外观、臭、味、溶解度以及物理常数等。外观是对药品的色泽和外表感官的规定,溶解度是药品的一种物理性质,物理常数包括密度、馏程、熔点、凝点、折光率、黏度、比旋度、碘值、皂化值、吸收系数和酸值等等。物理常数的测定对药品鉴别具有一定的意义,而且可以反映药品的纯度,是评价药品质量的主要指标之一,其方法在《中国药典》附录中收载。

药品的鉴别是依据药物的化学结构和理化性质进行某些化学反应,测定某些理化常数或光谱特征,来判断药物及其制剂的真伪。通常,某一项鉴别试验,如官能团反应、焰色反应,只能表示药物的某一特征,绝不能将其作为判断的唯一依据。因此,药物的鉴别不只由一项试验就能完成,而是采用一组(两个或几个)试验项目对一个药物进行全面评价。例如,《中国药典》(2010 年版)在苯巴比妥鉴别项下规定了一个母核呈色反应,2 个官能团的特征鉴别反应,以及利用红外分光光度法。

药品的检查可以分为四个方面:安全性检查、有效性检查、均一性检查和纯度检查。

药品的安全性是指合格的药品在正常的用法用量下,不应引起与用药目的无关和意外的严重不良反应;药品安全性方面的检查包括无菌、热原、微生物、细菌内毒素、异常毒性、升压物质、降压物质和过敏性等。

药品的内在有效性是指在规定的适应证、用法和用量的条件下,能满足预防、治疗、诊断人的疾病,有目的地调节人的生理功能的要求。药品质量控制的有效性是指研究建立的药品标准所使用的分析检测方法必须有效地满足药品质量检定的专属灵敏、准确可靠的要求,所设置的项目和指标限度必须达到对药品的特定临床使用目标的有效控制。药品进入人体都是以药物制剂的形式,所以保证制剂的有效性尤为重要,药物制剂必须符合《中国药典》附录中制剂通则的要求,并且可以通过《中国药典》附录中的有关检查项目进行控制,如崩解时限、融变时限、溶出度、释放度等。

药品的均一性是指药物及其制剂按照批准的来源、处方、生产工艺、储藏运输条件等所生产的每一批次的产品,都符合其质量标准的规定,满足用药的安全性和有效性的要求。原料药的均一性主要是看产品的质量是否均匀,制剂的均一性主要是看各个单位制剂之间的质量是否相同,比如装量差异、含量均匀度等。

药品的纯度检查是指对药品中所含的杂质进行检查和控制,以使药品达到一定的纯净程度而满足用药的要求。杂质是影响药物纯度的物质,有些杂质没有治疗作用,有些杂质影响药物的疗效,有些杂质影响药物的稳定性,有些杂质影响药物的安全性。药物的纯度检查也称为杂质检查,杂质检查的内容将在本书项目四做详细介绍。

药品的含量测定是指采用规定的试验方法对药品(原料药和制剂)中的有效成分的含量进行测定。某一药物成分的含量是指药品(原料药和制剂)中所含特定成分的绝对质量占药品总质量的分数。药品的含量应在性状、鉴别、检查都合格的情况下进行测定。凡是采用理化方法对药品中特定成分的绝对质量进行的测定称为含量测定;凡是以生物学方法或酶化学方法对药品中特定成分以标准品为对照、采用量反应平行线测定法等进行的生物活性(效力)测定称为效价测定。药物含量测定的方法主要包括容量分析法、光谱分析法、色谱分析法和生物检定法等。

检验原始记录是出具检验报告书的依据,是进行科学研究和技术总结的原始资料。为了保证药品检验工作的科学性和规范化,检验原始记录必须做到:记录原始、真实;内容完整、齐全;书写清晰、整洁。检验原始记录格式如表 1-1 所示。所以,检验过程中,检验员必须按照原始记录的要求随时及时记录,严禁事先记录、补记录或转抄记录。如发现记录有错误,可用单线划去但需保持原有字迹清楚,不得用橡皮擦、胶带纸、修正带或改正纸等擦抹涂改,并在修改处签修改者姓名或盖章。药品所有项目检测完成并由检测人员在原始记录上签名之后,经复核人对检验的规范性、试验的完整性、计算结果的准确性和结论判断的合理性进行核对并签名,再交负责人审核并签名。

表 1-1　检验原始记录

品名 _____　　规格 _____

批号 _____　　数量 _____

来源 _____　　取样日期 _____年_____月_____日

依据 _____　　报告日期 _____年_____月_____日

_____

判定：

_____

　　　　　　　　　　　　　　　　　　　　　　检验人：　　　复核人：

3. 留样

企业按规定保存的、用于药品质量追溯或调查的物料、产品样品为留样。用于产品稳定性考察的样品不属于留样。留样应当至少符合以下要求：

（1）应当按照操作规程对留样进行管理；

（2）留样应当能够代表被取样批次的物料或产品；

（3）成品的留样

①每批药品均应当有留样；如果一批药品分成数次进行包装，则每次包装至少应当保留一件最小市售包装的成品；

②留样的包装形式应当与药品市售包装形式相同，原料药的留样如无法采用市售包装形式的，可采用模拟包装；

③每批药品的留样数量一般至少应当能够确保按照注册批准的质量标准完成两次全检（无菌检查和热原检查等除外）；

④如果不影响留样的包装完整性，保存期间内至少应当每年对留样进行一次目检观察，如有异常，应当进行彻底调查并采取相应的处理措施；

⑤留样观察应当有记录；

⑥留样应当按照注册批准的贮存条件至少保存至药品有效期后一年；

⑦如企业终止药品生产或关闭的，应当将留样转交授权单位保存，并告知当地药品监督管理部门，以便在必要时可随时取得留样。

4. 检验报告

药品检验报告书是对药品质量做出的技术鉴定，是具有法律效力的技术文件，应做到依据准确、数据无误、结论明确、文字简洁、书写清晰、格式规范。药品检验报告书格式如表 1-2 所示。每一张药品检验报告书只能针对一个批号。药品检验员完成全部检测，写出书面报告后，应逐级核对签名后进行发放。

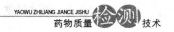

表 1-2 ×××单位药品检验报告书

报告书编号:

检品名称		规　格	
批号		包装	
生产单位		有效期	
供样单位		数量	
检验项目		检验日期	
检验依据		报告日期	

检验项目　　　　　　　　标准规定　　　　　　　　检验结果

…………………

…………………

…………………

检验结论

检验者　　　　　　　　复核者　　　　　　　　负责人

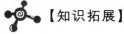【课堂讨论】

1. 药品检验的工作任务有哪些?

2. 简述药品检验工作的程序。

【知识拓展】

药品质量部门的职责

1. 所有原料药的放行与否决;非本企业使用的中间体的放行与否决;

2. 建立原材料、中间体、包装材料和标签的放行与拒收系统;

3. 在决定原料药放行前,审核已完成的关键步骤的批生产记录和实验室控制记录;

4. 确保各种重大偏差已进行调查并已解决;

5. 批准所有的质量标准和主工艺规程;

6. 批准所有与原料药和中间体质量相关的各种规程;

7. 确保进行内部审计(自检);

8. 批准中间体或原料药的委托生产商;

9. 批准对中间体或原料药质量可能造成影响的各种变更;

10. 审核并批准验证方案和报告;

11. 确保对质量相关的投诉进行调查并解决;

12. 确保确立有效的体系,用于关键设备的维护、保养和校验;

13. 确保物料都经过了适当的检验并有检测报告;

14. 确保有稳定性数据支持中间体或原料药的复验期或有效期和储存条件;

15. 对产品质量情况进行回顾及审核,以确认工艺的一致性。此种审核通常应当每年进行一次,并有记录,内容至少包括:

　　＊ 关键过程控制以及原料药关键测试结果的汇总及分析；

　　＊ 所有检验结果不符合既定质量标准的产品批号的汇总及分析；

　　＊ 所有关键的偏差/不符合项及有关调查的汇总及分析；

　　＊ 任何工艺或分析方法变更情况的汇总及分析；

　　＊ 稳定性考察结果的汇总及分析；

　　＊ 所有与质量有关的退货、投诉和召回的汇总及分析；

　　＊ 整改措施充分与否的汇总及分析。

　　16.应当对质量回顾性审核结果进行评估，以做出是否需要采取纠偏措施或需要进行再验证的结论。应有文件和记录阐明此类纠偏措施的理由。经过讨论决定了的整改措施应当及时、有效地执行完成。

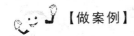 【做案例】

检验岗位职责

　　根据化验室工作总则判断下面几种做法是否正确：

　　1.工作任务繁重的情况下未经培训协助检测人员进行检测工作。

　　2.检验操作中某样品配制方法如下：取样品约 30mg，精密称定，置 100ml 容量瓶中，用二甲基亚砜溶解稀释，定容至刻度，摇匀。实际操作中使用 10ml 的容量瓶，称取 3mg 样品进行配制溶液。

　　3.标准操作规程规定使用减压干燥法测定挥发性成分及水分的量，改用常压 105℃进行测定。

　　4.将称量数据记录在称量纸上面。

　　5.将试验数据记录在废纸上。

　　6.将实验数据记录在干净的本子上。

　　7.原料药进行抽检。

　　8.更改检验原始记录。

　　9.涂改实验数据。

　　10.某一产品从未出现过不合格，某一批号经检测杂质不合格，擅自更改试验数据。

　　11.使用修正液、胶带纸涂改记录。

　　12.只做试验，不写试验仪器使用记录。

　　13.实验仪器校正有效期外进行检测。

　　14.10 袋样品，取样数量为 4 袋。

　　15.药物的熔点测定低于质量标准的规定，说明药品的纯度可能不合格。

　　16.药品留样无需管理。

　　17.药品检验报告书具有法律效力。

　　18.药品的纯度检查称为杂质检查。

　　19.杂质都是对身体有害的物质，必须完全除去。

　　20.通过一个化学反应的现象完全可以对药物进行鉴别。

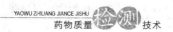

 【提高案例】

　　根据药物检验工作的性质及工作任务,结合化验室岗位职责试说明药物检测人员的基本工作任务和工作要求。

 【归纳】

表 1-3　归纳

药品检验的工作性质及工作任务	药品检验的工作性质	药物分析是一门研究和发展药品全面质量控制的"方法学科"。它主要运用化学、物理化学或生物化学的方法和技术研究化学结构已经明确的合成药物或天然药物及其制剂的质量控制方法,也研究中药制剂和生化药物及其制剂有代表性的质量控制方法
	药品检验的工作任务	全面控制药品质量
	药品检验工作的基本程序	取样、检验、留样、写出检验报告

 【目标检测】

一、选择题

【A 型题】(最佳选择题,每题备选答案中只有一个最佳答案)

1.药品检验的任务是　　　　　　　　　　　　　　　　　　　　　　　　　(　　)

　　A.检测药品　　　　B.研究检测方法　　　　C.全面控制药品质量

　　D.确定药物结构　　E.防治疾病

2.检验人员检测样品必须按照(　　)进行操作

　　A.质量标准　　　　B.标准操作规程　　　　C.原始记录

　　D.领导要求　　　　E.以往经验

【B 型题】(配伍选择题,备选答案在前,试题在后。每题只有一个正确答案,每个备选答案可重复选用,也可不选用)

(1～4 题备选答案)

　　A.安全性检查　　　B.有效性检查　　　　C.均一性检查　　　　D.纯度检查

1.合格的药品在正常的用法用量下,不应引起与用药目的无关和意外的严重不良反应　　　　　　　　　　　　　　　　　　　　　　　　　　　　　　　　　　　(　　)

2.在规定的适应证、用法和用量的条件下,能满足预防、治疗、诊断人的疾病,有目的地调节人的生理功能的要求　　　　　　　　　　　　　　　　　　　　　(　　)

3.药物及其制剂按照批准的来源、处方、生产工艺、储藏运输条件等所生产的每一批次的产品,都符合其质量标准的规定,满足用药的安全性和有效性的要求　(　　)

4.对药品中所含的杂质进行检查和控制,以使药品达到一定的纯净程度而满足用药的要求　　　　　　　　　　　　　　　　　　　　　　　　　　　　　　　(　　)

【X 型题】(多项选择题,每题的备选答案中有 2 个或 2 个以上正确答案)

1.药品检验工作的基本程序　　　　　　　　　　　　　　　　　　　　　　(　　)

A. 取样 　　　　B. 检验 　　　　C. 留样

D. 写出检验报告 　　E. 写出检验记录

二、简答题

1. 药品检验的工作任务有哪些？

2. 简述药品检验工作的程序。

学习任务二　药品质量标准和检验操作规程

 学习目标

知识目标

● 掌握现行版《中国药典》的内容组成；

● 熟悉药品生产企业药品标准体系；

● 能正确理解药品质量管理的要素和职责。

技能目标

● 能够正确查阅和使用《中国药典》、其他国家标准和行业标准；

● 能正确进行药品的取样与留样。

【背景知识】

我国药典的发展简史

我国古代著名的本草典籍有《神农本草经》、唐代《新修本草》、宋代《开宝本草》、明代《本草纲目》等。药典，顾名思义，是一个国家记载药品标准、规格的法典，是由本草学、药物学以及处方集的编著演化而来的。

新中国成立后百废待兴。1949 年 11 月，卫生部召集在京有关医药专家研讨编纂药典问题。1950 年 1 月，卫生部从上海调药学专家孟目的教授负责组建中国药典编纂委员会和处理日常工作的干事会，筹划编制新中国药典。孟目的教授 1918 年毕业于协和医学院预科，1925 年毕业于英国伦敦大学药学院，是英国皇家药科学会第一个中国会员。

1950 年 4 月，药典工作座谈会在上海召开，讨论药典的收载品种原则和建议收载的品种。当时仅有的医药工业主要分布在华东地区，因此与会专家主要来自南京、镇江、上海、杭州四个地区。

随后，卫生部聘请药典委员 49 人，分设名词、化学药、制剂、植物药、生物制品、动物药、药理、剂量 8 个小组，另聘请通讯委员 35 人，成立了第一届中国药典编纂委员会，卫生部部长李德全任主任委员。

1951 年 4 月，第一届中国药典编纂委员会第一次全体会议在北京召开，会议对药典的名称、收载品种、专用名词、度量衡问题以及格式排列等作出决定。其后，药典草案又经多次修改。1952 年底报卫生部核转政务院文教委员会批准后，1953 年第一部《中华人民共和国药典》(以下简称《中国药典》)由卫生部编印发行。1953 年版药典共收载药品531 种，其中化学药 215 种，植物药与油脂类 65 种，动物药 13 种，抗生素 2 种，生物制品

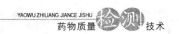
25 种。

据现任药典委员会副秘书长周福成介绍："在当时,第一版药典的编纂工作量巨大,而编写条件又极其艰苦。当时采用了以粮定酬的预算方式。整个项目预算以小米来计算,共 29.46 万斤,这在今天是不可想象的。"

据了解,第一版药典存在着药品标准低、收载品种不全、分类不够系统等缺点,但它也为药典的再版工作奠定了坚实的基础。它所确立的大众化、科学化、民族化以及合乎中国国情等指导思想至今一直沿用。

另据考证,1953 年出版的《中国药典》共收集 531 种现代药物和制剂,其中采取《本草纲目》中的药物和制剂就有 100 种以上,这也是对以上观点的一个佐证。

现在,我国已建立了完整的中药、化学药和生物制品分类体系。药典的再版历程,也是中药标准不断现代化的历程。从 1963 年版药典开始,分为一部和二部,以分别收录中药和化学药。2005 年版的药典在扩大收载中成药品种的基础上,已基本建立了涵盖中医临床各科中药的中药标准体系。同时,扩大了对中药材和中药饮片的收载量,基本适应药品生产、检验及监督管理的需要。在 2010 年版《中国药典》一部的编制工作中,中药材和中药饮片标准的增修订是重点工作之一。其中,中国药典的配套丛书之一《中药材与饮片临床用药须知》,填补了中药临床用药指导上的空白。

2010 年版《中国药典》具有三大特色,一是品种收载范围进一步扩大,收载品种总数达到 4615 个;二是科技含量进一步提升,广泛收载国内外先进成熟的检测技术和分析方法;三是更注重药品安全性控制。

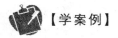【学案例】

请解读下列质量标准

本品为 5-乙基-5-苯基-2,4,6(1H,3H,5H)-嘧啶三酮。按干燥品计算,含 $C_{12}H_{12}N_2O_3$ 不得少于 98.5%。

苯巴比妥
Benbabituo
Phenobarbital

【性状】本品为白色有光泽的结晶性粉末;无臭,味微苦;饱和水溶液显酸性反应。

本品在乙醇或乙醚中溶解,在氯仿中略溶,在水中极微溶解;在氢氧化钠或碳酸钠溶液中溶解。

本品的熔点(附录ⅥC)为 174.5～178℃。

【鉴别】(1)本品显丙二酰脲的鉴别反应(附录Ⅲ)。

(2)取本品约 10mg,加硫酸 2 滴与亚硝酸钠约 5mg,混合,即显橙黄色,随即转橙红色。

(3)取本品约 50mg,置试管中,加甲醛试液 1ml,加热煮沸,冷却,沿管壁缓缓加硫酸 0.5ml,使成两液层,置水浴中加热,接界面是玫瑰红色。

(4)本品的红外光吸收图谱应与对照图谱(光谱集 227 图)一致。

【检查】酸度　取本品 0.20g,加水 10ml,煮沸搅拌 1min,放冷,滤过,取滤液 5ml,加甲基橙指示液 1 滴,不得显红色。

乙醇溶液的澄清度　取本品 1.0g,加乙醇 5ml,加热回流 3min,溶液应澄清。

中性或碱性物质　取本品 1.0g,置分液漏斗中,加氢氧化钠试液 10ml 溶解后,加水

5ml 与乙醚 25ml,振摇 1min,分取醚层,用水振摇洗涤 3 次,每次 5ml,取醚液经干燥滤纸滤过,滤液置 105℃ 恒重的蒸发皿中,蒸干,在 105℃ 干燥 1h,遗留残渣不得超过 3mg。

干燥失重　取本品,在 105℃ 干燥至恒重,减少重量不得过 1.0%(附录Ⅷ L)。

炽灼残渣　不得过 0.1%(附录Ⅷ N)。

【含量测定】取本品约 0.2g,精密称定,加甲醇 40ml,再加新制的 3% 无水碳酸钠溶液 15ml,照电位滴定法(附录Ⅶ A),用硝酸银滴定液(0.1mol/L)滴定。每 1ml 硝酸银滴定液(0.1mol/L)相当于 23.22mg 的 $C_{12}H_{12}N_2O_3$。

【类别】镇静催眠药、抗惊厥药。

【贮藏】密封保存。

【制剂】苯巴比妥片。

 【知识贮备】

一、中国药典

　　药典是一个国家记载药品标准的法典,是国家管理药品生产和实施质量检验的依据。药典的重要特点体现在它的法定性和规范化。法定性是指药典同其他法律一样,具有法律约束力,规范化是指全书按一定的体例进行编排。

　　《中华人民共和国药典》简称《中国药典》,如用英文表示则为 Chinese Pharmacopoeia(缩写为 Ch. P)。自 1949 年新中国成立后,国家药典委员会先后共出版了 9 个版次(1953、1963、1977、1985、1990、1995、2000、2005、2010 年版)的《中国药典》。《中国药典》除 1953 年版为一部和 2005 年版、2010 年版为三部外,其他版次均为二部。2005 年版《中国药典》首次分为三部,一部收载中药材、中药饮片及成方制剂;二部收载化学药品、抗生素、生化药品、放射性药品及其制剂;第三部是将原《中国生物制品规程》并入药典,单独收载生物制品。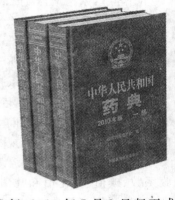

　　《中国药典》2010 年版为现行版本,于 2010 年 1 月出版发行,2010 年 7 月 1 日起正式执行。2010 年版《中国药典》在 2005 年版的基础上,做了大幅度的增修订和新增品种的工作。其特点为:①新增与淘汰并举,收载品种大幅增加:本版药典共收载品种 4487 种,新增 1358 种。一部收载品种 2136 种,其中新增 990 种、修订 612 种;二部收载品种 2220 种,其中新增 341 种、修订 1549 种;三部收载品种 131 种,其中新增 27 种、修订 104 种;药用辅料标准新增 130 多种。②继承与创新并举,检测标准和方法完善提高:本版《中国药典》一部动物药蛇类、植物药川贝母等,都采用了 PCR 检测方法。二部采用高效液相色谱法进行含量测定或用于有关物质检查的品种有近千个,系统适用性要求也更为合理,个别品种采用了分离效能更高的离子色谱法,检测仪器使用种类也更加多样。红外光谱在原料药鉴别应用中进一步扩大,并逐步用于制剂的鉴别,增强了鉴别的专属性;原子吸收光谱和火焰分光光度法在无机离子的含量测定和检查方面的应用加大;总有机体碳测定法和电导率测定法被用于纯化水、注射用水和灭菌注射用水的标准中。三部建立了生物技术产品目的的蛋白含量检测方法。

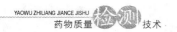

《中国药典》内容包括凡例、正文、附录和索引四个部分。

1.凡例

凡例是解释和正确地使用中国药典进行质量鉴定的基本原则,并把与正文品种、附录及质量检定有关的共性问题加以规定,避免在全书中重复说明。凡例中的有关规定具有法定的约束力。凡例是药典的重要组成部分,分类项目有:"名称及编排"、"项目与要求"、"检验方法和限度"、"标准品、对照品"、"计量"、"精确度"、"试药、试液、指示剂"、"动物试验"、"说明书、包装、标签"等九项,共38条。

药品检验工作者在按照《中国药典》进行质量检定时,必须掌握凡例条文的内容和含义,并在检验过程中切实遵照执行。

凡例和附录中使用"除另有规定外"这一修饰语,表示存在与凡例或附录有关规定未能概括的情况时,在正文各论中另做规定。《中国药典》2010 版二部凡例简介如下:

(1)溶解度 溶解度是药品的一种物理性质。各品种项下选用的部分溶剂及其在该溶剂中的溶解性能,可供精制或制备溶液时参考;对在特定溶剂中的溶解性能需做质量控制时,在该品种检查项下另做具体规定。药品的近似溶解度以下列名词术语表示:

①极易溶解:系指溶质 1g(ml)能在溶剂不到 1ml 中溶解。

②易溶:系指溶质 1g(ml)能在溶剂 1～不到 10ml 中溶解。

③溶解:系指溶质 1g(ml)能在溶剂 10～不到 30ml 中溶解。

④略溶:系指溶质 1g(ml)能在溶剂 30～不到 100ml 中溶解。

⑤微溶:系指溶质 1g(ml)能在溶剂 100～不到 1000ml 中溶解。

⑥极微溶解:系指溶质 1g(ml)能在溶剂 1000～不到 10000ml 中溶解。

⑦几乎不溶或不溶:系指溶质 1g(ml)在溶剂 10000ml 中不能完全溶解。

试验方法:除另有规定外,称取研成细粉的供试品或量取液体供试品,置于(25±2)℃定容量的溶剂中,每隔 5min 强力振摇 30s;观察 30min 内的溶解情况,如无目视可见的溶质颗粒或液滴时,即视为完全溶解。

(2)物理常数 物理常数包括相对密度、馏程、熔点、凝点、比旋度、折光率、黏度、吸收系数、碘值、皂化值和酸值等;其测定结果不仅对药品具有鉴别意义,也可反映药品的纯度,是评价药品质量的主要指标之一。

(3)制剂的规格 系指每一支、片或其他每一个单位制剂中含有主药的重量(或效价)或含量(%)或装量。注射液项下,如为"1ml:10mg",系指 1ml 中含有主药 10mg;对于列有处方或标有浓度的制剂,也可同时规定装量规格。

(4)贮藏项下的规定 系对药品贮存与保管的基本要求,以遮光、密闭、密封、熔封和严封、阴凉处、凉暗处、冷处、常温等名词术语表示。

(5)检验方法和限度

①本版药典收载的原料药及制剂,均应按规定的方法进行检验;如采用其他方法,应将该方法与规定的方法做比较试验,根据试验结果掌握使用,但在仲裁时仍以本版药典规定的方法为准。

②标准中规定的各种纯度和限度数值以及制剂的重(装)量差异,系包括上限和下限两个数值本身及中间数值。规定的这些数值不论是百分数还是绝对数字,其最后一位数字都是有效位。

　　试验结果在运算过程中，可比规定的有效数字多保留一位数，而后根据有效数字的修约规则进舍至规定有效位。计算所得的最后数值或测定读数值均可按修约规则进舍至规定的有效位数，取此数值与标准中规定的限度数值比较，以判断是否符合规定的限度。

　　③原料药的含量(%)，除另有注明者外，均按重量计。如规定上限为100%以上时，系指用本药典规定的分析方法测定时可能达到的数值，它为药典规定的限度或允许偏差，并非真实含有量；如未规定上限时，系指不超过101.0%。

　　(6)标准品、对照品　系指用于鉴别、检查、含量测定的标准物质。标准品与对照品(不包括色谱用的内标物质)均由国务院药品监督管理部门指定的单位制备、标定和供应。标准品系指用于生物检定、抗生素或生化药品中含量或效价测定的标准物质，按效价单位(或 μg)计，以国际标准品进行标定；对照品除另有规定外，均按干燥品(或无水物)进行计算后使用。

　　(7)计量单位

　　①法定计量单位名称和单位符号如下：

　　长度：米(m)，分米(dm)，厘米(cm)，毫米(mm)，微米(μm)，纳米(nm)。

　　体积：升(L)，毫升(ml)，微升(μl)。

　　质(重)量：千克(kg)，克(g)，毫克(mg)，微克(μg)，纳克(ng)，皮克(pg)。

　　压力：兆帕(MPa)，千帕(kPa)，帕(Pa)。

　　动力黏度：帕秒(Pa·s)，毫帕秒(mPa·s)。

　　密度：千克每立方米(kg/m³)，克每立方厘米(g/cm³)。

　　②本药典使用的滴定液和试液的浓度，以 mol/L(摩尔/升)表示者，其浓度要求精密标定的滴定液用"XXX 滴定液(YYYmol/L)"表示；作其他用途不需要精密标定其浓度时，用"YYYmol/LXXX 溶液"表示，以示区别。

　　③温度以摄氏度(℃)表示。水浴温度，除另有规定外，均指 98～100℃。热水，系指70～80℃。微温和温水，系指 40～50℃。室温，系指 10～30℃。冷水，系指 2～10℃。冰浴，系指约 0℃。放冷，系指放冷至室温。

　　④百分比用"%"符号表示，系指重量的比例；但溶液的百分比，除另有规定外，系指溶液 100ml 中含有溶质若干克；乙醇的百分比，系指在 20℃时容量的比例。

　　此外，根据需要可采用下列符号：%(g/g)，表示溶液 100g 中含有溶质若干克；%(ml/ml)，表示溶液 100ml 中含有溶质若干毫升；%(ml/g)，表示溶液 100g 中含有溶质若干毫升；%(g/ml)，表示溶液 100ml 中含有溶质若干克。

　　⑤液体的滴，系在 20℃时，以 1.0ml 水为 20 滴进行换算。

　　⑥溶液后标示的"(1→10)"等符号，系指固体溶质 1.0g 或液体溶质 1.0ml 加溶剂使成 10ml 的溶液；未指明用何种溶剂时，均系指水溶液；两种或两种以上液体的混合物，名称间用半字线"-"隔开，其后括号内所表示的"："符号，系指各液体混合时的体积(重量)比例。

　　⑦乙醇未指明浓度时，均系指 95%(ml/ml)的乙醇。

　　(8)精确度

　　①试验中供试品与试药等"称重"或"量取"的量，均以阿拉伯数码表示，其精确度可

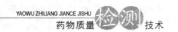

根据数值的有效数位来确定,如称取"0.1g",系指称取重量可为0.06~0.14g;称取"2g",系指称取重量可为1.5~2.5g;称取"2.0g",系指称取重量可为1.95~2.05g;称取"2.00g",系指称取重量可为1.995~2.005g。

"精密称定"系指称取重量应准确至所取重量的千分之一;"称定"系指称取重量应准确至所取重量的百分之一;"精密量取"系指量取体积的准确度应符合国家标准中对该体积移液管的精密度要求;"量取"系指可用量筒或按照量取体积的有效数位选用量具。取用量为"约"若干时,系指取用量不得超过规定量的±10%。

②恒重,除另有规定外,系指供试品连续两次干燥或炽灼后的重量差异在0.3mg以下的重量;干燥至恒重的第二次及以后各次称重均应在规定条件下继续干燥1h后进行;炽灼至恒重的第二次称重应在继续炽灼30min后进行。

③试验中规定"按干燥品(或无水物,或无溶剂)计算"时,除另有规定外,应取未经干燥(或未去水,或未去溶剂)的供试品进行试验,并将计算中的取用量按检查项下测得的干燥失重(或水分,或溶剂)扣除。

④试验中的"空白试验",系指在不加供试品或以等量溶剂替代供试液的情况下,按同法操作所得的结果;含量测定中的"并将滴定的结果用空白试验校正",系指按供试品所消耗滴定液的量(ml)与空白试验中所耗滴定液量(ml)之差进行计算。

⑤试验时的温度未注明者,系指在室温下进行;温度高低对试验结果有显著影响者,除另有规定外,应以(25±2)℃为准。

(9)试药、试液、指示剂

①试验用的试药,除另有规定外,均应根据附录试药项下的规定,选用不同等级并符合国家标准或国务院有关行政主管部门规定的试剂标准。试液、缓冲液、指示剂与指示液、滴定液等,均应符合附录的规定或按照附录的规定制备。

②试验用水,除另有规定外,均系指纯化水。酸碱度检查所用的水,均系指新沸并放冷至室温的水。

③酸碱性试验时,如未指明用何种指示剂,均系指石蕊试纸。

2.品名目次

品名目次位于凡例之后,按中文名称笔画顺序排列,同笔画数的字按起笔笔形一丨丿、乛顺序排列。在《中国药典》二部中,品名目次分正文品种第一部分和正文品种第二部分。正文品种第一部分主要为化学药等,第二部分主要为辅料等。单味制剂排在原料药后面,如维生素C片排在维生素C后面。本目次只排列附录项目,附录目次列在附录之首。

3.正文

正文部分专门收载药品或制剂的质量标准。药品质量标准的内容一般应包括:法定名称、结构式、分子式和分子量、来源、性状、鉴别、纯度检查、含量测定、类别、剂量、规格、贮藏、制剂等。正文品种收载的中文药品名称系按照《中国药品通用名称》收载的名称及命名原则命名,《中国药典》收载的中文药品名称均为法定名称。英文名除另有规定外,均采用国际非专利药品名(INN)。

4.附录

附录是药典的重要组成部分。《中国药典》(2010年版)二部附录包括:制剂通则、药用辅料、一般鉴别试验、分光光度法、色谱法、有关理化常数测定法、有关滴定法及测定法、一般杂质检查法、有关检查法及测定法、制剂检查法及测定法、抗生素效价测定法及安全检查法、升压素生物测定法等测定法、放射性药品检定法、生物检定统计法、试药、试纸、试液、缓冲液、指示剂与指示液、滴定液、标准品与对照品表以及制药用水、灭菌法、原子量表及指导原则等内容。附录中共收载 19 个指导原则。

5.索引

《中国药典》(2010 年版)二部除在正文前收载品名目次外,还在书末分列中英文索引以便快速查阅有关内容。中文索引按汉语拼音顺序排列;英文索引按英文名称第一个英文字母顺序排列,以英文名和中文名对照的形式排列。中文索引可检索到正文和附录的内容;英文索引只能检索到正文的内容。

 【课堂讨论】

《中国药典》(2010 年版)分哪几个部分? 各部分的主要内容是什么?

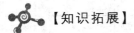 **【知识拓展】**

国外主要药典介绍

目前世界上有 38 个国家编制了药典,代表性的药典是《美国药典》、《英国药典》、《日本药典》和《欧洲药典》。

《美国药典》的英文全称是 The United States Pharmacopoeia(缩写为 USP)。《美国国家处方集》的英文全称是 The National Formulary(缩写为 NF)。为减少重复,方便使用,从 1980 年起,USP 与 NF 合并为一册出版,用 USP-NF 表示。2002 年起将原来的每五年一版改为每一年出一个新版本,同时发行 USP 亚洲版。《美国药典》的现行版本是 USP(29)-NF(24)版,2006 年出版。

《英国药典》的英文全称是 British Pharmacopoeia(缩写为 BP)。英国药典有悠久的历史,最早的药典是 1618 年编写的《伦敦药典》,后又有《爱丁堡药典》和《爱尔兰药典》。1864 年合为《英国药典》。《英国药典》的现行版本为 2005 年版,简写为 BP(2005)。BP(2005)分为六卷,第一卷和第二卷均有凡例和正文,正文品种主要为原料药;第三卷正文品种为药物制剂;第四卷为附录、红外参考光谱等;第五卷为兽药;第六卷为第一卷至第五卷的光盘版。

日本药典名称是《日本药局方》,英文缩写为 JP。《日本药局方》历史也较悠久,1886 年就出版了《日本药局方》第一版。《日本药局方》分为两部,一部包括凡例、制剂总则、一般试验方法(系指各类测定方法)和医药品各论(主要为化学药品、抗生素、放射性药品及各种制剂)。二部包括通则、生药总则、制剂总则、一般试验方法和医药品各论(主要为生药、生物制品、调剂用附加剂等)。索引(日文名、英文名、拉丁名);抗生素另有详细标准(JP 中只有名称、结构和性状)。《日本药局方》现行版本是第 15 版,以 JP(15)表示。

《欧洲药典》的英文全称是 European Pharmacopoeia(缩写为 Ph. Eur.)。《欧洲药典》由欧洲药典质量委员会编辑出版,有英文和法文两种法定文本,对其成员国皆有法律约束力。

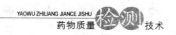

【做案例】

《中国药典》的查阅

请按照下列项目(表1-4),查阅《中国药典》(2010年版)二部,记录所在页码及括号中内容的查阅结果。

表1-4　查阅《中国药典》结果记录表

顺　序	查阅项目	页　码	查阅结果
1	阿司匹林(游离水杨酸杂质限量)		
2	甘露醇(熔点)		
3	布洛芬(制剂)		
4	地西泮(含量测定方法)		
5	地西泮片(含量测定方法)		
6	地西泮注射液(含量测定方法)		
7	地塞米松磷酸钠滴眼液(pH 值)		
8	依诺沙星(类别)		
9	鱼肝油(贮藏方法)		
10	维生素 B_{12} 注射液(性状)		
11	葡萄糖(比旋度)		
12	重金属检查法		
13	高效液相色谱法		
14	崩解时限检查法		
15	氢氧化钠滴定液的配制(标定的基准物)		
16	制药用水(类型)		
17	氨制硝酸银试液的配制		
18	热原检查法		

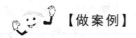

【目标检测】

一、选择题

【A 型题】(最佳选择题,每题备选答案中只有一个最佳答案)

1. 中国药典规定"精密称定"时,系指重量应准确在所取重量的　　　　　(　　)

    A. 百分之一　　　　　　B. 千分之一　　　　　　C. 万分之一

    D. 百分之十　　　　　　E. 千分之三

【B型题】（配伍选择题，备选答案在前，试题在后。每题只有一个正确答案，每个备选答案可重复选用，也可不选用）

（1～5题备选答案）

    A.冰浴   B.水浴   C.热水   D.温水   E.冷水

1.除另有规定外，均指98～100℃   （   ）

2.系指2～10℃   （   ）

3.系指0℃   （   ）

4.系指40～50℃   （   ）

5.系指70～80℃   （   ）

【X型题】（多项选择题，每题的备选答案中有2个或2个以上正确答案）

1.《中国药典》附录内容包括   （   ）

    A.红外光谱图   B.制剂通则   C.对照品（标准品）色谱图

    D.标准溶液的配制与标定   E.物理常数测定法

2.药品质量标准制订内容包括   （   ）

    A.名称   B.性状   C.鉴别   D.杂质检查   E.含量测定

二、简答题

《中国药典》（2010年版）分哪几个部分？各部分的主要内容是什么？

学习任务三　常用容量仪器的检定及使用方法

学习目标

知识目标

● 掌握常用容量仪器检定方法；

● 熟悉常用容量仪器的用途。

技能目标

● 掌握常用容量仪器的操作方法；

● 掌握常用容量仪器检定的标准和操作要领。

【背景知识】

玻璃仪器的分类

常用容量仪器基本上都是用玻璃制成的。各类玻璃的主要用途如表1-5所示。

目前国内一般将化学分析实验室中常用的玻璃仪器按它们的用途和结构特征，分为以下8类：

（1）烧器类　是指那些能直接或间接地进行加热的玻璃仪器，如烧杯、烧瓶、试

表1-5　各类玻璃主要用途

玻璃名称	主要用途
特硬质玻璃	制作烧器类产品和特种玻璃仪器
硬质玻璃	制作烧器类产品和各种玻璃仪器
普通玻璃	制作滴管、吸管和培养皿等
量器玻璃	制作量器

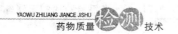

管、锥形瓶、碘量瓶、蒸发器、曲颈瓶等。

（2）量器类　是指用于准确测量或粗略量取液体体积的玻璃仪器，如量杯、量筒、容量瓶、滴定管、移液管等。

（3）瓶类　是指用于存放固体或液体化学药品、化学试剂、水样等的容器，如试剂瓶、广口瓶、细口瓶、称量瓶、滴瓶、洗瓶等。

（4）管、棒类　管、棒类玻璃仪器种类繁多，按其用途分有冷凝管、分馏管、离心管、比色管、虹吸管、连接管、调药棒、搅拌棒等。

（5）有关气体操作使用的仪器　是指用于气体的发生、收集、贮存、处理、分析和测量等的玻璃仪器，如气体发生器、洗气瓶、气体干燥瓶、气体的收集和储存装置、气体处理装置和气体的分析、测量装置等。

（6）加液器和过滤器类　主要包括各种漏斗及与其配套使用的过滤器具，如漏斗、分液漏斗、布氏漏斗、砂芯漏斗、抽滤瓶等。

（7）标准磨口玻璃仪器类　是指那些具有磨口和磨塞的单元组合式玻璃仪器。上述各种玻璃仪器根据不同的应用场合，可以具有标准磨口，也可以具有非标准磨口。

（8）其他类　是指除上述各种玻璃仪器之外的一些玻璃制器皿，如酒精灯、干燥器、结晶皿、表面皿、研钵、玻璃阀等。

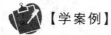【学案例】
常用玻璃仪器的用途、操作方法及注意事项

（1）试管　试管可以分为有刻度试管和无刻度试管，也可以分为普通试管和离心试管，还可以分为有塞试管和无塞试管。

用途：可以作为反应容器，便于操作、观察，用药量少，也可用于少量气体的收集；离心试管用于沉淀分离。

操作方法和注意事项：①反应液体不超过试管容积的 1/2，加热时液体不超过试管容积的 1/3。②加热前试管外面要擦干，加热时应用试管夹夹持。③加热液体时，管口不要对人，并将试管倾斜，与桌面成 45°，同时不断振摇，火焰上端不能超过试管里的液面高度。④加热固体时，管口略向下倾斜。⑤离心管只能用于水浴加热。⑥硬质试管可以加热至高温，但不宜骤冷，软质试管在温度急剧变化时极易破裂。

（2）烧杯　以 ml 表示。

用途：①反应容器，尤其在反应物较多时使用，容易混合均匀。②也用作配制溶液时的容器或简易水浴的盛水器。

操作方法和注意事项：①反应液体不能超过烧杯容积的 2/3。②加热时放在石棉网上，使受热均匀。

（3）锥形瓶　以 ml 表示，分为有塞锥形瓶和无塞锥形瓶。

用途：①反应容器，加热时可避免溶剂大量蒸发。②震荡方便，用于滴定操作。

操作方法和注意事项：①反应液体不能超过烧杯容积的 2/3。②加热时放在石棉网上，使受热均匀。

（4）量筒　以 ml 表示，上口大、下部小的称作量杯。

用途：量取一定体积的液体。

操作方法和注意事项:①不能作为反应容器,不能加热,不可以量取热的液体。②读数时视线应与液面水平,读取与凹液面最低点相切的刻度。

(5)移液管　是一根中间有一膨大部分的细长玻璃管,其下端为尖嘴状,上端管颈处刻有一条标线;通常又把具有刻度的直形玻璃管称为吸量管。在滴定分析中准确移取溶液一般使用移液管,反应需控制试液加入量时一般使用吸量管。

用途:精密量取一定体积的液体。

操作方法和注意事项:①将液体吸入,液面超过刻度,再用食指按住管口,轻轻抬起放气,使液面降至刻度后,食指按住管口,移往指定容器上,放开食指使液体注入。②使用前用少量所移取液体润洗3遍。③对于最后一滴液体应根据移液管上面是否标"吹"字,如有"吹"字,则用洗耳球吹出,否则,静置15s。④不能放入烘箱烘干,不能加热。⑤读数时视线应与液面水平,读取与凹液面最低点相切的刻度。

(6)容量瓶　以 ml 表示,塞子有玻璃、塑料两种。

用途:配制标准溶液。

操作方法和注意事项:①溶质先在烧杯中溶解,再转移至容量瓶中。②不能加热,不能用毛刷洗涤,不能替代试剂瓶用于存放溶液。③磨口瓶塞配套使用,不能互换。④不能放入烘箱烘干,不能加热。⑤读数时视线应与液面水平,读取与凹液面最低点相切的刻度。

(7)称量瓶　常用扁形称量瓶。

用途:用于准确称取一定量的固体。

操作方法和注意事项:①盖子是磨口配套的,不能丢失弄乱;②用前应洗净烘干,不用时在磨口处垫一小纸条。

(8)滴定管　分为酸式滴定管和碱式滴定管,玻璃颜色有棕色和无色两种。

用途:用于滴定或准确量取一定体积的液体。

操作方法和注意事项:①使用前检漏、洗净,装液前用预装溶液润洗3遍。②用左手控制酸式滴定管的旋塞或碱式滴定管的玻璃珠。③酸式滴定管的旋塞应涂抹凡士林,碱式滴定管下端的橡皮管不能用洗液清洗。④酸式和碱式滴定管不能互换使用。⑤酸性的滴定液放在具有旋塞的酸式滴定管中,碱性的滴定液放在具有橡皮管的碱式滴定管中。⑥滴定管要洗净,溶液流下时管壁不得挂有水珠,活塞下部要充满液体,全管不得留有气泡。⑦滴定管使用完毕后应立即洗涤。⑧不得用毛刷洗涤滴定管内部。

 【知识贮备】

容量仪器的保管方法

在贮藏室内玻璃仪器要分门别类地存放,以便取用。经常使用的玻璃仪器放在实验柜内,要放置稳妥,高的、大的放在里面,以下提出一些仪器的保管办法:

(1)移液管　洗净后置于防尘的盒中。

(2)滴定管　用后,洗去内装的溶液,洗净后装满纯水,上盖玻璃短试管或塑料套管,也可倒置夹于滴定管架上。

(3)比色皿　用毕洗净后,在瓷盘或塑料盘中下垫滤纸,倒置晾干后装入比色皿盒或清洁的器皿中。

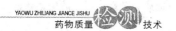

（4）带磨口塞的仪器 容量瓶或比色管最好在洗净前就用橡皮筋或小线绳把塞和管口拴好，以免打破塞子或互相弄混。需长期保存的磨口仪器要在塞间垫一张纸片，以免日久粘住。长期不用的滴定管要除掉凡士林后垫纸，用皮筋拴好活塞保存。

【课堂讨论】

1.滴定管分几类？如何洗涤？滴定前如何操作？

2.移液管分几类？如何洗涤？滴定前如何操作？如何保存？

3.如何操作容量瓶？

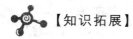【知识拓展】

常用容量仪器的检定

1 外观

1.1 量器的玻璃应清澈、透明。

1.2 量器不允许有影响计量读数及使用强度等缺陷。

1.3 分度线与量的数值应清晰、完整、耐久，且分度线应平直、分布均匀。

2 量器应具有下列标记

2.1 厂名或商标、标准温度（20℃）。

2.2 用法标记：量入式用"In"表示，量出式用"Ex"表示，吹出式用"吹"表示。

3 密合性

3.1 滴定管玻璃活塞的密合性要求，当水注入最高标线时，活塞在任意关闭情况下（不涂油脂）停留 20min 后，A 级漏水量应不超过半小格，B 级漏水量应不超过一小格。

3.2 滴定管塑料活塞的密合性要求，当水注入最高标线时，活塞在任意关闭情况下停留 50min 后，漏水量应不超过一小格。

3.3 具塞量筒、量瓶的口与塞之间的密合性要求，当水注入最高标线时，塞子盖紧后颠倒 10 次，不应有水渗出。

4 容量允差

4.1 在标准温度 20℃ 时，滴定管、分度吸管的标称总容量和零至任意分量，以及任意两检定点之间的最大误差，均应符合表 1-6 和表 1-7 的规定。

表 1-6 滴定管

标称总容量（ml）		1	2	5	10	25	50	100
分度值（ml）		0.01		0.02	0.05	0.1	0.1	0.2
容量允差（ml）	A 级	±0.010		±0.010	±0.025	±0.04	±0.05	±0.10
	B 级	±0.020		±0.020	±0.050	±0.08	±0.10	±0.20
等待时间（s）		30						

表 1-7 分度吸管

标称总容量(ml)		0.1	0.2	0.25	0.5	1	2	5	10
分度值(ml)		0.001 0.005	0.002 0.01	0.002 0.01	0.005 0.01 0.02	0.01	0.02	0.05	0.1
容量允差(ml)	A级(等待15s)	/	/	/	/	±0.008	±0.012	±0.025	±0.05
	B级(无等待)	±0.003	±0.005	±0.005	±0.010	±0.015	±0.025	±0.050	±0.10
	吹出式	±0.004	±0.006	±0.008	±0.010	±0.015	±0.025	±0.050	±0.10

4.2 在标准温度20℃时,单标线吸管和单标线容量瓶的标称总容量应符合表1-8和表1-9的规定。

表 1-8 单标线吸管

标称总容量(ml)		1	2	3	5	10	15	20	25	50	100
容量允差(ml)	A级	±0.007	±0.010	±0.015	±0.020	±0.025	±0.030	±0.050		±0.08	
	B级	±0.015	±0.020	±0.030	±0.040	±0.050	±0.060	±0.10		±0.016	
水的流出时间(s)	A级		7~12		15~25		20~30	25~35		30~40	35~45
	B级		5~12		10~25		15~30	20~35		25~40	30~45

表 1-9 单标线容量瓶

标称总容量(ml)		1	5	10	25	50	100	200	250	500	1000
容量允差(ml)	A级	±0.010	±0.020	±0.020	±0.03	±0.05	±0.10	±0.15	±0.15	±0.25	±0.40
	B级	±0.020	±0.040	±0.040	±0.06	±0.10	±0.20	±0.30	±0.30	±0.50	±0.80

4.3 在标准温度20℃时,量筒的标称总容量和任一分度的容量允差应符合表1-10的规定。

表 1-10 量筒

标称总容量(ml)		5	10	25	50	100	250	500	1000
分度值(ml)		0.1	0.2	0.5	1	1	2或5	5	10
容量允差(ml)	量入式	±0.05	±0.10	±0.25	±0.25	±0.50	±1.0	±2.5	±5.0
	量出式	±0.10	±0.20	±0.50	±0.50	±1.0	±2.0	±5.0	±10

5 检定条件

5.1 采用衡量法进行容量检定的工作室,温度不宜超过(20±5)℃,室内温度变化不能大于1℃/h,水温与室温之差不应超2℃。

5.2 衡量法用介质为纯水(蒸馏水或去离子水)。

6 检定设备

6.1 三等砝码。

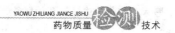

6.2　相应称量范围的天平,其称量误差应小于被检量允差的 1/10。

6.3　温度范围 0～50℃,分度值为 0.1℃ 的温度计。

6.4　分度值为 0.2s 的秒表,1×10 倍的放大镜。

6.5　有盖称量杯、检定用的架和夹、测温筒。

7　检定项目和检定方法

7.1　外观　用目力观察,可借助刻度放大镜。

7.2　密合性检定

7.2.1　具塞滴定管　将不涂油脂的活塞芯擦干净后用水湿润,插入活塞套内,滴定管应竖直地夹在检定架上,然后充水至最高标线处,活塞在任一关闭情况下静置 20min (塑料活塞静置 50min),漏水量应符合密合性的要求。

7.2.2　量瓶和具塞量筒　将水充至最高标线,塞子应擦干,不涂油脂,盖紧后用指压住塞子,颠倒 10 次,每次颠倒时,在倒置状态下至少停留 10s,结束后,用吸水纸在塞与瓶(或筒)口周围擦看,不应有水渗出。

7.3　容量检定(衡量法)

7.3.1　清洗被检量器　量器可以用重铬酸钾饱和溶液和等量的浓酸酸混合剂或清洁剂进行清洗,然后用水冲净,器壁上不应挂有水等沾污现象,使液面下降或上升时与器壁接触处形成正常弯液面。

7.3.2　洗净的量器(若量入式量器先进行干燥处理)应提前放入工作室,使其与室温尽可能接近。

7.3.3　取一只容量大于被检量器的洁净有盖称量杯(若是检定量瓶,则取一只洁净干燥的待检量瓶),进行空称量平衡。

7.3.4　将被检量器的纯水放入称量杯中(量瓶应注纯水至标线,称得纯水质量值 m_0)。

7.3.5　在调整被检量器弯液面的同时,应观察测温筒内的水温,读数应准确至 0.1℃,量瓶可在称完后将温度计直接插入瓶内测温,然后在附录 1 衡量法用表中查到质量值 m,附录 2 水密度表中查到 ρ_w。

7.3.6　量器在标准温度 20℃ 时的实际容量按下式计算:

$$V_{20} = V_0 + \frac{m_0 - m}{\rho_w}$$

式中:V_{20} 为量器在标准温度 20℃ 时的实际容量(ml);V_0 为量器的标称容量(ml);m_0 为称得纯水质量值(g);m 为衡量法用表中查得的质量值(g),见附录 1;ρ_w 为 t ℃ 时纯水密度值 (g/cm³),见附录 2,近似为 1。

凡使用需要实际值的检定,其检定次数至少 2 次,2 次检定数据的差值应不超过被检量器允差的 1/4,并取 2 次的平均值。

7.4　弯液面的调定

弯液面是指待测容器内的液体与空气之间的界面。

弯液面应该这样调定:弯液面的最低点应与分度线上边缘的水平面相切,视线与分度线在同一水平面上(眼睛要与分度线上边缘在同一水平面内读数)。

有蓝线乳白衬背的量器,其弯液面应该这样调定:蓝线最尖端与分度线的上边缘相重合。

7.5　容量的调定方法

7.5.1　滴定管　滴定管应竖直而稳固地夹在检定架上,充水至最高标线以上约几毫米处,用活塞(无塞滴定管在乳胶管中夹玻璃小球)慢慢地将液面正确地调至零位,完全开启活塞,流液口应无阻塞,当液面升至距被检分度线上约 5mm 处时,等待 30s,然后在 10s 内将液面正确调至被检分度线。

7.5.2　分度吸管　把已经清洁的吸管竖直放置,充水至高出被检分度线几毫米处,擦干吸管口外面的水,然后将弯液面调至被检分度线,调液面时,应使流液口与接水杯内壁接触,称量杯倾斜30°,两者不能有相对移动,当完全流出式吸管内的水流至口端不流时,按规定时间等待后,随即将流液口移开(口端保留残留液)。

对于无规定等待时间的吸管,为保证液体完全流出,可近似等待 3s,使用中不必严格遵守此规定。

对于吹出式吸管,当水流至口端不流时,随即将口端残留液排出。

7.5.3　单标线吸管　调定方法与分度吸管相同。

7.5.4　量瓶和量入式量筒　水注入干燥的量瓶或量筒内标线处的体积,即为该量瓶或量筒的体积,即为该量瓶或量筒的标称容量;标线以上的残留水滴应擦干。

7.5.5　量出式量筒和量杯　先充水至所需标线处,然后从倒液嘴排出,排完后等待30s,再注水至标线处即为该标线的容量。

7.6　检定点

7.6.1　滴定管

1~10ml:半容量和总容量两点;

25ml:A 级＿＿＿0~5,0~10,0~15,0~20,0~25ml 五点。

　　　 B 级＿＿＿0~12.5,0~25ml 两点。

50ml:A 级＿＿＿0~10,0~20,0~30,0~40,0~50ml 五点。

　　　 B 级＿＿＿0~12.5,0~25,0~37.5,0~50ml 四点。

7.6.2　分度吸管　1ml 以下(不包括 1ml)检定总容量和总容量的 1/10,若无 1/10 分度线则检 2/10(自流液口起);

1ml 以上(包括 1ml)检定点:

总容量的 1/10,若无 1/10 分度线则检 2/10(自流液口起);

半容量~流液口(不完全流出式自零位起);

总容量。

7.6.3　量筒/量杯的检定点

总容量的 1/10(自底部起,若无总容量的 1/10 分度线,则检 2/10 点);

半容量;

总容量。

8　检定结果处理和检定周期

8.1　经过检定合格的量器,必须贴上合格证;经检定不合格的量器,发给检定结果通知书,必要时亦可降级或销毁。

8.2　检定周期　使用中的滴定管、分度吸管、单标线吸管、量瓶的检定周期为三年,

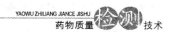
其中用于碱溶液的量器为一年。

附录1　常用玻璃量器衡量法用表（不同容量的纯水与砝码平衡质量值和差值）

（钠钙玻璃体胀系数 $25 \times 10^{-6}C^{-1}$，空气密度 $0.0012g/cm^3$）

容量(ml) ＼ 质量(g) 温度(℃)		19.8	19.9	20.0	20.1	20.2	20.3	20.4	20.5
1	质量	0.99719	0.99717	0.99715	0.99713	0.99711	0.99709	0.99707	0.99705
	差值	0.00281	0.00283	0.00285	0.00287	0.00289	0.00291	0.00293	0.00295
2	质量	1.9944	1.9943	1.9943	1.9943	1.9942	1.9942	1.9941	1.9941
	差值	0.0056	0.0057	0.0057	0.0057	0.0058	0.00058	0.0059	0.0059
2.5	质量	2.4930	2.4929	2.4929	2.4928	2.4928	2.4927	2.4927	2.4926
	差值	0.0070	0.0071	0.0071	0.0072	0.0072	0.0073	0.0073	0.0074
3	质量	2.9916	2.9915	2.9915	2.9914	2.9913	2.9913	2.9912	2.9912
	差值	0.0084	0.0085	0.0085	0.0086	0.0087	0.0087	0.0088	0.0088
4	质量	3.9888	3.9887	3.9886	3.9885	3.9884	3.9884	3.9883	3.9882
	差值	0.0112	0.0113	0.0114	0.0115	0.0116	0.0116	0.0117	0.0118
5	质量	4.9859	4.9858	4.9858	4.9857	4.9856	4.9855	4.9854	4.9853
	差值	0.0141	0.0142	0.0142	0.0143	0.0144	0.0145	0.0146	0.0147
7.5	质量	7.4789	7.4788	7.4786	7.4785	7.4783	7.4782	7.4780	7.4779
	差值	0.0211	0.0212	0.0214	0.0215	0.0217	0.0218	0.0220	0.0221
10	质量	9.9719	9.9717	9.9715	9.9713	9.9711	9.9109	9.9707	9.9705
	差值	0.0281	0.0283	0.0285	0.0287	0.0289	0.0291	0.0293	0.0295
12.5	质量	12.465	12.465	12.464	12.464	12.464	12.464	12.463	12.463
	差值	0.035	0.035	0.036	0.036	0.036	0.036	0.037	0.037
15	质量	14.958	14.958	14.957	14.957	14.957	14.956	14.956	14.956
	差值	0.042	0.042	0.043	0.043	0.043	0.044	0.044	0.044
37.5	质量	37.395	37.394	37.393	37.392	37.392	37.391	37.390	37.389
	差值	0.105	0.106	0.107	0.108	0.108	0.109	0.110	0.111

附录2　纯水密度表

温度(℃)	密度(g/ml)	温度(℃)	密度(g/ml)	温度(℃)	密度(g/ml)
10	0.999699	15	0.999098	20	0.998201
11	0.999604	16	0.998941	21	0.997989
12	0.999496	17	0.998772	22	0.997767
13	0.999376	18	0.998593	23	0.997535
14	0.999243	19	0.998402	24	0.997293

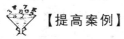【做案例】

正确选择 5ml 移液管、10ml 吸量管、25ml 酸式滴定管、50ml 容量瓶、25ml 碱式滴定管，按照不同玻璃仪器的要求进行清洗、干燥并保存。

【提高案例】

50ml 容量瓶的洗涤与检定

结合上述知识清洗 50ml 容量瓶并进行检定。

被检仪器名称：＿＿＿＿＿＿＿＿＿仪器编号：＿＿＿＿＿＿＿　制造厂：＿＿＿＿＿＿＿＿

标称容量：＿＿＿＿＿ml,容量允差：＿＿＿＿＿ml

检定依据：＿＿＿＿＿＿＿＿＿＿,外观检查记录：＿＿＿＿＿＿＿＿＿

密封性检查记录：＿＿＿＿＿＿＿＿＿＿＿＿＿＿＿＿＿＿＿＿＿

环境条件记录：实验室温度 $t_空 =$ ＿＿＿＿＿＿℃;纯水密度 $\rho_w =$ ＿＿＿＿＿＿g/cm³

表 1-11　蒸馏水质量检定记录

序　号	检定点（ml）	流出时间（s）	等待时间（s）	纯水温度（℃）	实测质量（g）

表 1-12　检定结果的计算

序　号	查表质量（g）	容量偏差（ml）	实际容量（ml）	检定结果

检定结果与处理：该量器为＿＿＿＿＿＿＿级;准予该计量器具作＿＿＿＿＿＿＿＿＿使用;

出具证书编号：＿＿＿＿＿＿＿;有效期至＿＿＿＿＿＿年＿＿＿月＿＿＿日。

检定＿＿＿＿＿＿＿＿＿＿＿核验员：＿＿＿＿＿＿＿＿＿＿＿。

检定日期：＿＿＿年＿＿＿月＿＿＿日

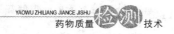

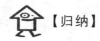【归纳】

表 1-13　归纳

常用容量仪器的洗涤、检定及使用方法	常用玻璃仪器用途和操作方法	1.试管；2.烧杯；3.锥形瓶；4.量筒；5.移液管；6.容量瓶；7.称量瓶；8.滴定管
	玻璃仪器的洗涤方法	一般洗涤步骤
		常用洗涤剂
		铬酸洗液的配制
	玻璃仪器的干燥方法	晾干
		烘干
		吹干
	不同玻璃仪器的保存方法	
	常用容量仪器的检定	外观
		标记
		密合性
		容量允差
		检定条件
		检定设备
		检定方法

【目标检测】

一、选择题

【A型题】(最佳选择题,每题备选答案中只有一个最佳答案)

1.液体精密量取应选择　　　　　　　　　　　　　　　　　　　　(　　)
　　A.烧杯　　　　　　B.移液管　　　　　　C.量筒　　　　　　D.容量瓶

2.酸式滴定液应放在　　　　　　　　　　　　　　　　　　　　　(　　)
　　A.酸式滴定管　　　B.碱式滴定管　　　　C.滴定管　　　　　D.容量瓶

【B型题】(配伍选择题,备选答案在前,试题在后。每题只有一个正确答案,每个备选答案可重复选用,也可不选用)

(1~5题备选答案)

　　A.称量瓶　　　　B.容量瓶　　　　C.锥形瓶　　　　D.移液管　　　　E.滴定管

1.精密量取一定体积的液体　　　　　　　　　　　　　　　　　(　　)

2.用于准确称取一定量的固体　　　　　　　　　　　　　　　　(　　)

3.用于滴定或准确量取一定体积　　　　　　　　　　　　　　　(　　)

4.配制标准溶液　　　　　　　　　　　　　　　　　　　　　　(　　)

5.反应容器,加热时可避免溶剂大量蒸发　　　　　　　　　　　　　　（　　）

【X型题】(多项选择题,每题的备选答案中有2个或2个以上正确答案)

1.不能用毛刷刷洗的玻璃仪器有　　　　　　　　　　　　　　　　　　（　　）

　　A.试管　　　　　B.容量瓶　　　　　C.量筒　　　　　D.滴定管　　　　　E.移液管

2.铬酸洗液使用时应注意　　　　　　　　　　　　　　　　　　　　　（　　）

　　A.若沾污衣服和皮肤应立即用水洗,再用苏打水或氨液洗。如果溅在桌椅上,应
　　　立即用水洗去或用湿布抹去

　　B.玻璃器皿使用前,应尽量干燥,避免洗涤液稀释

　　C.有大量有机质的器皿应先行擦洗,然后再用洗涤液

　　D.盛洗涤液的容器应始终加盖

　　E.洗涤液可反复使用,但当其变为墨绿色时即已失效,不能再用

二、简答题

试述移液管、滴定管、磨口玻璃仪器的保存方法。

学习任务四　有效数字及检验原始记录书写规则

学习目标

知识目标
● 掌握有效数字概念及正确保留;
● 掌握检验原始记录书写要求。

技能目标
● 正确处理数据;
● 正确书写检验原始记录。

【背景知识】

一、数值的科学表达方式

实际测量的数据结果都是有误差的,测量值的表达怎样才算比较合理呢? 如果用最小分度值为1mm的尺测得某物体的长度是6.32cm,那么是不是可以写成6.320cm或者6.3200cm呢? 在大学物理实验室中,6.320和6.3200这两个数值与6.32有着不同的含义,因为这三个数据的误差是不同的。工作中,我们用有效数字来描述数据并进行计算,有效数字是由准确数字和一位欠准数字构成的。所以通过有效数字我们能够发现测量仪器的精度,同一物体,用不同精度的仪器测量,有效数字的位数是不同的,精度越高,有效位数越多。有效数字的位数越少相对误差越大,位数越多,相对误差越小。

二、实验室记录的要求

在国际人用药物注册技术要求协调会(International Conference on Harmonization of Technical Requirements for Registration of Pharmaceuticals for Human Use,ICH)所颁布的

原料药生产质量管理规范中,对实验室中的记录做了如下要求:

实验室的记录应该包含完全根据已建立的标准进行的检测项目中所得到的所有数据,包括:

(1)检测样品的信息描述:样品名称、来源、批号或其他特征代号、取样日期,必要时写明接受样品的数量和日期;

(2)使用的检测方法的参考文件或文献;

(3)根据方法中描述称量或量取样品的量,标准品、试剂和标准溶液的配制过程中得到的数据;

(4)所有检测中产生的原始数据的完整记录,包含利用实验室仪器检测所产生的图、表、光谱要能真实显示样品质量;

(5)所有实验者涉及的计算过程,如测量单位、转换因子、等量因子;

(6)写明实验结果并与已建立标准进行比较;

(7)检测者签名、记录检验日期;

(8)根据已建立标准对原始记录的准确性和完整性进行复核的人的签名。

完整记录的保存也应该包括:

(1)已建立分析方法的修改;

(2)实验室仪器、设备、仪表和记录装置定期校验的数据;

(3)所有稳定性数据;

(4)偏差调查。

 【学案例】

一、有效数字位数

确定下面数据的有效数字的位数:

7.4000	54609	5 位有效数字
33.15	0.07020	4 位有效数字
0.0276	2.56×10^{-4}	3 位有效数字
49	0.00040	2 位有效数字
0.003	4×10^{5}	1 位有效数字
e	2/3	有效数字位数不定

二、某药品酸度检查原始记录

酸度:

酸度计编号:_____ 天平编号:_____

定位用缓冲液_____ 校准用缓冲液_____ 温度_____℃

操作:称取本品_____,加入_____新沸并放冷至室温的纯化水。

第一次测定 pH 值_____,第二次测定 pH 值_____,第三次测定 pH 值_____,

确认_____。

标准规定:pH 值应为 3.5～5.5。

结论:

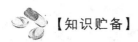【知识贮备】

一、有效数字及其运算规则

1. 有效数字

有效数字是指在分析工作中实际能够测量到的数字；能够测量到的数字包括准确数字和最后一位估计数字。通过直读获得的数字叫做准确数字；通过估读得到的数字叫做可疑数字。测量结果中能够反映被测量大小的带有一位可疑数字的全部数字叫有效数字。有效数字的位数和分析过程所用的分析方法、测量方法、测量仪器的准确度有关，可以理解为在可疑数字的位数上有±1个单位的误差。

数字"0"在数据中具有双重意义，如 0.5650 这个数据是 4 位有效数字，0 是作为普通数字，在这里后面的 0 是不能随意舍弃的；如 0.0565 这个数据是 3 位有效数字，0 则是作为定位的数字。

常数 π、e、1/3、$\sqrt{3}$ 等认为有无限多位有效数字。

pH、pM、lg$c$、lg$K$ 等对数值，有效数字取决于小数部分数字的位数。

例如，pM＝5.00（二位）；[M]＝1.0×10^{-5}（二位）；pH＝10.23（二位）。

首位数字是 8，9 时，有效数字可多计一位，如 8.59 是四位有效数字，9.02 是四位有效数字。

有效数字的单位变化时不能改变有效数字的位数。如 16.50ml 和 0.01650L，均为四位有效数字。

2. 数字修约规则（"四舍六入五成双"规则）

对于位数很多的近似数，当有效位数确定后，其后面多余的数字应该舍去，这个过程称为数据修约，修约规则如下：

（1）当被修约数字≤4 时则舍去；

（2）当被修约数字≥6 时则进位；

（3）当被修约数字等于 5 而后面的数都为 0 时，5 前面为偶数则舍去，5 前面为奇数则进位；

（4）被修约数字等于 5 而后面还有不为 0 的任何数字，无论 5 前面是奇还是偶都进位。

【例 1-1】 将下列数字修约为 4 位有效数字。

修约前	修约后
0.536647	0.5366
0.76266112	0.7627
11.23500	11.24
360.65000	360.6
10.085002	10.09
2366.46	2366

修约数字时只允许一次修约，不能分次修约。如：15.4748→15.47。

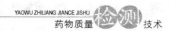

3.计算规则

（1）加减法　先按小数点后位数最少的数据保留其他各数的位数，再进行加减计算，计算结果与小数点后位数最少的一致。

【例1-2】　计算 50.1＋1.45＋0.5812＝？

修约并计算：50.1＋1.4＋0.6＝52.1

【例1-3】　计算 12.43＋5.765＋132.812＝？

修约并计算：12.43＋5.76＋132.81＝151.00

（2）乘除法　先按有效数字最少的数据保留其他各数的位数，再进行乘除运算，计算结果与小数点后位数最少的一致。

【例1-4】　计算 0.0121×25.64×1.05782＝？

修约为：0.0121×25.6×1.06＝？

计算后结果为：0.3283456。结果仍保留为三位有效数字，记录：0.0121×25.6×1.06＝0.328

【例1-5】　计算 2.5046×2.005×1.52＝？

修约为：2.50×2.00×1.52＝？

记录为：2.50×2.00×1.52＝7.60

二、检验原始记录书写规则

检验记录是出具检验报告书的依据，是进行科学研究和技术总结的原始资料；为了保证药品检验工作的科学性和规范化，检验记录必须做到：记录原始、真实；内容完整、齐全；书写清晰、整洁。检验记录的基本要求如下：

（1）原始检验记录应采用统一印制的活页记录纸和各类专用检验记录表格，并用蓝黑墨水、碳素墨水及不易褪色的书写工具书写。凡用微机打印的数据与图谱，应剪贴或附加于原始记录上的适宜处，并有操作者签名。

（2）检验人员在检验前，应注意检品标签与送样单、抽样单的内容是否相符，逐一查对检品的编号、品名、批号、检验目的。

（3）检验记录中，应先写明检验的依据。凡按中国药典、部颁标准、国外药典检验者，应列出标准名称、版本。

（4）检验过程中，可按检验顺序依次记录各检验项目，内容包括：项目名称，检验日期，操作方法（如稍有修改，则应将改变部分全部记录），实验条件（如实验温湿度，仪器名称、型号、编号和校正情况等），观察到的现象（不要照抄标准，而应简要记录检验过程中观察到的真实情况；如遇有反常现象，则应详细记录，并鲜明标出，以便进一步研究）。原始记录的数据位数应与所用计量设备的精度相同或估计一位，实验数据、计算（注意有效数字和数值的修约及其运算）详见《中国药品检验标准操作规范》和结果判断等均应及时、完整地记录，严禁事后补记或转抄。如发现记录有误，可用单线划去并保持原有的字迹可辨，不得擦抹涂改，并应在修改处签名或盖章，以示负责。检验或试验结果，无论成败（包括必要的复试），均应详细记录、保存。对废弃的数据或失败的实验，应及时分析其可能的原因，并在原始记录上注明。

（5）检验中使用的标准品或对照品，应记录其来源、批号；用于含量（或效价）测定的，应注明其含量(或效价)。

(6)每个检验项目均应写明标准中规定的限度或范围,根据检验结果作出单项结论(符合规定或不符合规定)。

(7)原始记录不得私自泄露。

【课堂讨论】

1.如何确定有效数字位数?

2.有效数字的修约规则。

3.原始记录的书写有哪些要求?

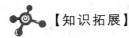【知识拓展】
各个检验项目记录的要求

检验记录中,可按实验的先后,依次记录各检验项目,不强求与标准上的顺序一致。项目名称应按药品标准规范书写,不得采用习惯用语,如将片剂的"重量差异"记成"片重差异",或将"崩解时限"写成"崩解度"等。最后应对该项目的检验结果给出明确的单项结论。

1.性状

(1)外观性状　原料药应根据检验中观察到的情况如实描述药品的外观,不可照抄标准上的规定。如标准规定其外观为"白色或类白色的结晶或结晶性粉末",可依观察结果记录为"白色结晶性粉末"。

制剂应描述供试品的颜色和外形,如:①本品为白色片;②本品为糖衣片,除去糖衣后显白色;③本品为无色澄明的液体。外观性状符合规定者,也应作出记录,不可只记录"符合规定"这一结论;对外观异常者(如变色、异臭、潮解、碎片、花斑等)要详细描述。

(2)溶解度　应详细记录供试品的称量、溶剂及其用量、温度和溶解时的情况等。

(3)相对密度　记录采用的方法(比重瓶法或韦氏比重秤法),测定时的温度,测定值或各项称量数据,计算式与结果。

(4)熔点　记录采用第×法,仪器型号或标准温度计的编号及其校正值,除硅油外的传温液名称,升温速度;供试品的干燥条件,初熔及全熔时的温度(估计读数到 0.1℃),熔融时是否有同时分解或异常的情况等。每一供试品应至少重复测定 3 次,取其平均值,并加温度计的校正值。

(5)旋光度　记录仪器型号、编号,测定时的温度,供试品称量及其干燥失重或水分,供试液的配制,旋光管的长度,空白溶液和供试液旋光度的测定值各 3 次的读数,平均值,以及比旋度的计算等。

(6)折光率　记录仪器型号、编号,温度、校正用物,3 次测定值,取平均值报告。

(7)吸收系数　记录仪器型号、编号,与狭缝宽度,供试品称量(平行试验 2 份)及其干燥失重或水分,溶剂名称与检查结果,供试液的溶解稀释过程,测定波长(必要时应附波长校正和空白吸收度)与吸收度值(或附仪器自动打印记录),以及计算式与结果等。

(8)酸值(皂化值、羟值或碘值)　记录供试品的称量(除酸值外,均应做平行试验 2 份),各种滴定液的名称及其浓度(mol/L),消耗滴定液的毫升数,空白试验消耗滴定液的

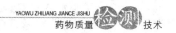

毫升数,计算式与结果。

2.鉴别

(1)呈色反应或沉淀反应 记录简要的操作过程,供试品的取用量,所加试剂的名称与用量,反应结果(包括生成物的颜色,气体的产生或异臭,沉淀物的颜色,或沉淀物的溶解情况等)。采用药典附录中未收载的试液时,应记录其配制方法或出处。

(2)薄层色谱(或纸色谱) 记录室温及相对湿度,薄层板所用的吸附剂(或层析纸的预处理),供试品的预处理,供试液与对照液的配制及其点样量,展开剂、显色剂、色谱示意图,斑痕颜色;必要时,量出展开距离,计算出 R_f 值。

(3)气(液)相色谱 应记录仪器型号、编号,色谱条件,样品前处理,供试品和对照品的配制,色谱记录图,必要时应记录理论塔板数、分离度、校正因子的变异系数。

(4)可见-紫外吸收光谱特征 记录仪器型号、编号,与狭缝宽度,供试品称量(平行试验2份)及其干燥失重或水分,溶剂名称与检查结果,供试液的溶解稀释过程,测定波长(必要时应附波长校正和空白吸收度)与吸收度值(或附仪器自动打印记录),以及计算式与结果等。

(5)红外光吸收图谱 记录仪器型号、编号,环境温度与湿度,供试品的预处理和试样的制备方法,对照图谱的来源(或对照品的图谱),并附供试品的红外光吸收图谱。

(6)离子反应 记录供试品的取样量,简要的试验过程,观察到的现象,结论。

3.检查

(1)结晶度 记录偏光显微镜的型号、编号及所用倍数,观察结果。

(2)含氟量 记录氟对照溶液的浓度,供试品的称量(平行试验2份),供试品溶液的制备,对照溶液与供试品溶液的吸收度,计算结果。

(3)含氮量 记录采用氮测定法第×法,供试品的称量(平行试验2份),硫酸滴定液的浓度(mol/L),样品与空白试验消耗滴定液的毫升数,计算式与结果。

(4)pH值(包括原料药与制剂采用pH值检查的"酸度、碱度或酸碱度") 记录仪器型号、编号,室温,定位用标准缓冲液的名称,校准用标准缓冲液的名称及其校准结果,供试溶液的制备,测定结果。

(5)溶液的澄清度与颜色 记录供试品溶液的制备,浊度标准液的级号,标准比色液的色调与色号或所用分光光度计的编号、型号和测定波长,比较(或测定)结果。

(6)氯化物(或硫酸盐) 记录标准溶液的浓度和用量,供试品溶液的前处理方法,供试品溶液的制备,比较结果。

(7)干燥失重 记录分析天平的型号、编号,干燥条件(包括温度、真空度、干燥剂名称、干燥时间等),各次称量及恒重数据(包括空称量瓶重及其恒重值,取样量,干燥后的恒重值)及计算等。

(8)水分(费休氏法) 记录实验室的相对湿度,供试品的称量(平行试验至少2份),消耗费休氏试液的毫升数,费休氏试液标定的原始数据(平行试验至少3份),计算式与结果,以平均值报告。

(9)水分(甲苯法) 记录供试品的称量,出水量,计算结果,并注明甲苯用水饱和的过程。

(10)炽灼残渣(或灰分) 记录炽灼温度,空坩埚恒重值,供试品的称量,炽灼后残渣与坩埚的恒重值,计算结果。

(11)重金属(或铁盐)　记录采用的方法,供试液的制备,标准溶液的浓度和用量,比较结果。

(12)砷盐(或硫化物)　记录采用的方法,供试液的制备,标准溶液的浓度和用量,比较结果。

(13)乙醇量测定法　记录仪器型号,载体和内标物的名称,柱温,系统适用性试验(理论塔板数、分离度和校正因子的变异系数),标准溶液与供试品溶液的制备(平行试验各 2 份)及其连续 3 次进样的测定结果,平均值,并附色谱图。

(14)(片剂或滴丸剂的)重量差异　按药典附录项下要求记录片(或丸)的总重量及其平均片(丸)重,限度范围,每片(丸)的重量,超过限度的片数,结果判断。

(15)崩解时限　记录仪器型号、编号,介质名称和温度,是否加挡板,在规定时限(注明标准中规定的时限)内的崩解或残存情况,结果判断。

(16)含量均匀度　记录供试溶液(必要时,加记对照溶液)的制备方法,仪器型号、编号,测定条件及各测量值,计算结果与判断。

(17)溶出度(或释放度)　记录仪器型号、编号,采用的方法,转速,介质名称及其用量,取样时间,限度(Q),测得的各项数据(包括供试溶液的稀释倍数和对照溶液的配制),计算结果与判断。

(18)澄明度　记录检查的总支(瓶)数,光源照度,观察到的异物名称和数量,不合格的支(瓶)数,结果判断(保留不合格的检品作为留样,以供复查)。

(19)不溶性微粒　记录澄明度检查是否符合规定,仪器型号、编号,微孔滤膜和净化水的检查结果,供试品的二次检查结果($\geqslant 10\mu m$ 及 $\geqslant 25\mu m$ 的微粒数)及平均值,计算结果与判断。

(20)(颗粒剂的)粒度　记录供试品的取样量,不能通过的一号筛和能通过的四号筛的颗粒和粉末的总量,计算结果与判断。

(21)微生物限度　记录供试液的制备方法(含预处理方法)后,再分别记录:①细菌数:记录各培养皿中各稀释度的菌落数,空白对照平皿中有无细菌生长,计算,结果判断;②霉菌数和酵母菌数:分别记录霉菌及酵母菌在各培养皿中各稀释度的菌落数、空白对照平皿中有无霉菌或酵母菌生长,计算,结果判断;③控制菌记录:供试液与阳性对照菌增菌培养的条件及结果,分度培养时所用的培养基、培养条件和培养结果(菌落形态),纯培养所用的培养基和革兰染色镜检结果,生化试验的项目名称及结果,结果的判断。

4.含量测定

(1)容量分析法　记录供试品的称量,简要的操作过程,指示剂的名称,滴定液的名称及其浓度(mol/L),消耗滴定液的毫升液,空白试验的数据,计算式与结果。电位滴定法应记录采用的电极;非水滴定要记录室温及相对湿度;用于原料药的含量测定时,所用的滴定管与移液管均应记录其校正值。

(2)重量分析法　记录供试品的称量,简要的操作方法,干燥或灼烧的温度,滤器(或坩埚)的恒重值,沉淀物或残渣的恒重值,计算式与结果。

(3)紫外分光光度法　记录仪器型号、编号,检查溶剂是否符合要求的数据,吸收池的配对情况,供试品与对照品的称量及其溶解和稀释情况,核对供试品溶液的最大吸收

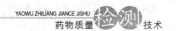

峰波长是否正确,狭缝宽度,测定波长及其吸收度值(或附仪器自动打印记录),计算式及结果。

(4)薄层扫描法　记录室温及相对湿度,薄层板所用的吸附剂(或层析纸的预处理),供试品的预处理,供试液与对照液的配制及其点样量,展开剂、显色剂、色谱示意图,斑痕颜色;必要时,量出展开距离,计算出 R_f 值,尚应记录薄层扫描仪型号、编号,扫描方式,供试品和对照品的称量,测定值,结果计算。

(5)气相色谱法　记录仪器型号、编号,检测器及其灵敏度,色谱柱长与内径,柱填料与固定相,载气和流速,柱温,进样口与检测品的温度,内标溶液,供试品的预处理,供试品与对照品的称量和配制过程,进样量,测定数据,计算式与结果,并附色谱图。应记录该试验的系统适用性数据(如理论塔板数、分离度、重复性或校正因子的相对标准偏差等)。

(6)高效液相色谱法　记录仪器型号、编号,检测波长,色谱柱的型号与编号,柱温,流动相与流速,内标溶液,供试品与对照品的称量和溶液的配制过程,进样量,测定数据,计算式与结果,并附色谱图。应记录该试验的系统适用性数据(如理论塔板数、分离度、重复性或校正因子的相对标准偏差等)。

【做案例】

1. 请写出表1-14中数据的有效数字的位数并按照要求进行修约。

表 1-14

数　据	有效数字位数	保留 3 位有效数字
0.7036		
8.6501		
5.6508		
12.3935		
0.00295579		
10.047		
109.5930		

2. 在实验室中找到对应的实验仪器,记录其编号、型号(表1-15)。

表 1-15

仪　器	编　号	型　号
万分之一天平		
十万分之一天平		
岛津高效液相色谱泵		
岛津高效液相色谱检测器		
酸度计		

续表

仪　器	编　号	型　号
紫外分光光度计		
红外分光光度计		
溶出仪		
电位仪		

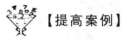 【提高案例】

1. 根据有效数字运算规则计算下列数据：

①$1.6369+7.04+10.23-8.6=$

②$11.2690+9.04+22.7356+1.03502=$

③$26.2+2.37+5.5550+3.602=$

④$2.5\times7.15\div0.62=$

⑤$15.2654\times8.205\times5.9830\times22.289015=$

⑥$(2.6458+7.035)\div8.1=$

2. 根据如下实验操作设计实验原始记录模板：

吸收系数测定　取头孢唑肟钠，精密称定，加水溶解并定量稀释成每 1ml 约含 10μg 的溶液，照紫外可见分光光度法（附录 ⅣA），在 235nm 的波长处测定吸光度，吸收系数（$E_{1cm}^{1\%}$）为 410～450。

 【归纳】

表 1-16　归纳

有效数字及检验原始记录	有效数字	数值的科学表达方式
		有效数字的定义
		有效数字位数的确定规则
		数字修约规则
		数字的计算规则
	检验原始记录	检验记录的基本要求
		各个检测项目原始记录的要求

 【目标检测】

一、选择题

【A 型题】（最佳选择题，每题备选答案中只有一个最佳答案）

1. 数据 0.00050400 的有效数字有　　　　　　　　　　　　　　　　　　（　　）

　　A. 3 个　　　　　　　B. 4 个　　　　　　　　C. 5 个　　　　　　　D. 6 个

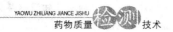

2.对于以下四种说法:(1)一个数据,四舍五入到哪一位,就说它精确到哪一位;(2)一个数据中,所有的数字都是这个数的有效数字;(3)一个数据中,除 0 外的所有数字都是这个数的有效数字;(4)一个数据,从左边第一个不为 0 的数字起到精确到的数位止,所有的数字都是它的有效数字。其中正确的个数是 （   ）

  A.1 个   B.2 个   C.3 个   D.4 个

3.用四舍五入法按要求对 846.31 分别取近似值,下列四个结果中,错误的是（   ）

  A.846.3(保留四个有效数字)   B.846(保留三个有效数字)

  C.800(保留一个有效数字)   D.8.5×10^2(保留两个有效数字)

4.用四舍五入法求 30449 的近似值,要求保留三个有效数字,结果是 （   ）

  A.3.045×10^4 B.30400

  C.3.05×10^4 D.3.04×10^4

5.0.003020 的有效数字个数为 （   ）

  A.2   B.3   C.4   D.5

6.检验记录是(   )的依据

  A.出具检验报告书   B.修改数据

  C.产品放行   D.检验结果

【B 型题】(配伍选择题,备选答案在前,试题在后。每题只有一个正确答案,每个备选答案可重复选用,也可不选用)

(1~4 题备选答案)

  A.崩解时限 B.重量分析法 C.含量均匀度 D.炽灼残渣

1.记录供试品的称量,简要的操作方法,干燥或灼烧的温度,滤器(或坩埚)的恒重值,沉淀物或残渣的恒重值,计算式与结果 （   ）

2.记录供试溶液(必要时,加记对照溶液)的制备方法,仪器型号、编号,测定条件及各测量值,计算结果与判断 （   ）

3.记录炽灼温度,空坩埚恒重值,供试品的称量,炽灼后残渣与坩埚的恒重值,计算结果 （   ）

4.记录仪器型号、编号,介质名称和温度,是否加挡板,在规定时限(注明标准中规定的时限)内的崩解或残存情况,结果判断 （   ）

(5~8 题备选答案)

  A.编号、品名、批号,检验目的 B.依据 C.详细记录、保存

  D.记录其来源、批号;用于含量(或效价)测定的,应注明其含量(或效价)

5.检验记录中,应先写明检验的 （   ）

6.检验人员在检验前,应注意检品标签与送样单、抽样单的内容是否相符,逐一查对检品的 （   ）

7.检验中使用的标准品或对照品,应 （   ）

8.检验或试验结果,无论成败(包括必要的复试),均应 （   ）

【X 型题】(多项选择题,每题的备选答案中有 2 个或 2 个以上正确答案)

1.对一物理参数进行测量,如下说法错误的是 （   ）

  A.有效数字的位数是由所使用的量具所决定的

B. 有效数字的位数是由所使用的方法所决定的

C. 有效数字的位数主要是由使用的量具确定的

D. 有效数字的位数是由使用的量具和被测量的大小共同决定的

E. 有效数字的位数随要求不同可以自由设定

2. 关于检验原始记录下列描述正确的是 （　　）

A. 试验中观察到的现象如果符合规定可以按照标准描述写到记录上，以免自己描述不准确

B. 标准滴定液的浓度可以记录为 0.1mol/L

C. 原始记录如上班时间没能完成，可以拿回家继续写

D. 原始记录不得私自泄露

E. 原始检验记录应采用统一印制的活页记录纸和各类专用检验记录表格，并用蓝黑墨水、碳素墨水及不易褪色的书写工具书写

二、简答题

1. 有效数字的修约规则是什么？数字计算的规则是什么？

2. 气相色谱法和液相色谱法检测样品含量的原始记录有何具体要求？

（马铭研　张佳佳）

模块二 药品专项检测技术

项目一 药物性状观测——物理常数测定

学习任务一 旋光度测定法

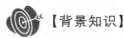 学习目标

知识目标
- 掌握旋光度测定的原理；
- 熟悉旋光仪的结构。

技能目标
- 能够正确使用旋光仪测定样品；
- 能正确进行旋光度测定结果的计算。

【背景知识】

旋光度概述

许多有机化合物具有光学活性,即平面偏振光通过其液体或溶液时,能引起旋光现象,使偏振光的平面向左或向右发生旋转,偏转的度数称为旋光度。这种特性是由于物质分子中含有不对称元素(通常为不对称碳原子)所致。使偏振光向右旋转者(顺时针方向,朝光源观测)称为右旋物质,常以"+"号表示;使偏振光向左旋转者称为左旋物质,常以"—"号表示。影响物质旋光度的因素很多,除化合物的特性外,还与测定波长、偏振光通过的供试液浓度与液层的厚度以及测定时的温度有关。当偏振光通过长 1dm、每 1ml 中含有旋光性物质 1g 的溶液,测定的旋光度称为该物质的比旋度,以 $[\alpha]_\lambda^t$ 表示,其中,t 为测定时的温度,λ 为测定波长。通常测定温度为 20℃,使用钠光谱的 D 线(589.3nm),表示为 $[\alpha]_D^{20}$。比旋度为物质的物理常数,可用以区别或检查某些物质的光学活性和纯杂程度。旋光度在一定条件下与浓度呈线性关系,故还可以用来测定含量。

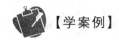 【学案例】

旋光度测定方法及注意事项

《中国药典》旋光度测定法主要用于某些药品性状项下比旋度的测定，还用于一些制剂的含量测定。

1　比旋度的测定　按各品种项下的规定进行操作。除另有规定外，供试液的测定温度应为(20±0.5)℃，使用波长589.3nm的钠D线(汞的404.7nm和546.1nm也有使用)。纯液体样品测定时以干燥的空白测定管校正仪器零点，溶液样品则用空白溶剂校正仪器零点。供试液与空白溶剂用同一测定管，每次测定应保持测定管方向、位置不变。旋光度读数应重复3次，取其平均值，按规定公式计算结果。以干燥品(药品标准中检查干燥失重)或无水物(药品标准中检查水分)计算。

2　含量的测定　按各品种项下的规定进行操作，配制样品浓度尽量与要求的一致，其他同比旋度的测定。

3　注意事项

3.1　通电开机之前应取出仪器样品室内的物品，各示数开关应置于规定位置。先用交流供电使钠光灯预热启辉，启辉后光源稳定约20min后再进行测定，读数时应转换至直流供电。不读数时间如果较长，可置于交流供电，以延长钠光灯的寿命。连续使用时，仪器不宜经常开关。有的仪器测定波长可调，除钠光灯外，还装有其他光源，如汞灯、氙灯、钨灯等，可按操作说明书进行操作。

3.2　温度对物质的旋光度有一定影响，配制溶液测定时，均应调节温度至(20±0.5)℃(或各药品项下规定的温度)。测定时应注意环境温度，必要时，应对供试液进行恒温处理后再进行测定(如使用带恒温循环水夹层的测定管)。

3.3　测定应使用规定的溶剂。供试液如不澄清，应滤清后再用；加入测定管时，应先用供试液冲洗数次；如有气泡，应使其浮于测定管凸颈处；旋紧测试管螺帽时，用力不要过大，以免产生应力，造成误差；两端的玻璃窗应用滤纸与镜头纸擦拭干净。

3.4　测定管不可置干燥箱中加热干燥，因为玻璃管与两端的金属螺帽的线膨胀系数不同，加热易造成损坏，用后可晾干或用乙醇等有机溶剂处理后晾干。注意，使用酸碱溶剂或有机溶剂后，必须立刻洗涤晾干，以免造成金属腐蚀或使螺帽内的橡胶垫圈老化、变黏。仪器不用时，样品室内可放置硅胶以保持干燥。

3.5　按规定或根据读数精度配制浓度适当的供试品溶液，通常是读数误差小于±1%。如供试品溶解度小，应尽量使用2dm的长测定管，以提高旋光度，减小测定误差。**供试液配制后应及时测定，对于已知易发生消旋或变旋的供试品，应注意严格操作与测定时间。**

3.6　每次测定前应以溶剂作空白校正，测定后，再校正1次，以确定在测定时零点有无变动，如第二次校正时发现零点有变动，则应重新测定旋光度。

3.7　供试的液体或固体物质的溶液显浑浊或含有混悬的小粒时，应预先滤过，并弃去初滤液。

4　计算与结果判定

4.1　供试品的比旋度$[\alpha]_t^t$按下列公式计算：

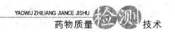

$$液体样品 [\alpha]_t^\lambda = \frac{\alpha}{ld}$$

$$固体样品 [\alpha]_t^\lambda = \frac{100\alpha}{lc}$$

式中:λ 为使用光源的波长,如使用钠光灯的 D 线可用 D 代替;

t 为测定温度;

l 为测定管的长度(dm);

α 为测得的旋光度;

d 为液体的相对密度;

c 为 100ml 溶液中含有被测物质的质量(g,按干燥品或无水物计算)。

4.2　结果的判定　旋光法多用于比旋度测定,药典规定的比旋度多有上下限度或最低限度,可根据上述计算公式得出供试品的比旋度,判断样品是否合格。测定含量时取 2 份供试品,测定读数结果的极差应在 0.02° 以内,否则应重做。

【知识贮备】

旋光仪结构及校正

1. 旋光仪

旋光仪又称旋光计,是药品检验工作中较早使用的仪器。早期的圆盘式旋光仪由钠光灯光源、起偏镜、测定管、检偏镜、半影板调零装置和支架组成。起偏镜是一组可以产生平面偏振光的晶体,称为尼科尔棱镜,用一种天然晶体如方解石按一定方法切割再用树胶黏合而制成。现今则多采用在塑料膜上涂上某些具有光学活性的物质,使其产生偏振光。早期旋光仪用人眼观测误差较大,读数精度为 0.05°。20 世纪 80 年代数显自动指示旋光仪和投影自动指示旋光仪相继出现,仪器的读数精度也提高到了 0.01° 和 0.005°。《中国药典》2010 年版规定使用读数精度达到 0.01° 的旋光仪。

2. 仪器的性能测试

根据中华人民共和国"旋光仪及旋光糖量计检定规程"JJG536－98 目视旋光仪的准确度等级有两种:0.02 与 0.05,自动旋光仪准确度的等级有三种:0.01、0.02 与 0.05,检定项目有准确度、重复性和稳定性,还有对测定管盖玻片内应力与长度误差等的检查。《中国药典》2010 年版附录规定准确度可用标准石英旋光管(＋5. 与－1. 两支)进行校准,方法可参照 JJG536－98,在规定温度下,重复测定 6 次,两支标准石英旋光管的平均测定结果均不得超出示值±0.01°。测定管旋转不同角度与方向测定,结果均不得超出示值±0.04°。

《中国药典》1990 年版之前曾收载用蔗糖作为基准物进行校准。取经 105℃ 干燥 2h 的蔗糖(化学试剂一级),精密称定,加水溶解并定量稀释制成每 1ml 中含 0.2g 的溶液,依法测定,结果在 20℃ 时的比旋度应为 66.60°。但用蔗糖校准时,蔗糖的纯度与水分必须符合要求,必须准确称量与稀释,否则易造成误差。而且蔗糖溶液容易生霉,不能长时间放置,目前已很少采用。国际统一糖分析委员会(ICUMSA)也推荐用标准石英旋光管进行校验。

【课堂讨论】

《中国药典》中旋光法应用不多的原因是什么?

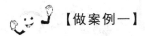

【做案例一】
中国药典有关旋光度测定的查阅

请按照下列项目,查阅《中国药典》2010年版二部,记录所在页码及括号中内容的查阅结果。

表 2-1-1

顺　序	查阅项目	页　码	查阅结果
1	葡萄糖氯化钠注射液(葡萄糖含量测定)		

【做案例二】
WZZ-2 自动旋光仪标准操作程序

1　目的　规范自动旋光仪操作。

2　适用范围　本程序适用于自动旋光仪的使用。

3ˋ责任人　仪器分析人员、质量控制室主管。

4　程序

4.1　原理　WZZ-2 自动旋光仪采用 20W 钠光灯作光源,由小孔光栏和物镜组成一个简单的点光源平行光管,平行光经偏振镜变为平面偏振光,其振动平面为 0°。当偏振光经过有法拉弟效应的磁旋线圈时,其振动平面产生 50Hz 的频率往复摆动,光线经过偏振镜投射到光电倍增管上,产生交变的电信号。

4.2　仪器的性能

4.2.1　测定范围:±45°。

4.2.2　准确度:±(0.01°＋测量值×5/10000)。

4.2.3　可测样品最低透过率:10％(对钠黄光而言)。

4.2.4　显示器:自动数字显示;最小示值:0.005;速度:1.30°/s。

4.2.5　单色光源:钠光灯加滤色片。

4.2.6　试管:200mm、100mm 两种。

4.2.7　电源:(220±10)V,50Hz,220W。

4.3　操作方法

4.3.1　将仪器电源插头插入 220V 交流电源[要求使用交流电子稳压器(1kVA),并将接地脚可靠接地]。

4.3.2　打开电源开关,这时钠光灯应启亮,并经 5min 的预热。

4.3.3　打开灯源开关(若直流开关扳上后灯熄灭,则再将直流开关上下重复扳动 1 到 2 次,使钠灯在直流下点亮),直流预热 2～3min。

4.3.4　按【测量】键,这时液晶屏应有数字显示(注意:开机后按【测量】键只需按一次,如果再误按该键,则仪器停止测量,液晶屏无显示。可再按【测量】键,液晶屏重新显示)。

4.3.5　将装有蒸馏水或其他空白溶剂的试样管放入样品室,盖上箱盖,待示数稳定后,按【清零】键(试管中若有气泡,应先让气泡浮在凸颈处,通光面两端的雾状水滴应擦干;试管螺帽不宜旋得过紧,以免产生应力,影响读数。试样管安放时应注意标记的位置和方向。)

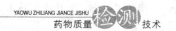
4.3.6　按【复测】按钮 3 次,若示数只差 0.01,说明仪器正常。

4.3.7　取出试样管,注入少量供试液,冲洗数次后装满供试液,按相同的位置和方向放入样品室内,盖好箱盖。液晶显示所测得旋光度值,此时指示灯"1"点亮。

4.3.8　按【复测】按钮键一次,指示灯"2"点亮,表示仪器显示第二次测量结果,再次按【复测】键,指示灯"3"点亮,表示仪器显示第三次测量结果。按【Shift/1 2 3】键,可切换显示各次测量的旋光度值。按【平均】键,显示平均值,指示灯"AV"亮。

5　注意事项

5.1　仪器应放干燥通风处,防止潮气侵蚀,镇流器应注意散热。搬动仪器应小心轻放,避免震动。

5.2　光源积灰或损坏,可打开机壳擦净或更新。

5.3　机械部件摩擦阻力增大,可以打开后门板,在伞形齿轮、涡轮涡杆处加稍许钟油。

5.4　如果发现仪器停转或其他元件损坏的故障,应按电原理图仔细检查。

5.5　打开电源后,若钠光灯不亮,可检查 3A 保险丝是否熔断。

学习任务二　折光率测定法

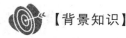　学习目标

知识目标
- 掌握折光率测定的原理;
- 熟悉折光仪的结构。

技能目标
- 能够正确使用折光仪测定样品;
- 能正确进行折光率测定结果判断。

【背景知识】

折光率概述

当光线从一种透明介质进入另一种透明介质时,如两种介质的密度不同,则光线在这两种介质中的传播速度不同,其传播方向就会改变,使光线在两种介质平滑界面上发生折射。常用的折光率系指光线在空气中传播的速度与其在供试品中传播速度的比值。

根据折射定律折光率 n 也是光线入射角的正弦 $\sin i$ 与折射角的正弦 $\sin r$ 的比值,即

$$n = \frac{\sin i}{\sin r} \qquad\qquad (2\text{-}1\text{-}1)$$

式中,n 为折光率;$\sin i$ 为光线入射角的正弦;$\sin r$ 为折射角的正弦。

当光线从光疏介质进入光密介质,它的入射角接近或等于 90° 时,折射角就达到最高限度,此时的折射角称为临界角 r_c,而此时的折光率应为

$$n = \frac{\sin i}{\sin r} = \frac{\sin 90°}{\sin r_c} = \frac{1}{\sin r_c} \qquad\qquad (2\text{-}1\text{-}2)$$

因此,只要测定了临界角,即可计算出折光率。用折光计来测定折光率的基本原理,主要就是利用临界角来设计的。折光计的种类有普氏(Puifrich)折光计、浸入式(Immersin)折

光计和阿贝氏（Abbe）折光计等。通常使用的都是阿贝氏折光计。阿贝氏折光计主要由两个折射棱镜、色散棱镜、观测镜筒、刻度盘和仪器支架等组成。仪器的两个折射棱镜中间可放入液体样品，当光线从液层以 90°射入棱镜时，则其折射角 r_c 为临界角，由于临界光线的缘故，使产生受光与不受光照射的地方，因而在观测镜筒内视野有明、暗区域，将明暗交界面恰好调至镜筒视野内的"十"字形发丝交叉处，此值在仪器上即显示为折光率。

折光率的大小与光线所经过的第二种物质性质有关，并与测定时的温度以及光线的波长有关，温度升高，折光率变小，光线的波长愈短，折光率就愈大，折光率常以 n_D 表示，D 为钠光谱 D 线（589.3nm）。温度除另有规定外，供试品温度应为 20℃。测定折光率可以区别不同油类或检查某些药物的纯杂程度。

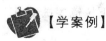 **【学案例】**

折光率测定方法及注意事项

1 **样品测定操作方法** 折光率的测定，主要用于一些油类性状项下的物理常数检查，也有些文献和资料用以测定纯度和含量，但后者由于专属性不高和测定时有一定误差，一般很少使用。药典规定的折光率均为上下限值，要求测定结果在此限度内即为合格。除另有规定外，要求测定温度均为（20±0.5）℃。

测定时应先将仪器置于有充足光线的平台上，但不可受日光直射，并装上温度计，置20℃恒温室中至少 1h，或连接 20℃恒温水浴至少半小时，以保持稳定温度，然后使折射棱镜上透光处朝向光源，将镜筒拉向观察者，使成一适当倾斜度，对准反射镜，使视野内光线最明亮为止。将上下折射棱镜拉开，用玻棒或吸管蘸取供试品约 1～2 滴，滴于下棱镜面上，然后将上下棱镜关合并拉紧扳手。转动刻度尺调节钮，使读数在供试品折光率附近，旋转补偿旋钮，使视野内虹彩消失，并有清晰的明暗分界线。再转动刻度尺调节钮，使视野的明暗分界线恰位于视野内十字交叉处，记下刻度尺上的读数。投影式折光计在读数时眼睛应与读数垂直，测量后要求再重复读数 2 次，取 3 次读数的平均值，即为供试品的折光率。

用标准玻片校正仪器时，应先将仪器置于光线明亮处，光线不经反射镜而直接射入棱镜，将下面的棱镜拉开，上面的棱镜平放，镜筒略向观察者下方，取标准玻片，大光滑面用溴萘（Monobromonaphthalene）黏附在上面棱镜的光滑面上，并使玻片的小光滑面朝向光线，然后旋转补偿旋钮，使视野内虹彩基本消失，并转动刻度尺调节钮，使视野的明暗分界线恰位于视野内十字交叉处，记下刻度尺读数。此时明暗两半的位置与正常观察时方向相反，但不影响读数结果，测量后再重复测量 2 次，取 3 次读数的平均值。

如读数与玻片规定值相符，则折光计不需校正，否则可将棱镜恰好调至玻片规定的折光率处，再用附件的小钥匙插向镜筒旁的小方孔内螺丝上，轻微转动，直至明暗交界处恰好移至十字交叉处即可。投影式折光计校正方法同上，但标准玻片黏附在下面棱镜处。

2 **注意事项**

2.1 仪器必须置于有充足光线和干燥的房间内，不可在有酸碱气或潮湿的实验室中使用，更不可放置仪器于高温炉或水槽旁。

2.2 大多数供试品的折光率受温度影响较大，一般是温度升高折光率降低，但不同物质升高或降低的值不同，因此在测定时温度恒定至少半小时。

2.3 上下棱镜必须清洁，勿用粗糙的纸或酸性乙醚擦拭棱镜，勿用折光计测试强酸性

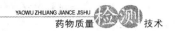

或强碱性供试品或有腐蚀性的供试品。

2.4 滴加供试品时注意棒或滴管尖不要触及棱镜,防止棱镜造成划痕。加入量要适中,使在棱镜上生成一均匀的薄层即可,若检品过多,会流出棱镜外部,若检品太少,能使视野模糊不清,同时勿使气泡进入样品,以免气泡影响折光率。

2.5 读数时视野中的黑白交叉线必须明显,且明确地位于十字交叉线上,除调节色散补偿旋钮外,还应调整下部反射镜或上棱镜透光处的光亮强度。

2.6 测定挥发性液体时,可将上下棱镜关闭,将测定液沿棱镜进样孔流入,要随加随读,测固体样品或用标准玻片校正仪器时,只能将供试品或标准玻片置于测定棱镜上,而不能关闭上下棱镜。

2.7 测定结束时,必须用能溶解供试品的溶剂如水、乙醇或乙醚将上下棱镜擦拭干净,晾干,放入仪器箱内,并放入硅胶防潮。

【知识贮备】

折光计仪器与性能测试

折光计又名折射仪,是较早出现的商品分析仪器之一,在20世纪60年代前,我们使用的仪器大多是国外厂家生产的,读数可读至0.0001,测定范围1.3000～1.7000,上下棱镜可以用恒温水调节,使用比较方便。60年代后我国也能生产阿贝氏折光计,开始生产时其结构比较简单,后期质量不断改进,基本能满足药品分析需要。80年代后期又出现数字式阿贝氏折光计,观察读数方便可靠,减少了读数的误差。

目前,国内折光计测量范围多为1.3～1.7,最小读数为0.0001,能符合《中国药典》要求。仪器的准确度,可用仪器附有的标准折光率玻璃校正,上面注明使用温度和规定值,使用时核对读数值与规定值是否相符。如有误差,可在测定后加减误差值,或调整仪器读数使其符合规定值。《中国药典》2010年版附录规定,折光计应使用校正用玻璃或水进行校正,最简单的校正方法是用纯水校正,20℃纯水折光率为1.3330。25℃时为1.3325,40℃时为1.3305。

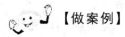【做案例】

阿贝氏折光计操作规程

1 目的 建立阿贝氏折光计的标准操作程序。
2 范围 适用于阿贝氏折光计的样品分析。
3 责任者 仪器使用人员。
4 操作内容
4.1 定义和原则
4.1.1 折光率是光线入射角的正弦与折射角的正弦的比值,即

$$n=\frac{\sin i}{\sin r}$$

式中:n为折光率,$\sin i$为光线入射角的正弦,$\sin r$为折射角的正弦。

因折光率随温度和光线波长不同而改变,温度升高,折光率变小,光线的波长越短,折光率就越大。

44

本仪器采用的光线不是钠灯发射的 D 线,而是自然(或白炽灯)光,除另有规定外,供试品温度为 20℃,因而折光率以 n^{20} 表示。

4.1.2　折光率是纯化学物质的重要物理常数之一,在药物检定上,测定折光率可以区别不同的油类或检查某些药品的纯杂程度。

4.1.3　本仪器的测量范围 1.3～1.7,分度值 0.001,估计读数 0.0001,配有恒温器,符合《中国药典》附录中《折光率测定法》的规定。

4.1.4　如测定温度不在(20±5)℃,可用下列校正公式校正:

$$n(校正)=nt-[(20-t)\times0.00038]$$

式中:t 为测定时温度。

4.2　主要仪器和器具

4.2.1　ABBE 折光仪

4.2.2　循环恒温水浴

4.2.3　变压器

4.2.4　温度计 0～50℃,分度值 0～1℃

4.3　测定前的准备工作

4.3.1　折光计接通恒温水浴　循环恒温水浴的泵出口用橡皮管与主棱镜下端水入口相连,主棱镜的水出口与副棱镜的水入口相连,副棱镜的出水口连至水浴回水口。

循环恒温水浴的水温控制到测定温度为(20±0.5)℃,温度由装配在主棱镜一侧的温度计读出。注意:室温高于 20℃时用水盒,低于 20℃时加温控制。

4.3.2　光源变压器接上电源,电源插头插入变压器插口,打开变压器上电源开关。

4.3.3　折光计的读数标尺校正　揭开副棱镜,使主棱镜面和副棱镜面约成垂直状,靠副棱镜放一张光滑的纸,校正用小玻璃的抛光面滴上一小滴 α-溴萘(直径约 2mm),抛光的端面与白色纸相对。将它放在主棱镜中间,然后调整标尺到校正玻片上标明的折光率。旋转折光仪右侧色散旋钮至界面线上色差消除。这时折光的野视里有十字交叉线及上亮下暗里面清晰的界面线,界面线正好通过交叉线的交叉点。

或者用蒸馏水进行校正,将棱镜打开,用以乙醚湿润的棉花擦净棱镜表面,使乙醚蒸发干。滴一滴蒸馏水在主棱镜的镜面上,合紧副棱镜,调整色散旋钮和测量旋钮,使界面线正好通过交叉点,20℃时,水的折光率读数应为 1.3330。倘若校正玻片上标明的折光率与读数不符,或测得 20℃时水的折光率不是 1.3330 时,应当调整标尺,方法是用测量旋钮转至校正片上标示的数值,用螺丝启子转动右侧上端的刻度调整螺丝,直至界面线正好通过交叉点。

4.4　折光率测定

4.4.1　旋开棱镜闭合旋钮,揭开副棱镜,先后用乙醇、乙醚湿润的棉花清洗棱镜,乙醚蒸发干。

4.4.2　滴一至二滴供试品在主棱镜的镜面上。

4.4.3　合紧副棱镜,旋转色散旋钮和测量旋钮,使界面线正好通过交叉点。

4.4.4　读取折光率数值。

4.5　注意事项

4.5.1　保持清洁,镜筒和棱镜各部分不积尘。

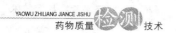
4.5.2　不可用粗糙的布或纸揩试棱镜表面,以免镜面损伤,每次用毕必须用乙醚揩试检品接触过的零件。校正玻片等配件安放妥贴,防止遗失。

4.5.3　不允许用折光计测定强酸、强碱或有腐蚀性物质的折光率。

【课堂讨论】

《中国药典》中用折光法测定哪些药物?

学习任务三　熔点测定法

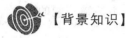学习目标

知识目标
- 掌握熔点测定的原理;
- 熟悉熔点仪的结构。

技能目标
- 能够正确使用熔点仪测定样品;
- 能正确进行熔点测定结果判断。

【背景知识】

熔点概述

熔点系指一种物质按照规定的方法测定,由固相熔化成液相时的温度,是该物质的一项物理常数。依法测定熔点,可以鉴别或检查该药品的纯杂程度。

根据被测物质的不同性质,在药典附录"熔点测定法"项下列有三种不同的测定方法,分别用于测定易粉碎的固体药品、不易粉碎的固体药品或凡士林及其类似物质,并在正文各该品种项下明确规定应选用的方法。遇有在正文中未注明方法时,均系指采用第一法。在第一法中,又因熔融时是否同时伴有分解现象,而规定有不同的升温速度和观测方法。由于测定方法受热条件和判断标准的不同,常导致测得的结果有明显差异,因此在测定时必须根据药典正文各该品种项下的规定选用方法,并严格遵照该方法中规定的操作条件和判断标准进行测定,才能获得准确的结果。

【学案例】

熔点测定方法及注意事项

1　仪器与用具

1.1　熔点测定仪

1.2　温度计　具有 0.5℃ 刻度的分浸型温度计,其分浸线的高度宜在 50mm 至 80mm 之间(分浸线低于 50mm 的,汞球距离液面太近,易受外界气温的影响;分浸线高于 80mm 的,毛细管容易漂浮,均不宜使用),温度计的汞球宜短,汞球的直径宜与温度计柱身的粗细接近(便于毛细管装有供试品的部位能紧贴在温度计汞球上)。温度计应符合国家技术监督局所规定外,还应经常采用药品检验用"熔点标准品"进行校正。

1.3　毛细管系用洁净的中性硬质玻璃管拉制而成,内径为 0.9～1.1mm,壁厚为 0.10～0.15mm,分割成 10cm 以上,最好将两端熔封,临用时再锯开其一端(用于第一法)或两端(用于第二法)以保证毛细管内洁净干燥。

1.4　传温液与熔点标准品

1.4.1　传温液　用于测定熔点 80℃ 以下者。用前应先加热至沸使脱气,并放冷。

1.4.2　液状石蜡或硅油　用于测定熔点 80℃ 以上者。液状石蜡或硅油长期使用后,液状石蜡色泽易变深而影响熔融过程的观察,硅油的黏度易增大而不易搅拌均匀。

1.5　药品检验用熔点标准品,由中国药品生物制品检定所分发,专供测定熔点时校正温度计用,用前应在研钵中研细,并按说明书中规定的条件干燥后,置五氧化二磷干燥器中干燥,避光保存备用(表 2-1-2)。

表 2-1-2　熔点标准品

标准品名称	熔　点(℃)	干燥处理方法
偶氮苯	68	五氧化二磷干燥器干燥
香草醛	83	五氧化二磷干燥器干燥
乙酰苯胺	116	五氧化二磷干燥器干燥
非那西汀	136	105℃干燥
磺胺	166	105℃干燥
磺胺二甲嘧啶	200	105℃干燥
双氰胺	210.5	105℃干燥
糖精	228	105℃干燥
咖啡因	237	105℃干燥
酚酞	263	105℃干燥

2　第一法的操作及其注意事项

2.1　适用范围　本法适用于测定易粉碎的固体药品。

2.2　供试品的预处理　取供试品,置研钵中研细,移置扁形称量瓶中,按正文中各该药品项下"干燥失重"条件进行干燥。如该药品不检查干燥失重,对熔点低限在 135℃ 以上而且受热不分解的品种,可采用 105℃ 干燥;对熔点低限在 135℃ 以下或受热分解的品种,可在五氧化二磷干燥中过夜,个别品种在正文中另有规定的则按规定处理。

2.3　取两端熔封的毛细管,于临用前锯断其一端,将开口的一端插入上述供试品中,再反转毛细管,并将熔封一端轻叩桌面,使供试品落入管底,再借助长短适宜(约 60cm)的洁净玻璃管,垂直放在表面皿或其他适宜的硬质物体上,将上述装有供试品的毛细管放入玻璃管上口使自然落下,反复数次,使供试品紧密集结于毛细管底部,装入供试品的高度应为 3mm。

个别品种规定不能研磨、不能受热、并要减压熔封测定的可将供试品少许置洁净的称量纸上,隔纸迅速用玻璃棒压碎粉末,迅速装入毛细管使其高度达 3mm;再将毛细管开口一端插入一根管壁有一小孔的耐压橡皮管的小孔中,橡皮管末端用玻璃棒密塞,另一端接在抽气泵上,在抽气减压的情况下熔封毛细管。

2.4　将温度计竖直悬挂于加热用容器中,使温度计汞球的底端处于加热面的上方2.5cm 以上,加入适量的传温液,使传温液的液面约在温度计的分浸线处,加热传温液并不断搅拌,俟温度上升到较规定的熔点低限尚低10℃时,调节升温速度,使每分钟上升1.0~1.5℃(用于熔融同时分解的供试品,则其升温速度为每分钟上升2.5~3.0℃),待到达预计全熔的温度后降温;如此反复2~3次以掌握升温速度,并便于调整温度计的高度,使其分浸线恰处于液面处。

2.5 当传温液的温度上升至待测药品规定的熔点低限尚低10℃时,将装有供试品的毛细管浸入传温液使贴附(或用毛细管夹或橡皮圈固定)在温度计上,要求毛细管的内容物适在汞球的中部;根据(2.4)掌握升温速度,继续加热并搅拌,注意观察毛细管内供试品的变化情况,记录供试品在毛细管内开始局部液化时的温度作为初熔温度,全部液化时的温度作为全熔温度。

凡在正文该品种的熔点下注明有"熔融时同时分解"的品种,除升温速度应调节为每分钟上升2.5~3.0℃外,应以供试品开始局部液化或开始产生气泡时的温度作为初熔温度,以供试品的固相消失、全部液化时的温度或供试品分解物开始膨胀上升的温度作为全熔温度;无法分辨初熔和全熔时,可记录其产生突变(例如颜色突然变深,供试品突然迅速膨胀上升)时的温度,此时可只有一个温度数据。

2.6 传温液的升温速度,毛细管的洁净与否,内径和壁厚,以及供试品装入毛细管高度及其紧密程度,均将影响测定结果,因此必须严格按规定进行操作。

2.7 初熔之前,毛细管内供试物可能出现"发毛"、"收缩"、"软化"、"出汗"等过程,在未出现局部液化的明显液滴和持续熔融过程时,均不作初熔判断。但如上述现象严重,过程较长,或因之影响初熔点的观察时,应视为供试品纯度不高的标志而予以记录,并设法与正常的该药品作对照测定,以便于最终判断。

"发毛"系指毛细管内的柱状供试物因受热而在其表面呈现毛糙;

"收缩"系指柱状供试物向其中心聚集紧缩,或贴在某一边壁上;

"软化"系指柱状供试物在收缩后变软,而形成软质柱状物,并向下弯塌。

"出汗"系指柱状供试物收缩后在毛细管内壁出现细微液滴,但尚未出现局部液化的明显液滴和持续熔融过程。

2.8 全熔时毛细管内的液体应完全澄清。个别药品在熔融成液体后会有小气泡停留在液体中,此时容易与未熔融的固体相混淆,应仔细辨别。

3 第二法的操作及其注意事项

3.1 适用范围 本法适用于脂肪、脂肪酸、石蜡、羊毛脂等的熔点测定。

3.2 取供试品,注意用尽可能低的温度使之熔融,另取两端已锯开的毛细管,垂直插入上述熔融的供试品,使供试品吸入毛细管的高度达(10±1)mm。取出后,擦去毛细管外壁的残留物。在10℃以下的冷处放置24h,或置冰上放冷不少于2h,使之完全凝固。

3.3 将上述装有供试品的毛细管用橡皮套固定在温度计上,使毛细管的内容物部分适在汞球的中部。将毛细管连同温度计垂直浸入传温液(只能用水,液面距离加热面应在6cm以上)中,并使供试品的上端适在传温液液面下(10±1)mm处(此时温度计的分浸线不可能恰在液面处,可不考虑)。

3.4 缓缓加热并不断搅拌传温液,俟温度上升较规定的熔点低限尚低(5.0±0.5)℃时,调节加温速度使每分钟升温0.3~0.5℃,注意观察毛细管内供试品的变化,检读供试品在毛细管内开始上升时的温度,即得。

4　第三法的操作及其注意事项

4.1　适用范围　本法适用于测定凡士林或其他类似物质的熔点。

4.2　供试品的预处理　取供试品适量,缓缓搅拌并加热至温度达 90～92℃,放入一平底耐热容器中使供试品的厚度为(12±1)mm,放冷至较规定的熔点上限高 8～10℃。

4.3　用温度计黏附供试品　事先取温度计插入试管所附的软木塞,并放冷至 5℃,擦干。待完成 4.2 的操作时,立即将放冷至 5℃ 的温度计汞球部竖直插入经预处理的供试品中,直至碰到容器底部[即浸没(12±1)mm],随即取出温度计并保持竖直悬置,俟黏附在温度计汞球部的供试品表面浑浊,将温度计浸入 16℃ 以下的水中 5min,取出,将温度计插入一外径约 25mm、长 150mm 试管中,塞紧固定软木塞于管口,使温度计悬于其中,并使温度计汞球部的底端距试管底部约 15mm。

4.4　近似熔点的测定　将上述插入有温度计与供试品的试管竖直固定于水浴中,并使试管底与烧杯底的距离为 10～20mm;然后在水浴内注入约 16℃ 的水,至水浴液面与温度计的分浸线相平;加热水浴并缓缓搅拌,使水浴温度以每分钟上升 2℃ 的速度升至 38℃,再继续以每分钟上升 1℃ 的速度升温至供试品的第一滴脱离温度计为止,立即检读温度计上显示的温度(估读至 0.1℃),即为该供试品的近似熔点。

4.5　测定结果　取供试品,按 4.2～4.4 反复测定数次,如连续 3 次测得近似熔点的极差(最大值与最小值之差)未超过 1.0℃ 时,即取 3 次的平均值(加上温度计的校正值)作为该供试品的熔点;如连续 3 次测得近似熔点的极差超过 1.0℃ 时,可再测定 2 次,并取 5 次的平均值(加上温度计的校正值)作为该供试品的熔点。

5　结果与判定

5.1　对第一法中的初熔、全熔或分解突变时的温度,以及第二法中熔点的温度,都要估读到 0.1℃,并记录突变时或不正常的现象,每一检品应至少测定 2 次,2 次读数之差小于 0.5℃,且不在合格与不合格边缘处,可取 2 次均值加温度计的校正值后作为熔点测定的结果。如 2 次读数之差为 0.5℃ 或 0.5℃ 以上时,或关系到可能判定为不合格时,应再重复测定 2 次,并取 4 次的均值加上温度计的校正值后作为熔点测定的结果。必要时可选用正常的同一药品再次进行测定,记录其结果并进行比较。

5.2　测定结果的数据应按个位数的 0.5 单位修约,即 0.1～0.2℃ 舍去,0.3～0.7℃ 修约为 0.5℃,0.8～0.9℃ 进位为 1℃,并以修约后的数据报告。

5.3　经修约后的初熔、全熔或分解突变时的温度均在各该药品"熔点"项下规定的范围以内时,判为"符合规定"。但如有下列情况之一者,即判为"不符合规定":①初熔温度低于规定范围的低限;②全熔温度超过规定范围的高限;③分解点或熔点温度处于规范范围之外;④初熔前出现严重的"发毛"、"收缩"、"软化"、"出汗"现象,且其过程较长,并与正常的该药品作对照比较后有明显的差异者。

【知识贮备】

熔点测定用温度计的校正

(1)温度计的校正,温度计除应符合国家技术监督局的规定外,还因其规定的允差较大,且较长期使用后,其标值因经受多次反复受热、冷却而产生误差,因此应经常采用中国食品药品检定研究院分发的熔点标准品进行校正,通常可在测定供试品时同时进行。

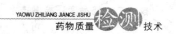

(2)熔点标准品在使用前先在研钵中研细,并将偶氮苯至乙酰苯胺置五氧化二磷干燥器中干燥,非那西丁至酚酞在105℃干燥后存放在专用的避光五氧化二磷干燥器中,必要时也可在临用前再干燥。

(3)按前述方法将熔点标准品装入毛细管中,所用毛细管的内径应尽量接近1.0mm,内容物的高度应比较准确为3mm。

(4)用待校正的温度计,以每分钟1.5℃的升温速度,检读熔点标准品到达全熔(固相刚刚全部消失)时的温度;重复测定两次并要求两次之差不得大于0.3℃。以其均值与该标准品标示的温度相比较,得出该待校温度计在该点(或其附近)时应加上或减去的校正值(200℃以下的校正值不得大于0.5℃,200℃以上的校正值不得大于0.8℃)。

(5)通常采用与被测供试品熔点相近的上下2个熔点标准进行测定,得出此2点的校正值,并按供试品熔点在2点之间的位置,计算出该点的校正值。

(6)温度计的校正值应在大体上呈现有规律的变化,如果发现多个部位的校正值忽高忽低不呈现有规律性的变化,则该支温度计应当停用。

 【知识拓展】

(1)《中国药典》规定一般供试品均应在干燥后测定熔点,但对个别品种规定不经干燥,而采用含结晶水的供试品直接测定熔点,应予注意。如环磷酰胺、重酒石酸去甲肾上腺素和氯化琥珀胆碱均含1分子结晶水,规定在测定前不要进行干燥。

(2)硫酸阿托品含1分子结晶水,规定在120℃干燥3h后立即依法测定;操作中应严格控制温度与时间,且因干燥后的无水物极易吸潮,在干燥后要立即装入毛细管并熔封,测定前再锯开上端。

(3)《中国药典》规定熔点在80℃以下者的传温液用水,80℃以上者的传温液用硅油或液状石腊,通常认为液体石腊也可用于80℃以下物质的测定。但已知有2个品种,优奎宁和偶氮苯,用水作传温液和用液状石蜡作传温液所得的熔点不一致,且偶氮苯为熔点标准之一,如果液体石蜡作传温液,其全熔点较用水约高1℃。因此,应严格按《中国药典》的规定使用传温液。

(4)某些药品受热后除失去结晶水外,还会有晶型改变、分子重排等现象产生,如鬼臼毒素在其熔点前10℃放入会立即熔融;而长时间缓缓升温到初熔点180℃时,可以测出其熔点。

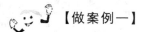 【课堂讨论】

熔点测定法鉴别药物的优缺点。

【做案例一】

《中国药典》有关熔点测定的查阅

请查阅《中国药典》2010年版二部,有关对乙酰氨基酚的物理常数测定,并按照以下操作规程测定对乙酰氨基酚的熔点。

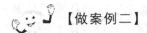【做案例二】

熔点测定仪标准操作规程

1　目的　建立熔点测定仪标准操作程序

2　范围　适用于熔点样品分析

3　责任者　仪器操作人员

4　操作内容

4.1　简述　熔点系指一种物质照规定方法测定,由固体熔化成液体的温度,融熔同时分解的温度或在熔化时自初熔至全熔经历的一段温度。

4.2　熔点测定的仪器用具

4.2.1　一般仪器用具

4.2.1.1　容器:供放置传温液用。可用硬质玻璃制成的烧杯、圆底玻璃管、P 形玻璃管或其他适宜的容器,能耐直火加热。

4.2.1.2　搅拌器:系一粗细适宜的玻璃棒,末端弯成圈形,圈的直径较容器内径略小,然后弯成直角,上端略弯,以便搅动(亦可用电动马达带动)。当传温液用硅油、液状石腊以电阻丝置容器内加热时,可采用磁力搅拌器搅拌。

4.2.1.3　温度计:供测定传温液的温度及供试品熔点用。《中国药典》规定可用分浸型(或全浸型)温度计,预先用熔点测定用标准品校正。校正时温度计浸入传温液的深度应与测定供试品时浸入传温液的深度一致,分度值宜为 0.5℃ 或 1℃。

常用测定多种化学纯品的熔点以校正温度计的方法。纯化学药品的熔点恒定、熔距极短,中国食品药品检定研究院制备有熔点标准品专供校正温度计用。细心测得各熔点三次,取平均值,将其熔点温度为横坐标,将温度应校正数值为纵坐标,可绘制得到一温度计校正曲线,以后该温度计的校正值即由此曲线查得。亦可用已知熔点的标准品与供试品同时测定,以校正温度计的误差。

4.2.1.4　熔点测定管(简称毛细管)供放置供试品用,应选用中性硬质玻璃管,先经洗刷干净,再用清洁液、常水、蒸馏水洗涤,晾干后拉制成薄壁毛细管,长约 9cm 以上,当所用温度计浸入传温液在 6cm 以上时,管长应适当增加,使露出液面 3cm 以上,内径 0.9～1.1mm,壁厚 0.1～0.15mm,一端熔封。为便于保存,可拉制成两倍长度的毛细管,两端熔封,临用时居中截开,分成两支使用。

熔点测定管亦有市售,需用时用重铬酸钾硫酸液(清洁液)浸泡过夜,然后用自来水或常水、蒸馏水洗涤干净,干燥后即可应用。

4.2.1.5　传温液:熔点在 80℃ 以下者用蒸馏水,熔点在 80℃ 以上用液状石腊、硅油等。目前常用硅油作为传温液,其优点为无色透明、热稳定和无腐蚀性,使用后如变黑,可用活性炭处理脱色。

4.2.2　内热式熔点测定装置

本装置将电热丝直接浸入传温液内,利用调压变压器控制电热丝的电压,以间接控制传温液的温度和升温速度;并用磁力搅拌器进行搅拌。装置包括三个主要部分:

4.2.2.1　电热加热传温液:在一只 600ml 硬质高型烧杯内装硅油或液状石蜡等不良导体,传温液内插入温度计及电热加热器,电热加热器的制法是将市售的 200V 电热丝

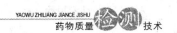

（300W、500W 或 800W 者均可），按需要截取约相当于 200～300W 绕于一玻璃环或一块圆形小磁板上，电热丝两端通过玻璃管引出，用磁接线板与一般电线连接于调压变压器的输出接头上，玻璃管用橡皮固定烧杯壁部，另将温度计用橡皮塞固定在烧杯中部，使温度计汞球部的底端与加热器表面距离 2.5cm 以上。

4.2.2.2　调压变压器：输入电压有 110V、220V 两种，一般多是 220V；输出电压 0～250V，最大功充 1kW（当电热丝功率较低时，也可用 0.5kW）。另用一只 0～250V（或 0～150V）交流伏特计并联于输出部分，以指示电热丝的实际工作电压，以便于控制传温液的温度。

4.2.2.3　磁力搅拌器：一般采用市售的电磁搅拌器，但不宜用塑料面或玻板面，以免受热变形或破裂。亦可用风扇通用马达改装，利用不同直径的滑轮换成所需要的速度，磁铁宜选用重量轻、磁力强者，否则重心不稳，容易摇晃。另用一小段铁丝封在玻璃管作为搅拌棒。有时天冷，传温液较黏厚，小搅拌棒可能发生崩跳现象，此时可先将传温液加温至 30℃ 以上再行搅拌。

本套装置的特点是利用电热丝直接浸入传温液内加热，用调压变压器控制升温速度，并用磁力搅拌器进行搅拌，装置简单，使用方便，能准确控制升温速度，所测得熔点与外热式者相同，而且重现性很好。

4.3　熔点测定方法

4.3.1　测定易碎的固体药品时，取供试品，研成细末，除另有规定外，应参照各该药品项下干燥失重的温度干燥，如该药品不检查干燥失重，熔点范围低限在 135℃ 以上，受热不分解的供试品，可采用 105℃ 干燥，熔点在 135℃ 以下的或受热分解的供试品，可在五氧化二磷干燥器中干燥过夜或用其他适宜的干燥方法干燥。分取适量，置毛细管中，敲击管壁或借助长短适宜的洁净玻璃管，竖直放在表面皿或其他适宜的硬质物体上，将毛细管自上口放入，使自然落下，反复数次，使粉末紧密集结管底，装入供试品在管底高度 3mm，另将温度计放入盛装传温液的容器中，使温度计汞球部的底端与容器的底部距离 2.5cm 以上（用内加热的容器，温度计汞球与加热器上表面距离 2.5cm 以上）。加入传温液至传温液加热后的液面适浸至温度计的分浸线处，将传温液加热，俟温度上升至较规定的熔点低限尚低约 10℃ 时，将毛细管浸入传温液，贴附在温度计上，位置须使毛细管的内容物部分适在温度计汞部中部，继续加热，调节升温速度，使温度每分钟升高 1.0℃ 至 1.5℃。加热时须不断搅拌使温度保持均匀。供试品在毛细管内开始局部液化时的温度，作为初熔温度；供试品全部液化（澄明）时的温度，作为全熔温度。

4.3.2　测定熔融时分解的供试品的熔点时，方法如上述。但调节升温速度，使每分钟上升 2.5～3℃。供试品开始局部液化时（或开始产生气泡时）的温度作为初熔温度；供试品固相消失全部液化时，有时固相消失不明显，应以供试品分解物开始膨胀上升时的温度作为全熔温度。某些药品无法分辨初熔、全熔时，可记录其发生突变时的温度，该温度和初熔、全熔温度一样，均应在各该药品项下规定的范围以内。

4.4　熔点测定注意事项

4.4.1　熔点测定毛细管的大小：由于毛细管内装入供试品量对熔点测定结果有影响，内径大了，全熔温度会偏高 0.2～0.4℃ 之间，故毛细管的内径必须按药典规定为 0.9mm，外径为 1.2mm，毛细管以 0.9mm 针头能插入，1.2mm 针头不能插入来控制。装入供试品应在管底高度 3mm 为宜。

熔点测定毛细管应用中性硬质玻璃管。

4.4.2　温度计:温度计必须经过校正,最好绘制校正曲线,否则测定结果是不准确的。

4.4.3　传温液:应用不同传温液测定有些药物的熔点时,对某些供试品所得结果不一致。因此选择传温液必须按药典规定;或可先用确知对测定结果无影响的其他适宜的传温液。

4.4.4　供试品必须研细并经干燥:为测得准确结果,供试品必须干燥,深点范围低限于 135℃ 以上,受热不分解的供试品,可应用 105℃ 干燥;熔点在 135℃ 以下或受热分解的供试品,可在五氧化二磷干燥中干燥过夜。一般说来,除另有规定外,应参照各该药品项下干燥失重的温度干燥。对于环磷酰胺和氯化琥珀胆碱等不宜在干燥后测熔点的,则在正文下说明,以免误测。

4.4.5　供试品装入熔点测定管应尽量紧,可用一洁净长玻璃管,竖直放在玻璃板或其他适宜的硬质物体上,将毛细管自上口放入,使自由落下,反复数次,使粉末紧密集结管底为止。

4.4.6　升温速度对熔点测定结果有明显影响,所以应严格控制升温速度。一般的供试品加热规定的熔点尚低约 10℃ 时,升温以每分钟上升 1.5℃ 为宜;熔融分解的供试品,升温速度尽可能保持每分钟上升 3℃ 为宜。

4.4.7　熔点判断:供试品在熔点测定毛细管内受热出现"发毛"、"收缩"、"软化"及"出汗"等变化过程,均不作初熔判断。

在以上几个过程后形成的"软质柱状物",尚无液滴出现,是不能作初熔判断,只能在熔点测定管内开始局部液化(出现明显液滴)时的温度,作为初熔温度;供试品全部液化(澄明)时的温度作为全熔温度;供试品"发毛"、"收缩"及"软化"阶段过长时,反映供试品质量较差。测定熔点至少应测三次,求其平均值。

4.4.8　熔融同时分解点的判断,熔融同时分解的药物,必须严格按药典规定的温度放入并升温(规定距熔点尚低(10±1)℃ 时放入,即距初熔尚低 10℃ 时放入),供试品开始局部液化或开始产生气泡时的温度作为初熔温度;供试品固相消失全部液化时,有时固相不明显,应以供试品分解开始膨胀上升的温度作为全熔温度。由于各物质熔融分解时的情况颇不一致,某些药品无法分辨初熔、全熔时,可记录其发生突变时的温度,该温度和初熔、全熔温度一样,均应在各该药品项下规定的范围以内。

4.4.9　测定时读取温度计(0.5～1.0℃ 分度)读数均宜估计到 0.1,报告时有的采取 0.1℃ 及 0.2℃ 以下舍去,0.3～0.7℃ 写为 0.5℃,0.8℃ 及 0.9℃ 进为 1℃,一般均采用四舍五入。

4.4.10　供试品测定结果在该品规定熔点范围边缘时,应至少重复三次,以减少观察误差。

4.4.11　传温液用后要盖好,以免污染。

4.4.12　须按国外药品标准测定时,各国药典对药品的熔点都有特殊的规定,测定时宜仔细研究,以保证得到准确数据。

【归纳】

表 2-1-3　归纳

旋光法	原理	平面偏振光通过其液体或溶液时,能引起旋光现象,使偏振光的平面向左或向右发生旋转,偏转的度数称为旋光度。 比旋度为物质的物理常数,可用于区别或检查某些物质的光学活性和纯杂程度。 旋光度在一定条件下与浓度呈线性关系,可以用来测定含量
	仪器检定	检定项目:有准确度、重复性和稳定性。 检定方法:可用标准石英旋光管(+5.与−1.两支)进行校准。 检定要求:在规定温度下,重复测定 6 次,两支标准石英旋光管的平均测定结果均不得超出示值±0.01°。测定管旋转不同角度与方向测定,结果均不得超出示值±0.04°
	结果计算	液体样品 $[\alpha]_\lambda^t = \dfrac{\alpha}{ld}$ 固体样品 $[\alpha]_\lambda^t = \dfrac{100\alpha}{lc}$
折光法	原理	折光率系指光线在空气中传播的速度与其在供试品中传播速度的比值。测定折光率可以区别不同油类或检查某些药物的纯杂程度
	常用仪器	阿贝氏折光仪由两个折射棱镜、色散棱镜、观测镜筒、刻度盘和仪器支架等组成
	仪器的校正和检定	仪器准确度:《中国药典》2010 年版附录规定,折光计应使用校正用玻璃或水进行校正,水的折光率 20℃时为 1.3330,25℃时为 1.3325,40℃时为 1.3305
	结果判断	药典规定的折光率均为上下限值,要求测定结果在此限度内即为合格。除另有规定外,要求测定温度均为(20±0.5)℃
熔点测定法	原理	熔点系指一种物质按照规定的方法测定,由固相熔化成液相时的温度,是该物质的一项物理常数。依法测定熔点,可以鉴别或检查该药品的纯杂程度
	熔点测定仪器的基本组成	熔点测定仪、温度计、传温液、毛细管
	熔点测定法	在药典附录"熔点测定法"项下列有三种不同的测定方法,分别用于测定易粉碎的固体药品、不易粉碎的固体药品或凡士林及其类似物质
	结果判断	对第一法中的初熔、全熔或分解突变时的温度,以及第二法中熔点的温度,都要估读到 0.1℃,每一检品应少测定二次。 测定结果的数据应按个位数的 0.5 单位修约,即 0.1~0.2℃舍去,0.3~0.7℃修约为 0.5℃,0.8~0.9℃进为 1℃。 经修约后的温度在各该药品"熔点"项下规定的范围内时,判为"符合规定"。但如有下列情况之一者,即判为"不符合规定":(1)初熔温度低于规定范围的低限;(2)全熔温度超过规定范围的高限;(3)分解点或熔点温度处于规范范围之外;(4)初熔前出现严重的"发毛"、"收缩"、"软化"、"出汗"现象,且其过程较长,并与正常的该药品作对照比较后有明显的差异者

【目标检测】

一、选择题

【A 型题】（最佳选择题，每题备选答案中只有一个最佳答案）

1. 哪些物质具有旋光性　　　　　　　　　　　　　　　　　　　　　　　（　　　）

    A. 所有有机化合物　　　　B. 油性有机药物　　　　　C. 气体药物

    D. 含手性碳的有机药物　E. 固体有机药物

2. 折光率测定主要用于哪些药物　　　　　　　　　　　　　　　　　　　（　　　）

    A. 所有有机化合物　　　　　B. 油性有机药物　　　　　C. 气体药物

    D. 含手性碳的有机药物　E. 不饱和有机药物

3. 熔点测定第一法适用于测定哪类药物　　　　　　　　　　　　　　　　（　　　）

    A. 易粉碎的固体药品　　　　B. 不易粉碎的固体药品　　　C. 凡士林及其类似物质

    D. 含手性碳的有机药物　E. 不饱和有机药物

4. 熔点测定第二法适用于测定哪类药物　　　　　　　　　　　　　　　　（　　　）

    A. 易粉碎的固体药品　　　　B. 不易粉碎的固体药品　　　C. 凡士林及其类似物质

    D. 含手性碳的有机药物　E. 不饱和有机药物

5. 熔点测定第三法适用于测定哪类药物　　　　　　　　　　　　　　　　（　　　）

    A. 易粉碎的固体药品　　　　B. 不易粉碎的固体药品　　　C. 凡士林及其类似物质

    D. 含手性碳的有机药物　E. 不饱和有机药物

6. 旋光度、折光率测定常用温度均为　　　　　　　　　　　　　　　　　（　　　）

    A. 室温　　　　B. 10℃　　　　　C. 20℃　　　　　D. 25℃　　　　E. 30℃

7. 旋光度、折光率测定的光线均为　　　　　　　　　　　　　　　　　　（　　　）

    A. 钠光谱的 A 线　　　　　　B. 钠光谱的 B 线　　　　　C. 钠光谱的 C 线

    D. 钠光谱的 D 线　　　　　　E. 钠光谱的 E 线

8. 水的折光率 20℃时为　　　　　　　　　　　　　　　　　　　　　　　（　　　）

    A. 1.3330　　　B. 1.3325　　　C. 1.3305　　　　D. 66.60°　　　E. 0.001°

9. 需要进行空白校正的测定方法为　　　　　　　　　　　　　　　　　　（　　　）

    A. 熔点测定　　　　　　　　B. 旋光度测定　　　　　　　C. 折光率测定

    D. 温度计校正　　　　　　　E. 折光仪校正

10. 旋光度测定时旋光度读数应重复几次后取平均值计算　　　　　　　　（　　　）

    A. 2　　　　　　B. 3　　　　　　C. 4　　　　　　D. 5　　　　　　E. 不需重复读数

11. 旋光度测定法测定含量时，取 2 份供试品测定读数结果其极差应在（　　　）以内，否则应重做。

    A. 0.01°　　　　B. 0.02°　　　　C. 0.03°　　　　D. 0.04°　　　　E. 0.05°

12. 阿贝氏折光仪的最小读数是　　　　　　　　　　　　　　　　　　　　（　　　）

    A. 0.1　　　　　B. 0.01　　　　C. 0.001　　　　D. 0.0001　　　E. 0.00001

13. 下列哪种测定在供试的液体或固体物质的溶液显浑浊或含有混悬的小粒，应预先滤

过,并弃去初滤液　　　　　　　　　　　　　　　　　　　　　　　　　　（　　）

　　A.熔点测定　　　　　　　　B.旋光度测定　　　　　　　C.折光率测定

　　D.沸点测定　　　　　　　　E.相对密度测定

14.下列哪种测定每次测定前应以溶剂作空白校正,测定后,再校正 1 次,以确定在测定时零点是否有变动,如第二次校正时发现零点有变动,则应重新测定　　　　（　　）

　　A.熔点测定　　　　　　　　B.旋光度测定　　　　　　　C.折光率测定

　　D.沸点测定　　　　　　　　E.相对密度测定

15.用熔点测定第一法测定样品熔点时,供试品需要预先干燥,如该药品不检查干燥失重,对熔点低限在 135℃以上而且受热不分解的品种,可以采用什么方法进行干燥　（　　）

　　A.五氧化二磷干燥中过夜　　B.95℃干燥　　　　　　　C.105℃干燥

　　D.120℃干燥　　　　　　　　E.135℃干燥

16.用熔点测定第一法测定样品熔点时,供试品应该装入毛细管,要求供试品紧密集结于毛细管底部,毛细管中装入供试品的高度应为　　　　　　　　　　　　　（　　）

　　A.1mm　　　　B.2mm　　　　C.3mm　　　　D.4mm　　　　E.5mm

17.用熔点测定第二法测定样品熔点时,取供试品,注意用尽可能低的温度使之熔融,另取两端已锯开的毛细管,竖直插入上述熔融的供试品,使供试品吸入毛细管,毛细管中装入供试品的高度应为　　　　　　　　　　　　　　　　　　　　　　　　　（　　）

　　A.(5±1)mm　　　　　　　　B.(8±1)mm　　　　　　　C.(10±1)mm

　　D.(12±1)mm　　　　　　　　E.(15±1)mm

18.第三法测定凡士林熔点时,供试品的预处理要求:取供试品适量,缓缓搅拌并加热至温度达（　　）,放入一平底耐热容器中使供试品的厚度为(12±1)mm,放冷至较规定的熔点上限高 8～10℃,然后用温度计黏附供试品。

　　A.70～72℃　　B.80～82℃　　　C.90～92℃　　　D.105℃　　　E.120℃

19.第三法熔点测定结果:取供试品,反复测定数次,如连续 3 次测得近似熔点的极差(最大值与最小值之差)未超过（　　）℃时,即取 3 次的平均值(加上温度计的校正值)作为该供试品的熔点;如连续 3 次测得近似熔点的极差超过规定限度时,可再测定 2 次,并取 5 次的平均值(加上温度计的校正值)作为该供试品的熔点。

　　A.0.1　　　　B.0.5　　　　C.1.0　　　　D.1.5　　　　E.2.0

20.熔点测定结果记录:对第一法中的初熔、全熔或分解突变时的温度,以及第二法中熔点的温度,都要估读到（　　）℃,并记录突变时或不正常的现象

　　A.0.01　　　B.0.1　　　　C.0.5　　　　D.1.0　　　　E.2.0

21.熔点测定结果与判定:对第一法中的初熔、全熔或分解突变时的温度,以及第二法中熔点的温度,每一检品应至少测定 2 次,2 次读数之差小于（　　）℃,且不在合格与不合格边缘时,可取 2 次均值加温度计的校正值后作为熔点测定的结果。

　　A.0.01　　　B.0.1　　　　C.0.5　　　　D.1.0　　　　E.2.0

22.熔点测定结果与判定:对第一法中的初熔、全熔或分解突变时的温度,以及第二法中熔点的温度,每一检品应至少测定 2 次,2 次读数之差小于规定限度,且不在合格与不合格边缘时,可取 2 次均值加温度计的校正值后作为熔点测定的结果。如 2 次读数之差为超过规定限度时,或关系到可能判定为不合格时,应再重复测定（　　）次,并取前后几次的均值

加上温度计的校正值后作为熔点测定的结果。

　　A. 1　　　　　B. 2　　　　　C. 3　　　　　D. 4　　　　　E. 5

　　【B 型题】(配伍选择题,备选答案在前,试题在后。每题只有一个正确答案,每个备选答案可重复选用,也可不选用)

　　(1~5 题备选答案)

　　　　A. 熔点测定中的"发毛"　　　　　B. 熔点测定中的"软化"

　　　　C. 熔点测定中的"收缩"　　　　　D. 熔点

　　　　E. 熔点测定中的"出汗"

　　1. 系指毛细管内的柱状供试物因受热而在其表面呈现毛糙　　　　　(　　)

　　2. 系指柱状供试物向其中心聚集紧缩,或贴在某一边壁上　　　　　(　　)

　　3. 系指柱状供试物在收缩后变软,而形成软质柱状物,并向下弯塌　　(　　)

　　4. 系指柱状供试物收缩后在毛细管内壁出现细微液滴,但尚未出现局部液化的明显液滴和持续熔融过程　　　　　　　　　　　　　　　　　(　　)

　　5. 系指一种物质按照规定的方法测定,由固相熔化成液相时的温度　　(　　)

　　(6~10 题备选答案)

　　　　A. 右旋物质　　　　　　　　　B. 左旋物质

　　　　C. 比旋度　　　　　　　　　　D. 折光率

　　　　E. 旋光度测定用器械

　　6. 能使偏振光向右旋转(顺时针方向,朝光源观测)的物质　　　　　(　　)

　　7. 能使偏振光向左旋转的物质　　　　　　　　　　　　　　　　(　　)

　　8. 当偏振光通过长 1dm、每 1ml 中含有旋光性物质 1g 的溶液测定的旋光度　(　　)

　　9. 光线入射角的正弦 $\sin i$ 与折射角的正弦 $\sin r$ 的比值　　　　(　　)

　　10. 尼科尔棱镜　　　　　　　　　　　　　　　　　　　　　　(　　)

　　(11~15 题备选答案)

　　　　A. 旋光仪校正用器械　　　　　B. 折光计校正用试剂

　　　　C. 温度计校正用试剂　　　　　D. 熔点测定第三法适用于测定的药物

　　　　E. 旋光法可以测定的药物

　　11. 水　　　　　　　　　　　　　　　　　　　　　　　　　(　　)

　　12. 标准石英旋光管　　　　　　　　　　　　　　　　　　　(　　)

　　13. 偶氮苯　　　　　　　　　　　　　　　　　　　　　　　(　　)

　　14. 凡士林　　　　　　　　　　　　　　　　　　　　　　　(　　)

　　15. 葡萄糖

　　(16~20 题备选答案)

　　　　A. 水　　　　B. 液状石蜡　　　　C. 硅油　　　　D. 偶氮苯　　　　E. 磺胺

　　16. 用于测定熔点 80℃以下物质的传温液　　　　　　　　　　　(　　)

　　17. 用于测定熔点 80℃以上物质的传温液　　　　　　　　　　　(　　)

　　18. 应该在 105℃干燥　　　　　　　　　　　　　　　　　　(　　)

　　19. 应该在五氧化二磷干燥中过夜　　　　　　　　　　　　　　(　　)

　　20. 应该在 120℃干燥　　　　　　　　　　　　　　　　　　(　　)

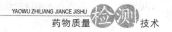
（21～25题备选答案）

    A. 应该在105℃干燥

    B. 按正文中各该药品项下"干燥失重"条件进行干燥

    C. 不需要干燥

    D. 应该在五氧化二磷干燥中过夜

    E. 应该在120℃干燥3 h后立即依法测定

21. 用熔点测定第一法测定样品熔点时,供试品需要预先干燥,一般的干燥方法是 （　　　）

22. 用熔点测定第一法测定样品熔点时,供试品需要预先干燥,如该药品不检查干燥失重,对熔点低限在135℃以上而且受热不分解的品种,采用的干燥方法 （　　　）

23. 用熔点测定第一法测定样品熔点时,供试品需要预先干燥,如该药品不检查干燥失重,对熔点低限在135℃以下 （　　　）

24. 用熔点测定第一法测定样品熔点时,供试品需要预先干燥,如该药品不检查干燥失重,对受热分解的品种 （　　　）

25. 硫酸阿托测定熔点前的干燥方法是 （　　　）

（26～30题备选答案）

    A. 1.0～1.5℃   B. 10℃   C. 5.0±0.5℃

    D. 0.3～0.5℃   E. 2.5～3.0℃

26. 第一法测定药物熔点时要求:加热传温液并不断搅拌,俟温度上升到较规定的熔点低限尚低多少度时,调节升温速度 （　　　）

27. 第二法测定药物熔点时要求:缓缓加热并不断搅拌传温液,俟温度上升到较规定的熔点低限尚低多少度时,调节加温速度 （　　　）

28. 第一法测定药物熔点时一般要求:加热传温液并不断搅拌,达到规定温度后,调节升温速度使每分钟上升 （　　　）

29. 第一法测定药物熔点时,如遇熔融同时分解的供试品则要求:加热传温液并不断搅拌,达到规定温度后,调节升温速度使每分钟上升 （　　　）

30. 第二法测定药物熔点时要求:缓缓加热并不断搅拌传温液,俟温度上升至规定后,调节加温速度使每分钟升温 （　　　）

（31～35题备选答案）

    A. 100.0℃   B. 101.5℃   C. 102.0℃   D. 101.8℃   E. 101℃

31. 熔点测定结果为101.2℃,则应记录为 （　　　）

32. 熔点测定结果为101.3℃,则应记录为 （　　　）

33. 熔点测定结果为101.6℃,则应记录为 （　　　）

34. 熔点测定结果为101.8℃,则应记录为 （　　　）

35. 熔点测定结果为101.9℃,则应记录为 （　　　）

【X型题】(多项选择题,每题的备选答案中有2个或2个以上正确答案)

1.《中国药典》附录中的物理常数测定内容包括 （　　　）

    A. 熔点   B. 旋光度   C. 相对密度   D. 折光率   E. 沸点

2. 影响物质旋光度的因素 （　　　）

    A. 化合物的特性   B. 测定波长

C. 偏振光通过的供试液浓度   D. 偏振光通过的供试液的液层厚度

    E. 测定温度

3. 影响折光率测定的因素   （   ）

    A. 化合物的特性   B. 测定波长   C. 供试液浓度

    C. 供试液的液层厚度   E. 测定温度

4. 阿贝氏折光计的组成   （   ）

    A. 折射棱镜   B. 色散棱镜   C. 观测镜筒

    D. 刻度盘   E. 记录仪

5. 熔点测定所需仪器设备   （   ）

    A. 温度计   B. 毛细管   C. 恒温水浴

    D. 传温液   E. 钠光谱 D 线

6. 下列哪些标准品必须在五氧化二磷干燥器中干燥   （   ）

    A. 偶氮苯   B. 非那西汀   C. 香草醛

    D. 磺胺   E. 乙酰苯胺

7. 对乙酰氨基酚的熔点约在 168～172℃，现测定其熔点的温度计需要校正，应该选用
哪两种熔点标准品校正该温度计   （   ）

    A. 磺胺二甲嘧啶   B. 非那西汀   C. 双氰胺

    D. 磺胺   E. 乙酰苯胺

8. 熔点测定结果如有下列情况之一者，即判为"不符合规定"   （   ）

    A. 初熔温度低于规定范围的低限

    B. 全熔温度超过规定范围的高限

    C. 分解点或熔点温度处于规范范围之外

    D. 初熔前出现严重的"发毛"、"收缩"、"软化"、"出汗"现象，且其过程较长，并与正常
       的该药品作对照比较后有明显的差异者

    E. 药品测定时发生分解突变

二、简答题

1.《中国药典》规定的旋光仪的校正方法是什么？如何进行校正？

2. 简述比旋度测定方法。

3. 简述比旋度测定注意事项。

4. 简述比旋度测定结果判断方法。

5.《中国药典》规定的折光仪的校正方法是什么？如何进行校正？

6. 简述折光率测定方法。

7. 简述比旋度测定注意事项。

8. 简述比旋度测定结果判断方法。

9. 简述熔点测定第一法的具体操作及注意事项。

10. 简述熔点测定第二法的具体操作及注意事项。

11. 简述熔点测定第三法的具体操作及注意事项。

（俞松林）

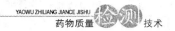

项目二　药物鉴别技术

 【背景知识】

一、药物鉴别的概念及目的

药物鉴别是根据药物的组成、结构、理化性质，利用物理、化学及生物学等方法来判断药物真伪的分析方法。药物鉴别的主要目的就是判断已知药物的真伪。

二、药物鉴别的特点

1. 药物鉴别是药物分析的首要任务

在进行药物分析时，首先对药物进行鉴别，只有药物鉴别结果无误、且肯定的情况下进行药物的杂质检查和含量测定等分析工作才有意义。

2. 药物鉴别为已知药物的确证试验

根据药典方法鉴别药物时，供试品都是已知物。《中国药典》和世界各国药典所收载的药品项下的鉴别试验方法，均为证实有标签的容器中的药物是否为所标示的药物，而不是鉴定未知物的组成和结构。药典中鉴别项下规定的试验方法，仅反映该药品某些物理性质、化学性质或生物性质的特性，不完全代表对该药品化学结构的确证。

3. 鉴别试验条件要准确

利用物理、化学及生物学等方法进行药物鉴别时，试验要按照药典规定的条件进行。用不同方法鉴别同一种供试品，要综合分析实验结果，做出判断，得出可靠结果。

4. 药物鉴别的方法要求

药物鉴别的方法应具有专属性强、灵敏度高、再现性好以及操作简便、快速等特点。

5. 制剂鉴别应考虑干扰成分的影响

对于制剂的鉴别，不仅要考虑附加成分的干扰，还要考虑各有效成分之间的相互干扰。由于制剂是用合格的原料药制备的，所以一些制剂的鉴别项目比原料药鉴别的项目少。

三、药物鉴别的内容

药物鉴别的内容主要包括性状、一般鉴别试验和专属鉴别试验等内容。《中国药典》现行版中鉴别项下规定的鉴别方法,适用于鉴别药物的真伪,对于原料药还应结合性状项下的外观、溶解度和物理常数进行确认。

1.一般鉴别试验

一般鉴别试验是依据某一类药物的化学结构、理化性质的特征,通过化学反应来鉴别药物的真伪。对无机药物是根据其组成的阴离子和阳离子的特性反应;对有机药物则大多采用药物的官能团反应。因此,一般鉴别试验只能证实是某一类药物,而不能证实是某一个药物。

一般鉴别试验的内容及方法收载在《中国药典》附录项下。《中国药典》(2010 年版二部)收载的一般鉴别试验包括:丙二酰脲类、托烷生物碱类、芳香第一胺类、有机氟化物类、无机金属盐类(钠盐、钾盐、锂盐、钙盐、钡盐、铵盐、镁盐、铁盐、铝盐、锌盐、铜盐、银盐、汞盐、铋盐、锑盐、亚锡盐)、有机酸盐(水杨酸盐、枸橼酸盐、乳酸盐、苯甲酸盐、酒石酸盐)、无机酸盐(亚硫酸盐或亚硫酸氢盐、硫酸盐、硝酸盐、硼酸盐、碳酸盐与碳酸氢盐、醋酸盐、磷酸盐、氯化物、溴化物、碘化物)。

(1)芳香第一胺类 取供试品约 50mg,加稀盐酸 1ml,必要时缓缓煮沸使之溶解,放冷,加 0.1mol/L 亚硝酸钠溶液数滴,滴加碱性 β-萘酚试液数滴,视供试品不同,生成由橙黄到猩红色沉淀。

(2)苯甲酸盐

①取供试品的中性溶液,滴加三氯化铁试液,即生成赭色沉淀;再加稀盐酸,变为白色沉淀。

②取供试品,置干燥试管中,加硫酸后,加热,不炭化,但析出甲苯酸,并在试管内壁凝结成白色升华物。

(3)水杨酸盐

①取供试品的稀溶液,加三氯化铁试液 1 滴,即显紫色。

②取供试品溶液,加稀盐酸,即析出白色水杨酸沉淀;分离,沉淀在醋酸铵试液中溶解。

(4)丙二酰脲类

①取供试品约 0.1g,加碳酸钠试液 1ml 与水 10ml,振摇 2min,滤过,滤液中逐滴加入硝酸银试液,即生成白色沉淀,振摇,沉淀即溶解;继续滴加过量的硝酸银试液,沉淀不再溶解。

②取供试品约 50mg,加吡啶溶液(1→10)5ml,溶解后,加铜吡啶试液 1ml,即显紫色或生成紫色沉淀。

(5)有机氟化物 取供试品约 7mg,照氧瓶燃烧法(附录Ⅶ C)进行有机破坏,用水 20ml 与 0.01mol/L 氢氧化钠溶液 6.5ml 为吸收液,俟燃烧完毕后,充分振摇;取吸收液 2ml,加茜素氟蓝试液 0.5ml,再加 12%醋酸钠的稀醋酸溶液 0.2ml,用水稀释至 4ml,加硝酸亚铈试液 0.5ml,即显蓝紫色;同时做空白对照试验。

(6)亚硫酸盐或亚硫酸氢盐

①取供试品,加盐酸,即发生二氧化硫气体,有刺激性特臭,并能使硝酸亚汞试液湿润的滤纸显黑色。

②取供试品溶液,滴加碘试液,碘的颜色即消退。

(7)亚锡盐 取供试品的水溶液 1 滴,点于磷钼酸铵试纸上,试纸应显蓝色。

(8)托烷生物碱类 取供试品约 10mg,加发烟硝酸 5 滴,置水浴上蒸干,得黄色残渣,放冷,加乙醇 2～3 滴湿润,加固体氢氧化钾一小粒,即显深紫色。

(9)亚汞盐

①取供试品,加氨试液或氢氧化钠试液,即变黑色。

②取供试品,加碘化钾试液,振摇,即生成黄绿色沉淀,瞬即变为灰绿色,并逐渐转变为灰黑色。

(10)汞盐

①取供试品溶液,加氢氧化钠试液,即生成黄色沉淀。

②取供试品的中性溶液,加碘化钾试液,即生成猩红色沉淀,能在过量的碘化钾试液中溶解;再以氢氧化钠试液碱化,加铵盐即生成红棕色沉淀。

③取不含过量硝酸的供试品溶液,涂于光亮的铜箔表面,擦拭后即生成一层光亮似银的沉积物。

(11)乳酸盐 取供试品溶液 5ml(约相当于乳酸 5mg),置试管中,加溴试液 1ml 与稀硫酸 0.5ml,置水浴上加热,并用玻棒小心搅拌至褪色,加硫酸铵 4g,混匀,沿管壁逐滴加入 10% 亚硝基铁氰化钠的稀硫酸溶液 0.2ml 和浓氨试液 1ml,使成两液层;在放置 30min 内,两液层的接界面处出现一暗绿色的环。

(12)枸橼酸盐

①取供试品溶液 2ml(约相当于枸橼酸 10mg),加稀硫酸数滴,加热至沸,加高锰酸钾试液数滴,振摇,紫色即消失;溶液分成两份,一份中加硫酸汞试液 1 滴,另一份中逐滴加入溴试液,均生成白色沉淀。

②取供试品约 5mg,加吡啶-醋酐(3∶1)约 5ml,振摇,即生成黄色到红色或紫红色的溶液。

(13)钙盐

①取铂丝,用盐酸湿润后,蘸取供试品,在无色火焰中燃烧,火焰即显砖红色。

②取供试品溶液(1→20),加甲基红指示液 2 滴,用氨试液中和,再滴加盐酸至恰呈酸性,加草酸铵试液,即生成白色沉淀;分离,沉淀不溶于醋酸,但可溶于盐酸。

(14)钠盐

①取铂丝,用盐酸湿润后,蘸取供试品,在无色火焰中燃烧,火焰即显鲜黄色。

②取供试品的中性溶液,加醋酸氧铀锌试液,即生成黄色沉淀。

(15)钡盐

①取铂丝,用盐酸湿润后,蘸取供试品,在无色火焰中燃烧,火焰即显黄绿色;通过绿色玻璃透视,火焰显蓝色。

②取供试品溶液,加稀硫酸,即生成白色沉淀;分离,沉淀在盐酸或硝酸中均不溶解。

(16)酒石酸盐

①取供试品的中性溶液,置洁净的试管中,加氨制硝酸银试液数滴,置水浴中加热,银即游离并附在管的内壁成银镜。

②取供试品溶液,加醋酸成酸性后,加硫酸亚铁试液 1 滴和过氧化氢试液 1 滴,俟溶液

褪色后,用氢氧化钠试液碱化,溶液即显紫色。

(17)铋盐

①取供试品溶液,加碘化钾试液,即生成红棕色溶液或暗棕色沉淀;分离,沉淀能在过量碘化钾试液中溶解成黄棕色的溶液,再加水稀释,又生成橙色沉淀。

②取供试品溶液,用稀硫酸酸化,加10%硫脲溶液,即显深黄色。

(18)钾盐

①取铂丝,用盐酸湿润后,蘸取供试品,在无色火焰中燃烧,火焰即显紫色;但有少量的钠盐混存时,须隔蓝色玻璃透视,方能辨认。

②取供试品,加热炽灼除去可能杂有的铵盐,放冷后,加水溶解,再加0.1%四苯硼钠溶液与醋酸,即生成白色沉淀。

(19)亚铁盐

①取供试品溶液,加铁氰化钾试液,即生成深蓝色沉淀;分离,沉淀在稀盐酸中不溶,但加氢氧化钠试液,即分解成棕色沉淀。

②取供试品溶液,加1%邻二氮菲的乙醇溶液数滴,即显深红色。

(20)铁盐

①取供试品溶液,加亚铁氰化钾试液,即生成深蓝色沉淀;分离,沉淀在稀盐酸中不溶,但加氢氧化钠试液,即分解成棕色沉淀。

②取供试品溶液,加硫氰酸铵试液,即显血红色。

(21)铵盐

①取供试品,加过量的氢氧化钠试液后,加热,即分解,发生氨臭;遇湿润的红色石蕊试纸,能使之变蓝色,并能使硝酸亚汞试液湿润的滤纸显黑色。

②取供试品溶液,加碱性碘化汞钾试液1滴,即生成红棕色沉淀。

(22)银盐

①取供试品溶液,加稀盐酸,即生成白色凝乳状沉淀;分离,沉淀能在氨试液中溶解,加硝酸,沉淀复生成。

②取供试品的中性溶液,加铬酸钾试液,即生成砖红色沉淀;分离,沉淀能在硝酸中溶解。

(23)铜盐

①取供试品溶液,滴加氨试液,即生成淡蓝色沉淀;再加过量的氨试液,沉淀即溶解,生成深蓝色溶液。

②取供试品溶液,加亚铁氰化钾试液,即显红棕色或生成红棕色沉淀。

(24)锂盐

①取供试品溶液,加氢氧化钠试液碱化后,加入碳酸钠试液,煮沸,即生成白色沉淀;分离,沉淀能在氯化铵试液中溶解。

②取铂丝,用盐酸湿润后,蘸取供试品,在无色火焰中燃烧,火焰显胭脂红色。(3)取供试品适量,加入稀硫酸或可溶性硫酸盐溶液,不生成沉淀(与锶盐区别)。

(25)硫酸盐

①取供试品溶液,加氯化钡试液,即生成白色沉淀;分离,沉淀在盐酸或硝酸中均不溶解。

②取供试品溶液,加醋酸铅试液,即生成白色沉淀;分离,沉淀在醋酸铵试液或氢氧化钠试液中溶解。

③取供试品溶液,加盐酸,不生成白色沉淀(与硫代硫酸盐区别)。

（26）硝酸盐

①取供试品溶液,置试管中,加等量的硫酸,注意混合,冷后,沿管壁加硫酸亚铁试液,使成两液层,接界面显棕色。

②取供试品溶液,加硫酸与铜丝(或铜屑),加热,即发生红棕色的蒸气。

③取供试品溶液,滴加高锰酸钾试液,紫色不应退去(与亚硝酸盐区别)。

（27）锌盐

①取供试品溶液,加亚铁氰化钾试液,即生成白色沉淀;分离,沉淀在稀盐酸中不溶解。

②取供试品溶液,以稀硫酸酸化,加0.1%硫酸铜溶液1滴及硫氰酸汞铵试液数滴,即生成紫色沉淀。

（28）锑盐

①取供试品溶液,加醋酸成酸性后,置水浴上加热,趁热加硫代硫酸钠试液数滴,逐渐生成橙红色沉淀。

②取供试品溶液,加盐酸成酸性后,通硫化氢气,即生成橙色沉淀;分离,沉淀能在硫化铵试液或硫化钠试液中溶解。

（29）铝盐

①取供试品溶液,加氢氧化钠试液,即生成白色胶状沉淀;分离,沉淀能在过量的氢氧化钠试液中溶解。

②取供试品溶液,加氨试液至生成白色胶状沉淀,滴加茜素磺酸钠指示液数滴,沉淀即显樱红色。

（30）氯化物

①取供试品溶液,加硝酸使成酸性后,加硝酸银试液,即生成白色凝乳状沉淀;分离,沉淀加氨试液即溶解,再加硝酸,沉淀复生成。如供试品为生物碱或其他有机碱的盐酸盐,须先加氨试液使成碱性,将析出的沉淀滤过除去,取滤液进行试验。

②取供试品少量,置试管中,加等量的二氧化锰,混匀,加硫酸湿润,缓缓加热,即发生氯气,能使湿润的碘化钾淀粉试纸显蓝色。

（31）溴化物

①取供试品溶液,加硝酸银试液,即生成淡黄色凝乳状沉淀;分离,沉淀能在氨试液中微溶,但在硝酸中几乎不溶。

②取供试品溶液,滴加氯试液,溴即游离,加氯仿振摇,氯仿层显黄色或红棕色。

（32）碘化物

①取供试品溶液,加硝酸银试液,即生成黄色凝乳状沉淀;分离,沉淀在硝酸或氨试液中均不溶解。

②取供试品溶液,加少量的氯试液,碘即游离;如加氯仿振摇,氯仿层显紫色;如加淀粉指示液,溶液显蓝色。

（33）硼酸盐

①取供试品溶液,加盐酸成酸性后,能使姜黄试纸变成棕红色;放置干燥,颜色即变深,用氨试液湿润,即变为绿黑色。

②取供试品,加硫酸,混合后,加甲醇,点火燃烧,即发生边缘带绿色的火焰。

（34）碳酸盐与碳酸氢盐

①取供试品溶液，加稀酸，即泡沸，发生二氧化碳气，导入氢氧化钙试液中，即生成白色沉淀。

②取供试品溶液，加硫酸镁试液，如为碳酸盐溶液，即生成白色沉淀；如为碳酸氢盐溶液，须煮沸，始生成白色沉淀。

③取供试品溶液，加酚酞指示液，如为碳酸盐溶液，即显深红色；如为碳酸氢盐溶液，不变色或仅显微红色。

（35）镁盐

①取供试品溶液，加氨试液，即生成白色沉淀；滴加氯化铵试液，沉淀溶解；再加磷酸氢二钠试液1滴，振摇，即生成白色沉淀。沉淀在氨试液中不溶。

②取供试品溶液，加氢氧化钠试液，即生成白色沉淀。分离，沉淀分成两份，一份中加过量的氢氧化钠试液，沉淀不溶；另一份中加碘试液，沉淀转成红棕色。

（36）醋酸盐

①取供试品，加硫酸和乙醇后，加热，即分解发生醋酸乙酯的香气。

②取供试品的中性溶液，加三氯化铁试液1滴，溶液呈深红色，加稀无机酸，红色即退去。

（37）磷酸盐

①取供试品的中性溶液，加硝酸银试液，即生成浅黄色沉淀；分离，沉淀在氨试液或稀硝酸中均易溶解。

②取供试品溶液，加氯化铵镁试液，即生成白色结晶性沉淀。

③取供试品溶液，加钼酸铵试液与硝酸后，加热即生成黄色沉淀；分离，沉淀能在氨试液中溶解

2. 专属鉴别试验

药物的专属鉴别试验是证实某一种药物的依据，它是根据每一种药物化学结构上的差异所引起的物理化学特性，选用某些特有的灵敏度高的反应，来鉴别药物的真伪。如巴比妥类药物含有丙二酰脲的相同母核，可根据其母核上取代基的不同而具有不同的理化性质来鉴别不同的丙二酰脲类药物：苯巴比妥其母核上连接的基团为苯基，利用其苯基硝化和缩合反应进行专属鉴别试验的确证鉴别；司可巴比妥母核上连有不饱和烃键，利用加成特性和还原特性进行专属鉴别的确证鉴别。

一般鉴别试验与专属鉴别试验的不同点在于，一般鉴别试验是以某些药物的共同化学结构为依据，根据相同的物理化学性质进行药物真伪的鉴别，以区别不同类别的药物。而专属鉴别试验则是在一般鉴别试验的基础上，利用各种药物的化学结构差异来鉴别药物的，以区别同类药物或区别具有相同化学结构的某一个药物，达到最终确证药物真伪的目的。特征鉴别试验方法收载在药物质量标准的正文的鉴别项下。

四、药物鉴别的方法

药物鉴别的方法主要有化学法、分光光度法和色谱法等。

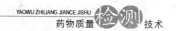

学习任务一　化学鉴别法

（1）鉴别方法　芳香第一胺类的鉴别试验。

（2）操作方法　取供试品约 50mg，加稀盐酸 1ml，必要时缓缓煮沸使之溶解，放冷，加 0.1mol/L 亚硝酸钠溶液数滴，滴加碱性 β-萘酚试液数滴，视供试品不同，生成由橙黄到猩红色沉淀。

（3）注意事项　如供试品量少，显色不明显时，可改用氢氧化钾小颗粒少许，则在氢氧化钾表面形成深紫色。

【知识贮备】

化学鉴别法是根据药物与化学试剂在一定条件下发生化学反应所产生的颜色、沉淀、气体、荧光等现象，鉴别药物真伪的方法。供试品按质量标准中的鉴别项目的要求进行鉴别试验，若试验现象相同，则认定为同一种药物。

化学鉴别法对无机药物主要是利用其阴、阳离子的性质进行鉴别；对有机药物主要是利用其官能团或整个分子结构表现的性质进行鉴别。如无机药物氯化钠的鉴别，就是鉴别其是否有氯离子和钠离子，利用氯离子和钠离子的性质进行鉴别；如有机药物司可巴比妥的鉴别，是利用其结构中巴比妥的母核能与银盐发生沉淀反应、与铜盐生成有色配合物的反应及其结构中不饱和的烃基能与碘等发生加成反应使其颜色消失，进行鉴别。

化学鉴别法要注意鉴别试验的条件。影响鉴别反应的条件因素主要有：发生化学反应时溶液的浓度、溶液的温度、溶液的酸碱度、反应时间和共存的干扰物质等。化学鉴别法在选择鉴别的化学反应时要注意其反应的灵敏性和专属性。

根据《中国药品检验标准操作规范》，进行鉴别时要注意：

（1）所有仪器要求洁净，以免干扰化学反应。

（2）试药应符合《中国药典》现行版附录中试药试液项下的相关要求，使用时应研成粉末或配成试液；供试品研成细粉，液体供试品如果太稀可浓缩，如果太浓可稀释。

试液除另有规定外，均应按要求的方法进行配制和贮藏，要求新配制的，必须临用前新制。

（3）试药和试液的加入量、方法和顺序均应按各试验项下的规定；如未作规定，试液应逐滴加入，边加边振摇；并注意观察反应现象。

（4）试验在试管或离心管中进行，如需加热，应小心仔细，并使用试管夹，边加热边振摇，试管口不要对着试验操作者。

（5）试验中需要蒸发时，应置于玻璃蒸发皿或瓷蒸发皿中，在水浴上进行。

（6）沉淀反应有色沉淀反应宜在白色点滴板上进行，白色沉淀反应应在黑色或蓝色点滴板上进行，也可在试管或离心管中进行；如沉淀少不易观察时，可加入适量的某种与水互不混溶的有机溶剂，使原来悬浮在水中的沉淀集中于两液层之间，以便观察。

（7）试验中需分离沉淀时，采用离心机分离，经离心沉降后，用吸出法或倾泻法分离沉淀。

（8）颜色反应须在玻璃试管中进行，并注意观察颜色的变化。

（9）试验温度，一般温度上升 10℃，可使反应速度增加 2～4 倍，应按各试验项下规定的温度进行试验，如达不到时，可适当加温。

（10）反应灵敏度极高的试验，必须保证试剂的纯度和仪器的洁净，为此应同时进行空白试验,以资对照。

(11)反应不够灵敏,试验条件不易掌握的试验,可用对照品进行对照试验。

(12)一般鉴别试验中列有一项以上的试验方法时,除正文中已明确规定外,应逐项进行试验,方能证实,不得任选其中之一作为依据。

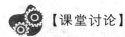【课堂讨论】

药物的一般鉴别试验具体方法收载在药典的哪个部分?

学习任务二　光谱鉴别法

一、紫外-可见分光光度鉴别法

紫外-可见分光光度鉴别法是通过测定药物在紫外-可见光区(200~760nm)的吸收光谱特征对药物进行鉴别的方法。

1. 鉴别的主要依据

含有共轭体系的有机药物在紫外-可见光区有特征吸收,可根据药物的吸收光谱特征,如吸收光谱的形状、最大吸收波长、吸收峰数目、某个吸收峰的位置、强度和相应的吸收系数等进行分析,最大吸收波长和吸收系数是鉴别药物的常用参数。

2. 常用的鉴别方法

(1)比较吸收系数($E_{1cm}^{1\%}$)一致性　不同的药物,其 $E_{1cm}^{1\%}$ 值有明显差异。因此,$E_{1cm}^{1\%}$ 作为化合物的特性常数,常用于药物鉴别。如《中国药典》现行版规定,20μg/ml 马来酸噻吗洛尔溶液,在 295nm 处有最大吸收,相应的吸收系数($E_{1cm}^{1\%}$)应为 199~211。

取本品,精密称定,加无水乙醇溶解并定量稀释制成每1ml中约含 10μg 的溶液,照紫外-可见分光光度法(附录Ⅳ A),在 242nm 波长处测定吸光度,吸收系数($E_{1cm}^{1\%}$)为 422~448。

(2)比较吸收光谱特性的一致性　有些药物的吸收峰虽较多,但各峰对应的吸光度的比值是一定的,可作为鉴别的标准。如《中国药典》现行版中硝西泮的鉴别:硝西泮加无水乙醇制成每1ml约含 8μg 的溶液,在 220nm、260nm 与 310nm 波长处有最大吸收,规定 260nm 与 310nm 波长处的吸光度的比值应为 1.45~1.65。

利用药物具有紫外吸收的特性或利用药物经化学处理后,测定其反应产物的吸收特性进行鉴别。如《中国药典》现行版中氟胞嘧啶的鉴别:取氟胞嘧啶适量,加盐酸溶液(9→100)制成每1ml中约含 10μg 的溶液,在 286nm 波长处有最大吸收,吸光度约为 0.71。

用紫外-可见分光光度法鉴别药物时,对仪器的准确度要求很高,必须按要求严格校正合格后方可使用,样品的纯度必须达到要求才能测定。

二、红外分光光度鉴别法

红外分光光度鉴别法是通过测定药物在红外光区(2.5~25μm)的吸收光谱对药物进行鉴别的方法。有机药物的组成、结构、官能团不同时,其红外光谱也不同。药物的红外光谱能反映出药物分子的结构特点,具有专属性强、准确度高、应用广的特点,是验证已知药物的有效方法。其主要用于组分单一或结构明确的原料药,特别适用于用其他方法不易区分的同类药物的鉴别。如磺胺类、甾体激素类和半合成抗生素类等药物的鉴别。《中国药典》

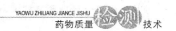

（2010，二部）中制剂的红外光谱鉴别应用有所增加，但要进行样品处理，除去干扰物质。

用红外分光光度法鉴别药物时，《中国药典》现行版均采用标准图谱对照法，即按规定条件测定供试品的红外吸收光谱图，将测得的供试品的红外吸收光谱图与《药品红外光谱集》中的相应标准图谱对比，如果峰位、锋形、相对强度都一致，即为同一药物。

1. 供试品的制备及测定

（1）原料药鉴别　除另有规定外，应按照国家药典委员会编订的《药品红外光谱集》各卷所收载各光谱图所规定的制备方法制备供试品。

（2）制剂鉴别　药典品种项下明确规定了供试品的处理方法。若处理后辅料无干扰，则可直接与原料药的标准光谱进行对比；若辅料仍存在不同程度的干扰，则可参照原料药的标准光谱在指纹区内选择 3～5 个辅料无干扰的待测成分的特征吸收峰，列出它们的波数位置作为鉴别的依据，实测谱带的波数误差应小于规定波数的 0.5%。

2. 注意事项

（1）药典各品种项下规定"应与对照的图谱（光谱集××图）一致"，系指《药品红外光谱集》第一卷（1995 年版）、第二卷（2000 年版）和第三卷（2005 年版）的图谱。同一化合物的图谱若在不同卷上均有收载时，则以后卷所收载的光谱为准。

（2）具有多晶型现象的固体药物，由于供测定的供试品晶型可能不同，导致绘制的光谱图与《药品红外光谱集》所收载的光谱图不一致。遇此情况，应按该药品光谱图中备注的方法或各品种项下规定的方法进行预处理后再绘制对比。如未规定药用晶型与合适的预处理方法，则可使用对照品，并采用适当的溶剂对供试品与对照品在相同条件下同时进行重结晶后，再依法测定对比。如已规定药用晶型的，则应采用相应药用晶型的对照品依法对比。

（3）由于各种型号的仪器性能不同，供试品制备时研磨程度的差异或吸水程度不同等原因，均会影响光谱的形状。因此，进行光谱对比时，应考虑各种因素可能造成的影响。

学习任务三　色谱鉴别法

色谱鉴别法是利用药物在一定色谱条件下，产生特征色谱行为，利用其特征参数（比移值或保留时间）进行鉴别，比较药物的色谱行为及特征参数的检测结果是否与药品质量标准要求的一致，以此来验证药物真伪的方法。色谱鉴别的方法主要有平面色谱法（包括薄层色谱法、纸色谱法）及柱色谱法（高效液相色谱及气相色谱法）

一、薄层色谱鉴别法

1. 方法

薄层色谱鉴别法是将供试品及规定的对照物按相同的方法，控制相同的条件点样于同一薄层板上，经展开，检视所得的色谱斑点，并做对比，进行药物的鉴别。

2. 操作与结果要求

（1）采用同浓度的供试品溶液及对照品溶液，在同一块薄板上分别点样、展开与检视。供试品所显的主斑点的颜色（或荧光）与位置（R_f）应与对照品所显的主斑点一致，而且主斑点大小与颜色深浅也应大致相同。

（2）采用同浓度的供试品溶液与对照品溶液等体积混合，应显单一、紧致的斑点。

（3）或选用与供试品化学结构相似的药物作为对照品，进行薄层实验，主斑点应显两个

R_f 值不同的斑点。

药物分析中以(1)应用最多。

二、纸色谱鉴别法

纸色谱是以纸为载体,以纸上所含的水分或负载的其他物质为固定相,用展开剂进行展开的分配色谱。供试品展开后,与对照品比较色谱行为,可用比移值(R_f)表示各组分的位置。由于其影响因素较多,所以纸色谱的操作方法基本同薄层色谱操作方法中的(1)。

三、柱色谱鉴别法

柱色谱包括气相色谱和高效液相色谱法。在气相色谱和高效液相色谱法中,在色谱条件及操作条件一定的情况下,被测物质(药物)在色谱柱上的保留值(保留时间或保留体积)是一定的,故可以利用保留值进行药物的鉴别,常用保留时间作为鉴别的参数。要求供试品的保留时间与对照品一致。

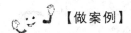 【做案例】

鉴别维生素 C

有一瓶标签为维生素 C 的样品,请以《中国药典》(2010 年版)二部为依据,完成其鉴别项下的鉴别试验。

【鉴别】(1)取本品 0.2g,加水 10ml 溶解后,分成二等份,在一份中加硝酸银试液 0.5ml,即生成银的黑色沉淀,在另一份中加二氯靛酚钠试液 1~2 滴,试液的颜色即消失。

(2)本品的红外光吸收图谱应与对照图谱(光谱集 450 图)一致。

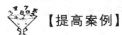 【提高案例】

有一瓶白色粉末状药物,可能为阿司匹林或维生素 C,请根据这两种药物的理化性质和结构特征,设计合适的方法将两者区分开,并初步判断遗失标签的药物为何物,然后进一步采用较专属的方法进行确证。

要求:自行设计实验方案、准备所需仪器、试药,然后按设定的方案进行实验操作,根据结果做出判断,确证未知物为何物,并说明判断依据或理由。

 【归纳】

表 2-2-1 鉴别知识点归纳

	鉴别目的、特点	鉴别已知药物的真伪;是首要项试验	
	药物鉴别的内容	一般鉴别试验及专属鉴别试验	
药物的鉴别		化学鉴别法	
	药物鉴别的方法	光谱鉴别法	紫外-可见分光光度鉴别法
			红外光谱鉴别法
		色谱鉴别法	平面色谱鉴别法
			柱色谱鉴别法

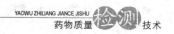
【目标检测】

一、不定项选择题（每题备选答案中至少有一个正确答案）

1. 药物的鉴别试验是证明　　　　　　　　　　　　　　　　　　　　　　　（　　）

   A. 未知药物的真伪　　　　　　　　　　B. 已知药物的真伪

   C. 已知药物的含量　　　　　　　　　　D. 已知药物的结构和组成

   E. 药物的纯度

2. 鉴别药物的化学反应包括　　　　　　　　　　　　　　　　　　　　　　（　　）

   A. 显色反应　　　　　　　　　　　　　B. 沉淀反应

   C. 生成气体反应　　　　　　　　　　　D. 制备衍生物测定熔点反应

3. 药物的鉴别方法包括　　　　　　　　　　　　　　　　　　　　　　　　（　　）

   A. 化学鉴别法　　B. 光谱鉴别法　　　C. 生物学鉴别法　　　D. 色谱鉴别法

4. 药物的性状应包括　　　　　　　　　　　　　　　　　　　　　　　　　（　　）

   A. 外观　　　　　B. 嗅味　　　　　　C. 溶解度　　　　　　D. 物理常数

5. 药物的鉴别方法包括　　　　　　　　　　　　　　　　　　　　　　　　（　　）

   A. 化学鉴别法　　B. 光谱鉴别法　　　C. 生物学鉴别法　　　D. 色谱鉴别法

6. 鉴别药物的光谱法包括　　　　　　　　　　　　　　　　　　　　　　　（　　）

   A. 生物学法　　　B. 紫外分光光度法　C. 红外光谱法　　　　D. 色谱鉴别法

7. 利用微生物或实验动物进行药物鉴别的方法应属于　　　　　　　　　　（　　）

   A. 生物学方法　　B. 物理化学方法　　C. 化学方法　　　　　D. 色谱鉴别法

8. 有机氟化物鉴别中所用的特殊试剂为　　　　　　　　　　　　　　　　（　　）

   A. 亚硝酸钠试液　　　　　　　　　　　B. 三氯化铁试液

   C. 碱性 β-萘酚试液　　　　　　　　　　D. 茜素氟蓝试液

9. 红外光谱法　　　　　　　　　　　　　　　　　　　　　　　　　　　（　　）

   A. 主要用于组成单一、结构明确的原料药的鉴别

   B. 特别适合于结构复杂、用其他化学方法不易鉴别的同类药物

   C. 适用于多组分药物的鉴别

   D. 存在多晶现象而又无可重复转晶方法的药物

10. 用紫外分光光度法鉴别药物时,若两种药物在同一条件下测得的紫外吸收光谱完全一致,则　　　　　　　　　　　　　　　　　　　　　　　　　　　　　　　（　　）

   A. 两者肯定是同一种药物　　　　　　B. 两者可能是同一种药物,还需进一步鉴别

   C. 两者肯定不是同一种药物　　　　　D. 无法判断

二、简答题

1. 简述药物的光谱鉴别方法。

2. 简述药物的色谱鉴别方法。

（张晓敏）

项目三　药物杂质检查技术

学习任务一　药物杂质检查

学习目标

知识目标
- 掌握药物杂质限量的定义及计算方法;
- 熟悉药物中杂质的来源;
- 了解药物纯度的概念;药物中杂质检查的意义。

技能目标
- 能够熟练进行药物杂质限量的计算。

【背景知识】

引起青霉素、头孢菌素等 β-内酰胺类抗生素过敏的原因

青霉素,虽然本身极少引起过敏,但在生产和保存过程中会产生一些杂质,如青霉烯酸、青霉酸等降解产物,以及一些高分子聚合物,它们进入人体后会与蛋白质、多糖及多肽类物质结合成抗原,引起过敏反应。

以往我国的青霉素制备工艺不够先进,青霉素制剂中含有的杂质较多,发生过敏反应的风险较大,因此在使用之前一定要做皮试。皮肤过敏试验,可以测定皮肤对特异性抗体的敏感性,对预报青霉素引起的过敏反应有一定的参考价值。

不过,即使青霉素制剂中不含有任何杂质或杂质含量很低,也不排除导致过敏反应的可能。一方面,即使药品在生产过程中没有混入杂质,长时间的放置、水汽的渗入也会使制剂中出现降解产物。青霉素进入人体后,会分解出一些青霉噻唑酸,引起过敏。当然,与大量杂质引起的过敏反应相比,此种过敏的发生几率要低得多。所有药物都有可能在极个别人身上诱发过敏反应。另一方面,有些患者属于过敏体质,只接触到一点过敏原就会引起严重的过敏反应,即使杂质再少也可能对他们造成威胁。

【学案例】

葡萄糖中的杂质检查项目

本品为 D-(＋)-吡喃葡萄糖一水合物。

【检查】酸度　取本品 2.0g,加水 20ml 溶解后,加酚酞指示液 3 滴与氢氧化钠滴定液(0.02mol/L)0.20ml,应显粉红色。

溶液澄清度与颜色　取本品 5g,加热水溶解后,放冷,用水稀释至 10ml,溶液应澄清无色,如显浑浊,与 1 号浊度标准液(《中国药典》2010 年二部附录Ⅸ B)比较,不得更浓;如显

色,与对照液(取比色用氯化钴液 3ml、比色用重铬酸钾液 3ml 与比色用硫酸铜 6ml,加水稀释至 50ml)1.0ml 加水稀释至 10ml 比较,不得更深。

葡萄糖
putaotang
Glucose

氯化物　取本品 0.6g,加水溶解使成 25ml(如显碱性,滴加硝酸使遇石蕊试纸显中性反应),加稀硝酸 10ml,溶液如不澄清,滤过。置 50ml 纳氏比色管中,加水适量使成约 40ml,加硝酸银试液 1ml,用水稀释使成 50ml,摇匀,在暗处放置 5min,如发生浑浊,与标准氯化钠溶液一定量制成的对照液[取标准氯化钠溶液(10μg Cl/ml)6.0ml 置 50ml 纳氏比色管中,加稀硝酸 10ml,用水稀释使成约 40ml 后,加硝酸银试液 1ml,再加水适量使成 50ml,摇匀,暗处放置 5min]比较,不得更浓(0.01%)。

硫酸盐　取本品 2.0g,加水溶解使成 40ml(如显碱性,可滴加盐酸使遇石蕊试纸显中性反应)。溶液如不澄清,滤过,置 50ml 纳氏比色管中,加稀盐酸 2ml,加 25% 氯化钡溶液 5ml,加水稀释使成 50ml,摇匀,放置 10min,如发生混浊,与对照标准液[取标准硫酸溶液(100μg SO₄/ml)2.0ml,置 50ml 纳氏比色管中,加水稀释使成 40ml,加稀盐酸 2ml,加 25% 氯化钡溶液 5ml,加水稀释使成 50ml,摇匀,放置 10min]比较,不得更浓(0.01%)。

乙醇溶液的澄清度　取本品 1.0g,加 90% 乙醇 30ml,置水浴上加热回流约 10min,溶液应澄清。

亚硫酸盐与可溶性淀粉　取本品 1.0g,加水 10ml 溶解后,加碘试液 1 滴,应立即显黄色。

干燥失重　取本品,在 105℃ 干燥至恒重,减失重不得过 9.5%。

炽灼残渣　取本品 1~2g,置已炽灼至恒重的瓷坩埚中,精密称定,加硫酸 0.5~1ml 润湿,低温加热至硫酸蒸气除尽后,700~800℃ 炽灼使完全灰化。移至干燥器内,放冷,精密称定后,再在 700~800℃ 炽灼至恒重,所得炽灼残渣不得超过 0.1%。

铁盐　取本品 2.0g,加水 20ml 溶解后,加硝酸 3 滴,缓缓煮沸 5min,放冷,加水稀释使成 45ml,加硫氰酸铵溶液(30→100)3ml,摇匀,如显色,与标准铁溶液 2.0ml 用同一方法制成对照液比较,不得更深(0.001%)。

重金属　取本品 5.0g,加水 23ml 溶解后,加醋酸盐缓冲溶液(pH3.5)2ml,依法检查(附录Ⅷ H 第一法),含重金属不多过百万分之四。

砷盐　取本品 2.0g,置检砷瓶中,加水 5ml 溶解后,加稀硫酸 5ml 与溴化钾溴试液 0.5ml,置水浴上加热约 20min,使保持稍过量的溴存在,必要时,补加溴化钾溴试液适量,并随时补充蒸发的水分,放冷,加盐酸 5ml 与水适量使成 28ml,加碘化钾试液 5ml 及酸性氯化亚锡试液 5 滴,在室温放置 10min 后,加锌粒 2g,迅速将瓶塞塞紧(瓶塞上已安放好装有醋酸铅棉花及溴化汞试纸的检砷管),保持反应温度在 25~40℃(视反应快慢而定,但不应超过 40℃)。45min 后,取出溴化汞试纸,将生成的砷斑与标准砷溶液(1μg As/ml)一定量制成的标准砷斑比较,颜色不得更深(0.0001%)。

标准砷斑的制备:精密吸取标准砷溶液(1μg As/ml)2ml,置另一检砷瓶中,按供试品依法操作即可。

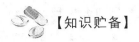

【知识贮备】

一、药物的纯度

药物的纯度指药物的纯净程度。药物中的杂质是影响药物纯度的主要因素,因此药物的纯度检查又称为杂质检查。药用纯度又称为药用规格,是药物中所含杂质及其最高限量的规定。药物在生产和贮存过程中,都不可避免地会引入杂质,如果药物中所含杂质超过限量,就有可能使药物的外观性状发生变化、理化常数超过药典规定范围、含量明显偏低或者活性降低。因此检查药物的杂质,控制药物纯度是保证药品质量,确保用药安全、有效的重要措施。

需要指出的是临床用药的纯度与化学试剂的纯度是不同的。前者主要从用药安全性、有效性以及对药物稳定性的影响等方面考虑,后者是从杂质可能引起的化学变化对试剂的使用范围和使用目的的影响来考虑,并不考虑对人体的生理作用及毒副作用。药品只有合格品与不合格品,化学试剂可根据杂质的含量高低分为不同级别(如色谱纯、基准试剂、优级纯、分析纯和化学纯等)。因此,不能用化学试剂的规格代替药品标准,更不能将化学试剂当作药品直接用于临床治疗。

二、杂质的来源

杂质指存在于药物中的无治疗作用或影响药物的稳定性和疗效、甚至对人体健康有害的物质。药物中的杂质,主要来源于两个方面:一是由生产过程中引入;二是由贮存过程中引入。

1. 生产过程引入的杂质

药物在生产过程中可能由于所用原料不纯而引入其他物质,或因反应不完全或有副反应产生,或在制造过程中加入一些试剂、溶剂等在精制时未完全除净,就有可能引入杂质。如以工业用氯化钠生产药用氯化钠,就可能从原料中带入溴化物、碘化物、硫酸盐、钾盐、镁盐、铁盐等。在制备时因加入氯化钡除硫酸盐,又可能引入钡盐;从生产的器皿又可能引入重金属及砷盐等。从阿片中提取吗啡,有可能引入罂粟碱及其他生物碱。以水杨酸为原料合成阿司匹林时,可能由于乙酰化反应不完全而引入水杨酸;地塞米松磷酸钠在生产过程中使用大量甲醇和丙酮,可能会残留在成品中。合成肾上腺素时要经过中间体肾上腺酮,如精制时没能除净,就可以引入酮体。药物在制备过程中,也可能引入新的杂质,如盐酸普鲁卡因注射剂在高温灭菌过程中,可能水解为对氨基苯甲酸和二乙氨基乙醇,而干燥的盐酸普鲁卡因原料药不会存在这两种杂质。因此,《中国药典》(2010年版)中盐酸普鲁卡因原料药不要求检查对氨基苯甲酸,但其注射剂则要求检查此杂质。

2. 贮存过程引入的杂质

药物在贮存过程中,由于贮存保管不当,或贮存时间过长,在外界条件如温度、湿度、日光、空气、微生物等影响下,可能使药物发生水解、氧化、分解、异构化、晶型转变、聚合、潮解和发霉等变化而产生杂质。其中,药物因发生水解及氧化反应而产生杂质较为常见。酯、内酯、酰胺、环酰胺、卤代烃及苷类等药物在水分的存在下容易水解。如阿司匹林可水解产生水杨酸和乙酸;阿托品可水解产生莨菪醇和消旋莨菪酸等。在生产中低效、无效的异构体或晶型较难除尽,且生产工艺、结晶溶剂的不同以及贮存条件的影响也可引起晶型的转变。因此,控制药物中低效、无效以及具有毒副作用的异构体和晶型,在药物纯度研究中日益受到重视。

《中国药典》(2010年版)中各药品项下规定的杂质检查项目指该药品按既定工艺进行生产和正常贮存过程中可能产生并需控制的杂质,未规定检查的杂质指该药在正常生产和贮存过程中不太可能引入或杂质含量甚微,对人体无不良影响,也不影响药物质量的杂质。有的药物中可能含有某种杂质,但从生产实践到检测方法对其尚认识不够而暂未列入检查项下。药品未规定检查的杂质,一般不需要检查,但药厂如在生产上改变了原料或生产工艺,就要根据实际情况检查其可能引入的杂质。

三、检查规则

药物的杂质检查按照操作方法的不同,分为以下三种方法。

1. 标准对照法

标准对照法指取一定量待检杂质的对照溶液与一定量供试品溶液在相同条件下加入一定的试剂处理后,比较反应结果,从而判断供试品中所含杂质是否超过限量。使用本法检查的杂质,须遵循平行原则,供试品溶液和对照溶液应在完全相同的条件下反应,如加入的试剂、反应的温度、放置的时间等均应相同。该法的检测结果,只能判定药物所含杂质是否符合限量规定,一般不能测定杂质的准确含量。目前,各国药典主要采用本法检查药物的杂质。杂质的限量可用下式进行计算:

$$杂质限量(\%) = \frac{允许杂质存在的最大量}{供试品量} \times 100\% \qquad (2\text{-}3\text{-}1)$$

由于供试品(S)中所含杂质的量是通过与一定量杂质标准溶液进行比较来确定的,杂质的最大允许量就是标准溶液的浓度(C)与体积(V)的乘积,因此,杂质限量(L)的计算又可用下式表示:

$$杂质限量(\%) = \frac{标准溶液的浓度 \times 标准溶液的体积}{供试品量} \times 100\%$$

或

$$L = \frac{C \times V}{S} \times 100\% \qquad (2\text{-}3\text{-}2)$$

2. 灵敏度法

灵敏度法是以在检测条件下反应的灵敏度来控制杂质限量的一种方法。一般来说,灵敏度法比对照法对杂质的要求更为严格。如纯化水中的氯化物检查,是在50ml纯化水中加入硝酸5滴及硝酸银试液1ml,要求不得发生浑浊。该法就是利用氯离子与银离子生成氯化银沉淀反应的灵敏度来控制纯化水中氯化物的限量。

3. 比较法

比较法指取一定量供试品依法检查,测得待检杂质的吸光度或旋光度等与规定的限量比较,不得更大。

【示例】盐酸甲氧明中酮胺的检查:取本品,加水制成每1ml中含1.5mg的溶液,在347nm的波长处测定,吸光度不得过0.06。

四、杂质限量的计算

1.对乙酰氨基酚中氯化物的检查

【例 2-1】　取本品 2.0g,加水 100ml,加热溶解后冷却,滤过,取滤液 25ml,依法检查氯化物,所发生的浑浊与标准氯化钠溶液 5.0ml(每 1ml 相当于 $10\mu g$ 的 Cl^-)制成的对照液比较浊度不得更大。问:氯化物的限量为多少?

解　$L = \dfrac{CV}{S} \times 100\% = \dfrac{0.01 \times 5}{2.0 \times 1000 \times \dfrac{25}{100}} \times 100\% = 0.01\%$

2.检查氯化钠中的砷盐

【例 2-2】　按规定取标准砷溶液 2.0ml(每 1ml 相当于 $1\mu g$ 的 As)制备标准砷斑,要求含砷量不得超过 0.00004%,问应取供试品多少克?

解　$L = \dfrac{CV}{S}$

$S = \dfrac{CV}{L} = \dfrac{1 \times 10^{-6} \times 2}{0.4 \times 10^{-6}} = 5.0(g)$

3.葡萄糖中重金属检查

【例 2-3】　取葡萄糖 4.0g,加水 23ml 溶解后,加醋酸盐缓冲液(pH3.5)2ml,依法检查重金属,含重金属不得过百万分之五。问应取标准铅液多少毫升(每 1ml 相当于 $10\mu g$ 的 Pb^{2+})?

解　$L = \dfrac{CV}{S}$

$V = \dfrac{LS}{C} = \dfrac{5 \times 10^{-6} \times 4.0}{10 \times 10^{-6}} = 2.0(ml)$

【课堂讨论】

1.什么是药物杂质?举例说明药物杂质的来源有哪些。

2.比较杂质检查的三种检查方法。

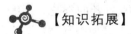【知识拓展】

色谱法检测药物杂质的研究进展

色谱法主要是根据药物和杂质吸附或分配性质的差异进行分离,其专属性好,灵敏度高,在有关物质的检查中应用最为广泛。例如,常见的有薄层色谱法(TLC)、气相色谱法(GC)、高效液相色谱法(HPLC)等。此外,一些新技术如超临界流体色谱(SFC)以及联用技术等近年来发展很快,在测定有关物质中的应用正逐年增加。

1.薄层色谱法(TLC)

薄层色谱法在杂质检查中应用十分普遍,各国药典中均有多种药物采用 TLC 法来检查有关物质以保证药品的纯度。根据药物中杂质的情况可采用不同的方法进行检查。随着分析方法的不断推陈出新,对杂质也要求进行定量分析。比如近年来发展较快的薄层扫描法,具有分离效能高、快速、简便等特点,虽然精密度和准确度不如高效液相色谱法高,但它可以作为高效液相色谱的补充,用于无紫外吸收或不能用高效液相色谱法分析的组分的检查。例如,广谱消毒杀菌剂洗必泰采用薄层法将杂质分离开,并同时采用紫外扫描对杂质(对氯苯胺)进行限量检查。

2. 纸色谱法(PC)

纸色谱法是利用溶质在两相间的分配系数不同而达到分离的目的,其一般操作与薄层色谱法相似。但纸色谱法较薄层色谱法展开时间长,斑点通常较为扩散,且不能用强酸等腐蚀性显色剂,方法也不及薄层色谱简便,故在杂质检查方面的应用不如薄层色谱广泛。纸色谱法通常用于极性较大的药物中杂质的检查,或放射性药物注射液(或溶液)中放射性化学杂质的检查。

3. 气相色谱法(GC)

由于 GC 具有分离功能,可以排除主成分对微量杂质检测的干扰,但由于 GC 要求样品能够气化,从而常受到样品挥发性的限制。据统计,在约 300 万个有机化合物中,可以直接用气相色谱法分析的仅占 20%。对于挥发性差或热不稳定的化合物,虽然可以采取柱前衍生化试剂制备成衍生物或采用裂解、水解、硅烷化等方法预处理以增加其挥发性,但毕竟增加了操作上的麻烦,改变了原来样品的面目,而且不易复原。因此,相对于 TLC 和 HPLC 来说,GC 应用于药物有关物质的检查要少得多,仅用于检查挥发性杂质和药物在生产过程中引入的有害有机溶剂残留量,包括苯、甲苯、氯仿、二氯甲烷、二氧六环、砒啶及环氧乙烷等。

4. 高效液相色谱法(HPLC)

高效液相色谱法是 20 世纪 60 年代末发展起来的分离分析方法。由于它只要求样品能制成溶液,而不需要气化,从而弥补了 GC 不能直接用于分析难挥发、热不稳定及高分子样品等的弱点,扩大了色谱法的应用范围。它不仅可以分离,而且可以提供痕量水平测定所需的灵敏度(0.11% 或更低)及高度的自动化,在杂质检查中的应用日益增多,并作为一种成熟的分析手段为各国药典所采用。用 HPLC 分析杂质,可根据不同的分析任务选择不同分离机制的色谱类型。

5. 超临界流体色谱法(SFC)

超临界流体色谱的分析条件温和,分离时间短,样品前处理简单,检测灵敏度高,选择性和分离效能高,柱子寿命长。它兼具 GC 和 HPLC 的某些优点,可以作为两者的补充,扩大其分析范围,用于热不稳定、极性大、挥发性小以及不能衍生化的物质分析。但 SFC 技术还不完善,检测结果的重复性也较差。

6. 手性色谱法(CC)

手性色谱法是利用手性固定相或含有手性添加剂的流动相来分离分析光学异构体(对映体)的有效方法。光学异构体通常具有不同的治疗效果,常常是一种对映异构体有效(活性异构体),而另一种无效或有毒副作用(低活性异构体)。例如,氯霉素只有 D-(一)异构体有效,而 L-(十)异构体完全无效。由于对映体之间除了对偏振光的偏转方向恰好相反外,其理化性质完全相同,因而难以分离。传统的拆分方法,如分步结晶法、酶消化法等,具有很大的局限性,特别难于进行微量分离和测定。因此,建立和发展快速而灵敏的分离(或拆分)和测定对映体药物的方法,藉以有效地对某些手性药物进行对映体的纯度检查是十分重要和必要的。

20世纪60年代前后,TLC和GC逐渐用于对映体的拆分,但这两种方法只能拆分类型不多的化合物,如氨基酸衍生物、拟除虫菊酯杀虫剂和糖类衍生物等,并且需要较复杂的样品处理步骤,制备分离也难以进行。80年代初,随着大量商品化HPLC用手性固定相(C)SP的问世以及对手性识别机理较深入的认识,HPLC法已迅速广泛应用于药物对映体的分离和测定。例如,L-吡喹酮治疗血吸虫病和华支睾吸虫病的疗效明显优于消旋吡喹酮,而合成L-吡喹酮要求提供L-吡喹胺纯品,因此,可以利用乙酰葡萄糖异硫氰酸酯(GITC)手性试剂衍生化HPLC测定L-吡喹酮中吡喹胺光学异构体的纯度。

 【做案例】

1　磺胺嘧啶锌中砷盐的检查　《中国药典》规定砷盐检查应取标准砷溶液(每1ml相当于1μg的As)2.0ml制备标准砷斑,今依法检查磺胺嘧啶锌中的砷盐,规定含砷量不得超过0.00002%,问应取供试品多少克?

2　硫酸阿托品中莨菪碱的检查　取本品,按干燥品计算,加水制成每1ml中50mg的溶液,依法测定旋光度不得超过$-0.40°$。已知莨菪碱的比旋度为$-32.5°$。问莨菪碱的限量是多少?

 【提高案例】

分组查阅药典中青霉素类、巴比妥类、磺胺类、芳酸类药物的杂质检查项目都有哪些?

学习任务二　一般杂质的检查方法

学习目标

知识目标
- 掌握氯化物、硫酸盐、铁盐、重金属、砷盐检查法的原理、方法及注意事项;
- 熟悉干燥失重、炽灼残渣检查法及残留溶剂测定法的原理、方法及注意事项;
- 了解溶液颜色与澄清度、易炭化物检查法及水分测定法的原理及方法。

技能目标
- 能够熟练进行氯化物、硫酸盐、重金属、砷盐检查法的操作。

【背景知识】

一、杂质的分类

杂质按来源分类,可分为一般杂质和特殊杂质。一般杂质是指在自然界中分布较广泛,在多种药物生产和贮藏过程中容易引入的杂质,如酸、碱、水分、氯化物、硫酸盐等。特殊杂质是指在个别药物的生产和贮藏过程中引入的杂质。

杂质按其性质还可分为信号杂质和有害杂质,信号杂质本身一般无害,其含量多少可以反映出药物纯度水平。有害杂质如重金属、砷盐,在质量标准中要严格控制,以保证用药安全。

二、重金属的危害

自然界存在着很多重金属,比如锌、镉、铜、铅等,这些重金属同样存在于人体内,是人体必需的元素。但是,人体内的重金属一旦超过正常的量,容易造成慢性中毒。

重金属可以通过大气、水、食物进入人体。污水中重金属含量往往较高,浇灌土壤后也容易产生污染。人吃了被重金属污染的土壤上种出来的农作物,很容易受到重金属的毒害。

人体内正常的铅含量应该在 0.1mg/L,如果含量超标,容易引起贫血,损害神经系统。而幼儿的大脑受到铅的损害要比成人敏感得多。

【学案例一】

葡萄糖中的氯化物检查

取本品 0.6g,加水溶解使成 25ml(如显碱性,滴加硝酸使遇石蕊试纸显中性反应),加稀硝酸 10ml,溶液如不澄清,滤过。置 50ml 纳氏比色管中,加水适量使成约 40ml,加硝酸银试液 1ml,用水稀释使成 50ml,摇匀,在暗处放置 5min,如发生浑浊,与标准氯化钠溶液一定量制成的对照液[取标准氯化钠溶液(10μg Cl/ml)6.0ml 置 50ml 纳氏比色管中,加稀硝酸 10ml,用水稀释使成约 40ml 后,加硝酸银试液 1ml,再加水适量使成 50ml,摇匀,暗处放置 5min]比较,不得更浓(0.01%)。

【知识贮备一】

1. 检查原理

《中国药典》对氯化物的检查是利用氯化物在硝酸酸性条件下与硝酸银试液作用,生成氯化银白色浑浊,与一定量标准氯化钠溶液在相同条件下生成的氯化银浑浊比较,浊度不得更大。

$$Cl^- + Ag^+ \xrightarrow{H^+} AgCl\downarrow(白)$$

2. 仪器与用具

50ml 纳氏比色管、分析天平、量筒、刻度移液管。

3. 试剂

纯化水、稀硝酸、标准氯化钠溶液、硝酸银试液。

标准氯化钠溶液应临用前配制:精密量取氯化钠贮备液 10ml,置 100ml 量瓶中,加水稀释至刻度,摇匀即得(每 1ml 相当于 10μg 的 Cl^-)。

4. 操作方法

除另有规定外,取各药品项下规定量的供试品,加水溶解使成 25ml(溶液如显碱性,可滴加硝酸使成中性),再加稀硝酸 10ml;溶液如不澄清,应滤过;置 50ml 纳氏比色管中,加水使成约 40ml,摇匀,即得供试溶液。另取药品项下规定量的标准氯化钠溶液,置 50ml 纳氏比色管中,加稀硝酸 10ml,加水使成 40ml,摇匀,即得对照溶液。于供试液与对照液中,分别加入硝酸银试液 1.0ml,用水稀释使成 50ml,摇匀,在暗处放置 5min。

5. 结果判断

同置黑色背景上,从比色管上方向下观察,比较,供试品管的浑浊度不得大于对照管的浊度为符合规定。

6. 注意事项

（1）氯化物的检查，在检测条件下，以 50ml 中含 $50\sim80\mu g$ 的 Cl^- 为宜，在此范围内氯化物与硝酸银反应产生的浑浊梯度明显，便于比较。因此，在设计检查方法时应根据氯化物的限量考虑供试品的取用量。

（2）检测操作中加入硝酸是为了去除 CO_3^{2-}、PO_4^{3-}、SO_3^{2-} 等杂质的干扰，同时还可以加速氯化银沉淀的生成并产生较好的乳浊。暗处放置 5min，以避免光线使单质银析出。

（3）供试溶液如带颜色，通常采用内消色法处理，即取一定量供试液分成两等份，分置 50ml 纳氏比色管中，一份中加硝酸银试液 1.0ml，摇匀，放置 10min，如果浑浊，可反复滤过，至滤液完全澄清，再加规定量的标准氯化钠溶液与水适量使成 50ml，摇匀，在暗处放置 5min，作为对照液；另一份中加硝酸银试液 1.0ml 与水适量使成 50ml，摇匀，在暗处放置 5min，对两管进行比浊。此外，也可采用外消色法，即加入某种试剂，使供试液褪色后再检查。如高锰酸钾的氯化物检查，加入适量乙醇，使颜色消失后再检查。

（4）溶于水的有机药物，按规定方法直接检查；不溶于水的有机药物，多数采用加水振摇，使所含氯化物溶解，滤除不溶物或加热溶解供试品，放冷后析出沉淀，滤过，取滤液检查。

（5）检查有机氯杂质，可根据有机氯杂质结构，选择适宜的有机破坏方法，使有机氯转变为无机氯化物后，再依法检查。

（6）检查碘化物或溴化物中氯化物时，由于氯、溴、碘性质相近，应采用适当的方法去除干扰后再检查。如碘化钠中氯化物的检查，I^- 也能与硝酸银形成沉淀，干扰检查。可在供试品中加入一定量的酸和过氧化氢溶液，加热煮沸，使氧化产物碘挥去，溶液澄明无色后，再依法检查。

（7）置黑色背景上观察，是由于氯化银为白色沉淀，在黑色背景上易于比浊。

【课堂讨论一】

1. 药物中为何要进行氯化物的检查？
2. 氯化物检查采用何种方法？简述其检查原理及测定条件。

【提高案例一】

碘中的氯化物检查

取本品 1.0g，置乳钵中，分次加水 40ml 研细后，滤过，滤液中加少量锌粉使褪色；分取溶液 10ml，依次缓缓加氨试液 5ml 与硝酸银试液 5ml，放置 5min，滤过，滤液移至 50ml 纳氏比色管中，加水使成 40ml，滴加硝酸使遇石蕊试纸显中性反应后，再加硝酸 1ml 与水适量使成 50ml；如发生浑浊，与对照液（取标准氯化钠溶液 3.5ml 加水至 40ml，再加硝酸 1ml、硝酸银试液 1ml 与水适量使成 50ml）比较，不得更浓（0.014％）。

【学案例二】

葡萄糖中的硫酸盐检查

取本品 2.0g，加水溶解使成 40ml（如显碱性，可滴加盐酸使遇石蕊试纸显中性反应）。溶液如不澄清，滤过，置 50ml 纳氏比色管中，加稀盐酸 2ml，加 25％氯化钡溶液 5ml，加水稀释使成 50ml,摇匀,放置 10min,如发生混浊,与对照标准液[取标准硫酸溶液(100μg SO$_4^{2-}$/ml)2.0ml,置 50ml 纳氏比色管中,加水稀释使成 40ml,加稀盐酸 2ml,加 25％氯化钡溶液 5ml,加水稀释使成 50ml,摇匀,放置 10min]比较,不得更浓(0.01％)。

【知识贮备二】

硫酸盐也是一种广泛存在于自然界中的信号杂质,是许多药物都需要进行检查的一种杂质。

1.检查原理

利用硫酸盐在盐酸酸性溶液中与氯化钡生成白色浑浊,与一定量标准硫酸钾溶液在相同条件下与氯化钡生成的浑浊比较,以判断药物中硫酸盐是否超过限量。

$$SO_4^{2-} + Ba^{2+} \xrightarrow{H^+} BaSO_4 \downarrow (白)$$

2.仪器与用具

50ml 纳氏比色管、分析天平、量筒、刻度移液。

3.试剂

纯化水、稀盐酸、标准硫酸钾溶液、25％氯化钡试液。

4.操作方法

除另有规定外,取各药品项下规定量的供试品,加水溶解使成约 40ml(如溶液显碱性,可滴加盐酸使成中性),溶液如不澄清,应滤过。置 50ml 纳氏比色管中,加稀盐酸 2ml,摇匀,即得供试溶液。另取各药品项下规定量的标准硫酸钾溶液,按同样方法制成对照溶液,于供试溶液与对照溶液中,分别加入 25％氯化钡溶液 5ml,用水稀释至 50ml,摇匀,放置 10min。

5.结果判断

同置黑色背景上,从比色管上方向下观察、比较,供试品管的浑浊度不得大于对照管的浊度为符合规定。

6.注意事项

(1)标准硫酸钾溶液每 1ml 相当于 100μg 的 SO$_4^{2-}$,本法适宜的比浊浓度范围为 50ml 溶液中含 0.1～0.5mg 的 SO$_4^{2-}$,相当于标准硫酸钾溶液 1～5ml,在此范围内浊度梯度明显。若 SO$_4^{2-}$ 的浓度小于 0.05mg/50ml,则产生的硫酸钡浑浊不明显;若大于 1mg/50ml,则产生的浑浊较大,无法区别其浓度差异,且重现性也不好。

(2)供试液中加入盐酸使成酸性,可防止 CO$_3^{2-}$、PO$_4^{3-}$ 等与 Ba^{2+} 生成沉淀而干扰测定,加入稀盐酸的量以 50ml 溶液中含稀盐酸 2ml,使溶液的 pH 值约为 1 为宜,酸度超过,灵敏度会下降。

(3)温度对产生浑浊有影响,温度太低产生浑浊慢且不稳定,当温度低于 10℃时,应将比色管在 25～30℃水浴中放置 10min 后再比浊。

(4)氯化钡溶液的浓度在 10％～25％,所呈硫酸钡浊度差异不大,《中国药典》(2010 年版)规定使用 25％氯化钡溶液,不必临用前配制;放置 1 个月后的氯化钡试液,反应的效果无明显改变。加氯化钡试液后,应立即充分摇匀,防止局部浓度过高而影响产生浑浊的程度。

⑤如供试液加入盐酸后不澄明,可先用盐酸使成酸性的水洗过的滤纸滤过后再测定。如供试液有颜色,可采用与氯化物检查法中相同的方法处理。

【课堂讨论二】

1.硫酸盐检查采用何种方法? 简述其检查原理及测定条件。

2.若供试品有色或供试品不澄明,应如何处理?

【提高案例二】

碘中的氯化物检查

取本品 1.0g,置水浴上加热使挥发,残留物用 40ml 分次洗涤,洗液移至 50ml 纳氏比色管中(必要时滤过),依法检查,与标准硫酸钾溶液 3.0ml 制成的对照液比较,不得更浓(0.03%)。

【学案例三】

葡萄糖中的铁盐检查

取本品 2.0g,加水 20ml 溶解后,加硝酸 3 滴,缓缓煮沸 5min,放冷,加水稀释使成45ml,加硫氰酸铵溶液(30→100)3ml,摇匀,如显色,与标准铁溶液 2.0ml 用同一方法制成对照液比较,不得更深(0.001%)。

【知识贮备三】

药物中铁盐的存在可以使药物发生氧化反应及其他反应而变质,因此,需要控制药物中铁盐的限量。《中国药典》(2010 年版)采用硫氰酸盐法检查。

1.检查原理

铁盐在盐酸酸性溶液中与硫氰酸铵生成红色可溶性硫氰酸铁配位离子,与一定量的标准铁溶液用同法处理后进行比色,以控制铁盐的限量。

$$Fe^{3+} + 6SCN^- \longrightarrow [Fe(SCN)_6]^{3-}（红色）$$

2.仪器与用具

50ml 纳氏比色管、分析天平、量筒、刻度移液管。

3.试剂

纯化水、稀盐酸、过硫酸铵、30%的硫氰酸铵溶液。

4.操作方法

除另有规定外,取各药品项下规定量的供试品,加水溶解使成 25ml,移置于 50ml 纳氏比色管中,加稀盐酸 4ml 与过硫酸铵 50mg,用水稀释至约 35ml 后,加 30%的硫氰酸铵溶液3ml,再加水适量使成 50ml,摇匀,如显色,立即与标准铁溶液一定量按相同方法制成的对照溶液比较。

5.结果判断

同置白色背景上,从比色管上方向下观察、比较,供试品管的颜色不得大于对照管的颜色为符合规定。

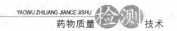

6.注意事项

(1)用硫酸铁铵[$FeNH_4(SO_4)\cdot12H_2O$]配制标准铁贮备液,并加入硫酸防止铁盐水解,使易于保存。标准铁溶液为临用前取贮备液稀释而成,每1ml标准铁溶液相当于$10\mu g$的Fe^{3+}。本法以50ml溶液中含Fe^{3+}为$10\sim50\mu g$时为宜,在此范围内,所显色泽梯度明显,便于目视比色。

(2)测定中加入氧化剂过硫酸铵可将供试品可能存在的Fe^{2+}氧化成Fe^{3+},同时可以防止硫氰酸铁受光照还原或分解。

$$2Fe^{2+}+(NH_4)_2S_2O_8\longrightarrow2Fe^{3+}+(NH_4)_2SO_4+SO_4^{2-}$$

(3)某些药物,如葡萄糖、糊精、硫酸镁等,在检测过程需加硝酸处理,则不再加过硫酸铵。但须加热煮沸除去氧化氮,因硝酸中可能含亚硝酸,能与硫氰酸根离子作用,生成红色亚硝酰硫氰化物,影响比色。

$$HNO_2+SCN^-+H^+\longrightarrow NO\cdot SCN+H_2O$$

(4)若供试管与对照管色调不一致或所呈红色太浅而不能比较时,可分别移入分液漏斗中,各加正丁醇或异戊醇提取后比色。因硫氰酸铁配位离子在正丁醇等有机溶剂中溶解度大,故能增加颜色深度,且能排除某些干扰物质的影响。

(5)某些有机药物,特别是环状结构的有机药物,在实验条件下不溶解或对检查有干扰,需经炽灼破坏,使铁盐呈三氧化二铁留于残渣中,处理后再依法检查。

【课堂讨论三】

1.铁盐检查法的原理及测定条件。

2.当供试品管和对照管色调不一致时,应如何处理?原理是什么?

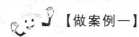**【做案例一】**

枸橼酸酸钠中的铁盐检查

取本品1.0g,依法检查(附录ⅧG),加正丁醇提取后,与标准铁溶液1.0ml用同一方法制成的对照液比较,不得更深(0.001%)。

【提高案例三】

请查阅相关资料,《英国药典》中铁盐检查法采用的是什么方法,简述其原理和注意事项。

【学案例四】

葡萄糖中的重金属检查

取本品5.0g,加水23ml溶解后,加醋酸盐缓冲溶液(pH3.5)2ml,依法检查(附录ⅧH)第一法,含重金属不超过百万分之四。

【知识贮备五】

重金属指在实验条件下能与硫代乙酰胺或硫化钠试液作用而显色的金属杂质,如银、铅、汞、铜、镉、铋、锑、锡、镍、锌等。重金属可以影响药物的稳定性及安全性,故必须严格控制其在药物中的含量。药品在生产过程中遇到铅的机会较多,铅易在体内蓄积而引起中毒,故检查重金属以铅为代表,作为限量对照。实验条件主要指溶液的 pH,因为溶液的 pH 直接影响重金属与显色剂反应是否完全,从而影响测定的准确度。

《中国药典》(2010 年版)重金属检查共收载了三种方法,第一法、硫代乙酰胺法,第二法、炽灼后硫代乙酰胺法,第三法、硫化钠法。下面分别介绍这三种方法。

第一法　硫代乙酰胺法

硫代乙酰胺法适用于溶于水、稀酸和乙醇的药物。供试品不经有机破坏,在酸性溶液中与硫代乙酰胺显色。多数药物中重金属检查采用此方法。

1. 检查原理

硫代乙酰胺在酸性(pH 为 3.5 醋酸盐缓冲液)条件下水解,产生硫化氢,与微量重金属离子(以 Pb^{2+} 为代表)生成黄色到棕黑色的硫化物均匀混悬液,与一定量标准铅溶液经同法处理后所呈颜色比较,颜色不得更深。

$$CH_3CSNH_2 + H_2O \longrightarrow CH_3CONH_2 + H_2S$$

2. 操作方法

除另有规定外,取 25ml 纳氏比色管三支,甲管中加入标准铅溶液一定量与醋酸盐缓冲液(pH 值为 3.5)2ml 后,加水或各药品规定项下的溶剂稀释成 25ml,乙管中加入按各药品项规定下的方法制成的供试液 25ml,丙管中加入与甲管相同量的标准铅溶液后,再加入与乙管相同量的按各品种项下规定的方法制成的供试液,加水或各品种项下规定的溶剂使成 25ml;若供试液带颜色,可在甲管与丙管中滴加少量的稀焦糖溶液或其他无干扰的有色溶液,使之均与乙管一致。再在甲、乙、丙管中分别加硫代乙酰胺试液各 2ml,摇匀,放置 2min。

3. 仪器与用具

25ml 纳氏比色管、分析天平、量筒、刻度移液管。

4. 试剂

纯化水、醋酸盐缓冲液(pH 值为 3.5)、稀焦糖溶液、标准铅溶液、硫代乙酰胺试液。

5. 结果判断

同置白纸上,自上向下透视,当丙管中显出的颜色不浅于甲管时,乙管中显出的颜色与甲管比较,不得更深。如丙管中显出的颜色浅于甲管,应取样按第二法重新检查。如在甲管中滴加稀焦糖溶液或其他无干扰的有色溶液,仍不能使颜色一致时应取样按第二法检查。

6. 注意事项

(1)标准铅溶液的制备　称取硝酸铅 0.1599g,置 1000ml 量瓶中,加硝酸 5ml 与水 50ml 溶液后,用水稀释至刻度,摇匀,作为贮备液。精密量取贮备液 10ml,置 100ml 量瓶中,加水稀释至刻度,摇匀,即得,当日使用(每 1ml 相当于 10μg 的 Pb)。

(2)本法的适宜目视比色范围为 27ml 溶液中含 10～20μg Pb^{2+},相当于标准铅溶液 1～2ml。溶液的 pH 对于金属离子与硫化氢呈色影响较大,溶液 pH 为 3.0～3.5 时,硫化铅沉淀较完全,若酸度增大,重金属离子与硫化氢呈色变浅,酸度太大时甚至不显色。故供试品若用强酸溶解或在处理中用了强酸,则应在加入醋酸盐缓冲液前加稀氨溶液至对酚酞指示剂显中性。

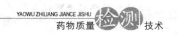

（3）供试品中若有微量高铁盐存在,在酸性溶液中可氧化硫化氢析出硫,干扰检测。可分别于甲、乙、丙三管中加入相同量的维生素 C 0.5～1.0g,使 Fe^{3+} 还原成 Fe^{2+},再依法检查。

（4）药物本身能生成不溶性硫化物,干扰重金属检查的,应作相应处理。如检查葡萄糖酸锑钠中的铅盐,取本品加水和酒石酸溶解后,加 10％氢氧化钠试液和氰化钾试液,使其与锑形成更稳定的配位化合物,再加入硫化钠试液时,不致生成有色硫化锑,干扰铅的检出。

（5）若供试品自身为铁盐,必须先将供试品自身高铁离子除去,再进行检查。如右旋糖酐铁及其注射液,先经硝酸-硫酸加热氧化破坏后在一定浓度的盐酸中,用乙酸异丁酯提取除去铁盐后依法检查。

第二法　炽灼后硫代乙酰胺法

适用于含苯环、杂环,或不溶于水、稀酸、乙醇等的药物的检查。供试品经灼烧破坏,或取炽灼残渣项下的残渣,经处理后,照第一法检查。如卡马西平、克林霉素中重金属检查。

1.测定原理

本法是先将供试品炽灼破坏,使与有机分子结合的重金属游离,再按第一法检查。

2.仪器与用具

25ml 纳氏比色管、分析天平、量筒、刻度移液管。

3.试剂

纯化水、醋酸盐缓冲液（pH 值为 3.5）、稀焦糖溶液、标准铅溶液、硫代乙酰胺试液、硫酸、硝酸、氨试液、盐酸。

4.操作方法

除另有规定外,取炽灼残渣项下遗留的残渣,当由第一法改为第二法检查时,取各品种项下规定量的供试品,按炽灼残渣检查法（《中国药典》(2010 年版)附录ⅧN）进行炽灼处理,然后取遗留的残渣。如供试品为溶液,则取各品种项下规定量的溶液,蒸发至干,再按上述方法处理后遗留的残渣,加硝酸 0.5ml,蒸干,至氧化氮蒸气除尽后（或取供试品一定量,缓缓炽灼至完全炭化,放冷,加硫酸 0.5～1.0ml,使恰湿润,用低温加热至硫酸除尽后,加硝酸 0.5ml,蒸干,至氧化氮蒸气除尽后,放冷,在 500～600℃炽灼使完全灰化）,放冷,加盐酸 2ml,置水浴上蒸干后加水 15ml,滴加氨试液至对酚酞指示液显中性,再加醋酸盐缓冲液（pH3.5）2ml,微热溶解后,移置纳氏比色管中,加水稀释成 25ml;另取配制供试品溶液的试剂,置瓷皿中蒸干后,加醋酸盐缓冲液（pH3.5）2ml 与水 15ml,微热溶解后,移置纳氏比色管中,加标准铅溶液一定量,再用水稀释成 25ml,按上述第一法检查,即得。

5.结果判断

同置白纸上,自上向下透视,供试管与对照管比较颜色,不得更深。

6.注意事项

炽灼温度对重金属影响较大,温度越高,重金属损失越多,例如铅在 700℃经 6h 炽灼,回收率仅为 32％。因此,应控制炽灼温度在 500～600℃。

炽灼残渣加硝酸加热处理后,必须蒸干、除尽氧化氮,否则亚硝酸可氧化硫化氢析出硫,影响比色。蒸干后残渣加盐酸,是使重金属成为氯化物。为了消除盐酸或其他试剂中可能夹杂重金属的影响,在配制供试品溶液时,如使用盐酸超过 1ml（或与盐酸 1ml 相当的稀盐酸),使用氨试液超过 2ml,以及用硫酸与硝酸进行有机破坏或其他试剂处理者,除另有规定外,对照品溶液应取同样量试剂在瓷皿中蒸干后,依法检查。

含钠盐或氟的有机药物在炽灼时能腐蚀坩埚而引入重金属,应改用铂坩埚或硬质玻璃蒸发皿。安乃近及盐酸氟奋乃静中重金属的检查即如此。

第三法　硫化钠法

适用于溶于碱而不溶于稀酸或在稀酸中即生成沉淀的药物,如磺胺类、巴比妥类药物等。

1. 测定原理

在碱性介质中,以硫化钠为显色剂,使 Pb^{2+} 生成 PbS 微粒的混悬液,与一定量标准铅溶液经同法处理后所呈颜色比较,不得更深。

2. 仪器与用具

25ml 纳氏比色管、分析天平、量筒、刻度移液管。

3. 试剂

纯化水、氢氧化钠试液、硫化钠试液、标准铅溶液。

4. 操作方法

除另有规定外,取供试品适量,加氢氧化钠试液 5ml 与水 20ml 溶解后,置纳氏比色管中,加硫化钠试液 5 滴,摇匀,与一定量的标准铅溶液经同法处理后的颜色比较。

4. 结果判断

同置白纸上,自上向下透视,供试管与对照管比较颜色,不得更深。

6. 注意事项

显色剂硫化钠试液对玻璃有一定的腐蚀性,而且久置会产生絮状物,应临用前新制。

重金属的检查方法较多,各国药典采用的检查方法也不尽相同。对于不同的药物,应选择适当的方法进行检测。

【课堂讨论四】

1. 重金属的概念是什么?

2. 重金属检查法有哪几种? 分别适合什么样的药物?

【做案例二】

富马酸亚铁中铅盐的检查

取本品 0.40g,置 50ml 烧杯中,加硝酸 3ml 与高氯酸 5ml,加热微沸至干,冷却,加盐酸溶液(1→2)15ml,再加热微沸 1min,放冷,移至分液漏斗中,用乙醚提取 3 次,每次 20ml,弃去乙醚层(如溶液仍显黄色,再用乙醚提取),分取酸液,置水浴上加热,蒸去残留的乙醚,冷却,加氨试液使成碱性,加氰化钾试液 1ml,加水至 50ml,加硫化钠试液 5 滴,摇匀,与标准铅溶液 2.0ml 用同一方法处理后的颜色比较,不得更深(0.005%)。

注:富马酸亚铁在水或乙醇中几乎不溶,且重金属可与药物的分子结合成配位化合物不易检出,本法是经加硝酸-高氯酸湿法破坏,将 Fe^{2+} 氧化成 Fe^{3+};由于 Fe^{3+} 影响检查,可以利用 Fe^{3+} 在一定浓度的盐酸(1→2)中形成 $HFeCl_4^{2-}$,用乙醚提取除去;再调节供试液至碱

性,用氰化钾试液将剩余微量的 Fe^{3+} 掩蔽;在碱性条件下,用硫化钠显色后检查。

 【提高案例四】

请运用所学的知识,试分析苯巴比妥、盐酸丁卡因、盐酸二甲双胍这三种药物的重金属检查法分别采用哪种方法?

 【学案例五】

葡萄糖中的砷盐检查

取本品 2.0g,置检砷瓶中,加水 5ml 溶解后,加稀硫酸 5ml 与溴化钾溴试液 0.5ml,置水浴上加热约 20min,使保持稍过量的溴存在,必要时,再补加溴化钾溴试液适量,并随时补充蒸发的水分,放冷,加盐酸 5ml 与水适量使成 28ml,加碘化钾试液 5ml 及酸性氯化亚锡试液 5 滴,在室温放置 10min 后,加锌粒 2g,迅速将瓶塞塞紧(瓶塞上已安放好装有醋酸铅棉花及溴化汞试纸的检砷管),保持反应温度在 25～40℃(视反应快慢而定,但不应超过40℃)。45min 后,取出溴化汞试纸,将生成的砷斑与标准砷溶液(1μg As/ml)一定量制成的标准砷斑比较,颜色不得更深(0.0001%)。

 【知识贮备五】

第一法　古蔡氏法

1.检查原理

金属锌与酸作用产生新生态的氢,与药物中微量砷盐反应生成具有挥发性的砷化氢,遇溴化汞试纸,产生黄色至棕色的砷斑,与同等条件下一定量标准砷溶液所生成的砷斑比较,判定药物中砷盐的限量。

$$As^{3+} + 3Zn + 3H^+ \longrightarrow 3Zn^{2+} + AsH_3 \uparrow$$
$$AsO_3^{3+} + 3Zn + 9H^+ \longrightarrow 3Zn^{2+} + 3H_2O + AsH_3 \uparrow$$
$$AsO_4^{3+} + 4Zn + 11H^+ \longrightarrow 4Zn^{2+} + 4H_2O + AsH_3 \uparrow$$

砷化氢与溴化汞试纸作用:

$$AsH_3 + 2HgBr \longrightarrow AsH(HgBr)_2 (黄色)$$
$$AsH_3 + 3HgBr_2 \longrightarrow 3HBr + As(HgBr)_3 (棕色)$$

2.仪器与用具

检砷瓶、分析天平、移液管、量筒、水浴锅。

3.试剂

醋酸铅棉花、溴化汞试纸、标准砷溶液、盐酸、碘化钾试液、锌粒、酸性氯化亚锡试液。

4.操作方法

古蔡法检查砷的装置见图 2-3-1。

测定时,于导气管 C 中装入醋酸铅棉花 60mg(装管高度 60～80mm),再于旋塞 D 的顶端平面放一片溴化汞试纸(试纸的大小能覆盖孔径而不露出平面外为宜),盖上旋塞盖 E 并旋紧。

标准砷斑的制备:精密量取标准砷溶液 2ml,置 A 瓶中,加盐酸 5ml 与水 21ml,再加碘化钾试液 5ml 与酸性氯化亚锡试液 5 滴,在室温放置 10min 后,加锌粒 2g,立即将装妥的导气管 C 密塞于 A 瓶上,并将 A 瓶置 25～40℃的水浴中,反应 45min,取出溴化汞试纸,即得。

供试品检查:另取规定量的供试品,置 A 瓶中,加盐酸 5ml 与水 23ml 溶解后,照标准砷斑的制备,自"再加碘化钾试液 5ml"起,依法操作,即得。

5.结果判断

生成的砷斑与标准砷斑比较,不得更深。

6.注意事项

(1)五价砷在酸性溶液也能被金属锌还原为砷化氢,但生成砷化氢的速度较三价砷慢,故在反应液中加入碘化钾及氯化亚锡,将供试品中可能存在的 As^{5+} 还原成 As^{3+},碘化钾被氧化生成的碘又可被氯化亚锡还原为碘离子,碘离子又可与反应中产生的锌离子形成稳定的配位离子,有利于生成砷化氢反应的不断进行。

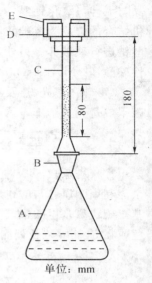

单位: mm

图 2-3-1　古蔡氏法检砷装置
A.标准磨口锥形瓶;
B.中空的标准磨口塞;
C.导气管;
D.具孔的有机玻璃旋塞;
E.具孔有机玻璃旋塞盖

$$AsO_4^{3-} + 2I^- + 2H^+ \longrightarrow AsO_3^{3-} + I_2 + H_2O$$
$$AsO_4^{3-} + Sn^{2+} + 2H^+ \longrightarrow AsO_3^{3-} + Sn^{4+} + H_2O$$
$$I_2 + Sn^{2+} \longrightarrow 2I^- + Sn^{4+}$$
$$4I^- + Zn^{2+} \longrightarrow [ZnI_4]^{2-}$$

氯化亚锡与碘化钾还能抑制锑化氢的生成,因锑化氢也能与溴化汞试纸作用生成锑斑。在实验条件下,100μg 锑存在也不干扰测定。氯化亚锡还能促进锌与盐酸作用,即纯锌与纯盐酸作用较慢,加入氯化亚锡,锌置换出锡沉积在锌的表面,形成局部电池,可加快锌与盐酸作用,使氢气均匀而连续地发生。

(2)醋酸铅棉花用于吸收供试品及锌粒中可能含有少量的硫化物在酸性条件下产生的硫化氢气体,避免硫化氢气体与溴化汞试纸作用产生硫化汞色斑干扰测定结果。《中国药典》2010 年版规定用醋酸铅棉花 60mg,装管高度 60～80mm,并控制醋酸铅棉花填充的松紧度,使既能消除硫化氢的干扰(1mg S^{2-} 存在也不干扰测定),又可使砷化氢以适宜的速度通过。导管中的醋酸铅棉花应保持干燥,如有润湿,应重新更换。

(3)标准砷溶液临用前取三氧化二砷配制的贮备液稀释而成,每 1ml 标准砷溶液相当于 1μg 的砷。砷斑颜色过深或过浅都会影响比色的准确性。《中国药典》(2010 年版)规定标准砷斑为 2ml 标准砷溶液制成,可得清晰的砷斑。药物的含砷限量不同,应在标准砷溶液取量为 2ml 的前提下,改变供试品的取量。

(4)溴化汞试纸与砷化氢作用较氯化汞试纸灵敏,其灵敏度为 1μg(以 As_2O_3 计),但所呈砷斑不够稳定,反应中应保持干燥及避光,反应完毕后立即比色。制备溴化汞试纸所用的滤纸宜采用质地疏松的定量滤纸。

(5)供试品若为硫化物、亚硫酸盐、硫代硫酸盐等,在酸性液中能产生硫化氢或二氧化硫气体,与溴化汞作用生成黑色硫化汞或金属汞,干扰比色。故应先加硝酸处理,使氧化成硫酸盐,过量的硝酸及产生的氮的氧化物须蒸干除尽。如硫代硫酸钠中砷盐的检查。

(6)具有环状结构的有机药物,因砷可能以共价键与其结合,要先进行有机破坏,否则检出结果偏低或难以检出。《中国药典》(2010 年版)采用碱破坏法,常用的碱是石灰,即供试品与无砷氢氧化钙混匀,加水润湿,烘干,小火灼烧炭化,再在 500~600℃炽灼完全灰化,有机结合的砷成为亚砷酸钙。环状结构的有机酸碱金属盐用石灰不能破坏完全,需用无水碳酸钠进行碱破坏。另外,也有用硝酸镁乙醇溶液进行灼烧破坏分解有机物,使砷成为非挥发性砷酸镁[$Mg_3(AsO_4)_2$],残渣质轻,加盐酸易于溶解。

(7)砷斑遇光、热及湿气则褪色。如需保存,可将砷斑在石蜡饱和的石油醚溶液中浸过晾干或避光置于干燥器内,也可将砷斑用滤纸包好夹在记录本中保存。

第二法　二乙基二硫代氨基甲酸银法(Ag-DDC 法)

1.检查原理

利用金属锌与酸作用产生新生态氧,与微量砷盐反应生成具挥发性的砷化氢,还原二乙基二硫代氨基甲酸银,产生红色的胶态银,与同条件下定量的标准砷溶液所呈色进行目视比色或在 510nm 波长处测定吸收度,进行比较,以控制砷盐的限量(装置见图 2-3-2)。

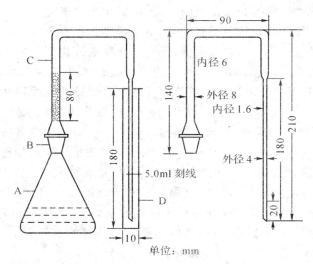

本反应为可逆反应,加入有机碱使与 HDDC(二乙基二硫代氨基甲酸)结合,有利于反应向右定量进行完全,所以《中国药典》2010 年版规定配制 Ag-DDC 试液时,加入一定量的三乙胺。

图 2-3-2　二乙基二硫代氨基甲酸银法检砷装置
A.标准磨口锥形瓶;B.中空的标准磨口塞;C.导气管;D.平底玻璃管

2.操作方法

(1)标准砷对照液的制备　精密量取标准砷溶液 2ml,置 A 瓶中,加盐酸 5ml 与水 21ml,再加碘化钾试液 5ml 与酸性氯化亚锡试液 5 滴,在室温放置 10min 后,加锌粒 2g,立即将导气管 C 与 A 瓶密塞,使生成的砷化氢气体导入 D 管中,并将 A 瓶置 25~40℃水浴中反应 45min,取出 D 管,添加三氯甲烷至刻度,混匀,即得。

(2)供试品检查法　取按各药品项下规定方法制成的供试品试液,置 A 瓶中,照标准砷对照液的制备,自"再加碘化钾试液 5ml"起,依法操作。

3. 结果判断

将所得溶液与标准砷对照液同置白色背景上,从 D 管上方向下观察、比较,所得溶液的颜色不得比标准砷溶液更深。必要时,可将所得溶液转移至 1cm 吸收池中,照紫外-可见分光光度法(附录Ⅳ A),在 510nm 波长处以二乙基二硫代氨基甲酸银试液作空白,测定吸收度,与标准砷对照液按同法测得的吸光度比较,即得。

4. 注意事项

锑化氢与 Ag-DDC 的反应灵敏度低,当溶液中加入 40％氯化亚锡 3ml 和 15％碘化钾 5ml 时,500μg 的锑不干扰测定。

【课堂讨论五】

1.《中国药典》收载的砷盐检查法有哪几种方法,原理是什么?

2. 古蔡氏法中加入酸性氯化亚锡试液、碘化钾试液和导气管中加入醋酸铅棉花的作用是什么?

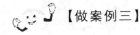【做案例三】

对氨基水杨酸钠中砷的检查

取无水碳酸钠约 1g,铺于铂坩埚底部与四周,另取本品 1.0g,置无水碳酸钠上,加水少量湿润,干燥后,先用小火炽灼炭化,再于 500～600℃炽灼使完全灰化,放冷,加盐酸 5ml 与水 23ml 使溶解,依法检查(附录Ⅷ J 第一法),应符合规定(0.0002％)。

【提高案例五】

葡萄糖酸锑钠的砷盐检查

取本品 0.1g,置比色管中,加 0.01％二氯化汞溶液 0.3ml 与盐酸 9.2ml,再加氯化亚锡溶液(取氯化亚锡 22.5g,加盐酸 12ml,加热使溶解)0.5ml,混匀,静置 30min 后,如显色,与对照液(取每 1ml 中含 As 5μg 的溶液 0.3ml,加 0.01％二氯化汞溶液 0.3ml 与盐酸 8.9ml,再加氯化亚锡溶液 0.5ml,混匀,静置 30min)比较,不得更深(0.0015％)。

注:本法为白田道夫法,原理是利用在盐酸中氯化亚锡将砷盐还原成棕色的胶态砷,与一定量的标准砷溶液用同法处理后所得颜色比较。

该法简便快速,但反应灵敏度低,加入二氯化汞可提高反应灵敏度。

【学案例六】

葡萄糖中的干燥失重检查

取本品,在 105℃干燥至恒重,减失重不得过 9.5％。

【知识贮备六】

干燥失重系指药物在规定的条件下,经干燥至恒重后所减失的重量,通常以百分率表示。干燥失重的内容物主要指水分,也包括其他挥发性物质,如残留的挥发性有机溶剂。

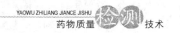
《中国药典》(2010 年版)规定干燥失重测定法如下：

取供试品，混合均匀（如为较大的结晶，应先迅速捣碎使成 2mm 以下的小粒），取约 1g 或各品种项下规定的重量，置于供试品相同条件下干燥至恒重的扁形称量瓶中，精密称定，照以下两种方法进行测定，由减失的重量和取样量计算供试品的干燥失重。

$$干燥失重(\%)=\frac{供试品加称量瓶重-干燥后供试品加称量瓶重}{供试品重}\times100\%$$

第一法　常压恒温干燥法（烘箱干燥法）

本法适用于受热较稳定的药物。

1. 操作方法

将供试品置相同条件已干燥至恒重的扁形称量瓶中，精密称定，于烘箱内在规定温度和时间条件下干燥至恒重，以减失的重量和取样量计算供试品的干燥失重。

2. 结果判断

减失的重量不得超过药品项下规定的重量。

3. 注意事项

干燥温度一般为 105℃，干燥时间除另有规定外，根据含水量的多少，一般在达到指定温度±2℃干燥 2～4h，取出后置于干燥器中放冷至室温后称重，第 2 次以及以后各次称重均应在规定条件下继续干燥 1h 后进行。为了使水分及其他挥发性物质易于挥散，供试品应平铺于扁形称量瓶中，其厚度不超过 5mm，对于疏松物质，厚度也不能超过 10mm。如为大颗粒结晶，应研细至粒度约 2mm。含结晶水的药物，在 105℃不易除去，可提高干燥温度，如枸橼酸钠，要求在 180℃干燥至恒重。某些药物中含有较大量的水分，熔点又较纸，如直接在 105℃干燥，供试品即熔化，表面结成一层薄膜，使水分不易继续挥发，应先在低于熔点 5～10℃的温度下干燥至大部分水分除去后，再于规定温度干燥。如硫代硫酸钠，先在 40～50℃干燥，然后渐次升温至 105℃干燥至恒重。供试品如为膏状物，先在称量瓶中置入洗净的粗砂粒及一小玻棒，在规定温度烘至恒重后，称入一定量的供试品，用玻棒搅匀进行干燥，并在干燥过程中搅拌数次，促使水分挥发，直至恒重。某些受热分解而达不到恒重的药物，采用一定温度下干燥一定时间减失的重量代表干燥失重，如右旋糖酐 20 的干燥失重，在 105℃干燥 6h，减失重量不得超过 5%。

第二法　干燥剂干燥法

本法适用于受热易分解或挥发的药物，如马来酸麦角新碱、硝酸异山梨酯等药物。

1. 操作方法

将供试品置于干燥器内，利用干燥器内的干燥剂吸收供试品中的水分，干燥至恒重。

2. 注意事项

干燥器中常用的干燥剂为五氧化二磷、无水氯化钙或硅胶。五氧化二磷的吸水效率、吸水容量和吸水速度均较好，但价格较贵，且不能反复使用。使用时需将干燥剂铺于培养皿中，置于干燥箱内。若发现干燥剂表层结块、出现液滴，应将表层刮去，另加新的五氧化二磷再使用。弃去的五氧化二磷不可倒入下水道，应埋入土中。硅胶的吸水效力仅次于五氧化二磷，由于其使用方便、价廉、无腐蚀性且可反复使用，所以是最常用的干燥剂。硅胶加有氯化钴后为变色硅胶,干燥后生成无水氯化钴而呈蓝色,吸水后生成含两分子结晶水的氯化钴而呈淡红色,于105℃干燥后又复成蓝色,可反复使用。

第三法　减压干燥法与恒温减压干燥法

本法适用于熔点低、受热不稳定及难赶除水分的药物,如盐酸阿糖胞苷、盐酸去甲万古霉素、洛莫司汀、盐酸丁丙诺啡等药物。

1. 操作方法

在减压条件下,将供试品置相同条件已干燥至恒重的扁形称量瓶中,精密称定,于烘箱或干燥器内在规定温度和时间条件下干燥至恒重,以减失的重量和取样量计算供试品的干燥失重。

能耐受一定温度的药物,可采用减压下加热干燥的方法。采用减压干燥器或恒温减压干燥箱时,除另有规定外,压力应在 2.67kPa(20mmHg)以下。

2. 结果判断

减失的重量不得超过药品项下规定的重量。

3. 注意事项

恒温减压干燥器中常用的干燥剂为五氧化二磷,干燥剂应及时更换。减压干燥器初次使用时,应用厚布包好再进行减压,以防炸裂伤人。开盖时,因器外压力大于内压,必须先将活塞缓缓旋开,使空气缓缓进入,勿使气流进入太快,将称量瓶中的供试品吹散,在供试品取出后应立即关闭活塞。

【课堂讨论六】

1.《中国药典》收载的干燥失重检查法有哪几种方法,分别适合什么样的药物?

2. 干燥剂干燥法所用的干燥剂有哪些? 各自的优缺点是什么?

【做案例四】

右旋糖苷 20 的干燥失重检查法

取本品,在 105℃干燥 6h,减失重量不得过 5.0%(附录Ⅷ L)。

注:某些药物易吸湿或受热发生相变,经多次干燥仍不易恒重,可采用一定温度下,干燥一定时间,所减失的重量代表干燥失重,减失重量不得过 0.5%(附录Ⅷ L)。

【学案例七】

头孢克洛中水分测定

取本品,照水分测定法(附录Ⅷ M 第一法 A)测定,含水量应为 3.0%～6.5%。

【知识贮备七】

药物中水分的存在,可使药物发生水解、霉变等。《中国药典》2010 年版采用费休法及甲醛法测定药物中的水分,但主要采用费休法,该法又称为卡尔费休水分滴定法,其特点是操作简便、专属性强、准确度高,适用于受热易破坏的药物。

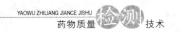

1.测定原理

是非水溶液中的氧化还原滴定,采用的标准滴定液称为费休试液,由碘、二氧化硫、吡啶和甲醇按一定比例组成。测定的原理是利用碘氧化二氧化硫为三氧化硫时,需要一定量的水分参加反应。

$$I_2 + SO_2 + H_2O \longrightarrow 2HI + SO_3$$

由于上述反应是可逆的,为了使反应向右进行完全,加入无水吡啶定量地吸收 HI 和 SO_3,形成氢碘酸吡啶和硫酸酐吡啶。

$$I_2 + SO_2 + 3C_5H_5N + H_2O \rightleftharpoons 2C_5H_5N \cdot HI + C_5H_5N \cdot SO_3$$

但生成的硫酸酐吡啶不够稳定,加入无水甲醇可使其转变成稳定的甲基硫酸氢吡啶。滴定的总反应为:

$$I_2 + SO_2 + 3C_5H_5N + CH_3OH + H_2O \longrightarrow 2C_5H_5N \cdot HI + C_5H_5N \cdot HSO_4CH_3$$

由滴定总反应可知,每摩尔水需要 1mol 碘、1mol 二氧化硫、3mol 吡啶和 1mol 甲醇。吡啶和甲醇不仅参与滴定反应,是反应产物的组成部分,而且还起溶剂作用。

配制费休试液对试剂的纯度要求较高,特别对试剂含水量的要求应控制在 0.1% 以下,所用的碘应置硫酸干燥器内干燥 48h 以上。二氧化硫如取自贮气钢瓶,应先使其通过浓硫酸洗气瓶脱水,配制时,取碘置具塞的烧瓶中,加一定量无水吡啶。待碘全部溶解后,加入无水甲醇,将烧瓶置冰浴中冷却,再通入干燥的二氧化硫使重量增至规定重量。配好的试液不稳定,应置暗处放置 24h 后再标定,下次临用前应重新标定。

2.操作方法

《中国药典》(2010 年版)收载的费休法的测定法有两种。

(1)容量滴定法　精密称取供试品适量,除另有规定外,溶剂为无水甲醇,用水分测定仪直接测定。或精密称取供试品适量(约消耗费休试液 1～5ml),置干燥的具塞玻瓶中,加溶剂适量,在不断振摇(或搅拌)下用费休试液滴定至溶液由浅黄色变为红棕色,或用电化学方法(如永停滴定法指示终点);另作空白试验,按下式计算:

$$供试品中水分含量(\%) = \frac{(A-B)F}{W} \times 100\% \tag{2-3-3}$$

式中:A 为供试品所消耗费休试液的容积,ml;B 为空白所消耗费休试液的体积,ml;F 为每 1ml 费休试液相当于水的重量,mg;W 为供试品的重量,mg。

称取供试品时,如供试品引湿性较强或毒性较大,可取适量于干燥的容器中,并密封,精密称定,用干燥的注射器注入适量无水甲醇或其他适宜溶剂,精密称定总重,振摇使供试品溶解,测定该溶液的水分。洗净并烘干容器,精密称定其重量。同时测定溶剂的水分,按上式计算。

(2)库仑滴定法　与容量滴定法测定原理相同,所不同的是库仑滴定法中的滴定剂碘不是从滴管加入,而是由含有碘离子的阳极电解液电解产生。一旦所有的水被滴定完全,阳极电解液中就会出现少量过量的碘,使铂电极极化而停止碘的产生。根据法拉第定律测定水分总量。本法主要用于测定含微量水分(0.0001%～0.1%)的物质,特别适用于测定化学惰性物质如烃类、醇类和酯类中的水分。

3.注意事项

测定供试品的水分时,可根据费休试液的 F 值及供试品的含水限量来确定供试品的取样量,供试品的取样量一般以消耗费休试液 1～5ml 为宜,费休试液的 F 值应在 4.0mg/ml 上下为宜,F 值降低至 3.0mg/ml 以下时,滴定终点不敏锐,不宜再用。整个操作应迅速,且不宜在阴雨或空气湿度太大时进行。

费休法不适用于测定氧化剂、还原剂以及能与试液生成水的化合物的测定,如铬酸盐、过氧化物、硫代硫酸盐、硫化物、碱性氧化物以及含氧弱酸盐等。一些羰基化合物如活泼的醛、酮可与试剂中的甲醇作用,生成缩醛和水,也会干扰测定。

《中国药典》(2010 年版)也还采用甲苯法测定药物的水分。该法常用于测定颜色较深的药品或氧化剂、还原剂、皂类、油类等。

 【课堂讨论七】

1.《中国药典》收载的水分测定法有哪几种方法,分别适合什么样的药物?

2.费休法的测定原理是什么?操作过程中应注意哪些问题?

 【学案例八】

葡萄糖中溶液的澄清度与颜色检查法

取本品 5g,加热水溶解后,放冷,用水稀释至 10ml,溶液应澄清无色,如显浑浊,与 1 号浊度标准液(《中国药典》2010 年二部附录Ⅸ B)比较,不得更浓;如显色,与对照液(取比色用氯化钴液 3ml、比色用重铬酸钾液 3ml 与比色用硫酸铜液 6ml,加水稀释至 50ml)1.0ml 加水稀释至 10ml 比较,不得更深。

 【知识贮备八】

一、溶液的澄清度检查法

溶液澄清度是检查药物的浑浊程度。检查结果可反映药物溶液中微量不溶性杂质情况,在一定程度上可反映药品的质量和生产工艺水平,尤其对于注射用原料药,检查其溶液的澄清度,有较为重要的意义。

1.原理

将一定浓度的供试品溶液与规定级号的浊度标准溶液比较,判断是否超过浊度要求。浊度标准溶液由乌洛托品在偏酸性条件下与肼缩合生成甲醛腙,不溶于水,形成白色浑浊。

2.操作方法

将一定浓度的供试品溶液与规定级号的浊度标准液分别置配对的比浊用玻璃管(内径 15～16mm,平底,具塞,以无色、透明、中性硬质玻璃制成)中,在浊度标准液制备后 5min,在暗室内竖直同置于伞棚灯下,照度为 1000lx,从水平方向观察、比较,判断供试品澄清度是否合格。当供试品的澄清度与所用溶剂相同或未超过 0.5 级浊度标准液时,称为澄清。除另有规定外,供试品溶解后应立即检视。

3.注意事项

(1)温度对浊度标准贮备液的制备影响显著,故规定两液混合时反应温度应保持(25±1)℃。大多数药物的澄清度检查是以水为溶剂,但有时也用酸、碱或有机溶剂(如乙醇、甲醇、丙酮等)作为溶剂,对于有机酸的碱金属盐类药物,通常强调用"新沸过的冷水",因为如果水中有二氧化碳会影响其澄清度。

(2)《中国药典》(2010 年版)规定"注射液中不溶性微粒检查法",此项系在澄明度检查符合规定后,采用微孔滤膜-显微镜计数法检查供静脉滴注用注射液中的不溶性微粒。此微粒系指注射液可移动的不溶性外来物质。这些微粒进入血管能引起血管肉芽肿、静脉炎、血栓及血小板减少,对心肌、肝、肾等亦有损害。规定每 1ml 供检液中含 $10\mu m$ 以上的微粒不得过 20 粒,含 $25\mu m$ 以上微粒不得过 2 粒。此法与"澄清度"检查的概念是不同的,应予以注意。

二、溶液的颜色检查法

溶液颜色检查法是控制药物在生产过程或贮存过程中产生有色杂质限量的方法。《中国药典》(2010 年版)采用目视比色法、分光光度法及色差计法检查药物溶液的颜色。

第一法　目视比色法

1. 操作方法

取规定量的供试品,加水溶解,置 25ml 的纳氏比色管中,加水稀释至 10ml,另取规定色调和色号的标准比色液 10ml,置于纳氏比色管中,两管同置白色背景上,自上向下透视或平视观察,供试品管呈现的颜色与对照品管比较,不得更深。

标准比色液系由比色用重铬酸钾液、比色用氯化钴液和比色用硫酸铜液,按一定比例配成黄绿、黄、橙黄、橙红和棕红五种不同色调的贮备液,再加不同量的水稀释制成 10 个色号。检查时根据供试品所含有色杂质的颜色及对有色杂质的限量要求,选择相应色号的标准比色液作为对照液,进行比较。

2. 注意事项

观察方式的选择原则:①溶液色泽较浅时,于白色背景上自上而下透视;②溶液色泽较深时,于白色前平视观察。无论采用何种观察方式,操作中均应遵循平行原则。当供试液的色调与标准比色液不一致时,可由上述三种比色原液按规定方法配制对照液(如烟酸中碱性溶液颜色检查),或者采用第二法(分光光度法)、第三法(色差计法)。

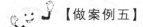
【做案例五】

注射用对氨基水杨酸钠溶液颜色的检查

取供试品 1 瓶,加水溶解制成每 1ml 中含 0.2g 的溶液,与黄色 6 号标准比色液比较,不得更深。

第二法　分光光度法

分光光度法是通过测定溶液的吸光度来检查药物中有色杂质限量的方法,更能反映溶液中有色杂质的变化。本法测定时,取一定量供试品,加水溶解,必要时滤过,滤液照分光光度法于规定波长处测定吸收度,不得超过规定值。

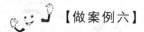
【做案例六】

维生素 C 溶液颜色检查法

取本品 3.0g,加水 15ml,振摇使溶解,溶液经 G_4 号垂熔玻璃漏斗滤过,滤液于 420nm 波长处测定吸光度,不得过 0.03。

第三法　色差计法

色差计法是通过色差计直接测定溶液的透射三刺激值,对其颜色进行定量表述和分析的方法。当目视比色法较难判定供试品与标准比色液之间的差异时,应考虑采用本法进行测定与判断。

【课堂讨论八】

溶液澄清度与颜色检查法在操作过程中应该注意哪些问题?

【提高案例六】

注射用青霉素钠水分测定

精密称取本品 0.7535g,置干燥具塞玻瓶中,加无水甲醇 5ml 充分振摇后,用费休试液滴至溶液由浅黄色变为红棕色,消耗费休试液 2.15ml;另取无水甲醇 5ml,同法测定,消耗费休试液 0.14ml,求青霉素钠的含水量(已知每 1ml 费休试液相当于 3.52mg 的水)

【解】　$H_2O\% = \dfrac{(2.15-0.14)\times 3.52}{0.7535\times 1000}\times 100\% = 0.94\%$

【学案例九】

甘油中易炭化物检查法

取本品 4.0g,照易炭化物检查法(附录Ⅷ O)项下方法检查,静置时间为 1h,如显色,与对照溶液(取比色用氯化钴溶液 0.2ml、比色用重铬酸钾溶液 1.6ml 与水 8.2ml 制成)比较,不得更深。

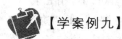【知识贮备九】

易炭化物检查是检查药物中遇硫酸易炭化或易氧化而呈色的微量有机杂质。此类杂质多数是结构未知的,用硫酸呈色的方法可以简便地控制此类杂质的总量。

1.操作方法

取内径一致的比色管两支,甲管中加各品种项下规定的对照液 5ml;乙管中加硫酸[含 H_2SO_4 94.5%～95.5%(g/g)]5ml 后,分次缓缓加入规定量的供试品,振摇使溶解。除另有规定外,静置 15min。

2.结果判断

将两管同置白色背景前,平视观察,乙管中所显颜色不得比甲管更深。

3.注意事项

比色时,应将甲、乙两管同置白色背景前,平视观察比较,判断结果。供试品如为固体,应先研细;如需加热才能溶解时,可取供试品与硫酸混合均匀,加热溶解后,放冷至室温,再移置比色管中。硫酸的浓度、反应温度与时间均影响易炭化物所呈现的颜色,必须按规定严格控制。

对照液主要有 3 类:①用"溶液颜色检查"项下的标准比色液作为对照液;②由比色用氯化钴液、比色用重铬酸钾液和比色用硫酸铜液按规定方法配成的对照液;③一定浓度的高锰酸钾液。

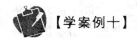

【学案例十】

葡萄糖中炽灼残渣检查法

取本品 1～2g，置已炽灼至恒重的瓷坩埚中，精密称定，加硫酸 0.5～1ml 润湿，低温加热至硫酸蒸气除尽后，在 700～800℃ 炽灼使完全灰化。移至干燥器内，放冷，精密称定后，再在 700～800℃ 炽灼至恒重，所得炽灼残渣不得超过 0.1%。

【知识贮备十】

《中国药典》对炽灼残渣的定义：有机药物经炭化或挥发性无机药物加热分解后，加硫酸湿润，先低温再高温（700～800℃）炽灼，使完全灰化，有机药物分解挥发，残留的非挥发性无机杂质（多为金属氧化物或无机盐类）成为硫酸盐，称为炽灼残渣。炽灼残渣检查用于控制有机药物和挥发性无机药物中存在的非挥发性无机杂质。

1. 操作方法

取供试品 1.0～2.0g 或各药品项下规定的重量，置已炽灼至恒重的坩埚中，精密称定，缓缓炽灼至完全炭化，放冷至室温；除另有规定外，加硫酸 0.5～1.0ml 使湿润，低温加热至硫酸蒸气除尽后，在 700～800℃ 炽灼使完全灰化，移置干燥器内，放冷至室温，精密称定后，再在 700～800℃ 炽灼至恒重，即得。

2. 注意事项

药物的炽灼残渣限量一般为 0.1%～0.2%，供试品的取用量应根据炽灼残渣限量和称量误差决定。取量过多，炭化和灰化时间太长；取量过少，加大称量相对误差。一般应使炽灼残渣量为 1～2mg。因此，如限量为 0.1%，则取样量约为 1g；若限量为 0.05%，取样量则应约为 2g；若限量在 1% 以上者，则取样量可在 1g 以下。如贵重药物或供试品数量不足时，取样可酌情减少。

重金属在高温下易挥发，如供试品需将残渣留作重金属检查，则炽灼温度须控制在 500～600℃。挥发性无机药物如盐酸、氯化铵等受热挥发或分解，残留非挥发性杂质，也按上法检查炽灼残渣。

恒重系指供试品连续两次炽灼或干燥（见"干燥失重"）后重量差异在 0.3mg 以下。炽灼至恒重的第二次称重应在继续炽灼 30min 后进行。

瓷坩埚编号可采用蓝墨水与 $FeCl_3$ 溶液的混合液涂写、烘烤、恒重后使用。

【课堂讨论九】

1. 恒重的概念是什么？如果供试品需将残渣留作重金属检查，那么炽灼的温度应控制在多少度？

2. 炽灼残渣检查法在操作过程中应注意哪些问题？

【学案例十一】

头孢呋辛钠中残留溶剂测定法

残留溶剂　包括甲醇、乙醇、丙酮、异丙酮、二氯甲烷、正丙醇、四氢呋喃、正丁醇、环己烷与甲基异丁基酮。取本品约 1.0g，精密称定，置 10ml 量瓶中，加水溶解并稀释至刻度，摇匀,作为供试品贮备液;精密量取 1ml 置顶空瓶中,精密加水 1ml,密封,作为供试品溶液;精密称取各溶剂适量,用水定量稀释制成每 1ml 中含甲醇 0.3mg、乙醇 0.5mg、丙酮 0.5mg、异丙醇 0.5mg、二氯甲烷 60μg、正丙醇 0.5mg、乙酸乙酯 0.5mg、四氢呋喃 70μg、正丁醇 0.5mg、环己烷 0.3mg 与甲基异丁基酮 0.5mg 的混合溶液,摇匀,精密量取 1ml,置顶空瓶中,加供试品贮备液 1ml,密封,作为对照品溶液。照残留溶剂测定法(附录Ⅷ P 第二法)测定,以 100%二甲基聚硅氧烷(或极性相近)为固定液的毛细管柱为色谱柱;起始温度 35℃,维持 15min,以每分钟 10℃的速率升温至 150℃,进样口温度 200℃;检测器温度 250℃;顶空瓶平衡温度为 70℃,平衡时间 30min。取对照品溶液顶空进样,出峰顺序依次为甲醇、乙醇、丙酮、异丙醇、二氯甲烷、正丙醇、四氢呋喃、正丁醇、环己烷与甲基异丁基酮,各峰间的分离度均应符合要求。量取对照品溶液和供试品溶液分别顶空进样,记录色谱图,按标准加入法以峰面积计算,均应符合规定。

 【知识贮备十一】

药物中的残留溶剂系指在原料药或辅料的生产中,以及在制剂制备过程中使用的,但在工艺过程中未能完全除去的有机溶剂。药品中常见的残留溶剂及限度除另有规定外,第一、第二、第三类溶剂的残留限度应符合规定。对其他溶剂,应根据生产工艺的特点,制定相应的限度,使其符合产品规范、药品生产质量管理规范(GMP)或其他基本的质量要求。

《中国药典》(2010 年版)采用气相色谱检查残留溶剂,规定了三种方法。

第一法　毛细管柱顶空进样等温法。适用于需要检查的有机溶剂数量不多,并极性差异较小时。

第二法　毛细管柱顶空进样系统程序升温法。适用于需要检查的有机溶剂数量较多,且极性差异较大时。

第三法　直接进样法。可采用填充柱,亦可采用适宜极性的毛细管柱,取对照品溶液与供试品溶液,直接进样测定峰面积并进行比较。

学习任务三　特殊杂质的检查方法

 学习目标

知识目标

● 熟悉光谱法、色谱法在特殊杂质检查中的原理及方法类型;

● 了解特殊杂质检查的其他方法及原理。

技能目标

● 会进行杂质限量检查计算;

● 会进行药物杂质检查方法操作。

【背景知识】

特殊杂质是指在该药物的生产和贮藏过程中可能引入的杂质。它们随着药物的品种不同而异,例如硫酸阿托品中的莨菪碱,乙醚中的过氧化物,阿司匹林中的游离水杨酸,盐酸普鲁卡因注射液中的对氨基苯甲酸等。检查药物中存在的特殊杂质,首要的问题就是要选择一种专属性强的方法。药物不能干扰杂质的检测,所以药物中杂质的检查主要依据药物与杂质在物理性质或化学性质上的差异来进行的。药物与杂质在物理性质上的差异,主要指药物与杂质在外观性状、分配或吸附以及对光的吸收等性质的差别;在化学性质上的差异,主要指药物与杂质对某一化学反应的差别,一般是杂质与试剂反应,而药物不发生反应。根据特殊杂质控制要求,可以进行限量检查,也可以对杂质进行定量测定。

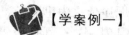

【学案例一】
乙醇中杂醇油的检查方法

取本品 10ml,加水 5ml 与甘油 1ml,摇匀后,分次滴加在无臭滤纸上,使乙醇自然挥散,始终不得发生异臭。

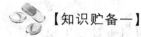

【知识贮备一】
利用药物和杂质在物理性质上的差异

1. 性状上的差异

根据药物与杂质在性状上的不同,如臭味和挥发性的差异、颜色的差异、溶解行为的差异和旋光性等物理性质的差异进行检查。

2. 颜色的差异

某些药物自身无色,但从生产中引入了有色的有关物质,或其分解产物有颜色。采用检查供试品溶液颜色的方法,可以控制药物中有色杂质的量。

3. 溶解行为的差异

有的药物可溶于水、有机溶剂或酸、碱中,而其杂质不溶,反之,杂质可溶而药物不溶。

4. 旋光性的差异

比旋度可以用来反映药物的纯度,限定杂质的含量。若药物本身没有旋光性,而其杂质有,则可以通过限定药物溶液的旋光度值来控制相应杂质的量。

5. 利用药物和杂质光学性质的差异

(1)紫外分光光度法　利用药物与杂质紫外吸收特征的差异进行检查,如果药物在杂质的最大吸收波长处没有吸收,则可在此波长处测定样品溶液的吸收度,通过控制样品溶液的吸收度来控制杂质的量。

(2)比色法　药物中所含杂质与试剂反应呈现的颜色与限量杂质对照品经同法处理后所呈的颜色,除用目视法直接比较外,亦可用分光光度计测定吸收度后进行比较,判断是否超过限量。如维生素 K_1 中检查甲萘醌,就是利用其杂质能与氰基乙酸乙酯显蓝色,与含一定量对照品的对照液同法处理后进行目视比色,以确定维生素 K_1 中所含杂质甲萘醌是否超过限量。

(3)原子吸收分光光度法　原子吸收分光光度法是一种灵敏度很高的测定方法,广泛用于超微量元素的分析。原子吸收分光光度法是利用待测元素灯发出的特征谱线通过供试品蒸气时,被蒸气中待测元素的基态原子所吸收,通过测定辐射光强度减弱的程度可求出供试品中待测元素的含量。在杂质检查中,主要是用于药物中金属杂质的检查,通常采用标准加入法控制金属杂质的限量。

（4）红外分光光度法　红外分光光度法在杂质检查中主要用于药物中无效或低效晶型的检查。某些多晶型药物由于其晶型结构不同，一些化学键的键长、键角等发生不同程度的变化，从而导致红外吸收光谱中某些特征峰的频率、峰形和强度出现显著差异。利用这些差异，可以检查药物中低效（或无效）晶型杂质，结果可靠，方法简便。如采用红外分光光度法检查甲苯达唑中 A 晶型、无味氯霉素混悬剂中 A 晶型等。

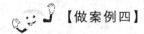 【做案例一】

盐酸胺碘酮中游离碘的检查方法

取本品 0.5g，加水 10ml，振摇 30s，放置 5min，滤过，滤液加稀硫酸 1ml 与三氯甲烷 2ml，振摇，三氯甲烷层不得显色。

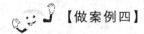 【做案例二】

高三尖衫酯碱溶液的澄清度检查方法

取本品 10mg，加 0.1％酒石酸溶液 10ml 溶解后，溶液应澄清。

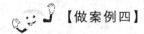 【做案例三】

硫酸阿托品中检查莨菪碱

硫酸阿托品为消旋体，无旋光性，而莨菪碱为左旋体，《中国药典》对硫酸阿托品中莨菪碱的检查规定：供试品水溶液（50mg/ml）的旋光度不得过 $-0.4°$，以控制莨菪碱的限量。

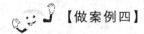 【做案例四】

地蒽酚中二羟基蒽醌的检查

二羟基蒽醌是地蒽酚制备的原料和氧化分解产物，它的三氯甲烷溶液在 432nm 处有最大吸收，而地蒽酚在该波长处几乎无吸收（图 2-3-3），所以《中国药典》（2010 年版）用 0.01％的地蒽酚三氯甲烷溶液在 432nm 处测定，吸收度不得大于 0.12，即相当于含二羟基蒽醌的量不大于 2.0％。

 【提高案例一】

肾上腺中间体肾上腺酮的检查

肾上腺酮在 310nm 处有吸收，而肾上腺素在此波长处无吸收，见图 2-3-4。《中国药典》（2010 年版）规定，取本品加盐酸（9→200）制成每 1ml 含 2.0mg 的溶液，在 310nm 波长处测定，吸收度不得超过 0.05。

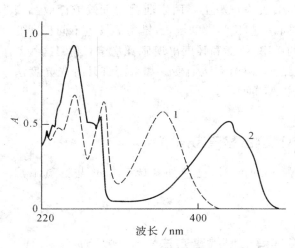

图 2-3-3　地蒽酚和二羟基蒽醌的紫外吸光谱
　　　　　1.0.001％地蒽酚氯仿溶液
　　　　　2.0.0009％二羟基蒽醌氯仿溶液

图 2-3-4　肾上腺素和肾上腺酮的紫外吸收光谱

【课堂讨论一】

已知肾上腺酮在该波长处吸收系数（$E_{1cm}^{1\%}$）为 453,问:控制酮体的限量为多少?

【学案例二】

葡萄糖酸亚铁中高铁盐的检查

取供试品一定量加水溶解,加碘化钾适量,放置后,被高铁离子氧化生成的碘用硫代硫酸钠滴定液滴定,每 1ml 的硫代硫酸钠滴定液(0.1mol/L)相当于 5.585mg 的 Fe^{3+}。规定含高铁盐不得过 1.0％。

【知识贮备二】

利用药物和杂质在化学性质上的差异

当药物中杂质与药物的化学性质相差较大时,可选择合适的试剂,使之与杂质发生化学反应产生颜色、沉淀或气体,药物不发生该反应,从而检查杂质的限量。

1.酸碱性的差异

药物中存在的杂质具有酸性或碱性,可据此进行检查。如苯巴比妥中检查巴比妥酸(制造过程中的中间体)及其他酸性物质,即利用它们的酸性比苯巴比妥强,将供试品加水煮沸后,滤液加甲基橙指示液,不得显红色为合格。

2.氧化还原的差异

利用药物与杂质的氧化性或还原性的不同对药物中的杂质进行检查。如学案例二中所述的葡萄糖酸亚铁中高铁盐的检查,即是利用高铁离子具有氧化性。

3.杂质与一定试剂产生沉淀

利用药物中存在的杂质能与一定试剂产生沉淀反应来检查杂质的方法也很多。如检查甘露醇、枸橼酸钾等药物中的草酸盐,利用草酸根离子在氨碱性条件下与氯化钙试液反应,生成草酸钙白色沉淀来进行检查。

4.杂质与一定试剂产生颜色

当杂质与试剂产生颜色时,采用比色法控制杂质的限量,既可目视比色,也可用分光光度计测定供试品溶液的吸收度。

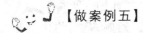【做案例五】

氯化钠中钡盐的检查

取本品 4.0g,加水 20ml 溶解后,滤过,滤液分成两等分,一份中加入稀硫酸 2ml,另一份中加入水 2ml,静置 15min,两溶液应同样澄清。

【提高案例二】

甘露醇中草酸盐的检查

取本品 1.0g,加水 6ml,加热溶解后,放冷,加氨试液 3 滴与氯化钙试液 1ml,摇匀,置水浴中加热 15min 后,取出放冷;如发生浑浊,与草酸钠溶液[取草酸钠 0.1532g,置 1000ml 量瓶中,加水溶解并稀释至刻度,摇匀。每 1ml 相当于 0.1mg 的草酸盐(C_2O_4)]2.0ml 用同一方法制成的对照液比较,不得更浓(0.02%)。

【学案例三】

枸橼酸乙胺嗪中 N-甲基哌嗪的检查

取本品,用甲醇制成每 1ml 中含 50mg 的溶液,作为供试品溶液;另取 N-甲基哌嗪对照品,用甲醇制成每 1ml 中含 50μg 的溶液,作为对照品溶液。照薄层色谱法(附录 V B)试验,吸取上述两种溶液各 10μl,分别点于同一硅胶 G 薄层板上,以三氯甲烷-甲醇-氨溶液(13∶5∶1)为展开剂,展开,晾干,置碘蒸气中显色。供试品如显与对照品溶液相应的杂质斑点,其颜色与对照品溶液的主斑点比较,不得更深(0.1%)。

【知识贮备三】

利用药物和杂质在色谱行为上的差异

药物中的有机杂质,可能是已知的或未知的、挥发性的或非挥发性的,其结构和性质往往与药物相近。比如药物和杂质与某些试剂的反应相同或相似,或者它们的光谱特征相似,这就难以采用化学法和光谱法对杂质进行检查。由于色谱分析法具有高分离效能,可以利用药物与杂质的色谱性质的差异,能有效地将杂质与药物进行分离和检测,因而色谱法广泛应用于药物中杂质的检查。

有关物质主要是指药物中可能存在的原料、中间体、异构体、聚合体、副反应产物和降解产物等,这类杂质的化学结构常常是未知的,但一般与药物类似或具渊源关系,色谱分析法是检查有关物质的首选方法。

1.薄层色谱法

薄层色谱法(简称 TLC 法)被许多国家药典用于药物中杂质的检查,具有设备简单、操作简便、分离速度快、灵敏度和分辨率较高等优点。常用的方法如下:

（1）杂质对照品法　适用于已知杂质并能制备得到杂质对照品的情况。根据杂质限量，取供试品溶液和一定浓度的杂质对照品溶液，分别点样于同一薄层板上，展开、斑点定位，将供试品溶液色谱中除主斑点外的其他斑点与相应的杂质对照品溶液或系列杂质对照溶液色谱中的主斑点进行比较，判断药物中杂质限量是否合格。

（2）供试品溶液自身稀释对照法　适用于杂质的结构不能确定，或无杂质对照品的情况。该法仅限于杂质斑点的颜色与主成分斑点颜色相同或相近的情况下使用。先配制一定浓度的供试品溶液，然后将供试品溶液按限量要求稀释至一定浓度作为对照溶液，将供试品溶液和对照品溶液分别点样于同一薄层板上，展开、斑点显色、定位。供试品溶液中所显杂质斑点与对照品溶液或系列自身稀释对照溶液所显主斑点比较，不得更深。

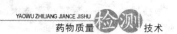 【做案例六】

吡罗昔康中有关物质的检查

取本品，加三氯甲烷制成 20mg/ml 的溶液，作为供试品溶液；精密量取适量，加三氯甲烷稀释成 0.2mg/ml 的溶液，作为对照溶液；吸取两种溶液各 10μl，分别点于同一硅胶 GF_{254} 薄层板上，以三氯甲烷-丙酮-甲醇（25∶25∶5）为展开剂，展开，晾干，置紫外灯（254nm）下检视。供试品溶液如显杂质斑点，与对照溶液所显的主斑点比较，不得更深。

（3）杂质对照品法与供试品溶液自身稀释对照法并用　当药物中存在多个杂质时，其中已知杂质有对照品时，采用杂质对照品法检查。共存的未知杂质或没有对照品的杂质，可采用供试品溶液自身稀释对照法检查。

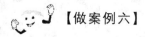 【做案例七】

盐酸黄酮哌酯中有关物质的检查

取本品，加三氯甲烷-甲醇（1∶1）制成每 1ml 中含 20mg 的溶液，作为供试品溶液。精密量取适量，加三氯甲烷-甲醇（1∶1）稀释制成每 1ml 中含 0.10mg 的溶液，作为对照溶液①。另取 3-甲基-黄酮-8-羧酸对照品，加三氯甲烷-甲醇（1∶1）溶解并稀释制成每 1ml 中含 0.10mg 的溶液，作为对照品溶液②。照薄层色谱法（附录Ⅴ B）试验，吸取上述三种溶液各 10μl，分别点于同一硅胶 GF_{254} 薄层板上，以环己烷-乙酸乙酯-甲醇-二乙胺（8∶2∶2∶1）为展开剂，展开，晾干，置紫外光灯（254nm）下检视，供试品溶液如显杂质斑点，不得多于两个，其中在对照品溶液②相同位置上所显杂质斑点的颜色，不得深于对照品溶液②的主斑点，另一斑点颜色与对照溶液①比较，不得更深。

（4）对照药物法　当无合适的杂质对照品，或者供试品显示的杂质斑点颜色与主成分斑点颜色有差异，难以判断限量时，可用与供试品相同的药物作为对照品，此对照药物中所含待测杂质需符合限量要求，且稳定性好。

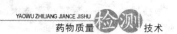 【做案例八】

马来酸麦角新碱中有关物质的检查

用马来酸麦角新碱样品配制成浓度为 5mg/ml 的溶液①和 0.2mg/ml 的溶液②，同时，用马来酸麦角新碱对照品配制成浓度为 5mg/ml 的溶液③，将这三种溶液分别点于同一硅胶板上，展开、斑点定位后，判断结果：溶液①主斑点的颜色与位置应与溶液③的主斑点颜色与位置一致,所显杂质斑点的颜色不得深于溶液③中对应的杂质斑点,并不得有溶液③以外的杂质斑点;溶液②除主斑点外,不得显任何杂质斑点。

为保证所用 TLC 系统符合要求,《中国药典》(2010 年版)规定了 TLC 的系统适用性试验,规定如下:按各品种项下要求对检测方法进行系统适用性试验,使斑点的检测灵敏度、比移值(R_f)和分离效能符合规定。

 【课堂讨论二】

薄层色谱法在操作过程中应该注意的问题有哪些?

2. 高效液相色谱法

高效液相色谱法(简称 HPLC 法)分离效能高、专属性强和检测灵敏度高,可以准确地测定各组分的峰面积,在杂质检查中的应用日益增多。对于使用高效液相色谱法测定含量的药物,可采用同一色谱条件进行杂质检查。

采用高效液相色谱法检查杂质,《中国药典》(2010 年版)规定应按各品种项下要求,要进行色谱系统适用性试验,以保证仪器系统达到杂质检查要求。检测杂质有五种方法:

(1)内标法加校正因子测定法　适用于有对照品的杂质,能够测定杂质校正因子的情况。先以杂质对照品测定其校正因子:

$$f = \frac{A_S/C_S}{A_R/C_R} \qquad (2\text{-}3\text{-}4)$$

式中:A_S 为内标物质的峰面积;A_R 为杂质对照品的峰面积;C_S 为内标物质的浓度;C_R 为杂质对照品的浓度。然后测定供试品中杂质的含量:

$$C_X = f \cdot \frac{A_X}{A'_S/C'_S} \qquad (2\text{-}3\text{-}5)$$

式中:A_X 为供试品中杂质的峰面积;C_X 为供试品中杂质的浓度;A'_S 为内标物质的峰面积;C'_S 为内标物质的浓度,f 为校正因子。

(2)外标测定法　适用于有对照品的杂质,而且进样量能够精确控制(以定量环或自动进样器进样)的情况。配制杂质对照品溶液和供试品溶液,分别取一定量注入色谱仪,测定对照品的峰面积和供试品中杂质的峰面积,按外标法计算杂质的浓度。

外标法定量比较准确,但它必须使用杂质对照品,而杂质对照品的供应相对来讲是比较困难的。

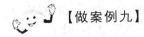 【做案例九】

卡托普利中二硫化物的检查

供试品溶液的浓度为 2mg/ml,卡托普利二硫化物对照品溶液的浓度为 $30\mu g/ml$,分别进样,测定色谱峰面积,供试品溶液如有与对照品溶液相应的卡托普利二硫化物色谱峰,其含量不得超过 1.5%。

(3)加校正因子的主成分自身对照测定法　进行杂质检查时,可以不用杂质对照品,但是在建立方法时,需利用杂质对照品。将杂质对照品和药物对照品配制一定浓度的溶液,进行色谱分离、分析后,按内标法求出杂质相对于主成分的校正因子:

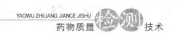

$$f = \frac{A_S/C_S}{A_R/C_R}$$

式中：A_S 为药物对照品的峰面积；A_R 为杂质对照品的峰面积；C_S 为药物对照品的浓度；C_R 为杂质对照品的浓度。此校正因子可直接载入各品种质量标准中，在常规检验时用以校正该杂质的实测峰面积。

测定杂质含量时，将供试品溶液稀释成与杂质限量相当的溶液作为对照溶液，进样，调节检测灵敏度，使对照溶液的主成分色谱峰的峰高约为满量程的 $10\%\sim25\%$。然后，分别进样供试品溶液和对照溶液，除另有规定外，供试品溶液的分析时间应为主成分色谱峰保留时间的 2 倍，测量供试品溶液色谱图中各杂质的峰面积，分别乘以相应的校正因子后与对照溶液主成分的峰面积比较，计算杂质含量。

这个方法的优点是省去了杂质对照品，而又考虑到了杂质与主成分的响应因子可能不同所引起的测定误差。所以本法的准确度较好。缺点是在日常检验时没有杂质对照品，杂质的定位必须采用相对保留时间，所以杂质相对于药物的相对保留时间也载入各品种项下。

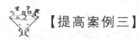【提高案例三】

红霉素中红霉素 B 和 C 检查

取供试品溶液的浓度为 4mg/ml，将供试品溶液稀释成浓度为 0.2mg/ml 的溶液为对照溶液，用对照溶液调节检测灵敏度，使主成分色谱峰的峰高约为满量程的 25%，分别进样供试品溶液和对照溶液，记录色谱图至主成分峰保留时间的 3.5 倍。红霉素 B 峰和红霉素 C 峰校正后的峰面积（红霉素 A、红霉素 B、红霉素 C 的校正因子分别为 1.0、0.7、1.0）均不得大于对照溶液主峰面积（5.0%）。红霉素烯醇醚校正后的峰面积（红霉素烯醇醚的校正因子为 0.09）不得大于对照溶液主峰面积的 3/5（3.0%）；其他单个杂质峰面积的和不得大于对照溶液主峰面积（5.0%）（供试品溶液中任何小于对照溶液主峰面积 0.01 倍的峰可忽略不计）。

（4）不加校正因子的主成分自身对照测定法　适用于没有杂质对照品的情况。以供试品溶液的稀释溶液为对照溶液，调节检测灵敏度后，分别进样供试品溶液和对照溶液，除另有规定外，供试品溶液的分析时间应为主成分色谱峰保留时间的 2 倍，供试品溶液中各杂质的峰面积与对照溶液主成分的峰面积比较，计算杂质含量。

该方法多在单一杂质含量较少、无法得到杂质对照品因而无法获得校正因子、杂质结构与相应主药结构相似的情况下适用。前提是假定杂质与主成分的响应因子基本相同。一般情况下，如杂质与主成分的分子结构相似，其响应因子差别不会太大。否则，有可能导致定量有一定的误差。

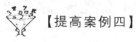【提高案例四】

氧氟沙星中有关物质的检查

取本品适量，用 0.1mol/L 盐酸溶液溶解并定量稀释制成每 1ml 中约含 1.2mg 的溶液，作为供试品溶液，精密量取适量，加 0.1mol/L 盐酸溶液定量稀释制成每 1ml 中含 2.4μg 的溶液,作为对照溶液。另精密称取杂质 A 对照品约 18mg,置 100ml 量瓶中,加 6mol/L 氨溶液 1ml 与水适量使溶解,用水稀释至刻度,摇匀,精密量取 2ml,置 100ml 量瓶中,加水稀释至刻度,摇匀,作为杂质 A 对照品溶液。照高效液相色谱法(附录Ⅴ D)测定,用十八烷基硅烷键合硅胶为填充剂;以醋酸铵高氯酸钠溶液(取醋酸铵 4.0g 和高氯酸钠 7.0g,加水 1300ml 使溶解,用磷酸调节 pH 值至 2.2)-乙腈(85∶15)为流动相 A,乙腈为流动相 B,线性梯度洗脱,柱温为 40℃,流速为每分钟 1ml。称取氧氟沙星对照品、环丙沙星对照品和杂质 E 对照品各适量,用 0.1mol/L 盐酸溶液溶解并稀释制成每 1ml 中约含氧氟沙星 1.2mg、环丙沙星和杂质 E 各 6μg 的混合溶液,取 10μl 注入液相色谱仪,以 294nm 为检测波长,记录色谱图,氧氟沙星峰的保留时间约为 15min。氧氟沙星峰与杂质 E 峰和环丙沙星峰的分离度应分别不小于 2.0 与 2.5。量取对照溶液 10μl 注入液相色谱仪,以 294nm 为检测波长,调节检测灵敏度,使主成分色谱峰的峰高为满量程的 20%～25%。精密量取供试品溶液、对照溶液和杂质 A 对照品溶液各 10μl,分别注入液相色谱仪,以 294nm 和 238nm 为检测波长,记录色谱图。供试品溶液色谱图中如有杂质峰,含杂质 A(238nm 检测)的量按外标法以峰面积计算,不得过 0.3%。其他单个杂质(294nm 检测)峰面积不得大于对照溶液主峰面积(0.2%),其他各杂质峰面积的和(294nm 检测)不得大于对照溶液主峰面积的 2.5 倍(0.5%)。(供试品溶液中任何小于对照溶液主峰面积 0.1 倍的峰可忽略不计)。

(5)面积归一化法　适用于粗略测量供试品中杂质的含量。取供试品溶液适量,进样,经高效液相色谱分离、测定后,计算各杂质峰面积总和占总峰面积(含药物的峰面积,而不含溶剂峰面积)的百分率,不得超过限量。

该法简便快捷,但在杂质结构与主成分结构相差较大时可能会有较大的测量误差,因此在《中国药典》(2010 年版)附录中特别强调:"本法通常只能用于粗略考察供试品中的杂质含量。除另有规定外,一般不适用于微量杂质的检查",这就为本法的使用作出了明确的限制。

3.气相色谱法

气相色谱法(简称 GC 法),用来测定药物中挥发性特殊杂质,特别是药物中的残留溶剂的检查,各国药典均规定采用气相色谱法。方法与高效液相色谱法相同的有内标法加校正因子测定法、外标法和面积归一化法,不同的有标准溶液加入法,该法是将一定量的杂质对照品溶液精密加入到供试品溶液中,根据外标法或内标法测定杂质的含量,再扣除加入的对照品溶液含量,即得供试品溶液中杂质的含量。如《中国药典》(2010 年版)附录中收载有"残留溶剂测定法"专项检查方法,采用气相色谱法。

(于　森)

项目四 药物制剂检查技术

学习任务一 崩解时限检查法

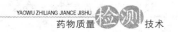

学习目标

知识目标

● 掌握崩解时限的含义及崩解时限检查法适用的范围；

● 熟悉崩解时限检查法的判断标准。

技能目标

● 掌握崩解时限检查的操作方法和结果判断。

【背景知识】

药物制剂质量项目检查的重要性

制剂是指将原料药物加辅料，应用制药工艺制成适于人体使用的各种剂型。药物制剂直接用于临床，关系到患者的安危，其质量至关重要。药物制剂的处方用量、生产工艺、贮存条件等都会对药物疗效的发挥产生重要影响。因此在制剂质量的控制过程中，除了对于原料药物的结构特征、杂质、含量等方面进行质量控制外，还要对剂型生产工艺有关项目进行质量控制，如片剂的崩解时限、重量差异、溶出度、注射剂的澄明度、无菌和热原检查等。

与生产工艺有关的制剂质量项目的检查技术，是药品生产企业质量控制人员必备的专业技术和技能。

片剂经口服后在胃肠道中首先要经过崩解、溶解，药物才能被释放出来，被机体吸收而起治疗作用。胶囊剂的崩解是药物溶出及被人体吸收的前提，囊壳常因所用囊材的质量、久贮或与药物接触等原因，影响溶胀或崩解。丸剂在水中不是崩解而是逐渐溶散，且基质种类与丸剂的溶解性能有密切关系。为控制固体制剂的产品质量，保证药物疗效，各国药典都把"崩解时限"作为口服固体制剂的常规检查项目之一。

【学案例】

如何在体外模拟体内胃肠道环境，检查药片的崩解溶出情况？

【知识贮备】

一、基本概念

崩解是固体制剂在一定条件下破碎成碎粒、溶化或软化的过程（现象）。崩解时限是指口服固体制剂在规定的检查方法和条件下，在规定的液体介质中，崩解溶散到小于 2.0mm 碎粒（或溶化、软化）所需时间的限度。本技术适用于片剂（包括口服普通片、薄膜衣片、糖衣片、肠溶衣片、结肠定位肠溶衣片、含片、舌下片、可溶片及泡腾片）、胶囊剂（包括硬胶囊剂、软胶囊剂及肠溶胶囊剂），以及丸剂的溶散时限检查。

二、仪器与介质

崩解时限检查采用升降式崩解仪，其主要结构为一个能升降的金属支架、下端镶有筛网的吊篮并附有挡板、盛放溶散介质的 1000ml 玻璃容器以及精度达 1℃的温控装置和闹钟。

测定时，使固体制剂在液体介质中，随着崩解仪器吊篮的上下移动，崩解成碎粒，或溶化、软化，以供试品通过筛网或软化的时间作评价指标。支架上下移动的距离为（55±2）mm，往返频率为 30～32 次/min。滴丸剂专用吊篮不锈钢筛网的筛孔内径为 0.425mm。

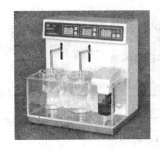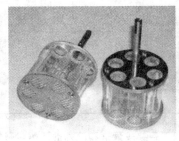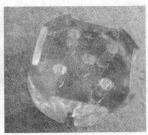

图 2-4-1　崩解仪、吊篮及挡板

三、操作方法

将吊篮通过上端的不锈钢轴悬挂于金属支架上，浸入 1000ml 烧杯中，并调节吊篮位置使其下降时筛网距烧杯底部 25mm，烧杯内盛有温度为（37±1）℃的水（或规定溶液），调节液面高度使吊篮上升时筛网在液面下 15mm 处。

除另有规定外，取供试品 6 片（粒），分别置上述吊篮的玻璃管中，每管各加 1 片，浸入烧杯中，立即启动崩解仪进行检查。各片均应在规定的时限内完全崩解（溶散）。如有 1 片不能完全崩解，应另取 6 片复试，均应符合规定。

肠溶衣片（胶囊）先后在盐酸溶液（9→1000）及磷酸盐缓冲液（pH 6.8）或人工肠液介质中进行崩解时限检查，检查是否有裂缝、崩解或软化。

泡腾片需做泡腾状况检查：取 1 片，置 250ml 烧杯中，烧杯内盛 200ml 水，水温为 15～25℃，有许多气泡放出，当片剂或碎片周围气体停止逸出时，片剂应溶解或分散在水中，无聚集的颗粒残留。

四、结果判断

各类片剂、胶囊剂、丸剂按上述操作方法进行检查，具体条件及崩解时限规定见表 2-4-1、表 2-4-2。如各品种项下有特别规定的，按其规定执行。

每片（粒）均能在规定时限内完全崩解（溶散），判为符合规定。如有 1 片不能完全崩解（不能全部溶散），另取 6 片复试，各片在规定时限内均能全部崩解，仍判为合格。

初试结果中如有 2 片或 2 片以上不能完全崩解；或复试结果中有 1 片或 1 片以上不能完全崩解，即判为不符合规定。

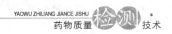

表 2-4-1　各类片剂崩解时限检查规定

剂　型	崩解介质	溶出温度(℃)	崩解时限(min)
口服普通片	水	37±1	15
薄膜衣片	盐酸溶液(9→1000)	37±1	30
糖衣片	水	37±1	60
肠溶衣片	①盐酸溶液(9→1000) ②磷酸盐缓冲液(pH 6.8)	37±1	①120(不裂缝、崩解或软化) ②60(崩解)
含片	水	37±1	10(不崩解、溶化)
舌下片	水	37±1	5
可溶片	水	15—25	3
结肠定位肠溶片	①盐酸溶液(9→1000)及磷酸盐缓冲液(pH<6.8) ②磷酸盐缓冲液(pH 7.5—8.0)	37±1	①不崩解、不释放 ②60(崩解)
泡腾片	水	15～25	5

表 2-4-2　各类胶囊剂和滴丸剂崩解时限检查规定

剂　型	崩解介质	溶出温度(℃)	崩解时限(min)
硬胶囊剂	水	37±1	30
软胶囊剂	人工胃液	37±1	60
肠溶胶囊剂	①盐酸溶液(9→1000) ②人工肠液	37±1	①120(不裂缝、崩解) ②60(崩解)
结肠肠溶胶囊剂	①盐酸溶液(9→1000) ②磷酸盐缓冲液(pH 6.8) ③磷酸盐缓冲液(pH 7.8)	37±1	①120(不裂缝、崩解) ②180(不裂缝、崩解) ③60(崩解)
普通滴丸	水	37±1	30
包衣滴丸	水	37±1	60
明胶基质滴丸	人工胃液	37±1	30

注：①、②是检查时的先后顺序，两次中间将吊篮取出用水洗涤；
若供试品漂浮，则加挡板。

五、注意事项

(1)凡规定检查溶出度、释放度、融变时限或分散均匀性的制剂，不再进行崩解时限检查。

(2)除不溶性包衣材料或破碎的胶囊壳外，待查的固体制剂应全部通过筛网。如有少量不能通过筛网，但已软化或轻质上漂且无硬心者，可判为合格。

(3)含有浸膏、树脂、油脂或大量糊化淀粉的片剂，如有部分颗粒状物通过筛网，但已软化或大量糊化淀粉的片剂，可作符合规定论。

(4)在检查过程中，烧杯内的水温(或介质温度)应保持在(37±1)℃。

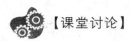 【课堂讨论】

肠溶衣片及咀嚼片,是否需要进行崩解时限的检查?应采用什么溶出介质?

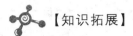 【知识拓展】

相关试剂及缓冲液的配制方法介绍

人工胃液:取稀盐酸 16.4ml,加水约 800ml 与胃蛋白酶 10g,摇匀后,加水稀释至 1000ml,即得。供软胶囊剂或明胶为基质的滴丸剂检查用。

人工肠液:即磷酸盐缓冲液(含胰酶)(pH 6.8),取磷酸二氢钾 6.8g,加水 500ml 使溶解,用 0.1mol/L 氢氧化钠溶液调节 pH 值至 6.8;另取胰酶 10g,加水适量使溶解;将两液混合后,加水稀释成 1000ml,即得。供肠溶胶囊剂检查用。

磷酸盐缓冲液(pH 6.8):取 0.2mol/L 磷酸二氢钾溶液 250ml,加 0.2mol/L 氢氧化钠溶液 118ml,用水稀释至 1000ml,摇匀,即得。

磷酸盐缓冲液(pH 7.8):甲液:取磷酸氢二钠 35.9g,加水溶解,并稀释至 500ml。乙液:取磷酸二氢钠 2.76g,加水溶解,并稀释至 100ml。取上述甲液 91.5ml 与乙液 8.5ml 混合,摇匀,即得。

磷酸盐缓冲液(pH 7.8~8.0):取磷酸氢二钾 5.59g 与磷酸二氢钾 0.41g,加水使溶解成 1000ml,即得。

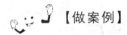 【做案例】

完成对乙酰氨基酚片的崩解时限检查(表 2-4-3):

表 2-4-3

仪器型号:		介质名称:	温度: ℃
序 号		崩解时间	判断(合格者打√)
初试	1		
	2		
	3		
	4		
	5		
	6		
结论:			

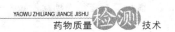

续表

仪器型号：		介质名称：	温度： ℃
	序 号	崩解时间	判断（合格者打√）
复试	1		
	2		
	3		
	4		
	5		
	6		

结论：

检验者： 　核对者： 　室温： ℃　湿度： ％ 　年 月 日

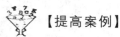
【提高案例】

片剂超过了药典规定的崩解时限,即称崩解超限或崩解迟缓。试分析片剂崩解超限的原因有哪些?

学习任务二　重量差异和装量差异检查法

📖学习目标

> **知识目标**
> ● 掌握重量差异和装量差异的含义;
> ● 熟悉重量差异检查法和装量差异检查法的判断标准。
> **技能目标**
> ● 掌握重量差异和装量差异检查的操作方法和结果判断。

【背景知识】

片剂重量差异超限的主要原因

在片剂生产过程中,许多因素会影响片剂重量。片剂重量差异大则影响片剂内主药含量。因此必须将各种片剂的重量差异控制在最小限度以内。

当片剂的重量差异超出药典规定时,称为重量差异超限。产生超限的主要原因包括:①物料的流动性差;②物料中细粉太多或粒度大小相差悬殊;③料斗内的物料时多时少;④刮粉器与模孔吻合性差等。

【学案例】

片剂处方中除了主药,还包括许多赋形剂,如填充剂、黏合剂、崩解剂、润滑剂等。一批片剂的原辅料经过粉碎、过筛、混合、制粒、干燥、压片等工序后,制成一批片剂,如何保证每个药片中药物含量的均匀程度?

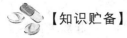【知识贮备】

一、重量差异检查法

1. 基本概念

重量差异检查是指按规定称量方法测定每片的重量与平均片重之间的差异程度。

在片剂生产中,由于颗粒的均匀度和流动性,以及工艺、设备和管理等原因,会引起片剂重量的差异。本检查通过控制各片重量的一致性,可控制片剂中药物含量的均匀程度,从而保证用药剂量的准确。

2. 仪器与试剂

电子天平　感量 0.1mg(适用于平均片重 0.3g 以下的片剂)

　　　　　或感量 1mg(适用于平均片重 0.3g 或 0.3g 以上的片剂)

扁形称量瓶、平头手术镊。

3. 操作方法

取供试品 20 片,精密称定总重量,求得平均片重后,再分别精密称定每片的重量,每片的重量与平均片重相比较(凡无含量测定的片剂,每片重量应与标示片重比较)。

4. 结果计算

$$平均片重＝20 片总重 \div 20 \tag{2-4-1}$$

$$每片允许片重差异＝平均片重＋平均片重 \times 重量差异限度(\%) \tag{2-4-2}$$

5. 结果判断

《中国药典》对重量差异的限度要求见表 2-4-4 所示。

每片的重量与平均片重相比较(凡无含量测定的片剂,每片重量应与标示片重比较),均未超出重量差异限度;或超出重量差异限度的药片不多于 2 片,且均未超出限度的 1 倍,均判为符合规定。

表 2-4-4　片剂的重量差异限度

平均片重或标示片重	重量差异限度
0.3g 以下	±7.5%
0.30g 或 0.30g 以上	±5%

每片的重量与平均片重相比较,超出重量差异限度的药片多于 2 片,或超出重量差异限度的药品虽不多于 2 片,但有 1 片超出限度 1 倍,均判为不符合规定。

6. 注意事项

(1)糖衣片应在包衣前检查片芯的重量差异,符合规定后方可包衣,包糖衣后不再检查重量差异。

(2)薄膜衣片应在包薄膜衣后检查重量差异,并符合规定。

(3)凡检查含量均匀度的片剂,可不再进行重量差异检查。

(4)称量前后,应仔细查对药片数目。已取出的药片,不得再放回供试品原包装容器内。

(5)称量过程中,应避免用手直接接触供试品,应带手套或使用平头镊拿取片剂。

(6)易吸潮的供试品需置于密闭的称量瓶中,尽快称量。

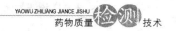

二、装量差异检查法

1. 基本概念

在生产过程中,空胶囊容积和粉末的流动性,以及工艺、设备等因素,可引起胶囊内容物装量的差异。本检查可用于胶囊剂的装量差异检查,目的在于控制各粒胶囊装量的一致性,保证用药剂量的准确。

2. 仪器与试剂

分析天平(感量 0.1mg)、扁形称量瓶、小毛刷、剪刀、手术镊。

3. 操作方法(以胶囊剂为例)

(1)硬胶囊剂 除另有规定外,取供试品 20 粒,分别精密称定重量后,依次放置于固定位置;分别取开囊帽,倾出内容物(不得损失囊壳),用小毛刷或其他适宜用具将囊壳(包括囊体和囊帽)内外拭净,并依次精密称定每个囊壳重量,即可求出每粒内容物的装量和平均装量。

(2)软胶囊剂 除另有规定外,取供试品 20 粒,分别精密称定重量后,依次放置于固定位置;分别用剪刀或刀片划破胶囊壳,倾出内容物(不得损失囊壳),用乙醚等挥发性溶剂洗净,置于通风处使溶剂自然挥尽,并依次精密称定每个囊壳重量,即可求出每粒内容物的装量和平均装量。

4. 结果计算

$$每粒胶囊内容物重量 = 每粒胶囊重量 - 该粒胶囊的囊壳重量 \qquad (2\text{-}4\text{-}3)$$
$$胶囊平均装量 = 20 粒胶囊内容物重量之和 \div 20 \qquad (2\text{-}4\text{-}4)$$
$$胶囊允许装量范围 = 胶囊平均装量 + 胶囊平均装量 \times 装量差异限度(\%) \qquad (2\text{-}4\text{-}5)$$

5. 结果判断

《中国药典》对胶囊剂装量差异的限度要求见表 2-4-5。

每粒的装量与平均装量相比较,均未超出装量差异限度,或超出装量差异限度的胶囊不多于 2 粒,且均未超出限度 1 倍,均判为符合规定。

表 2-4-5 装量差异限度

平均装量	装量差异限度
0.30g 以下	±10%
0.30g 或 0.30g 以上	±7.5%

每粒的装量与平均装量相比较,超出装量差异限度的胶囊多于 2 倍,或超出装量差异限度的胶囊虽不多于 2 粒,但有 1 粒超出限度 1 倍,均判为不符合规定。

6. 注意事项

(1)每粒胶囊的 2 次称量中,应注意编号顺序以及囊体和囊帽的对号,不得混淆。

(2)洗涤软胶囊壳应用与水不混溶又易挥发的有机溶剂,其中以乙醚最好。挥散溶剂时,应在通风处使之自然挥散,不得加热或长时间置干燥处,以免囊壳失水。

(3)其他注意事项同重量差异检查法项下。

【课堂讨论】

《中国药典》规定凡检查含量均匀度的片剂,一般不再进行重量差异检查,为什么?

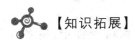**【知识拓展】**

空胶囊的规格与选用

空胶囊共有 8 种规格,由大到小分为 000、00、0、1、2、3、4、5 号,一般常用的为 0～5 号。随着号数的由小变大,其容积由大变小。常见空胶囊的号数与容积见表 2-4-6。

表 2-4-6

空胶囊号数	0	1	2	3	4	5
容积(ml)	0.75	0.55	0.40	0.30	0.25	0.15

由于填充量用容积来表示,而填充物的密度、晶态、颗粒大小不同,所占的容积也不相同,可凭经验试装来选择适当号码的空胶囊。但一般宜先测定待填充物料的堆密度,然后根据应装剂量计算该物料的容积,以决定选用胶囊的规格;也可以利用空胶囊号码与囊内容量的关系图(图 2-4-2)来选择所需空胶囊的号码,如果已知填充物料的堆密度(ρ)和质量 W(g),在堆密度和质量的刻度值之间作虚线连接,该虚线与斜线的交叉点所对应的胶囊号码即为应选胶囊的规格。

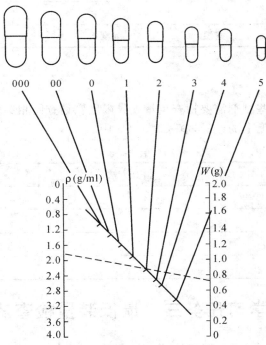

图 2-4-2 空胶囊号码与囊内容量的关系

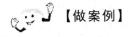**【做案例】**

维生素 C 片的重量差异检查

(1)取空称量瓶,精密称定重量(W_1)。再取供试品 20 片,置于此称量瓶中,精密称定(W_2)。

(2)两次称量之差即为 20 片供试品的总重量(W_3),除以 20($W_3/20$)得平均片重(m,保

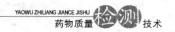
留三位有效数字)。

（3）从已称定总重量的 20 片供试品中依次用镊子取出 1 片,分别精密称定,得各片重量。

（4）记录每次称量数据,按表 2-4-7 规定的重量差异限度,求出允许片重范围($m+m\times$重量差异限度)。

（5）记录与计算（表 2-4-7）。

表 2-4-7

检品名称:		规格:		批号:	
称量瓶重＋20 片重:			称量瓶重:		
20 片重量:			平均片重:		
装量差异限度:			平均片重允许差异范围:		
每片重量:(保留三位有效数字)					
结果判定:					
检验者:	核对者:	室温: ℃	湿度: %	年	月 日

【提高案例】

除了片剂,还有哪些制剂需要检查重量差异限度? 请查阅相关资料,总结它们与片剂在检查方法、重量差异限度上的差异,填入表 2-4-8 中。

表 2-4-8

剂型名称	检查方法	重量差异限度

学习任务三 最低装量检查法

学习目标

知识目标

● 掌握最低装量的含义;

● 熟悉最低装量检查法的判断标准。

技能目标

● 掌握最低装量检查的操作方法和结果判断。

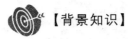 【背景知识】

表 2-4-9　《中国药典》2010 年版二部对各类制剂装量检查的要求

剂型名称	装量检查	最低装量检查	装量差异检查	检查数量
注射剂	标示量<2ml			5 支
	标示量 2～50ml			3 支
		标示量>50ml 及注射用浓溶液		3 支
酊剂		√		
胶囊剂			√	20 粒
软膏剂、乳膏剂、糊剂		√		
眼用制剂		眼用半固体或液体制剂		
植入剂			√	5 支
糖浆剂	单剂量灌装者			5 支
		多剂量灌装者		
粉雾剂			胶囊型、泡囊型粉雾剂	20 粒
喷雾剂			单剂量喷雾剂	20 个
		非定量喷雾剂		
颗粒剂			单剂量包装者	10 袋(瓶)
		多剂量包装者		
口服溶液剂、口服混悬剂、口服乳剂			单剂量包装者	10 个(袋、支)
		多剂量包装者		
散剂			单剂量包装者	10 包(瓶)
		多剂量包装者		
耳用制剂		半固体或液体制剂		
鼻用制剂		半固体或液体制剂		
洗剂、冲洗剂、灌肠剂		√		
搽剂、涂剂、涂膜剂		√		
凝胶剂		√		

【学案例】

现有 0.9％氯化钠注射液（500ml）、2％盐酸普鲁卡因注射液（2ml）待测品,如何对其装量进行检查?

【知识贮备】

1.基本概念

本检查法适用于固体、半固体和液体制剂。除制剂通则中规定检查重(装)量差异的制剂及放射性药品外,按下述方法检查,应符合规定。

2.仪器与试剂

电子分析天平、标化注射器、标化量筒。

3.操作方法

(1)重量法(适用于标示装量以重量计者)　除另有规定外,取供试品5个(50g以上者3个),除去外盖和标签,容器外壁用适宜的方法清洁并干燥,分别精密称定重量,除去内容物,容器用适宜的溶剂洗净并干燥,再分别精密称定空容器的重量,求出每个容器内容物的装量与平均装量,均应符合规定。如有1个容器装量不符合规定,则另取5个(50g以上者3个)复试,应全部符合规定。

(2)容量法(适用于标示装量以容量计者)　除另有规定外,取供试品5个(50ml以上者3个),开启时注意避免损失,将内容物转移至预经标化的干燥量入式量筒中,黏稠液体倾出后,除另有规定外,将容器倒置15min,尽量倾净。2ml及以下者用预经标化的干燥量入式注射器抽尽。读出每个容器内容物的装量,并求其平均装量,均应符合规定。如有1个容器装量不符合规定,则另取5个(50ml以上者取3个)复试,应全部符合规定。

4.结果判断

平均装量与每个容器装量(按标示装量计算的百分率)结果取三位有效数字进行结果判断,按表2-4-10进行判定,应符合规定。如有1个容器装量不符合规定,另取5个(或3个)复试,应全部符合规定。

表 2-4-10　最低装量检查表

标示装量	注射液及注射用浓溶液		口服及外用固体、半固体、液体、黏稠液体	
	平均装量	每个容器装量	平均装量	每个容器装量
20g(ml)以下	—	—	不少于标示装量	不少于标示装量的93%
20g(ml)至50g(ml)	—	—	不少于标示装量	不少于标示装量的95%
50g(ml)以上	不少于标示装量	不少于标示装量的97%	不少于标示装量	不少于标示装量的97%

5.注意事项

(1)检查前,应将各供试品编号,以免混淆;并及时记录每次称量数据。

(2)量具的大小应使待测体积至少占其额定体积的40%。

【课堂讨论】

本检查法用到的量具,应具备什么条件?

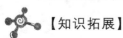

【知识拓展】

注射剂的制剂检查项目

除另有规定外,注射剂应进行以下相应检查:

【装量】注射液及注射用浓溶液进行该项检查,应符合规定。

【装量差异】除另有规定外,注射用无菌粉末进行该项检查,应符合规定。

凡规定检查含量均匀度的注射用无菌粉末,一般不再进行装量差异检查。

【渗透压摩尔浓度】除另有规定外,静脉输液剂及椎管注射用注射液按各品种项下的规定,照渗透压摩尔浓度测定法检查,应符合规定。

【可见异物】除另有规定外,照可见异物检查法检查,应符合规定。

【不溶性微粒】除另有规定外,溶液型静脉用注射液、注射用无菌粉末及注射用浓溶液照不溶性微粒检查法检查,应符合规定。

【无菌】照无菌检查法检查,应符合规定。

【细菌内毒素】或【热原】除另有规定外,静脉用注射剂按各品种项下的规定,照细菌内毒素检查法或热原检查法检查,应符合规定。

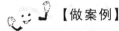 【做案例】

0.9%氯化钠注射液(250ml)的装量检查

(1)取供试品 3 瓶,开启时注意避免损失,将内容物转移至预经标化的干燥量入式量筒中,尽量倾尽。

(2)室温下,读出每个容器内容物的装量,计算其平均装量,记录于表 2-4-11 中。

(3)结果判定。

表 2-4-11

检品名称:				
检品规格:				
检查方法:				
检查结果:	第一份	第二份	第三份	平均装量
判断要求:				
检查结果:				
检验者:	室温:	湿度:		年　月　日

 【提高案例】

现有一批次的醋酸氢化可的松混悬注射液(规格 5ml),请查阅资料,写出其装量检查方法。

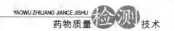

学习任务四　含量均匀度检查法

学习目标

知识目标
- 掌握含量均匀度的含义；
- 熟悉含量均匀度检查的判断标准。

技能目标
- 掌握含量均匀度检查的操作方法和结果判断。

【背景知识】

含量均匀度检查的重要性

对于主药含量较低（如规格在 10mg 以下），或主药含量略大（10～20mg），但因分散性不好，难以混合均匀时，或主药含量较大（例如 50mg），但不能用重量差异控制其质量的品种（如包衣片）或急救、毒剧以及安全范围小的固体制剂，仅靠控制重量差异难以保证给药剂量的准确。因此《中国药典》从 1985 年版起，收载了含量均匀度检查项目。

【学案例】

阅读《中国药典》对乙胺嘧啶片的要求，思考其检查项目

乙胺嘧啶片

Yi'anmiding Pian

Pyrimethamine Tables

本品含乙胺嘧啶（$C_{12}H_{13}ClN_4$）应为标示量的 90.0％～110.0％。

【性状】本品为白色片。

【鉴别】（1）取本品的细粉适量（约相当于乙胺嘧啶 5mg），加稀硫酸 2ml，加热使乙胺嘧啶溶解，放冷，滤过，滤液加碘化汞钾试液 2 滴，即生成乳白色沉淀。

（2）取含量测定项下的溶液，照紫外-可见分光光度法测定，在 272nm 波长处有最大吸收，在 261nm 波长处有最小吸收。

（3）取本品的细粉适量（约相当于乙胺嘧啶 0.1g），照乙胺嘧啶项下的鉴别（3）项试验，显相同的反应。

【检查】**含量均匀度**　取本品 1 片，置 100ml 量瓶中，加 0.1mol/L 盐酸溶液适量，超声处理使乙胺嘧啶溶解，放冷，用 0.1mol/L 盐酸溶液稀释至刻度，摇匀，滤过，精密量取续滤液 5ml 至 25ml 量瓶中，加 0.1mol/L 盐酸溶液稀释至刻度，摇匀，照含量测定项下的方法，自"照紫外-可见分光光度法"起，依法测定，应符合规定。

溶出度　取本品，照溶出度测定法，以 0.1mol/L 盐酸溶液 500ml 为溶出介质，转速为每分钟 75 转，依法操作，经 45min 时，取溶液适量滤过，取续滤液照含量测定项下的方法，自"照紫外-可见分光光度法"起，依法测定，计算每片的溶出量。限度为标示量的 75％，应符合规定。

其他　应符合片剂项下有关的各项规定。

【含量测定】　取本品 20 片,精密称定,研细,精密称取适量(约相当于乙胺嘧啶 25mg),置 100ml 量瓶中,加 0.1mol/L 盐酸溶液 70ml,微温并时时振摇使乙胺嘧啶溶解,放冷,用 0.1mol/L 盐酸溶液稀释至刻度,摇匀;滤过,精密量取续滤液 5ml 置另一 100ml 量瓶中,加 0.1mol/L 盐酸溶液稀释至刻度,摇匀,照紫外-可见分光光度法,在 272nm 波长处测定吸光度,按 $C_{12}H_{13}ClN_4$ 的吸收系数($E_{1cm}^{1\%}$)为 319 计算,即得。

【类别】同乙胺嘧啶。

【规格】6.25mg。

【贮藏】遮光,密封保存。

 【知识贮备】

1.基本概念

含量均匀度系指小剂量或单剂量的固体制剂、半固体制剂和非均相液体制剂的每片(个)含量符合标示量的程度。凡检查含量均匀度的制剂,一般不再检查重(装)量差异。

除另有规定外,①片剂、硬胶囊剂或注射用无菌粉末,每片(个)标示量不大于 25mg 或主药含量不大于每片(个)重量 25%;②内容物为非均一溶液的软胶囊、单剂量包装的口服混悬液、透皮贴剂、吸入剂和栓剂,均应检查含量均匀度。③复方制剂仅检查符合上述条件的组分。

2.仪器与试剂

按《中国药典》正文中该品种项下的规定。

3.操作方法

(1)除另有规定外,初试取供试品 10 片(个),复试取 20 片(个)。

(2)按照各药品项下规定方法,分别测定每片(个)以标示量为 100 的相对含量 X,求其均值 $\overline{X}$ 和标准差 S,以及标示量与均值之差的绝对值 A。

$$\text{标准差 } S = \sqrt{\frac{\sum (X - \overline{X})^2}{n-1}} \tag{2-4-6}$$

$$\text{绝对值 } A = |100 - \overline{X}| \tag{2-4-7}$$

当含量测定与含量均匀度检查所用方法不同时,而且含量均匀度未能从响应值(如吸光度)求出每片(个)含量的情况下,可取供试品 10 片(个),照该药品含量均匀度项下规定的方法,分别测定,得仪器测定法的响应值 Y(可为吸光度、峰面积等),求其均值 $\overline{Y}$,另由含量测定法测得以标示量为 100 的含量 X_A,由 X_A 除以响应值的均值 $\overline{Y}$,得比例系数 K,将上述诸响应值 Y 与 K 相乘,求得每片(个)标示量为 100 的相对百分含量 X(%),同上法求 $\overline{X}$ 和 S 以及 A,判定结果。

$$\text{比例系数 } K = X_A / \overline{Y} \tag{2-4-8}$$

$$\text{相对百分含量 } X = KY \tag{2-4-9}$$

4.结果判断

根据下述标准进行判断:

表 2-4-12

计算结果	$A+1.80S \leqslant 15.0$	$A+S > 15.0$	$A+1.80S > 15.0$,且 $A+S \leqslant 15.0$
判　断	符合规定	不符合规定	不可确定,另取 20 片复试

若 $A+1.80S > 15.0$,且 $A+S \leqslant 15.0$,则应另取 20 片(个)复试,根据初、复试结果,计算 30 片(个)的均值 $\overline{X}$、标准差 S 和标示量与均值之差的绝对值 A,然后根据下述标准进行判断:

表 2-4-13

计算结果	$A+1.45S \leqslant 15.0$	$A+1.45S > 15.0$
判　断	符合规定	不符合规定

含量均匀度的限度应符合各品种项下的规定。除另有规定外,单剂量包装的口服混悬液、内充混悬液的软胶囊剂、胶囊型或泡囊型粉雾剂、单剂量包装的眼用、耳用、鼻用混悬剂、固体或半固体制剂,其限度均应为 ±20%;透皮贴剂、栓剂的限度应为 25%。

如该药品项下规定含量均匀度的限度为 ±20% 或其他百分数时,应将上述各判断式中的 15.0 改为 20.0 或其他相应的数值,但各判断式中的系数不变。

5.注意事项

(1)凡检查含量均匀度的制剂,一般不再检查重(装)量差异。

(2)供试品的主药必须完全溶解,必要时可用乳钵研磨或超声波处理,促使溶解,并定量转移至容量瓶中。

(3)测定时溶液必须澄清,如过滤不清,可离心后,取澄清液测定。

(4)用紫外分光光度法测定含量均匀度时,所用溶剂需 1 次配够,当用量较大时,即使是同批号的溶剂,也应混合均匀后使用。

【课堂讨论】

在制剂含量测定过程中,有哪些因素可以干扰主药含量测定结果?(以片剂为例)

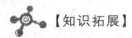【知识拓展】

辅料对含量测定方法的影响

片剂处方中常用的辅料如淀粉、糖、碳酸钙、硫酸钙及硬脂酸镁、滑石粉等,可能干扰主药的含量测定。当主药含量较大,辅料对测定无干扰时,可以采用直接测定方法,如阿司匹林片采用酸碱滴定法,安乃近片采用碘量法,乳酸钙片用配位滴定法测定。当辅料对测定有干扰时,应根据主药、辅料的理化性质,采取适当的方法排除辅料干扰。常用辅料或杂质对含量测定的干扰及其排除方法如下:

(1)糖类的干扰及其排除　辅料中如含有淀粉、糊精、蔗糖、乳糖,它们最终的水解产物均为葡萄糖。葡萄糖是醛糖,可被氧化成葡萄糖酸,所以用氧化还原法测定主药的含量时,会使测得含量偏高。糖类干扰的排除可考虑从提取分离方法和改变条件两个方面进行。

(2)硫酸钙与碳酸钙的干扰及排除　Ca^{2+} 通常会对配位滴定法测定含量时产生干扰,一般通过加入掩蔽剂或分离除去,或改用其他方法进行测定。

(3)硬脂酸镁的干扰及排除　硬脂酸镁为片剂润滑剂,其干扰主要有:①配位滴定法中,Mg^{2+}与常用滴定剂 EDTA 发生配位反应,干扰主药测定,使含量偏高。②非水碱量法:硬脂酸镁是弱碱,消耗高氯酸滴定液,当主药含量较小,而硬脂酸镁用量较大时,会使滴定结果偏高。

在 EDTA 滴定中,Mg^{2+}与 EDTA 发生配位结合的最低 pH 为 9.7,故可用缓冲溶液调节酸碱度,选择适当 pH 条件,借助指示剂使主药与 EDTA 形成配位化合物,从而消除Mg^{2+}的干扰。

对于非水滴定法,若主药为脂溶性,可用有机溶剂(如氯仿、丙酮或乙醇等)提取主药,硬脂酸镁不溶于有机溶剂而与主药分离;若主药为水溶性的盐类,可经酸化或碱化后再用有机溶剂提取。

此外,还可加入无水草酸、酒石酸的醋酐溶液,使之与硬脂酸镁的 Mg^{2+} 形成难溶性沉淀,再用高氯酸滴定液进行滴定,可消除硬脂酸镁的干扰,适用于叔胺类药物或含氮杂环类药物片剂。

(4)滑石粉的干扰及排除　滑石粉、硬脂酸镁、淀粉等用作片剂赋形剂时,因其在水溶液中不易溶解,而使溶液混浊,影响分光光度法、比浊法及旋光法等测定主药含量的结果,一般利用这些辅料不溶于水的特性将之过滤除去,再进行测定。

总之,在考虑附加剂对片剂含量测定的干扰与排除时,主要考虑以下几个因素:①附加剂的性质;②附加剂与主药的比例,药量大,辅料量小时,干扰影响较少,甚至可忽略不计;③测定方法的选择专属性强,干扰小,如选择色谱法、分光光度法等。

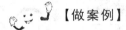【做案例】

现测定硫酸阿托品片的含量均匀度,取 10 片,分别测定每片以标示量为 100 的相对含量 X,分别为 99.5、98.8、99.2、100.1、97.8、98.5、99.6、99.4、98.9、99.3,请判断含量均匀度是否符合规定。

【提高案例】

为什么在《中国药典》中硫酸亚铁片的含量测定采用铈量法,而硫酸亚铁的原料应用高锰酸钾法?

学习任务五　溶出度测定法

📖学习目标

知识目标
- 掌握溶出度的含义及其使用范围;
- 熟悉溶出度测定的判断标准。

技能目标
- 掌握溶出度测定的操作方法和结果判断。

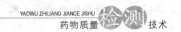
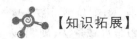【知识拓展】

口服药物制剂的体内过程

片剂等固体口服制剂服用后,在胃肠道要经过崩解、溶解、吸收等过程,才能产生药效(图2-4-3)。片剂崩解是药物溶出的前提,但由于受辅料、工艺条件的影响,崩解以后药物溶出的速度仍然会有差别。因此,对于主药在水中溶解度小于 0.1%～1%,或在体内吸收不良,或治疗量与中毒量相接近,或因制剂工艺造成临床疗效不稳定的品种要做溶出度检查。溶出度是评价口服固体制剂质量的一个指标,是一种模拟口服固体制剂在胃肠道中崩解和溶出的体外简易试验方法。

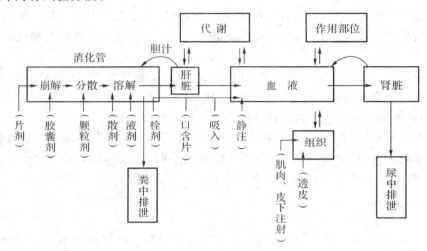

图 2-4-3 口服药物体内过程

【学案例】

片剂崩解时限合格,是否其溶出度必定合格?为什么?

【知识贮备】

一、基本概念

溶出度是指活性药物从片剂、胶囊剂或颗粒剂等固体制剂在规定条件下溶出的速度和程度。凡检查溶出度的制剂,不再进行崩解时限的检查。

固体制剂中的药物只有溶解之后,才能被机体吸收,而崩解只是药物溶出的最初阶段,还不能客观地反映药物在体内溶出的全过程。药物在体内吸收的速度通常由溶解的快慢而决定。因此,溶出度是评价固体制剂内在质量的重要指标之一,是观察生物利用度的一种体外试验法。

《中国药典》2010 年版收载 3 种测定方法:转篮法、浆法、小杯法。溶出度测定法的基本原理是将一定量的固体制剂分别置于溶出度仪的转篮(或烧杯)中,在(37±0.5)℃恒温下,在规定的转速、介质中依法检查,在规定的时间内测定其溶出的量。

二、仪器与介质

溶出度仪由同步电动机、恒温循环水浴箱、溶出系统(溶出杯、搅拌装置、溶出介质)、计时装置、加热器、取样装置等部件组成(图 2-4-4)。《中国药典》对不同测试方法中溶出度仪的重要部件的形状与尺寸做出了具体的规定(图 2-4-5)。溶出度仪的沉降篮结构如图 2-4-6所示。

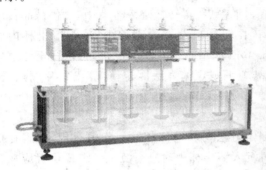
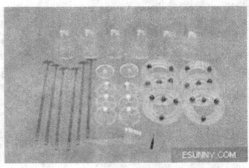

图 2-4-4 溶出度仪

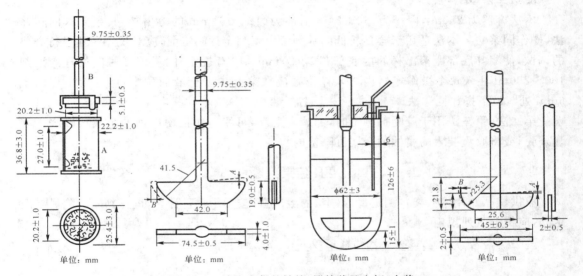

图 2-4-5 溶出度仪的转篮、搅拌桨及小杯、小桨

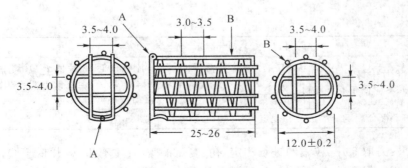

图 2-4-6 溶出度仪沉降篮结构

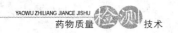

三、操作方法

1. 第一法（转篮法）

测定前，应对仪器装置进行必要的调试，使转篮底部距溶出杯的内底（25±2）mm。除另有规定外，量取经脱气处理的溶出介质 900ml，注入每个溶出杯中，加温使溶出介质温度保持在（37±0.5）℃，调整转速使其稳定。取供试品 6 片（粒、袋），分别投入 6 个干燥的转篮内，按照各品种项下的规定调节电动机转速，待其平稳后，将转篮降入容器中，自供试品接触溶出介质起立即开始计时；至规定的取样时间，在转篮顶端至液面的中点，距溶出杯内壁 10mm 处取样，吸取溶液适量，立即经不大于 0.8μm 的适当微孔滤膜滤过，自取样至滤过应在 30s 内完成。取澄清滤液或上清液，照各药品项下规定的方法测定，计算出每片（粒、袋）的溶出量。

2. 第二法（桨法）

用搅拌桨代替转篮，供试品放在容器中，测定方法与转篮法相同。除另有规定外，片剂或胶囊剂浮于液面，应先将其装入沉降篮内，再沉入溶出杯中时进行测试。取样位置应在桨叶顶端至液面的中点，距溶出杯内壁 10mm 处。

3. 第三法（小杯法）

本法容器为 250ml，内径为（62±3）mm，高为（126±6）mm 的溶出杯，其余要求同转篮法，操作同桨法。本法适用于含量较低的片剂溶出度测定。测定前，应对仪器装置进行必要的调试，使桨叶底部距溶出杯的内底部（15±2）mm。除有规定外，量取经脱气处理的溶剂 100~250ml 注入每个操作容器内。取样位置应在桨叶顶端至液面的中点，距溶出杯内壁 6mm 处。以下操作同桨法。

第二法、第三法用于胶囊剂测定时，如胶囊上浮，可用一小段耐腐蚀的金属线轻绕于胶囊外壳，或将胶囊装入耐腐蚀的金属沉降篮内）

四、结果判断

取供试品 6 片（粒、袋），测定每片（个）的溶出量，按标示含量计算，进行判断。除另有规定外，应符合下列规定：

$$溶出量(\%) = \frac{A \times 1\% \times 稀释倍数 \times V}{E_{1cm}^{1\%} \times L \times 标示量} \times 100\% \tag{2-4-10}$$

$$平均溶出量(\%) = \frac{每片溶出量之和}{6} \times 100\% \tag{2-4-11}$$

表 2-4-14

	限度(Q)：Q=标示含量 × 70%		
测定结果	6 片中每片均不应低于 Q	6 片中有 1~2 片低于 Q，但不低于 Q−10%，且其平均溶出量不低于 Q	6 片中有 1~2 片低于 Q，其中仅有 1 片低于 Q−10%，但不低于 Q−20%，且其平均溶出量不低于 Q
判定	符合规定	符合规定	另取 6 片复试

复试结果：另取 6 片（粒、袋）进行测定，初、复试的 12 片中有 1~3 片低于 Q，其中仅有 1 片低于 Q−10%，但不低于 Q−20%，且其平均溶出量不低于 Q。

五、注意事项

（1）为使同一种药物的溶出度测定得到良好的再现性,应对新安装的溶出度校正片进行校正,对已使用过的仪器也应定期进行校正。

每次使用前应检查转轴是否竖直,与圆底烧杯的轴线间偏离要<2mm,旋转应平稳、无颤动。稳速误差不得超过±4%。第一法的搅拌桨在旋转时摆动幅度不得超过±1.0mm。第二法及第三法的搅拌桨在旋转时摆动幅度不得超过±0.5mm。

（2）第一法在转篮降入溶剂时,立即开始计时;第二法、第三法在供试品接触液面时,立即开始计时。

（3）达到规定溶出时间时,应在仪器开动的情况下取样。自6杯中完成取样应在1min内。

（4）水浴中的水应保持清洁,定期更换;水浴液面应高于圆底烧杯内溶剂的液面。

（5）溶出介质应新鲜配制和经脱气处理,预热后加入烧杯中,并加有机玻璃盖,保持每个圆底烧杯内溶剂的温度为(37±0.5)℃,各杯之间温差最大不超过0.5℃。

（6）滤膜孔径不大于0.8μm,应浸泡在纯化水中,至少浸泡1d以上。

（7）实验结束后,应将篮轴、篮体或搅拌桨从电机上取下,用蒸馏水冲洗,晾干后妥善保存,避免转轴变形。

 【课堂讨论】

溶出介质为什么要脱气,一般采用哪些方法?

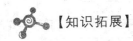 【知识拓展】

生物药剂学概述

随着医药科技的发展,人们对药品的质量与疗效的关系有了新的认识。过去人们认为药物的疗效与副作用纯粹是由其本身化学结构所决定的,而制成一定剂型,仅仅是使药物具有美观的外形,掩盖不良臭味或便于服用。这种观点忽视了剂型的体内效应,不能解释临床医疗实践中出现的许多问题。例如,澳大利亚曾发生过抗癫痫药苯妥英钠胶囊剂引起广泛中毒的事件,主要是由于原处方中的赋形剂硫酸钙改为乳糖,增加了苯妥英钠的吸收,使血药浓度超过了安全浓度所造成。又如用不同厂家生产的同一剂量的泼尼松片治疗时,一种有效而另一种无效,虽崩解时限均未超过6min,但最终发现溶出速度有所不同,有效片3~6min溶出50%药量,而无效片则需50~150min,从而导致了两种片剂的生物利用度不同。大量事实使人们改变了化学结构决定药效的片面看法,认识到药物在一定剂型中所产生的效应不仅与其本身化学结构有关,而且还受到剂型因素与生物因素的很大影响。

药物的"剂型因素"不仅指注射剂、片剂、软膏剂等剂型的概念,还包括与剂型有关的各种因素,如药物的理化性质(粒径、晶型、溶解度、溶解速度、化学稳定性等)、制剂处方(辅料、附加剂的性质及配方)、制备工艺,以及处方中药物配伍及相互作用等。

用药对象的"生物因素"主要包括生物种族、性别、年龄、遗传、以及生理与病理条件等差异。

"药效"则指药物及其制剂的临床疗效与副作用、毒性方面的总评价,而欲客观地评价药效,则应全面掌握药物在体内的吸收、分布、代谢与排泄的规律性。

生物药剂学就是研究药物及其剂型在体内的吸收、分布、代谢与排泄过程,阐明药物的剂型因素、用药对象的生物因素与药效三者之间关系的一门科学。其研究目的是正确评价药剂质量,设计合理的剂型、处方及生产工艺,为临床合理用药提供科学依据,使药物发挥最佳的治疗作用。

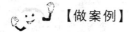 【做案例】

苯巴比妥片溶出度的测定

苯巴比妥在水中的溶解度较小,《中国药典》规定要测定其溶出度。

(1)取本品照溶出度测定法第二法(桨法)测定,以水 900ml 为溶出介质,转速为 50r/min,依法操作。

(2)经 45min 时,取溶液滤过,精密量取续滤液 3ml(100mg 规格)或 10ml(30mg 规格)或 20ml(15mg 规格),加硼酸氯化钾缓冲液(pH9.6)定量稀释成 50ml,摇匀。

(3)另取苯巴比妥对照品适量,精密称定,加上述缓冲液溶解并定量稀释成每 1ml 中约含 5μg 的溶液。

(4)取上述两种溶液,照紫外-可见分光光度法,在 240nm 波长处分别测定吸收度,计算出每片的溶出量。

(5)将测定结果填入表 2-4-15 中。限度为标示量的 75%,应符合规定。

表 2-4-15

检品名称:		规格:		批号:	
生产单位:		检验依据:			
溶出度仪型号:		溶出介质及体积:			
检测仪器型号:		检测波长:	转速:	温度:　　℃	
溶出方法:　□第一法　　　□第二法　　　□第三法					
供试液制备:					
对照液制备及测试值:					

项　目	初　试		复　试	
	测试值	溶出量/%	测试值	溶出量/%
第 1 片				
第 2 片				
第 3 片				
第 4 片				
第 5 片				
第 6 片				
平均值:				

规定限度:				
备注:				
结论:				
检验者:　　核对者:　　室温:　　℃　　湿度:　　%　　　年　　月　　日				

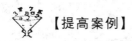

【提高案例】

地西泮片溶出度的检查方法

取本品 6 片,照溶出度测定法(第一法),以盐酸溶液(9→1000)800ml 为溶出介质,转速为每分钟 100 转,依法操作,经 20min 时,取溶液约 10ml,滤过,续滤液立即照紫外-可见分光光度法在 242nm 波长处测定吸光度,吸光度分别为 0.505、0.510、0.506、0.483、0.483 和 0.505,按 $C_{16}H_{13}ClN_2O$ 的吸收系数($E_{1cm}^{1\%}$)为 1018 计算每片的溶出量。限度为标示量的 75%,应符合规定。(规格 5mg)

学习任务六　释放度测定法

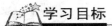

学习目标

知识目标
- 掌握释放度的含义;
- 熟悉释放度测定法的判断标准。

技能目标
- 掌握释放度测定的操作方法和结果判断。

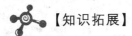

【知识拓展】

缓控释制剂的相关定义

缓释制剂是指在规定释放介质中,按要求缓慢地非恒速释放药物,其与相应的普通制剂比较,给药频率比普通制剂减少一半或给药频率比普通制剂有所减少,且能显著增加患者依从性的制剂。

控释制剂是指在规定释放介质中,按要求缓慢地恒速释放药物,其与相应的普通制剂比较,给药频率比普通制剂减少一半或给药频率比普通制剂有所减少,血药浓度比缓释制剂更加平稳,且能显著增加患者依从性的制剂。

迟释制剂是指在给药后不立即释放药物的制剂,包括肠溶制剂、结肠定位制剂和脉冲制剂等。

肠溶制剂是指在规定的酸性介质中不释放或几乎不释放药物,而在要求的时间内,于 pH6.8 磷酸盐缓冲液中大部分或全部释放药物的制剂。

结肠定位制剂系指在胃肠道上部基本不释放、在结肠内大部分或全部释放的制剂,即在规定的酸性介质与 pH6.8 磷酸盐缓冲液中不释放或几乎不释放,而在要求的时间内,于 pH7.5~8.0 磷酸盐缓冲液中大部分或全部释放的制剂。

脉冲制剂是不立即释放药物,而在某种条件下(如在体液中经过一定时间或一定 pH 值或某些酶作用下)一次或多次突然释放药物的制剂。

透皮贴剂是指可粘贴在皮肤上,药物可产生全身性或局部作用的一种薄皮状制剂,其释放度测定是指药物从该制剂在规定的溶剂中释放的速度和程度。

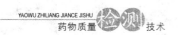
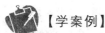

【学案例】

阅读《中国药典》对己酮可可碱缓释片的要求,思考其检查项目

己酮可可碱缓释片

Jitongkekejian Huanshipian

Pentosifylline Sustained-release Tables

本品含 $C_{13}H_{18}N_4O_3$ 应为标示量的 93.0%～107.0%。

【性状】本品为薄膜衣片,除去包衣后,显白色或类白色。

【鉴别】取本品的细粉适量(约相当于己酮可可碱 50mg),加三氯甲烷 10ml,振摇,离心,取三氯甲烷液置水浴上蒸干,残渣照己酮可可碱项下鉴别(1)、(2)项试验,显相同的反应。

【检查】释放度 取本品,照释放度测定法,采用溶出度测定法的装置,以盐酸溶液(9→1000)900ml 为释放介质,转速为每分钟 50 转,依法操作。经 2h、6h、12h 和 16h 时,分别取溶液 10ml,滤过,并即时补充相同温度、相同体积的释放介质,分别精密量取续滤液 3.0ml、1.0ml、1.0ml、1.0ml,置 25ml 量瓶中,加盐酸溶液(9→1000)稀释至刻度,摇匀,照紫外-可见分光光度法,在 274nm 波长处测定吸光度,按 $C_{13}H_{18}N_4O_3$ 的吸收系数 $E_{1cm}^{1\%}$ 为 351 分别计算每片在不同时间的释放量。本品每片在 2h、6h、12h 和 16h 的释放量应分别为标示量的 10%～30%、30%～55%、50%～85% 和 75% 以上,应符合规定。

其他 应符合片剂项下有关的各项规定。

【含量测定】取本品 10 片,除去包衣后,精密称定,研细,精密称取适量(约相当于己酮可可碱 0.4g),置 200ml 量瓶中,加水 100ml,置温水浴中保温,振摇,使己酮可可碱溶解,放冷,加水至刻度,摇匀,滤过,精密量取续滤液适量,用水定量稀释制成每 1ml 中约含 10μg 的溶液,摇匀,照紫外-可见分光光度法,在 274nm 处测定吸光度,按 $C_{13}H_{18}N_4O_3$ 的吸收系数 $E_{1cm}^{1\%}$ 为 365 计算,即得。

【类别】同己酮可可碱。

【规格】0.4g。

【贮藏】遮光,密封保存。

【知识贮备】

一、基本概念

释放度系指药物从缓释制剂、控释制剂、肠溶制剂及透皮贴剂等在规定释放介质中释放的速度和程度。凡检查释放度的制剂,不再进行崩解时限的检查。

本试验是在模拟体内消化道条件下(如温度、介质的 pH 值、搅拌速度等),对制剂进行药物释放速度试验,最后制定出合理的体外药物释放度,以监测产品的生产过程与对产品进行质量控制。

二、仪器与介质

除另有规定外,缓释、控释、迟释制剂的体外药物释放度试验可采用溶出度测定仪进行。

贴剂可采用释放度测定法(第三法)检查,搅拌桨、溶出杯按溶出度测定法,但另用网碟组成其桨碟装置(图2-4-7)。

以脱气的新鲜纯化水为常用释放介质,或根据药物的溶解特性、处方要求、吸收部位,使用稀盐酸(0.01~0.1mol/L)或pH 3~8的磷酸盐缓冲液,对难溶性药物不宜采用有机溶剂,可加少量表面活性剂(如十二烷基硫酸钠等)。

释放介质的体积应符合漏槽条件。

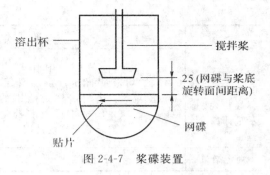

图2-4-7 桨碟装置

三、操作方法

1. 第一法(用于缓释制剂或控释制剂)

按照溶出度测定法项下进行测定,但至少采用3个时间取样。在规定取样时间点,吸取溶液适量,立即经0.8μm微孔滤膜滤过,自取样至滤过应在30s内完成,并及时补充所耗的溶剂。取滤液,照各药品项下规定的方法测定,计算每片的释放量。

2. 第二法(用于肠溶制剂)

方法一

● 酸中释放量:除另有规定外,量取0.1mol/L HCl溶液750ml,注入每个容器,加温使溶液温度保持在(37±0.5)℃,取6片(粒)分别投入转篮或容器中,按各药品项下规定的转速启动仪器,运转2h后,在规定取样点吸取溶液适量,立即滤过,自取样至滤过应在30s内完成,滤液按各药品项下规定的方法测定,计算每片(粒)酸中释放量。

● 缓冲液中释放量:上述酸液中加入0.2mol/L磷酸钠溶液250ml(必要时用2mol/L HCl溶液或2mol/L NaOH溶液调节pH至6.8),继续运转45min,或按各药品项下规定的时间,在规定取样点吸取溶液适量,立即滤过,自取样至滤过应在30s内完成,按各药品项下规定的方法测定,算出每片(粒)的缓冲液中释放量。

方法二

● 酸中释放量:除另有规定外,量取0.1mol/L HCl溶液900ml,注入每个容器,按照方法一酸中释放量测定方法进行测定。

● 缓冲液中释放量:弃去上述各容器中酸液,立即加入磷酸盐缓冲液(取0.1mol/L HCl溶液和0.2mol/L Na_3PO_4溶液,按3∶1混合均匀,必要时用2mol/L HCl溶液或2mol/L NaOH溶液调节pH至6.8)900ml,或将每片(粒)转移入另一个盛有磷酸盐缓冲液(pH 6.8)900ml的容器中,按照方法一缓冲液中释放量项下进行测定。

3. 第三法(用于透皮贴剂)

将释放介质加入溶出杯内,预温至(32±0.5)℃,将透皮贴剂固定于两层碟片之间,释放面向上,再将网碟置于烧杯下部,并使贴剂与桨底旋转面平行,两者相距(25±2)mm,开始搅拌并定时取样。取样位置在介质液面与桨叶上端之间正中,离杯壁不得少于10mm。取样后应补充等体积等温度的空白释放介质。

四、结果判断

1. 第一法

除另有规定外,应符合表2-4-16中规定。

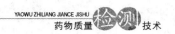

表 2-4-16

	初 试		复 试	
每片（粒）各时间测得的释放量（按标示量计算）	6片（粒）均未超过规定范围。	6片（粒）中有1～2片超出规定范围，但未超出规定范围的10%，且平均释药量未超出规定范围	6片（粒）中有1～2片超出规定范围，其中仅1片超出规定范围的10%，但未超出20%，且其平均释放量未超出规定范围	初复试的12片（粒）中有1～3片（粒）超出规定范围，其中仅1片超出规定范围的10%，但未超出20%，且其平均释放量未超出规定范围
判定结果	符合规定		另取6片复试	符合规定

以上结果判断中所示超出规定范围的 10%、20% 是指相对于标示量的百分率（%），其中超出规定范围 10% 是指：每个时间点测得的释放量不低于低限的 -10%，或不超过高限的 +10%；每个时间点测得的释放量应包括最终时间测得的释放量。

2. 第二法

除另有规定外，应符合表 2-4-17 中规定。

表 2-4-17

酸中释放量	6片（粒）中每片（粒）释放量均不大于标示量的10%		6片（粒）中，有1～2片（粒）大于10%，但其平均释放量不大于10%	
判定	符合规定		符合规定	
缓冲液中释放量（除另有规定外，Q应为标示量的70%）	6片（粒）中每片释放量按标示量计算均不低于规定限度Q	6片（粒）中有1～2片低于Q，但不低于Q－10%，且其平均释放量不低于Q	6片（粒）中有1～2片低于Q，其中仅1片低于Q－10%，但不低于Q－20%，且其平均释放量不低于Q	初复试的12片（粒）中有1～3片低于Q，其中仅1片低于Q－10%，但不低于Q－20%，且其平均释放量不低于Q
判定	符合规定		另取6片复试	符合规定

3. 第三法

判断标准同第一法。

五、注意事项

（1）凡检查释放度的制剂，不再进行崩解时限的检查。

（2）缓释、控释制剂测定温度是模拟体温（37±0.5）℃，透皮贴剂测定温度是模拟表皮温度（32±0.5）℃，所以测定中要严格控制温度。

（3）释放介质每杯实际量取的体积与规定体积的偏差应不超过±1%。

（4）释放度项下规定至少有 3 个取样时间点。第 1 取样时间点是在开始 0.5～2h 时间点（累积释放率 30%），用于考察药物是否有突释；第 2 取样时间点为中间时间点（累积释放率约 50%），用于确定释药特性；最后取样时间点（累积释放率 >75%），用于考察释药量是否基本完全。

【课堂讨论】

释放度检查取出的样品溶液为何要经过滤过才可测定含量？

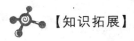

【知识拓展】

缓释、控释和迟释制剂指导原则

缓释、控释制剂与普通制剂比较，药物治疗作用持久、毒副作用低、用药次数少。由于设计要求，药物可缓慢地释放进入体内，血药浓度"峰谷"波动小，可避免超过治疗血药浓度范围的毒副作用，又能保持在有效浓度范围（治疗窗）之内以维持疗效。缓释、控释制剂也包括眼用、鼻腔、耳道、阴道、直肠、口腔或牙用、透皮或皮下、肌内注射及皮下植入，使药物缓慢释放吸收，避免门肝系统"首过效应"的制剂。迟释制剂系指在给药后不立即释放药物的制剂，如避免药物在胃内灭活或对胃的刺激，而延迟到肠内释放或在结肠定位释放的制剂，也包括在某种条件下突然释放的脉冲制剂。

缓释、控释、迟释制剂的释药原理主要有控制溶出、扩散、溶蚀或扩散与溶出相结合，也可利用渗透压或离子交换机制。释放过程可以用不同方程进行曲线拟合，如一级方程、Higuchi方程、零级方程等。缓释与控释的主要区别在于缓释制剂是按时间变化先多后少地非恒速释放，而控释制剂是按零级速率规律释放，即其释药是不受时间影响的恒速释放，可以得到更为平稳的血药浓度，"峰谷"波动更小，直至基本吸收完全。通常缓释、控释制剂中所含的药物量比相应一次剂量的普通制剂多，工艺也较复杂。为了既能获得可靠的治疗效果又不致引起突然释放（突释）所带来毒副作用的危险性，必须在设计、试制、生产等环节避免或减少突释。缓释、控释、迟释制剂体外、体内的释放行为应符合临床要求，且不受或少受生理与食物因素的影响，所以应有一个能反映体内基本情况的体外释放度实验方法，以控制制剂质量，保证制剂的安全性与有效性。

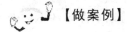

【做案例】

氨茶碱缓释片的释放度的检查

氨茶碱缓释片每片在 2h、4h 和 6h 的释放量应分别为标示量的 25％～45％、35％～55％和 50％以上，均因符合规定。若在 2h 时有 2 片超出规定范围，分别为 18％和 47％，且本时间点的平均释放量为 35％，请问本品是否符合规定？

学习任务七　可见异物检查法

📖学习目标

知识目标
- 掌握可见异物的含义；
- 熟悉可见异物检查法的判断标准。

技能目标
- 掌握可见异物检查的操作方法和结果判断。

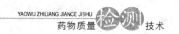 【背景知识】

了解注射液的常规检查项目

表 2-4-18　注射液常规检查项目

项目名称	药典要求
装量	注射液及注射用浓溶液装量,应符合注射剂项下装量的规定。标示装量为 50ml 以上的注射液用浓溶液照"最低装量检查法",应符合规定
装量差异	除另有规定外,注射用无菌粉末装量差异限度,应符合注射剂项下装量差异的规定。凡规定检查含量均匀度的注射用无菌粉末,可不进行装量差异检查
可见异物	除另有规定外,溶液型注射液、溶液型注射用无菌粉末及注射用浓溶液照"可见异物检查法"检查,应符合规定
不溶性微粒	本法系在可见异物检查符合规定后,用以检查注射剂中不溶性微粒的大小及数量。除另有规定外,溶液型静脉用注射液、溶液型静脉注射用无菌粉末及注射用浓溶液照"注射剂中不溶性微粒检查法"检查,均应符合规定
无菌	照"无菌检查法"检查,应符合规定
细菌内毒素或热原	除另有规定外,静脉注射剂按各品种项下的规定,照细菌内毒素检查法或热原检查法检查,应符合规定

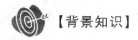 【知识贮备】

一、基本概念

可见异物是指存在于注射剂、眼用液体制剂中,在规定条件下目视可以观测到的不溶性物质,其粒径或长度通常大于 $50\mu m$。

注射液中若有可见异物,使用后可能引起脉管炎、过敏反应,较大的微粒甚至可以堵塞毛细血管。注射剂、眼用液体制剂应在符合《药品生产质量管理规范》(GMP)的条件下生产,产品在出厂前应采用适宜的方法逐一检查并同时剔除不合格产品。临用前,也在自然光下目视检查(避免阳光直射),如有可见异物,不得使用。

可见异物检查法有灯检法和光散射法。一般常用灯检法,也可采用光散射法。灯检法不适用的品种,如用有色透明容器包装或液体色泽较深(一般深于各标准比色液 7 号)的品种,应选用光散射法。

实验室检测时应避免引入可见异物。当制备注射用无菌粉末和无菌原料药供试品溶液时,或供试品溶液的容器(如不透明、不规则形状容器等)不适于检测,需转移至专用玻璃容器中时,均应在 100 级的洁净环境(如层流净化台)中进行。

二、仪器与介质

1. 灯检法

应在暗室中进行。检查装置如图 2-4-8 所示。A 为带有遮光板的日光灯光源:光照度可在 1000～4000lx 范围内调节。B 为不反光的黑色背景。C 为不反光的白色背景和底部(供检查有色异物用)。D 为反光的白色背景(指遮光板内侧)。

检查人员条件：远距离和近距离视力测验，均应为4.9或4.9以上（矫正后视力应为5.0或5.0以上）；应无色盲。

2.光散射法

当一束单色激光照射溶液时，溶液中存在的不溶性物质使入射光发生散射，散射的能量与不溶性物质的大小有关。本方法通过对溶液中不溶性物质引起的光散射能量的测量，并与规定的阈值比较，以检查可见异物。

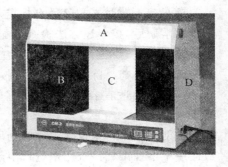

图 2-4-8　灯检装置

不溶性物质的光散射能量可通过被采集的图像进行分析。设不溶性物质的光散射能量为 E，经过光电信号转换，即可用摄像机采集到一个锥体高度为 H、直径为 D 的相应立体图像。散射能量 E 为 D 和 H 的一个单调函数，即 $E=f(D,H)$。同时，假设不溶性物质的光散射强度为 q，摄像曝光时间为 T，则又有 $E=g(q,T)$。由此可以得出图像中 D 与 q、T 之间的关系为 $D=w(q,T)$，也为一个单调函数关系。在测定图像中的 D 值后，即可根据函数曲线计算出不溶性物质的光散射能量。

（1）仪器装置和检测原理　仪器由旋瓶装置、激光光源、图像采集器、数据处理系统和终端显示系统组成，并配有自动上瓶和下瓶装置。

供试品通过上瓶装置被送至旋瓶装置，旋瓶装置应能使供试品沿竖直中轴线高速旋转一定时间后迅速停止，同时激光光源发出的均匀激光束照射在供试品上；当药液涡流基本消失，瓶内药液因惯性继续旋转，图像采集器在特定角度对旋转药液中悬浮的不溶性物质引起的散射光能力进行连续摄像，采集图像不少于 75 幅；数据处理系统对采集的序列图像进行处理，然后根据预先设定的阈值自动判定超过一定大小的不溶性物质的有无，或在终端显示器上显示图像供人工判定，同时记录检测结果，指令下瓶装置自动分检合格与不合格供试品。

（2）仪器校准　仪器应具备自动校准功能，在检测供试品前须采用标准粒子进行校准。

除另有规定外，分别用粒径为 $40\mu m$ 和 $60\mu m$ 的标准粒子对仪器进行标定。根据标定结果得到曲线方程并计算出与粒子 $50\mu m$ 相对应的检测像素值。

当把检测像素参数设定为与粒径 $50\mu m$ 相对应的数值时，对 $60\mu m$ 的标准粒子溶液测定 3 次，应均能检出。

三、操作方法

1.灯检法

溶液型、乳状液及混悬型制剂　除另有规定外，取供试品 20 支（瓶），除去容器标签，擦净容器外壁，轻轻旋转和翻转容器使药液中存在的可见异物悬浮（注意不使药液产生气泡），必要时将药液转移至洁净透明的专用玻璃容器内；置供试品于遮光板边缘处，在明视距离（指供试品至人眼的距离，通常为 25cm），分别在黑色和白色背景下，手持供试品颈部使药液轻轻翻转，用目检视，重复 3 次，总时限为 20 秒。供试品装量每支（瓶）在 10ml 及 10ml 以下的，每次检查可手持 2 支（瓶）。

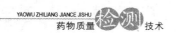

注射用无菌粉末 除另有规定外,取供试品5支(瓶),用适宜的溶剂及适当的方法使药粉全部溶解后,按上述方法检查。配带有专用溶剂的注射用无菌粉末,应先将专用溶剂按溶液型制剂检查合格后,再用以溶解注射用无菌粉末。

无菌原料药 除另有规定外,按抽样要求称取各品种制剂项下的最大规格量5份,分别置洁净透明的适宜容器内,用适宜的溶剂及适当的方法使药物全部溶解后,按上述方法检查。

注射用无菌粉末及无菌原料药所选用的适宜溶剂应无可见异物。如为水溶性药物,一般使用不溶性微粒检查用水进行溶解制备;如为其他溶剂,则应在各品种项下中作出规定。溶剂量应确保药物溶解完全并便于观察。

注射用无菌粉末及无菌原料药物溶解所用的适当方法应与其制剂使用说明书中注明的临床使用前处理的方式相同。如除振摇外还需其他辅助条件,则应在各品种项下中作出规定。

用无色透明容器包装的无色供试品溶液,检查时被观察样品所在处的光照度应为1000～1500lx;用透明塑料容器包装或用棕色透明容器包装的供试品溶液或有色供试品溶液,检查时被观察样品所在处的光照度应为2000～3000lx;混悬型供试品或乳状液,检查时被观察样品所在处的光照度应增加至4000lx。

2. 光散射法

溶液型注射液 除另有规定外,取供试品20支(瓶),除去不透明标签,擦净容器外壁,置仪器上瓶装置上,根据仪器的使用说明书选择适宜的测定参数,启动仪器,将供试品检测3次并记录检测结果。凡仪器判定有1次不合格者,须用灯检法作进一步确认。用深色透明容器包装或液体色泽等灯检法检查困难的品种不用灯检法确认。

注射用无菌粉末 除另有规定外,取供试品5支(瓶),用适宜的溶剂及适当的方法使药物全部溶剂后,按上述方法检查。

无菌原料药 除另有规定外,称取各品种制剂项下的最大规格量5份,分别置洁净透明的专用玻璃容器内,用适宜的溶剂及适当的方法使药物全部溶解后,按上述方法检查。

设置检测参数时,一般情况下取样视窗的左右边线和底线应与瓶体重合,上边线与液面的弯月面成切线;旋转时间的设置应能使液面漩涡到底,以能带动固体物质悬浮并消除气泡;静置时间的设置应尽可能短,但不能短于液面漩涡消失的时间,以避免气泡干扰并保证摄像启动时固体物质仍在转动;嵌瓶松紧度参数与瓶底直径(mm)基本相同,可根据安瓿质量调整,如瓶体不平正,转动时瓶体摇动幅度较大,气泡易产生,则应将嵌瓶松紧度调大以减小摇动,但同时应延长旋转时间,使漩涡仍能到底。

四、结果判断

各类注射剂、眼用液体制剂 在静置一定时间后轻轻旋转时均不得检出烟雾状微粒柱,且不得检出金属屑、玻璃屑、长度或最大粒径超过2mm的纤维和块状物等明显可见异物。微细可见异物(如点状物、2mm以下的短纤维和块状物等)如有检出,除另有规定外,应分别符合表2-4-19所示规定。

表 2-4-19　《中国药典》结果判断要求

品　种	初试要求	复试要求	复试结果
溶液型静脉用注射液、注射用浓溶液	20 支（瓶）不得检出明显可见异物	如检出微细可见异物的供试品仅有 1 支（瓶），另取 20 支（瓶）复试	复试不得检出
溶液型非静脉用注射液	20 支（瓶）不得检出明显可见异物	如检出微细可见异物，另取 20 支（瓶）复试	初、复试检出微细可见异物的供试品不得超过 2 支（瓶）
溶液型滴眼剂	20 支（瓶）不得检出明显可见异物	如检出微细可见异物，另取 20 支（瓶）复试	初、复试检出微细可见异物的供试品不得超过 3 支（瓶）
混悬型、乳状液型注射液及滴眼剂	20 支（瓶）不得检出金属屑、玻璃屑、色块、纤维等明显可见异物		
注射用无菌粉末	5 支（瓶）均不得检出明显可见异物。如检出微细可见异物，每支（瓶）应符合规定	如有 1 支（瓶）不符合规定，另取 10 支（瓶）复试	化学药，可见异物限度≤4 个；生化药、抗生素药和中药≥2g，可见异物≤10 个；生化药、抗生素药和中药＜2g，可见异物≤8 个
无菌原料药	5 份供试品均不得检出明显可见异物。如检出微细可见异物，每份应符合下表的规定	如有 1 份不符合规定，另取 10 份复试	化学药，可见异物限度≤2 个；生化药、抗生素药和中药，可见异物限度≤5 个

注：
1. 临用前配制的溶液型和混悬型滴眼剂，除另有规定外，应符合相应的可见异物规定。
2. 配带有专用溶剂的注射用无菌粉末，专用溶剂应符合相应的溶液型注射液的规定。
3. 既可静脉用也可非静脉用的注射剂应执行静脉用注射剂的标准。

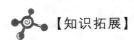【知识拓展】

不溶性微粒检查

　　本法是在可见异物检查符合规定后，用以检查溶液型静脉用注射剂中不溶性微粒的大小及数量。检查方法包括光阻法和显微计数法。除另有规定外，一般先采用光阻法；当光阻法测定结果不符合规定或供试品不适于用光阻法测定时，应采用显微计数法进行测定，应符合规定，并以显微计数法的测定结果作为判定依据。

　　光阻法检查方法如下：

　　（1）标示装量为 25ml 或 25ml 以上的静脉用注射液　取供试品，用水将容器外壁洗净，小心翻转 20 次，使溶液混合均匀，立即小心开启容器，先倒出部分供试品溶液冲洗开启口及取样杯，再将供试品溶液倒入取样杯中，超声处理（80～120W）30 秒脱气或静置适当时间脱气，置于取样器上。开启搅拌或手动缓缓转动，使溶液均匀（避免气泡产生），依法测定至少

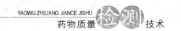

3 次,每次取样量应不少于 5ml,记录数据;另取至少两个供试品,同法测定。每个供试品的第一次数据不计,取后续测定结果的平均值。

(2)标示装量为 25ml 以下的静脉用注射液　取供试品,照上法操作至"脱气后",直接将供试品容器置于取样器上,不加搅拌,由仪器直接抽取适量溶液(以不吸入气泡为限),记录数据;另取至少两个供试品,同法测定。每个供试品的第一次数据不计,取后续测定结果的平均值。

(3)精密注射用无菌粉末或注射用浓溶液　取供试品,用水将容器外壁洗净,小心开启瓶盖,精密加入适量微粒检查用水(或适宜的溶剂),小心盖上瓶盖,缓缓振摇使内容物溶解(注射用浓溶液直接操作),超声处理(80~120W)30 秒脱气或静置适当时间脱气,小心开启容器,直接将供试品容器置于取样器上,不加搅拌,由仪器直接抽取适量溶液(以不吸入气泡为限),记录数据;另取至少两个供试品,同法测定。每个供试品的第一次数据不计,取后续测定结果的平均值。

检查结果应符合下述规定:

标示装量为 100ml 或 100ml 以上的静脉用注射液:除另有规定外,每 1ml 中含 $10\mu m$ 以上的微粒不得超过 25 粒,含 $25\mu m$ 以上的微粒不得超过 3 粒。

标示装量为 100ml 以下的静脉用注射液、静脉注射用无菌粉末及注射用浓溶液:除另有规定外,每个供试品容器中含 $10\mu m$ 以上的微粒不得超过 6000 粒,含 $25\mu m$ 以上的微粒不得超过 600 粒。

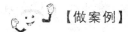【做案例】

维生素 B₁ 注射液可见异物的检查

取供试品,除去容器标签,擦净安瓿外观污痕,放室温静置一定时间,在避光室内或暗处,手持瓶颈部于灯检装置的伞棚边缘处,在明视距离(指供试品至人眼的距离,通常为 25cm),分别在黑色和白色背景下,轻轻旋转和翻转容器使药液中可能存在的可见异物悬浮(注意不使药液产生气泡),用目检视,检查时限为 20 秒。取供试品 20 支检查,检出可见异物的应不得超过 1 支。如检出可见异物的有 2 支,应另取 20 支同法复试,均不得检出。初试和复试均不得检出玻璃屑、纤维、色点、色块及其他外来异物。

按要求记录实验数据和结果。

【归纳】

表 2-4-20 归纳

药物制剂检查技术	崩解时限检查法	升降式崩解仪	检查原理	口服固体制剂在规定的检查方法和条件下,在规定的液体介质中,崩解溶散到小于 2.0mm 碎粒(或溶化、软化)所需时间的限度
			适用条件	适用于片剂(包括口服普通片、薄膜衣片、糖衣片、肠溶衣片、结肠定位肠溶衣片、含片、舌下片、可溶片及泡腾片)、胶囊剂(包括硬胶囊剂、软胶囊剂及肠溶胶囊剂),以及丸剂的溶散时限检查
			评价标准	6 片均在规定时限内完全崩解并通过筛网
	重量差异检查法	电子天平	检查原理	按规定称量方法测定每片的重量与平均片重之间的差异程度
			适用条件	片剂、栓剂等
			评价标准	20 片的每片重量未超过平均片重;或超出限度的药品不多于 2 片,且均未超出限度的 1 倍
	装量差异检查法	电子天平或标化量具	检查原理	按规定方法测定每个制剂的装量与平均装量之间的差异程度
			适用条件	固体、半固体和液体制剂
			评价标准	5 个供试品的平均装量(重量或容量)与每个容器装量应符合规定
	含量均匀度检查法	各药品项下规定的测定方法	检查原理	指小剂量或单剂量的固体制剂、半固体制剂和非均相液体制剂的每片(个)含量符合标示量的程度
			适用条件	①片剂、硬胶囊剂或注射用无菌粉末,每片(个)标示量不大于 25mg 或主药含量不大于每片(个)重量 25%;②内容物非均一溶液的软胶囊、单剂量包装的口服混悬液、透皮贴剂、吸入剂和栓剂,均应检查含量均匀度;③复方制剂仅检查符合上述条件的组分
			评价标准	10 个供试品中每个的相对含量的均值与标准差应符合规定
	溶出度测定法	溶出度仪	检查原理	指活性药物从片剂、胶囊剂或颗粒剂等固体制剂在规定条件下溶出的速度和程度。将某种固体制剂的一定量分别置于溶出度仪的转篮(或烧杯)中,在(37±0.5)℃恒温下,在规定的转速、介质中依法检查,在规定的时间内测定其溶出的量。转篮法、浆法、小杯法
			适用条件	主药在水中溶解度小于 0.1%~1%;或在体内吸收不良;或治疗量与中毒量相接近;或因制剂工艺造成临床疗效不稳定的片剂、胶囊剂、颗粒剂等固体制剂
			评价标准	6 片供试品的每片溶出量均不低于规定限度 Q,或有 1~2 片低于 Q,但不低于 Q−10%,且其平均溶出量不低于 Q
	释放度测定法	溶出度仪	检查原理	模拟体内消化道条件下(如温度、介质 pH 值、搅拌速度等),对缓释制剂、控释制剂、肠溶制剂及透皮贴剂中药物的释放速度进行检查
			适用条件	缓释制剂、控释制剂、肠溶制剂及透皮贴剂
			评价标准	6 片(粒)供试品中每片(粒)各时间测得的释放量均未超过规定范围;或有 1~2 片超出规定范围,但未超出规定范围的 10%,且平均释药量未超出规定范围
	可见异物检查法	①灯检法 ②光散射法	检查原理	①在规定条件下目视可以观测到的粒径或长度大于 50μm 的不溶性物质。②通过对溶液中不溶性物质引起的光散射能量的测量,并与规定的阈值比较
			适用条件	①一般常用于注射液、滴眼剂。②灯检法不适用的品种(如用有色透明容器包装或液体色泽较深的品种)
			评价标准	20 支(瓶)供试品中,均不得检出可见异物。如检出可见异物的供试品超过 1 支(瓶),应另取 20 支(瓶)同法检查,均不得检出

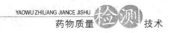【目标检测】

一、选择题

【A 型题】(最佳选择题,每题备选答案中只有一个最佳答案)

1. 在片剂溶出度测定法中,一般规定限度 Q 为标示含量的 （ ）
　　A. 95％　　　　B. 90％　　　　C. 80％　　　　D. 70％　　　　E. 65％

2. 某药含量均匀度的限度为 20％,若初试合格需满足以下哪个关系 （ ）
　　A. $A+1.80S \leqslant 20.0$　　　　B. $A+S>15.0$
　　C. $A+1.45\dot{S} \leqslant 15.0$　　　　D. $A+1.45S>15.0$
　　E. $A+1.45S>15.0$

3. 平均装样量在 0.3g 以下的胶囊剂,装量差异限度为 （ ）
　　A. ±10.0％　　B. ±7.5％　　C. ±5.0％　　　D. ±2.5％　　　E. ±15％

4. 凡检查含量均匀度的制剂,不再做哪一项检查 （ ）
　　A. 重量差异　　B. 溶出度　　C. 释放度　　　D. 崩解时限　　E. 融变时限

5. 单剂量固体制剂含量均匀度的检查是为了 （ ）
　　A. 控制小剂量的固体制剂、单剂中含药量的均匀程度
　　B. 严格重量差异的检查　　　　C. 严格含量测定的可信程度
　　D. 药物在体外的溶出程度　　　E. 药物在体外的释放速度

6. 片剂崩解时限的检查操作中,介质温度应控制为 （ ）
　　A. 室温　　B. (37±1)℃　　C. 37℃　　　D. (37±0.5)℃　　E. (32±1)℃

7. 《中国药典》含量均匀度检查法的一个判别式 $A+1.80S \leqslant 15.0$,A 是指 （ ）
　　A. 初试中以 mg 标示的标示量与测定均值之差
　　B. 复试中以 mg 表示的标示量与测定均值之差
　　C. 初试中以 100 表示的标示量与测定均值之差
　　D. 复试中以 100 标示的标示量与测定均值之差
　　E. 复试中以 g 标示的标示量与测定均值之差

8. 凡规定检查溶出度的片剂,不再做以下哪一项检查 （ ）
　　A. 释放度　　B. 崩解时限　　C. 重量差异　　D. 装量差异　　E. 最低装量

9. 除另有规定外,薄膜衣片应在以下哪一种介质中进行崩解时限检查 （ ）
　　A. 水　　　　　　　　B. 盐酸溶液(9→1000)　　　C. 人工肠液
　　D. 人工胃液　　　　　E. 磷酸盐缓冲液(pH 6.8)

10. 药物制剂的崩解时限检查可被下列哪项检查替代 （ ）
　　A. 不溶性微粒　　B. 溶出度　　C. 含量均匀度　　D. 含量测定　　E. 重量差异

11. 含量均匀度符合规定的制剂,测定结果是 （ ）
　　A. $A+1.45S>15.0$　　　　B. $A+1.80S \geqslant 15.0$　　　　C. $A+1.80S \leqslant 15.0$
　　D. $A+S<15.0$　　　　　E. $A+S \geqslant 15.0$

12. 片重在 0.3g 或 0.3g 以上的片剂的重量差异限度为 （ ）
　　A. ±0.5％　　B. 0.7％　　C. 5.0％　　　D. 7.0％　　　E. 7.5％

13.肠溶衣片崩解时限按规定的方法进行检查,符合规定的崩解时间是 （ ）

    A.5min　　　B.15min　　　C.30min　　　D.60min　　　E.120min

14.缓释制剂进行释放度检查时,测定温度应控制在 （ ）

    A.37℃　　　　　　　B.38℃　　　　　　　C.(37±1)℃

    D.(32±1)℃　　　　　E.(37±0.5)℃

15.释放度检查规定至少要有（ ）个取样点。

    A.1个　　　B.2个　　　C.3个　　　D.4个　　　E.5个

16.下列用于检查崩解时限的方法是 （ ）

    A.转篮法　　　B.桨法　　　C.小杯小桨法　　　D.升降式崩解仪　　　E.电子天平

17.下列制剂药典规定进行含量均匀度检查,应符合的限度是±25%的制剂是 （ ）

    A.单剂量包装的口服混悬液　　　B.单剂量包装的内充混悬液的软胶囊剂

    C.单剂量包装的眼用混悬剂　　　D.单剂量包装的鼻用固体制剂

    E.单剂量包装的栓剂

18.下列关于溶出度检查的叙述错误的是 （ ）

    A.测定前应对仪器进行调试　　　　　　B.溶出介质应经脱气处理

    C.溶出介质应保温在(37±0.5)℃　　　D.每个转篮内放2片供试品药品

    E.取样液应立即经微孔滤膜滤过

19.溶出度测定中取样至滤过应在多少时间内完成 （ ）

    A.1min　　　B.30s　　　C.5min　　　D.3min　　　E.30min

20.进行最低装量检查时选用预经标化的量筒,其规格应满足使待测体积至少占其额定体积的 （ ）

    A.20%　　　B.40%　　　C.50%　　　D.60%　　　E.80%

【B型题】(配伍选择题,备选答案在前,试题在后。每题只有一个正确答案,每个备选答案可重复选用,也可不选用)

(1~5题备选答案)

    A.含量均匀度　B.溶出度　　C.融变时限　　D.崩解时限　　E.重量差异

1.指口服固体制剂在规定的检查方法和条件下,在规定的液体介质中,崩解溶散到小于2.0mm碎粒(或溶化、软化)所需时间的限度 （ ）

2.按规定称量方法测定每片的重量与平均片重之间的差异程度 （ ）

3.小剂量或单剂量的固体制剂、半固体制剂和非均相液体制剂的每片(个)含量符合标示量的程度 （ ）

4.活性药物从片剂、胶囊剂或颗粒剂等固体制剂在规定条件下溶出的速率和程度 （ ）

5.凡检查含量均匀度的制剂无需再检查 （ ）

(6~10题备选答案)

    A.5min　　　B.15min　　　C.30min　　　D.60min　　　E.120min

6.普通片崩解时限按规定的方法检查,符合规定的崩解时间 （ ）

7.薄膜衣片崩解时限按规定的方法检查,符合规定的崩解时间 （ ）

8.泡腾片崩解时限按规定的方法检查,符合规定的崩解时间 （ ）

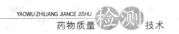
9.糖衣片崩解时限按规定的方法检查,符合规定的崩解时间 （ ）

10.舌下片崩解时限按规定的方法检查,符合规定的崩解时间 （ ）

【X型题】(多项选择题,每题的备选答案中有2个或2个以上正确答案)

1.片剂中常对含量测定产生干扰的辅料是 （ ）

 A.淀粉   B.硬脂酸镁   C.滑石粉   D.亚硫酸钠   E.碳酸钙

2.规定下列需要检查崩解时限的制剂为 （ ）

 A.普通片   B.糖衣片   C.薄膜衣片   D.肠溶衣片   E.咀嚼片

3.《中国药典》2010年版采用的溶出度测定法按测定装置有 （ ）

 A.崩解仪法   B.搅拌桨法   C.转篮法   D.循环法   E.小杯小桨法

4.下列哪些是需要测定释放度的剂型 （ ）

 A.缓释制剂   B.控释制剂   C.肠溶制剂   D.透皮贴剂   E.口服制剂

5.下列应当进行溶出度检查的制剂是 （ ）

 A.主药在水中溶解度很小   B.主药在体内吸收不良

 C.药物的治疗量与中毒量相接近   D.缓释、控释制剂

 E.因制剂工艺造成临床疗效不稳定的片剂、胶囊剂、颗粒剂等固体制剂。

6.除另有规定外,下列制剂含量均匀度的限度应为±20％的是 （ ）

 A.单剂量包装的透皮贴剂   B.单剂量包装的栓剂

 C.单剂量包装的口服混悬液   D.内充混悬液的软胶囊剂

 E.单剂量包装的耳用固体制剂

7.下列需要进行含量均匀度检查的是 （ ）

 A.片剂、硬胶囊剂或注射用无菌粉末,每片(个)标示量不大于25mg

 B.片剂、硬胶囊剂或注射用无菌粉末,主药含量不大于每片(个)重量的25％

 C.内容物非均一溶液的软胶囊、单剂量包装的口服混悬液、透皮贴剂、吸入剂和栓剂

 D.复方制剂仅检查符合上述条件的组分

 E.缓控释制剂

8.下列关于溶出度检查的叙述正确的是 （ ）

 A.测定前应对仪器进行调试

 B.溶出介质应经脱气处理

 C.溶出介质应保温在(37±1)℃

 D.取样液应立即经微孔滤膜滤过

 E.自供试品接触溶出介质起立即开始计时

9.下列剂型需要进行最低装量检查的是 （ ）

 A.标示量<2ml的注射剂   B.标示量2～50ml的注射剂

 C.标示量>50ml的注射剂   D.注射用浓溶液

 E.胶囊剂

二、简答题

1.片剂分析中,常见的附加剂的干扰有哪些？ 如何排除？

2.片剂分析进行的常规检查项目包括哪些？ 其基本要求如何？

3.测定溶出度时必须严格控制哪些实验条件？

4.溶出度测定时取出的样品液为何要脱气？转篮底部、顶部为何不得附着有气泡？

5.溶出度测定时取样点不同,对测定有何影响？

6.一般来说,制剂在什么情况下需要测定溶出度,而不是崩解时限？

7.各种不同剂型(如软胶囊、硬胶囊、肠溶衣片、含片、糖衣片、薄膜衣片、舌下片、可溶片)在崩解时限检查上有何异同点？

8.同一个药物的原料药分析和其制剂分析的内容是否完全相同？为什么？举例说明。

9.简述药物制剂分析的特点。

10.注射剂的常规检查项目包括哪些？其基本要求如何？

(黄越燕　张佳佳)

项目五　药物含量测定技术——容量分析法

★学习目标

知识目标

● 掌握滴定度的含义;

● 掌握采用容量分析法对原料药及制剂进行含量测定的计算方法;

● 了解滴定度的计算。

技能目标

● 能够正确计算药物含量;

● 能理解计算滴定度的意义。

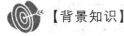

【背景知识】

药物含量测定技术

药物含量测定方法很多,包括化学测定法、仪器测定法及生物测定法等。化学测定法包括重量分析法、容量分析法,仪器分析法包括光学分析法、色谱分析法和电化学分析法等。近年来发展起来的现代分析检测技术,如毛细管电泳法、气相色谱-质谱联用技术和液相色谱-质谱联用技术等在药物检测中的应用亦越来越广泛。

容量分析法(也称滴定法)是化学分析中的重要方法之一,在药物分析中具有重要的实用价值,占据重要的地位。它是指将已知浓度的滴定液(标准物质溶液)由滴定管滴加到被测药物的溶液中,直至滴定液与被测药物反应完全(通过适当方法指示),然后根据滴定液的浓度和被消耗的体积,按化学计量关系计算出被测药物的含量。

容量分析法所用仪器价廉易得,操作简便、快速,方法耐用性高,测定结果准确,通常情况下其相对误差在0.2%以下。但本法的专属性(选择性)较差,一般适用于含量较高的药物的定量分析。所以,容量分析法被广泛应用于化学原料药的含量测定。

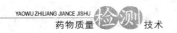

用容量分析法测定药物的含量时,滴定方法主要有酸碱滴定法、非水滴定法、氧化还原滴定法、络合滴定法等;滴定方式有 3 种,即直接滴定法、间接滴定法和置换滴定法,其中直接滴定法和间接滴定法最常用。

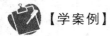【学案例】

布洛芬含量测定方法

[含量测定] 取本品约 0.5g,精密称定,加中性乙醇(对酚酞指示液显中性)50ml 溶解后,加酚酞指示液 3 滴,用氢氧化钠滴定液(0.1mol/L)滴定。每 1ml 氢氧化钠滴定液(0.1mol/L)相当于 20.63mg 的 $C_{13}H_{18}O_2$。

【知识贮备】

一、基准物质与标准溶液

1.基准物质

基准物质是指用于直接配制标准溶液或标定溶液浓度的物质。基准物质必须符合以下要求:

(1)组成与化学式完全符合。若含结晶水,例如 $H_2C_2O_4 \cdot 2H_2O$、$Na_2B_4O_7 \cdot 10H_2O$ 等,其结晶水的含量也应与化学式相符。

(2)纯度足够高(主成分含量在 99.9% 以上),所含杂质不影响滴定反应的准确度。

(3)性质稳定,例如,不易吸收空气中的水分和 CO_2 以及不易被空气所氧化等。

(4)最好有较大的摩尔质量,以减小称重时的相对误差。

(5)参加滴定反应时,应按反应式定量进行,没有副反应。

2.标准溶液的配制

标准溶液是具有准确浓度的试剂溶液,在滴定分析中常用作滴定剂。配制标准溶液的方法有两种。

(1)直接法 准确称取一定量的基准物质,用适当溶剂溶解后,定量地转移到容量瓶中,稀释至刻度。根据称取物质的质量和溶液的体积,计算出标准溶液的准确浓度。例如,称取 4.903g 基准物质 $K_2Cr_2O_7$,置于烧杯中,用水溶解后,转移至 1L 容量瓶中,用水稀释至刻度,即得 0.01667mol/L $K_2Cr_2O_7$ 溶液。

(2)标定法 很多试剂不符合基准物质的条件,不适合直接配制标准溶液。但可将其先配制成一种近似于所需浓度的溶液,然后用基准物质或已经用基准物质标定过的标准溶液来确定它的准确浓度,称为标定。例如,欲配制 0.1mol/L HCl 标准溶液,先用浓 HCl 稀释配制成浓度大约是 0.1mol/L HCl 的稀溶液,然后称取一定量的基准物质 $Na_2B_4O_7 \cdot 10H_2O$ 进行标定,或者用已知准确浓度的 NaOH 标准溶液进行标定,这样便可求得 HCl 标准溶液的准确浓度。

二、滴定度及其计算

1.滴定度

滴定度系指每 1ml 规定浓度的滴定液所相当的被测药物的质量。《中国药典》(2010 年版)用毫克(mg)表示。如,用碘量法测定维生素 C 的含量时,《中国药典》(2010 年版)规定:

每 1ml 碘滴定液(0.05mol/L)相当于 8.806mg 的维生素 $C(C_6H_8O_6)$。

2.滴定度的计算

在容量分析中,被测药物分子(A)与滴定剂(滴定液中的反应物质单元,B)之间按一定的摩尔(mol)比进行反应,反应可表示为:

$$aA + bB \longrightarrow cC + dD$$

当反应完全时,被测药物的量(W_A)与滴定剂的量(W_B)之间的关系式为:

$$\frac{W_A}{aM_A} = \frac{W_B}{bM_B} \tag{2-5-1}$$

被测药物的量可由下式计算:

$$W_A = \frac{W_B}{bM_B} \times aM_A = n_B \times \frac{a}{b} \times M_A = m_B \times V_B \times \frac{a}{b} \times M_A \tag{2-5-2}$$

式中:a 与 b 分别为被测药物与滴定剂进行反应的最简摩尔数;M_A 与 M_B 分别为被测药物与滴定剂的摩尔质量(分子量);n_B 为被测药物消耗的滴定剂的摩尔数,m_B 为滴定液的摩尔浓度(mol/L);V_B 为被测药物消耗滴定液的体积(ml)。

单位体积($V_B = 1$ml)的滴定液相当于被测药物的量 $W_A = m_B \times \frac{a}{b} \times M_A$,被称为"滴定度",以 T 表示,单位为 mg/ml。T 是滴定液浓度的一种特殊表示形式,使用 T 可使滴定结果的计算简化,即:$W_A = T \times V_B$,故此被各国药典所采用。

因为不同被测药物的摩尔质量以及与滴定剂反应的摩尔比不同,同一滴定液对不同被测药物的滴定度是不同的,计算通式如下:

$$T(\text{mg/ml}) = m \times \frac{a}{b} \times M \tag{2-5-3}$$

式中:m 为滴定液的摩尔浓度(mol/L);a 为被测药物的摩尔数;b 为滴定剂的摩尔数;M 为被测药物的毫摩尔质量(分子量,以 mg 表示)。

三、容量分析法及其计算

用容量分析法测定药物的含量时,滴定方式有两种,即直接滴定法和间接滴定法。其测定结果的计算方法分述如下:

1.直接滴定法

本法是用滴定液直接滴定被测药物。

(1)直接滴定法测定原料药的含量

被测药物的百分含量计算式为:

$$供试品的百分含量(\%) = \frac{V \times T}{W} \times 100\% \tag{2-5-4}$$

在《中国药典》(2010 年版)收载的容量分析法中,均给出了滴定度的值。根据供试品的称取量(W)、滴定体积(滴定液被消耗的体积,V)和滴定度(T),即可计算出被测药物的百分含量。

在实际工作中,所配制的滴定液的摩尔浓度与《中国药典》(2010 年版)中规定的摩尔浓度不一定恰好一致,而《中国药典》(2010 年版)中给出的滴定度是指在规定浓度下的滴定度,所以此时不能直接应用上式计算,应将滴定度(T)乘以滴定液的浓度校正因子(F),换算

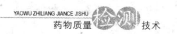
成实际的滴定度 $T'(T'=T\times F)$，其中：

$$F=\frac{实际摩尔浓度}{规定摩尔浓度}\qquad\qquad(2\text{-}5\text{-}5)$$

于是，被测药物的百分含量可由下式求得：

$$供试品的百分含量=\frac{V\times T\times F\times 10^{-3}}{W}\times 100\%\qquad\qquad(2\text{-}5\text{-}6)$$

式中：W 为供试品的称取量(g)；V 为供试品消耗滴定液体积(ml)；T 为滴定度(mg/ml)；F 为滴定液的校正因子。

(2)直接滴定法测定片剂、注射剂的含量

①片剂的含量计算

片剂按标示量计算的百分含量含义是：

$$标示量=\frac{每片含量}{每片标示量}\times 100\%\qquad\qquad(2\text{-}5\text{-}7)$$

由于每片除含主药外，还含有赋形剂，故每片的实际重量超过标示量，且存在重量差异及含量差异，为排除差异，使含量测定结果更具代表性，在分析时，一般取样 10 片或 20 片，精密称定其总重量，以平均片重来代替片重进行计算。

$$片剂中药物的含量=\frac{测得量}{W}\times 100\%\qquad\qquad(2\text{-}5\text{-}8)$$

$$每片中药物的实际含量=\frac{测得量\times 平均片重}{W}\times 100\%\qquad\qquad(2\text{-}5\text{-}9)$$

$$片剂标示量的百分含量=\frac{测得量\times 平均片重}{W\times 每片标示量}\times 100\%\qquad\qquad(2\text{-}5\text{-}10)$$

$$片剂标示量的百分含量=\frac{V\times T\times F\times 10^{-3}\times 平均片重}{W\times 每片标示量}\times 100\%\qquad\qquad(2\text{-}5\text{-}11)$$

式中：V 为供试品消耗滴定液的体积(ml)；T 为滴定度(mg/ml)；F 为滴定液的校正因子；W 为片剂研细后的取样量(g)。

②注射剂的含量计算

$$标示量=\frac{每支注射液含量}{每支标示量}\times 100\%\qquad\qquad(2\text{-}5\text{-}12)$$

$$每支注射液中药物的实际含量=\frac{V\times T\times F}{V_样}\qquad\qquad(2\text{-}5\text{-}13)$$

$$注射剂标示量的百分含量=\frac{V\times T\times F}{V_样\times 每支标示量}\times 100\%\qquad\qquad(2\text{-}5\text{-}14)$$

式中：V 为供试品消耗滴定液的体积(ml)；T 为滴定度(mg/ml)；F 为滴定液的校正因子；$V_样$ 为供试品的取样量(ml)。

2. 间接滴定法

间接滴定法包括生成物滴定法和剩余量滴定法。

(1)生成物滴定法　本法系指被测药物与化合物 A 作用，定量生成化合物 B，再用滴定液滴定化合物 B。该法的百分含量计算方法与直接滴定法相同，只是在计算滴定度时需考虑被测药物与化合物 B 以及化合物 B 与滴定剂三者之间的化学计量关系(摩尔比)。

(2)剩余滴定法　亦称回滴定法，本法是先加入一定量过量的滴定液 A，使其与被测药物定量反应,待反应完全后,再用另一滴定液 B 来回滴反应后剩余的滴定液 A。本法常需进行空白试验校正。

①原料药的含量计算

$$供试品的百分含量 = \frac{(V_0 - V_B) \times T \times F \times 10^{-3}}{W} \times 100\%$$ (2-5-15)

式中:W 为供试品的称取量(g);V_0 为空白试验消耗滴定液 B 的体积(ml);V_B 为供试品消耗滴定液 B 的体积(ml);T 为滴定度(mg/ml);F 为滴定液的校正因子。

②片剂的含量计算

$$片剂标示量的百分含量 = \frac{(V_0 - V_B) \times T \times F \times 10^{-3} \times 平均片重}{W \times 每片标示量} \times 100\%$$ (2-5-16)

式中:V_0 为空白试验消耗滴定液 B 的体积(ml);V_B 为样品测定时消耗滴定液 B 的体积(ml);T 为滴定度(mg/ml);F 为滴定液的校正因子;W 为片剂研细后的取样量(g)。

③注射剂的含量计算

$$注射剂标示量的百分含量 = \frac{(V_0 - V_B) \times T \times F}{V_样 \times 每支标示量} \times 100\%$$ (2-5-17)

式中:V_0 为空白试验消耗滴定液 B 的体积(ml);V_B 为样品测定时消耗滴定液 B 的体积(ml);T 为滴定度(mg/ml);F 为滴定液的校正因子;$V_样$ 为供试品的取样量(ml)。

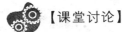【课堂讨论】

1.容量分析法测定药物含量的特点是什么? 与光谱法、色谱法相比,优缺点是什么?

2.原料药和制剂含量的表示方法有何区别?

3.做空白试验的意义为何?

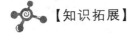【知识拓展】

药物含量测定方法特点简介

药物的定量分析是指准确测定药品有效成分或指标性成分的含量,它是评价药品质量、判断药物优劣的重要手段。测定药物含量时,应按药品质量标准进行测定。

药物定量分析可选用化学分析法和仪器分析法。化学分析法包括重量分析和滴定分析。滴定分析法的仪器设备简单、易于操作、成本低、速度较快,其准确度和精密度都较高,虽然其专属性不如仪器分析法,但在中外药典中仍广泛应用,特别是原料药的含量测定。仪器分析法包括电化学分析法、分光光度法和色谱法,随着仪器和检测技术的快速发展,仪器分析法的准确度和精密度越来越高,专属性也较强,尤其是先分离后测定的色谱法对组分复杂、干扰成分较多、难以用滴定分析法测定含量的品种,更显优势。国内外药典中应用仪器分析法进行药物含量测定日益普及。

《中国药典》(2010 年版)中,现代分析技术得到进一步扩大应用,利用高效液相色谱、分光光度法进行含量测定的品种增加了数百种。对于制剂来说,更加注重方法的专属性,更多地采用高效液相色谱法。不同剂型的含量测定方法应尽可能统一。

近年来,随着色谱联用技术的发展也使色谱技术得到更为广泛的应用。

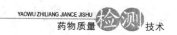 【做案例】

计算维生素C的百分含量

精密称取维生素 C 0.2071g,加新沸过的冷蒸馏水 100ml 与稀醋酸 10ml 使溶解,加淀粉指示液 1ml,立即用碘滴定液(0.1077mol/L)滴定,至溶液显蓝色且 30s 不褪色为终点;消耗 21.66ml 碘滴定液。已知每 1ml 碘滴定液(0.1000mol/L)相当于 8.806mg 维生素 C。《中国药典》(2010 年版)规定,含 $C_6H_8O_6$ 不得少于 99.0%。试判断该供试品含量是否合格。

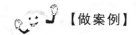 【提高案例】

烟酸片的含量测定

取本品 10 片,精密称定,3.6816g,研细,取片粉 0.1805g,加新沸过的冷水 50ml,置水浴上加热,并时时振摇使烟酸溶解后,放冷,加酚酞指示液 3 滴,用氢氧化钠滴定液(0.0972mol/L)滴定,消耗 26.10ml。每 1ml 氢氧化钠滴定液(0.1000mol/L)相当于 12.31mg 的烟酸。烟酸片的标示量为 0.3g。

请回答以下问题:

1.查阅《中国药典》(2010 年版)中对烟酸片含量的要求。

2.如何标定 NaOH 滴定液。

3.为何先取 10 片,精密称定后研成细粉,取细粉进行含量测定。

4.计算烟酸片标示量的百分含量,判定含量是否合格。

学习任务一　中和法

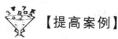 学习目标

> **知识目标**
> ● 掌握中和法的原理;
> ● 掌握中和法常用滴定剂与指示剂。
> **技能目标**
> ● 能够正确计算药物含量;
> ● 能理解直接滴定法与剩余滴定法的适用范围。

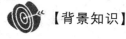 【背景知识】

中和法

中和法又称为酸碱滴定法,是以酸、碱中和反应为基础的滴定分析法。该滴定法一般以酸(碱)性滴定液滴定被测物质,以酸碱指示液或仪器指示终点,根据酸(碱)滴定液的浓度和消耗的体积,计算出被测物质的含量。

中和法用于实际工作时需考虑:被测物质能否用中和法测定?滴定过程中溶液的 pH(特别是化学计量点附近)是怎样变化的?如何选择指示化学计量点到达的指示剂?滴定终

点时的误差有多大？等。

中和法除在水溶液中进行外，还有水-醇混合溶剂、非水溶液中进行。近年来，还有在水溶液中加入表面活性剂的中和分析方法。如，巴比妥类药物含量测定，采用表面活性剂能改变巴比妥类药物的离解平衡，使巴比妥类药物酸性增强，从而使滴定终点变化明显。常用的表面活性剂有：溴化十六烷基三甲基苄铵（cetyltrimethylbenzylammonium bromide，CTME）和氯化四癸基二甲基苄胺（tetradacyldimethylbenzylammonium chloride，TDBA）。

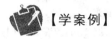【学案例】

阿司匹林含量测定方法

［含量测定］　取本品约 0.4g，精密称定，加中性乙醇（对酚酞指示液显中性）20ml 溶解后，加酚酞指示液 3 滴，用氢氧化钠滴定液（0.1mol/L）滴定。每 1ml 氢氧化钠滴定液（0.1mol/L）相当于 18.02mg 的 $C_9H_8O_4$。

【知识贮备】

一、基本原理

酸碱滴定法在药品检验中的应用十分广泛，按滴定方式的不同，其操作方法可分为：

1. 直接滴定法

$c \cdot K_a \geqslant 10^{-8}$ 的弱酸都可用碱滴定液直接滴定；$c \cdot K_b \geqslant 10^{-8}$ 的弱碱都可用酸滴定液直接滴定。精密称取供试品适量，置于锥形瓶中，加入适当的溶剂使其溶解，加指示液数滴，用酸（碱）滴定液滴定至规定的突变颜色为终点。

2. 剩余滴定法

若药物难溶于水或有其他原因不宜采用直接滴定法时，可采用剩余滴定法，即精密称取供试品适量，置于锥形瓶中，加入适当的溶剂使其溶解，精密加入定量过量的酸（碱）滴定液，待反应完全后，加指示液数滴，再用酸（碱）滴定液滴定加入的过量酸（碱）滴定液至规定的突变颜色即为终点。

二、酸碱标准溶液的配制与标定

酸碱滴定中最常用的标准溶液是 HCl 和 NaOH，也可用 H_2SO_4、HNO_3、KOH 等其他强酸、强碱。浓度一般在 $0.01 \sim 1$mol/L 之间，最常用的浓度是 0.1mol/L。通常采用标定法配制。

1. 酸标准溶液

HCl 标准溶液一般用浓盐酸标定法配制。先配制成大致浓度后用基准物质标定。常用的基准物质是无水碳酸钠。

无水碳酸钠（Na_2CO_3）易制得纯品，价格便宜，但吸湿性强，用前应在 $270 \sim 300$℃ 干燥至恒重，置干燥器中保存备用。

盐酸滴定液（1mol/L）的配制：取盐酸 90ml，加水适量使成 1000ml，摇匀。

盐酸滴定液（1mol/L）的标定：取在 $270 \sim 300$℃ 干燥至恒重的基准无水碳酸钠约 1.5g，精密称定，加水 50ml 使溶解，加甲基红-溴甲酚绿混合指示液 10 滴，用本液滴定至溶液由绿色转变为紫红色时，煮沸 2min，冷却至室温，继续滴定至溶液由绿色变为暗紫色。

2. 碱标准溶液

碱标准溶液一般用 NaOH 配制，NaOH 易吸潮，也易吸收空气中的 CO_2 生成 Na_2CO_3，因此用标定法配制。为了配制不含 CO_3^{2-} 的碱标准溶液，可采用浓碱法，先用 NaOH 配成饱和溶液，在此溶液中 Na_2CO_3 溶解度很小，待 Na_2CO_3 沉淀后，取上清液稀释成所需浓度，再加以标定。标定 NaOH 常用的基准物质有邻苯二甲酸氢钾（$KHC_8H_4O_4$，KHP）、草酸等。

邻苯二甲酸氢钾易获得纯品，不吸潮，摩尔质量大。可选用酚酞作指示剂。

氢氧化钠滴定液（1mol/L）的配制：取氢氧化钠适量，加水振摇使溶解成饱和溶液，冷却后，置聚乙烯塑料瓶中，静置数日，澄清后备用。取澄清的氢氧化钠饱和溶液 56ml，加新沸过的冷水使成 1000ml，摇匀。

氢氧化钠滴定液（1mol/L）的标定：取在 105℃ 干燥至恒重的基准邻苯二甲酸氢钾约 6g，精密称定，加新沸过的冷水 50ml，振摇，使其尽量溶解；加酚酞指示液 2 滴，用本液滴定；在接近终点时，应使邻苯二甲酸氢钾完全溶解，滴定至溶液显粉红色。

三、酸碱指示剂

中和法中，常用酸碱指示剂来指示滴定终点的到达。指示剂变色范围全部或部分在滴定突跃范围内的指示剂，都可以指示滴定终点。几种常用酸碱指示剂见表 2-5-1。

表 2-5-1　几种常用的酸碱指示剂

指示剂	变色范围 pH	颜色		浓度	用量 (滴/10ml)
		酸色	碱色		
百里酚蓝	1.2～2.8	红	黄	0.1% 的 20% 乙醇溶液	1～2
甲基黄	2.9～4.0	红	黄	0.1% 的 90% 乙醇溶液	1
甲基橙	3.1～4.4	红	黄	0.05% 的水溶液	1
溴酚蓝	3.0～4.6	黄	紫	0.1% 的 20% 乙醇溶液或其钠盐的水溶液	1
溴甲酚绿	3.8～5.4	黄	蓝	0.1% 的乙醇溶液	1
甲基红	4.4～6.2	红	黄	0.1% 的 60% 乙醇溶液或其钠盐的水溶液	1
溴百里酚蓝	6.2～7.6	黄	蓝	0.1% 的 20% 乙醇溶液或其钠盐的水溶液	1
中性红	6.8～8.0	红	黄橙	0.1% 的 60% 乙醇溶液	1
酚红	6.7～8.4	黄	红	0.1% 的 60% 乙醇溶液或其钠盐的水溶液	1
酚酞	8.0～10.0	无	红	0.5% 的 90% 乙醇溶液	1～3
百里酚酞	9.4～10.6	无	蓝	0.1% 的 90% 乙醇溶液	1～2

某些酸碱滴定中，pH 突跃范围很窄，使用一般的指示剂难以判断终点，可采用混合指示剂。混合指示剂是利用颜色互补的原理使滴定终点颜色变化更敏锐。

混合指示剂可分为两类，一类是在某种指示剂中加入一种惰性染料，例如，由甲基橙和靛蓝组成的混合指示剂，靛蓝颜色不随 pH 改变而变化，只作为甲基橙的蓝色背景，在 pH>4.4 的溶液中，混合指示剂显绿色（黄与蓝），在 pH<3.1 的溶液中，混合指示剂显紫色（红

与蓝),在 pH＝4 的溶液中,混合指示剂显浅灰色(几乎无色),终点颜色变化非常敏锐。

另一类是由两种或两种以上指示剂混合而成。例如,溴甲酚绿和甲基红按 3∶1 混合后,使溶液在 pH＜4.9 时显橙红色(黄与红),在 pH＞5.1 条件下显绿色(蓝与黄),而在 pH 5.0 时两者颜色发生互补,产生灰色。溶液 pH 由 4.9 变为 5.1,颜色突变,由橙红色变为绿色,变色十分敏锐。常用的酸碱混合指示剂见表 2-5-2。

表 2-5-2　常用的混合指示剂

混合指示剂的组成	变色点 pH	变色情况		备　注
		酸　色	碱　色	
1. 一份 0.1%甲基黄乙醇溶液 　 一份 0.1%次甲基蓝乙醇溶液	3.25	蓝紫	绿	pH 3.4 绿色; pH 3.2 蓝紫色
2. 一份 0.1%甲基橙水溶液 　 一份 0.25%靛蓝二磺酸钠水溶液	4.1	紫	黄绿	pH 4.1 灰色
3. 三份 0.1%溴甲酚绿乙醇溶液 　 一份 0.2%甲基红乙醇溶液	5.1	酒红	绿	颜色变化显著
4. 一份 0.1%溴甲酚绿钠盐水溶液 　 一份 0.1%氯酚红钠盐水溶液	6.1	黄绿	蓝紫	pH 5.4 蓝绿色;5.8 蓝色;6.0 蓝带紫;6.2 蓝紫
5. 一份 0.1%中性红乙醇溶液 　 一份 0.1%次甲基蓝乙醇溶液	7.0	蓝紫	绿	pH 7.0 紫蓝
6. 一份 0.1%甲酚红钠盐水溶液 　 一份 0.1%百里酚蓝钠盐水溶液	8.3	黄	紫	pH 8.2 玫瑰色 8.4 紫色
7. 一份 0.1%百里酚蓝 50%乙醇溶液 　 三份 0.1%酚酞 50%乙醇溶液	9.0	黄	紫	pH 9.0 绿色
8. 二份 0.1%百里酚酞乙醇溶液 　 一份 0.1%茜素黄乙醇溶液	10.2	黄	紫	

【课堂讨论】

1. 直接滴定法与剩余滴定法的使用范围。
2. 常用的标准溶液的配制及其标定方法。
3. 常用的指示剂有哪些?

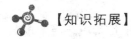
【知识拓展】

酸-碱理论发展简介

巴黎药剂师 Nicolas Lémery(1645—1715)提出了具有想象力的酸碱概念。他在其非常成功之作 *Cours de Chimie*(1675)一书中,试图依据物质的形态和结构解释其物理和化学性质。在这方面,他的尝试看来极其现代。Lémery 把酸描述为表面具有尖刺的物质,能对皮肤施加刺痛感觉;而把碱看做是能让酸的尖刺插入的多孔物体。酸表面的尖刺插入碱的孔中就形成中性盐。

随着化学元素的发现和确认(可能尽在提出原子和分子理论之后),酸-碱概念发生了变化,人们试图把酸性归因于特殊的元素和分子基团。Antoine L. Lavoisier(1743—1794)把酸定义为原子基团与氧的化合物,把碱定义为金属与氧的化合物,尽管人们对盐酸这类酸已经认识了几个世纪,但还是普遍地接受了他的酸碱概念。那时,人们相信氯是氧化物而不是一个元素。1809 年 Joseph L. Gay-Lussac(1778—1850)与 Louis J. Thénard(1777—1857)合作发现了氯化物(当时叫 muriates),并不含有氧。然而,由于他们是 Lavoisier 概念的忠实信仰者,以至于怀疑他们自己的结果而没有提出新的概念。正是英国化学家 Humphry Davy(1778—1829)改变了酸-碱理论,他证实了氯是一个元素,而盐酸不含氧。他把氢作为酸的要素(1810),此后不久,人们便接受了他的理论。

只是在阿伦尼乌斯(Arrhenius)提出他的电离理论,包括强电解质如盐、酸和碱的概念之后,才有可能用现代方法解决问题。1883 年,他向瑞典科学研究院提出了他的见解,并于 1887 年发表了他的论文。按照阿伦尼乌斯的酸-碱理论,酸离解成氢离子和某种阴离子,而碱离解成氢氧根离子和相应的阳离子。

阿伦尼乌斯的理论也可用不同酸的电离度来解释这些酸的不同强度。

但是,在用该理论进一步解释有机物酸碱性时,却遇到了困难,乙醚中的氨溶液显碱性,但这样的溶液并不存在氢氧根离子。Arthur Lapworth(1872—1941)是在 Manchester 大学教授有机化学、物理化学和无机化学,他把酸描述为氢离子的给予体。T. M. Lowry(1874—1963)是他的一个小学同学,他和丹麦教授布朗斯台德(N. Brönsted)(1879—1947)各自独立地把 Lapworth 的酸-碱概念发展成现代的布朗斯台德-劳瑞(Brönsted-Lowry)理论(1923)。按布朗斯台德-劳瑞理论,酸是质子的给予体,碱是质子的接受体。

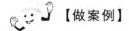 【做案例】

水杨酸原料药的含量测定

取本品 0.3010g,精密称定,加中性稀乙醇(对酚酞指示液显中性)25ml 溶解后,加酚酞指示液 3 滴,用氢氧化钠滴定液(0.09990mol/L)滴定,消耗 21.70ml,每 1ml 氢氧化钠滴定液(0.1mol/L)相当于 13.81mg 的水杨酸($C_7H_6O_3$)。

1. 查阅《中国药典》(2010 年版)中对水杨酸含量的要求。

2. 何为中性乙醇?如何配制和标定氢氧化钠滴定液?

3. 计算水杨酸的百分含量,并判断含量是否符合规定。

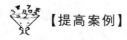 【提高案例】

氯贝丁酯含量测定方法分析

取本品 2g,精密称定,置锥形瓶中,加中性乙醇(对酚酞指示液显中性)10ml 与酚酞指示液数滴,滴加氢氧化钠滴定液(0.1mol/L)至显粉红色,再精密加氢氧化钠滴定液(0.5mol/L)20ml,加热回流 1h 至油珠完全消失,放冷,用新沸过的冷水洗涤冷凝管,洗液并入锥形瓶中,加酚酞指示液数滴,用盐酸滴定液(0.5mol/L)滴定,并将滴定的结果用空白试验校正。每 1ml 氢氧化钠滴定液(0.5mol/L)相当于 121.4mg 的 $C_{12}H_{15}ClO_3$。请回答以下问题:

1. 请结合氯贝丁酯结构说明为何采用剩余滴定法对氯贝丁酯进行含量测定。

2. 方法中"滴加氢氧化钠滴定液(0.1mol/L)至显粉红色"的目的是什么?

3. 是否可以用消耗盐酸滴定液(0.5mol/L)体积来代表与氯贝丁酯定量反应的氢氧化钠滴定液的体积?

学习任务二 氧化还原法

 学习目标

知识目标

- 掌握碘量法、溴量法的原理；
- 掌握碘量法指示剂及滴定液的配制与标定；
- 熟悉铈量法的原理及指示剂；
- 了解其他氧化还原法的原理。

技能目标

- 能够分析采用氧化还原法对药物进行分析的原理；
- 能够掌握操作注意事项并正确实践。

 【背景知识】

氧化还原滴定法

氧化还原滴定法是以氧化还原反应为基础的滴定分析方法。氧化还原反应是基于电子转移的反应，反应机制比较复杂，常伴有副反应发生，反应速度较慢，介质对反应也有较大的影响。因此，氧化还原滴定中，必须控制适宜的条件，以保证反应定量、快速进行。

氧化还原反应是基于电子转移的反应，机制一般比较复杂，且常分步进行，往往速度较慢。氧化还原反应速度除与参加反应物质性质有关外，还与浓度、温度、催化剂等外界因素有关。

氧化还原滴定应用很广，不仅可直接测定具有氧化还原性的物质，还可间接测定一些能与氧化剂或还原剂定量反应的物质。

根据选用的滴定剂（氧化剂）不同，氧化还原滴定法可分为碘量法、溴量法、铈量法、高锰酸钾法、亚硝酸钠法、重铬酸钾法等。

在制剂中，常使用淀粉、蔗糖、乳糖等辅料，这些辅料会干扰基于氧化还原反应原理的分析方法，因此要注意排除干扰。

 【学案例】

维生素 C 含量测定方法

[含量测定] 取本品约 0.2g，精密称定，加新沸过的冷水 100ml 与稀醋酸 10ml 使溶解，加淀粉指示液 1ml，立即用碘滴定液（0.05mol/L）滴定，至溶液显蓝色并在 30s 内不褪。每 1ml 碘滴定液（0.05mol/L）相当于 8.806mg 的 $C_6H_8O_6$。

 【知识贮备】

一、碘量法

1. 原理

碘量法是以碘的氧化性或 I^- 的还原性进行的氧化还原滴定分析方法。根据滴定方式的不同,碘量法分为直接碘量法和间接碘量法,间接碘量法又分为置换碘量法和剩余碘量法两种。

(1)直接碘量法　直接碘量法是用碘滴定液直接滴定的方法,又称碘滴定法。用于测定具有较强还原性的药物,I_2作为氧化剂氧化被测定的药物,本身被还原为I^-,可用淀粉指示剂指示终点,化学计量点后,溶液中有多余的碘,与淀粉结合显蓝色;还可以利用碘自身的颜色指示终点,化学计量点后,溶液中稍过量的碘显黄色而指示终点。

凡能与碘直接快速作用的强还原性物质,可采用直接碘量法进行测定,如硫化物、亚硫酸盐、亚砷酸盐、亚锡酸盐、亚锑酸盐、维生素 C 等。根据被测物还原能力的不同,直接碘量法可在弱酸性或弱碱性溶液中进行。

(2)间接碘量法　间接碘量法又称滴定碘法,分为置换碘量法和剩余碘量法两种。此反应要求在中性或弱酸性溶液中进行。

置换碘量法主要用于强氧化剂的测定,如 $K_2Cr_2O_7$、H_2O_2 等。在供试品溶液中加入碘化钾,氧化剂将碘化钾氧化成碘,碘再用硫代硫酸钠滴定,用淀粉作指示剂。

剩余碘量法是在供试品中先加入一定量、过量的碘滴定液,待 I_2 与测定组分反应完全后,再用硫代硫酸钠滴定液滴定剩余的碘,根据与药物作用的碘的量来计算药物含量。

间接碘量法的误差主要来源于两方面,一是 I_2 的挥发,另一是 I^- 在酸性溶液中被空气中的 O_2 氧化,通常可采取以下措施予以避免:

防止 I_2 挥发的方法:①加入过量的 KI(一般比理论量大 2~3 倍),使 I_2 生成 I_3^- 而不易挥发;②在室温中进行;③使用碘瓶,快滴慢摇。

防止 I^- 被 O_2 氧化的方法:①溶液的酸度不宜过高,以降低 I^- 被 O_2 氧化的速率;②除去溶液中可加速 O_2 对 I^- 氧化的 Cu^{2+}、NO_2^- 等催化剂;③密塞避光放置,反应完全后立即滴定,快滴慢摇。

2.指示剂

碘液可作为自身指示剂,用于指示直接碘量法的滴定终点。

碘量法中用得最多的是淀粉指示剂。在 I^- 存在时,淀粉遇碘显深蓝色,反应可逆而灵敏,当碘的浓度为 $10^{-5}\sim10^{-6}$ mol/L 时,亦能观察到溶液中的蓝色。使用淀粉指示剂应注意:①淀粉指示液应取可溶性直链淀粉配制,因为支链淀粉只能较松地吸附 I_2 而形成一种红紫色产物。淀粉指示剂必须临用前配制,久置会变质、腐败、失效。②在弱酸性溶液中,碘与淀粉的反应最为灵敏。若溶液 pH<2,则淀粉易水解成糊精,遇 I_2 显红色;若 pH>9,则 I_2 生成 IO_3^-,遇淀粉不显蓝色。③滴定应在常温下进行,以防高温下使指示剂反应灵敏度下降。④应特别注意淀粉指示剂加入的时间。直接碘量法应在滴定前加入,以蓝色出现为滴定终点;间接碘量法则需在近终点时加入,否则会使终点"迟钝",这是由于当溶液中有大量 I_2 存在时,I_2 被淀粉牢固吸附,不易立即与 $Na_2S_2O_3$ 作用,使蓝色褪去迟缓而产生误差。

3.标准溶液的配制与标定

(1)碘标准溶液　虽可用升华法制得纯碘,但因其易挥发,腐蚀性强,不宜用分析天平准确称量,通常仍需配成近似浓度的溶液后再标定。

碘溶液的准确浓度常用基准物质 As_2O_3 标定。As_2O_3 难溶于水,可加 NaOH 溶液使其生成亚砷酸钠而溶解,过量的碱用稀 HCl 中和,滴定前加入 $NaHCO_3$ 使溶液呈弱碱性(pH=8~9),标定反应为:

$$HAsO_2 + I_2 + 2H_2O \rightleftharpoons H_3AsO_4 + 2I^- + 2H^+$$

碘标准溶液的浓度也可与已标定过的 $Na_2S_2O_3$ 标准溶液比较而求得。

碘滴定液(0.05mol/L)的配制:取碘 13.0g,加碘化钾 36g 与水 50ml 溶解后,加盐酸 3 滴与水适量使成 1000ml,摇匀,用垂熔玻璃滤器滤过。

碘滴定液(0.05mol/L)的标定:精密量取本液 25ml,置碘瓶中,加水 100ml 与盐酸溶液(9→100)1ml,轻摇混匀,用硫代硫酸钠滴定液(0.1mol/L)滴定至近终点时,加淀粉指示液 2ml,继续滴定至蓝色消失。

配制碘液时应注意:①加入适量的 KI,使 I_2 生成 IO_3^-,这样既可增加 I_2 的溶解度,还能降低其挥发性。②加入少量盐酸,以除去碘中微量碘酸盐杂质,并可在滴定时中和配制 $Na_2S_2O_3$ 标准溶液时加入的少量稳定剂 Na_2CO_3。③为防止少量未溶解的碘影响浓度,需用垂熔玻璃漏斗滤过后再标定。④贮于棕色瓶中,密塞凉处保存,以避免 KI 的氧化。

(2)硫代硫酸钠标准溶液 固体 $Na_2S_2O_3 \cdot 5H_2O$ 易风化或潮解,常含有少量 S、S^{2-}、SO_3^{2-}、CO_3^{2-}、Cl^- 等杂质,故不能用直接法配制标准溶液。配制 $Na_2S_2O_3$ 标准溶液时应注意:

①应用新煮沸放冷的蒸馏水,以除去水中的 CO_2、O_2,并杀死嗜硫细菌。其原因是 $Na_2S_2O_3$ 溶液遇酸即分解,即使水中溶解的 CO_2 也不例外。

②加入少许 Na_2CO_3 使溶液呈弱碱性(pH=9~10),既可抑制嗜硫细菌生长,又可防止硫代硫酸钠分解。

③贮于棕色瓶中,暗处存放,配好的溶液放置 7~10d,待浓度稳定后,再进行标定。

标定硫代硫酸钠的基准物质有 $K_2Cr_2O_7$、KIO_3、$KBrO_3$、$K_3[Fe(CN)_6]$ 等,采用置换碘量法进行。以 $K_2Cr_2O_7$ 最为常用,在酸性溶液中与过量的 KI 作用,析出化学计量的 I_2,然后用 $Na_2S_2O_3$ 液滴定析出的 I_2,从而求出 $Na_2S_2O_3$ 的浓度,反应式为:

$$Cr_2O_7^{2-} + 6I^- + 14H^+ \rightleftharpoons 2Cr^{3+} + 3I_2 + 7H_2O \quad (置换反应)$$

$$I_2 + 2S_2O_3^{2-} \rightleftharpoons 2I^- + S_4O_6^{2-} \quad (滴定反应)$$

为使 I_2 定量快速析出,KI 反应时溶液酸度应接近 1mol/L,若酸度太高,已被空气氧化,使 I_2 的析出量增加;酸度太低,反应速度太慢,使 I_2 的析出不完全,易造成终点"回蓝"现象。加入过量的 KI 后避光放置 10min,使置换反应完全。$Na_2S_2O_3$ 滴定 I_2 的反应只能在中性或弱酸性溶液中进行,为此,滴定前需将溶液稀释,既可降低酸度,减慢 I^- 被空气氧化的速度,又可降低 Cr^{3+} 的浓度,使其亮绿色变浅,便于终点观察。淀粉指示剂应在近终点时加入。为防止 I_2 的挥发,应快滴轻摇。

硫代硫酸钠滴定液(0.1mol/L)的配制:取硫代硫酸钠 26g 与无水碳酸钠 0.20g,加新沸过的冷水适量使溶解并稀释至 1000ml,摇匀,放置 1 个月后滤过。

硫代硫酸钠滴定液(0.1mol/L)的标定:取在 120℃ 干燥至恒重的基准重铬酸钾 0.15g,精密称定,置碘瓶中,加水 50ml 使溶解,加碘化钾 2.0g,轻轻振摇使溶解,加稀硫酸 40ml,摇匀,密塞;在暗处放置 10min 后,加水 250ml 稀释,用本液滴定至近终点时,加淀粉指示液 3ml,继续滴定至蓝色消失而显亮绿色,并将滴定的结果用空白试验校正。

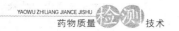
二、溴量法和溴酸钾法

1. 溴量法

溴量法是以溴的氧化作用和溴代作用为基础的滴定法。由于溴溶液易挥发,浓度不稳定,难以操作,因此常用溴酸钾和溴化钾的混合溶液代替溴溶液进行分析测定。滴定时先将上述混合液加到含被测物的酸性溶液中,$KBrO_3$ 与 KBr 在酸性溶液中立即反应生成 Br_2,待生成的 Br_2 与被测物反应完成后,向溶液中加入过量 KI 与剩余的 Br_2 作用,置换出化学计量的 I_2,再用 $Na_2S_2O_3$ 滴定液滴定 I_2,以淀粉为指示剂,最后根据溴溶液的加入量和 $Na_2S_2O_3$ 滴定液用量计算被测物的含量。

2. 溴酸钾法

溴酸钾法是以溴酸钾为标准溶液,在酸性介质中直接滴定的方法,反应如下:

$$BrO_3^- + 6H^+ \rightleftharpoons Br^- + 3H_2O$$

到达反应终点后,稍过量的 BrO_3^- 便与反应生成的 Br^- 作用,产生 Br_2:

$$BrO_3^- + 5Br^- + 6H^+ \rightleftharpoons 3Br_2 + 3H_2O$$

溶液中浅黄色的 Br_2 出现可指示终点,但灵敏度不高。通常用甲基橙或甲基红等含氮酸碱指示剂,化学计量点前显酸色(红色),计量点过后,微量的 Br_2 氧化并破坏指示剂的呈色结构,使其红色立即褪去。由于指示剂的褪色反应是不可逆的,在滴定中可因 $KBrO_3$ 局部过浓而过早被破坏,因此应在近终点时再加入指示剂,以保证终点真正到达。

三、铈量法

铈量法是一种应用硫酸铈作为滴定液的氧化还原滴定法。硫酸铈易纯制,可用直接法配制标准溶液,也可用三氧化二砷、草酸钠、硫酸亚铁等基准物质标定,标定常在介质中进行,因 Ce^{4+} 呈黄色而 Ce^{3+} 无色,故 Ce^{4+} 可作为自身指示剂,但灵敏度较差。通常用邻二氮菲亚铁为指示剂,化学计量点后,指示剂中 Fe^{2+} 被氧化成 Fe^{3+},生成邻二氮菲铁显淡蓝色而指示终点。

铈量法具有许多优点,如硫酸铈标准溶液稳定性好,久置、光照、加热均不引起浓度变化;反应机制简单,Ce^{4+} 还原为 Ce^{3+},只有一个电子转移;可在盐酸介质中直接滴定一些还原剂,而 Cl^- 并不干扰;有机物大多不与 Ce^{4+} 作用,不干扰滴定。

【课堂讨论】

1. 碘量法的基本原理、常用指示剂、标准溶液及标定方法。
2. 采用碘量法对药物进行含量测定时,应注意的操作技巧。
3. 溴量法、铈量法的原理及适用范围。

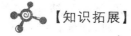【知识拓展】

其他氧化还原法简介

(一)高锰酸钾法

高锰酸钾法是以高锰酸钾为滴定液的氧化还原滴定法。

通常用 H_2SO_4 调节酸度。HNO_3 有氧化性,不宜使用;HCl 具有还原性,也不宜使用

（特别有铁存在时）。酸度应控制在 $1\sim2mol/L$ 为宜。酸度过高，会使 $KMnO_4$ 分解；酸度过低，会产生 MnO_2 沉淀。

$KMnO_4$ 水溶液呈紫红色，可用 $KMnO_4$ 作为自身指示剂指示终点。若其浓度较低（$0.002mol/L$ 以下），终点不明显。可选用二苯胺、二苯胺磺酸钠等氧化还原指示剂指示终点。

标定溶液的基准物质有 $H_2C_2O_4 \cdot 2H_2O$、$Na_2C_2O_4$、$Fe(NH_4)_2(SO_4)_2 \cdot 6H_2O$、$As_2O_3$、纯铁丝等。最常用的是 $Na_2C_2O_4$，因其易于提纯，性质稳定，不含结晶水。

（二）重铬酸钾法

重铬酸钾法是以重铬酸钾为滴定液，在酸性溶液中，测定还原性物质的方法。

重铬酸钾法的优点是：①$K_2Cr_2O_7$ 容易提纯，在 $140\sim250℃$ 干燥至恒重后，可直接称量配制其标准溶液。②$K_2Cr_2O_7$ 滴定液非常稳定，久置浓度不变。③滴定可在盐酸溶液中进行。

滴定终点可用二苯胺磺酸钠、邻苯氨基苯甲酸等氧化还原指示剂来指示。

重铬酸钾法最重要的应用是测定试样中铁的含量。

（三）高碘酸钾法

高碘酸钾法是以高碘酸盐为滴定液，在酸性介质中测定还原性物质的滴定法。

高碘酸盐在酸性溶液中的主要形式为 H_5IO_6 和 HIO_4，酸度越高，H_5IO_6 占的比例越大。

高碘酸盐标准溶液可选用 H_5IO_6、KIO_4 或 $NaIO_4$ 配制，其中 $NaIO_4$ 溶解度大，易纯制，最为常用。通常无需对高碘酸盐滴定液的浓度进行标定，而是在测定试样的同时进行空白滴定，由试样滴定与空白滴定消耗的硫代硫酸钠标准溶液的体积差求出高碘酸盐氧化试样的消耗量，进而算出测定结果。

通常高碘酸盐与有机物反应速度慢，测定时，向待测物的酸性溶液中加入过量的高碘酸盐，反应完全后，再加入 KI，析出的 I_2 用 $Na_2S_2O_3$ 标准溶液滴定。

【做案例】
右旋糖酐 20 葡萄糖注射液中葡萄糖的含量测定

精密量取本品 2ml，置具塞锥形瓶中，精密加碘滴定液（$0.05mol/L$）25ml，边振摇边滴加氢氧化钠滴定液（$0.1mol/L$）50ml，在暗处放置 30min，加稀硫酸 5ml，用硫代硫酸钠滴定液（$0.1mol/L$）滴定，至近终点时，加淀粉指示液 2ml，继续滴定至蓝色消失，并将滴定的结果用 0.12g（6%规格）或 0.20g（10%规格）的右旋糖酐 20 做空白试验校正。每 1ml 碘滴定液（$0.05mol/L$）相当于 9.909mg 的 $C_6H_{12}O_6 \cdot H_2O$。

1.试述碘量法测定葡萄糖含量的原理。

2.读取的滴定液体积为硫代硫酸钠滴定液体积，而滴定度是以碘滴定液来表示，这与滴定度的概念是否矛盾？

3.为何在近终点时加入淀粉指示剂？

4.操作过程中有哪些注意事项？

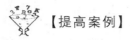
【提高案例】

司可巴比妥钠含量测定方法分析

　　取本品约 0.1g,精密称定,置 250ml 碘瓶中,加水 10ml,振摇使溶解,精密加溴滴定液(0.05mol/L)25ml,再加盐酸 5ml,立即密塞并振摇 1min,在暗处静置 15min 后,注意微开瓶塞,加碘化钾试液 10ml,立即密塞,摇匀后,用硫代硫酸钠滴定液(0.1mol/L)滴定,至近终点时,加淀粉指示液,继续滴定至蓝色消失,并将滴定的结果用空白试验校正。每 1ml 溴滴定液(0.05mol/L)相当于 13.01mg 的 $C_{12}H_{17}N_2NaO_3$。请回答以下问题:

　　1.试述司可巴比妥钠含量测定方法的原理。

　　2.请解释何为"约"、"精密称定"。精密称定时应选择何种天平来称量?精密加溴滴定液(0.05mol/L)25ml 时应选择何种量具来量取?

　　3.方法中提到的"立即密塞"、"暗处静置"、"微开瓶塞"的原因是什么?

　　4.为何近终点时加入淀粉指示剂?

　　5.如何配制并标定硫代硫酸钠滴定液(0.1mol/L)?

学习任务三　　配位滴定法

学习目标

知识目标

● 掌握配位滴定法的原理;

● 掌握配位滴定法常用标准溶液的配制与标定;

● 熟悉金属指示剂的种类;

● 了解配位滴定法的分类。

技能目标

● 能够分析采用配位滴定法对药物进行分析的原理;

● 能够掌握操作注意事项并正确实践。

【背景知识】

配位滴定法

　　配位滴定法是以形成配位化合物为基础的滴定分析法。配位反应具有极大的普遍性,多数金属离子在溶液中以配位离子形式存在,但只有具备滴定分析条件的配位反应才能用于滴定分析。因此,反应生成的配位化合物必须足够稳定,这样反应才能按计量关系进行完全。

　　大多数无机配位剂与金属离子逐级生成 ML_n 型的简单配位化合物,其稳定常数小,相邻各级配位化合物的稳定性也没有显著差别,所以不能用于滴定。

　　20 世纪 40 年代开始,许多有机配位剂特别是氨羧配位剂被用于配位滴定,使配位滴定得到迅猛发展,广泛应用于医学检验、复方制剂、藏药研究等领域。

　　氨羧配位剂是一类以氨基二乙酸[—N(CH₂COOH)₂]为基体的配位剂。它的分子中含有氨氮和羧氧配位原子。前者易与 Co、Ni、Zn、Cu、Hg 等金属离子配位,后者则几乎与所有高价金属离子配位。因此氨羧配位剂兼有两者的配位能力,几乎能与所有金属离子配位。目前研究过的氨羧配位剂有几十种,其中应用最广的是乙二胺四醋酸(ethylenediamine tetraacetic acid,EDTA)。

EDTA 与金属离子形成多基配位体的配合物,又称螯合物。在一般情况下,这些配位化合物的配位比都是 1:1。EDTA 配合物的立体结构如图所示。

从图可见,EDTA 与金属离子形成的螯合物立体结构中具有多个五元环,故此类配合物稳定性高。另外,此类配位反应速度快,生成的配合物水溶性大,大多数金属离子与 EDTA 的配合物为无色,便于用指示剂确定终点,这些都给配位滴定提供了有利条件。因此目前常用的配位滴定就是 EDTA 滴定。

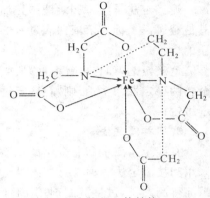

EDTA 配合物的立体结构

【学案例】

氢氧化铝片含量测定方法

[含量测定]　取本品 10 片,精密称定,研细,精密称取适量(约相当于氢氧化铝 0.6g),加盐酸与水各 10ml,煮沸溶解后,放冷,滤过,滤液置 250ml 量瓶中,滤器用水洗涤,洗液并入量瓶中,用水稀释至刻度,摇匀,精密量取 25ml,加氨试液中和至恰析出沉淀,再滴加稀盐酸使沉淀恰溶解为止,加醋酸-醋酸铵缓冲液(pH6.0)10ml,再精密加乙二胺四醋酸二钠滴定液(0.05mol/L)25ml,煮沸 3~5min,放冷至室温,加二甲酚橙指示液 1ml,用锌滴定液(0.05mol/L)滴定,至溶液自黄色转变为红色,并将滴定的结果用空白试验校正。每 1ml 乙二胺四醋酸二钠滴定液(0.05mol/L)相当于 3.900mg 的 $Al(OH)_3$。

【知识贮备】

一、基本原理

配位滴定法是以配位反应为基础的滴定分析方法。应用最广泛的是以乙二胺四醋酸(EDTA)为配位剂,用金属指示剂指示终点,金属指示剂本身是一种配合剂,在一定条件下,它能与金属离子形成有色配合物,当滴定到达终点时,稍过量的 EDTA 与 MIn 反应使指示剂 In 游离出来,显示它自身的颜色,从而指示终点。本法主要用于金属离子的测定。

滴定时　　　M + In ⇌ M-In
　　　　　　　　　颜色2　　　颜色1
滴定中　　　M + EDTA ⇌ M-EDTA
终点颜色　　M-In + EDTA ⇌ M-EDTA + In

配位滴定方式有直接滴定法、返滴定法、置换滴定法和间接滴定法等类型。

1.直接滴定法

用 EDTA 标准溶液直接滴定被测离子是配位滴定中常用的滴定方式。直接滴定法方便、快速、引入的误差小。只要配位反应能符合滴定分析的要求,有合适的指示剂,应当尽量采用直接滴定法。

2.返滴定法

下列情况可以用返滴定法:①待测离子(如 Ba^{2+}、Sr^{2+} 等)虽能与 EDTA 形成稳定的配合物,但缺少变色敏锐的指示剂。②待测离子(如 Al^{3+}、Cr^{3+} 等)与 EDTA 的反应速度很慢,本身又易水解或对指示剂有封闭作用。

返滴定法是在待测溶液中先加入定量且过量的 EDTA,使待测离子完全配合。然后用其他金属离子标准溶液回滴过量的 EDTA。根据两种标准溶液的浓度和用量,求得被测物质的含量。

返滴定剂(如标准锌溶液)所生成的配合物应有足够的稳定性,但不宜超过被测离子配合物的稳定性太多;否则,在滴定过程中,返滴定剂会置换出被测离子,引起误差,而且终点不敏锐。

3. 间接滴定法

有些金属离子和非金属离子不与 EDTA 发生配位反应或生成的配合物不稳定,这时可采用间接滴定法。通常是加入过量的能与 EDTA 形成稳定配合物的金属离子作沉淀剂,以沉淀待测离子,过量沉淀剂用 EDTA 滴定。或将沉淀分离、溶解后,再用 EDTA 滴定其中的金属离子。

4. 置换滴定法

置换滴定是利用置换反应,置换出等物质的量的另一金属离子,或置换出 EDTA,然后滴定。

控制酸度是配位滴定最关键的滴定条件,这是因为酸度不但影响配位化合物的稳定性,而且影响金属指示剂的解离,从而影响它的颜色,因此,滴定须在一定的酸度下进行。为排除其他金属离子的干扰,常加入三乙醇胺等掩蔽试剂。

二、金属指示剂

在配位滴定中,通常利用一种能与金属离子生成有色配合物的有机染料显色剂,来指示滴定过程中金属离子浓度的变化,这种显色剂称为金属离子指示剂,简称金属指示剂。

金属指示剂是一种有机染料,它可作为配位剂与被滴定金属离子发生配位反应,形成一种与染料本身颜色不同的配合物。

配位滴定中常用的金属指示剂有铬黑 T(eriochrome black T,EBT)、二甲酚橙(xylene orange,XO)、1-(2-吡啶-偶氮)-2-萘酚[1-(2-pyridylazo)-2-naphthol,PAN]和钙指示剂(calcon-carboxylic acid,NN)等,它们的反应范围、封闭离子和掩蔽剂选择情况如表 2-5-3 所示。

表 2-5-3　常用金属指示剂

指示剂	pH 范围	颜色变化		直接滴定离子	封闭离子	掩蔽剂
		In	MIn			
EBT	7～10	蓝	红	Mg^{2+}、Zn^{2+}、Cd^{2+}、Pb^{2+}、Mn^{2+}、稀土	Al^{3+}、Fe^{3+}、Cu^{2+}、Co^{2+}、Ni^{2+} Fe^{3+}	三乙醇胺 NH_4F
XO	<6	亮黄	红紫	pH<1:ZrO^{2+} pH1～3:Bi^{3+}、Th^{4+} pH5～6:Zn^{2+}、Pb^{2+} 　　　　Cd^{2+}、Hg^{2+} 稀土元素可用	Fe^{3+} Al^{3+} Cu^{2+}、Co^{2+}、Ni^{2+}	NH_4F 返滴定法 邻二氮菲

续表

指示剂	pH 范围	颜色变化		直接滴定离子	封闭离子	掩蔽剂
		In	MIn			
PAN	2~12	黄	红	pH2~3 Bi^{3+}、Th^{4+} 配位滴定法进行含量测定 pH4~5 Cu^{2+}、Ni^{2+}		
NN	10~13	纯蓝	酒红	Ca^{2+}		与 EBT 相似

三、标准溶液的配制和标定

1. 乙二胺四醋酸二钠(0.05mol/L)标准溶液的配制和标定

EDTA 在水中溶解度小,所以常用 EDTA 二钠盐配制标准溶液,也称 EDTA 溶液。

乙二胺四醋酸二钠(0.05mol/L)滴定液的配制:取乙二胺四醋酸二钠 19g,加适量的水使溶解成 1000ml,摇匀。

乙二胺四醋酸二钠(0.05mol/L)滴定液的标定:取于约 800℃灼烧至恒重的基准氧化锌 0.12g,精密称定,加稀盐酸 3ml 使溶解,加水 25ml,加 0.025% 甲基红的乙醇溶液 1 滴,滴加氨试液至溶液显微黄色,加水 25ml 与氨-氯化铵缓冲液(pH10.0)10ml,再加铬黑 T 指示剂少量,用本液滴定至溶液由紫色变为纯蓝色,并将滴定的结果用空白试验校正。

2. 锌标准溶液(0.05mol/L)的配制和标定

精密称取新制备的纯锌粒 3.269g,加蒸馏水 5ml 及盐酸 10ml,置水浴上温热使溶解,冷却后转移至 1L 容量瓶中,加水至刻度,即得。也可取分析纯 $ZnSO_4$ 采用间接法配制。

锌(0.05mol/L)滴定液的配制:取硫酸锌 15g(相当于锌约 3.3g),加稀盐酸 10ml 与水适量使溶解成 1000ml,摇匀。

锌(0.05mol/L)滴定液的标定:精密量取本液 25ml,加 0.025% 甲基红的乙醇溶液 1 滴,滴加氨试液至溶液显微黄色,加水 25ml、氨-氯化铵缓冲液(pH10.0)10ml 与铬黑 T 指示剂少量,用乙二胺四醋酸二钠滴定液(0.05mol/L)滴定至溶液由紫色变为纯蓝色,并将滴定结果用空白试验校正。

四、配位滴定条件选择简介

1. 配位滴定中酸度的选择和控制

EDTA 几乎能与所有的金属离子形成配合物,这既提供了广泛测定金属元素的可能性,也给实际测定带来一定困难,因为待测溶液中往往含有几种金属离子,再加上能与金属离子和 EDTA 产生副反应的 H^+、OH^-、其他配位剂(缓冲液、掩蔽剂)等组分,所以选择一定的滴定条件以测定某种特定金属离子,已成了配位滴定最重要的课题。

在配位滴定中,由于酸度对金属离子、EDTA 和指示剂都可能产生影响,所以酸度的选择和控制尤为重要。

为使配位滴定能准确进行,溶液的酸度应有一个最高限度,称为"最高酸度"。为避免金属离子水解形成羟基配合物至析出沉淀 $M(OH)_n$,配位滴定还有一个"最低酸度"。

2. 提高配位滴定的选择性

EDTA 可与多种金属离子生成稳定性高的配合物,因此,当溶液中同时存在几种金属

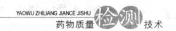
离子时,就有可能同时被滴定。因此,在有共存离子时,设法降低干扰离子与 EDTA 配合物的条件稳定常数,是提高配位滴定选择性的重要途径。在实际情况中,根据具体情况可采取不同方法,其中较常用的是控制酸度和加入掩蔽剂。

(1)控制酸度提高选择性　不同的金属离子在滴定时允许的最高酸度不同。如果溶液中同时存在两种或两种以上的离子,它们与 EDTA 配合物的稳定常数差别足够大,则可通过控制溶液酸度,使得只有欲滴定离子可形成稳定的配合物,从而达到选择性滴定的目的。

(2)使用掩蔽剂提高选择性　当溶液中干扰离子的浓度或稳定常数较大时,就不能用控制酸度的方法,这时可采用掩蔽法,降低溶液中游离干扰离子的浓度。根据掩蔽剂反应的类型,可分为配位掩蔽剂、沉淀掩蔽剂和氧化还原掩蔽剂法。

【课堂讨论】

1.配位滴定法的基本原理、分类及适用范围。
2.金属指示剂的种类。
3.配位滴定法常用标准溶液的配制与标定。

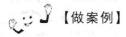【做案例】

葡萄糖酸钙片的含量测定

取本品 20 片,精密称定,研细,精密称取适量(约相当于葡萄糖酸钙 1g),置 100ml 量瓶中加水约 50ml,微热使葡萄糖酸钙溶解,放冷至室温,再用水稀释至刻度,摇匀,滤过,精密量取续滤液 25ml,加水 75ml,加氢氧化钠试液 15ml 与钙紫红素指示剂 0.1g,用乙二胺四醋酸二钠滴定液(0.05mol/L)滴定至溶液自紫色转变为纯蓝色。每 1ml 乙二胺四醋酸二钠滴定液(0.05mol/L)相当于 22.42mg 的 $C_{12}H_{22}CaO_{14} \cdot H_2O$。

1.试述配位滴定法测定葡萄糖酸钙含量的原理。
2.为何要滤过?何为续滤液?如何操作?用何量具量取?

【提高案例】

氢氧化铝凝胶含量测定方法分析

取本品约 8g,精密称定,加盐酸与水各 10ml,煮沸溶解后,放冷至室温,转移至 250ml 量瓶中,用水稀释至刻度,摇匀;精密量取 25ml,加氨试液中和至恰析出沉淀,再滴加稀盐酸使沉淀恰溶解为止,加醋酸-醋酸铵缓冲液(pH6.0)10ml,再精密加乙二胺四醋酸二钠滴定液(0.05mol/L)25ml,煮沸 3～5min,放冷至室温,加二甲酚橙指示液 1ml,用锌滴定液(0.05mol/L)滴定,至溶液自黄色转变为红色,并将滴定的结果用空白试验校正。每 1ml 乙二胺四醋酸二钠滴定液(0.05mol/L)相当于 3.900mg 的 $Al(OH)_3$。请回答以下问题:

1.试述氢氧化铝凝胶含量测定方法是配位滴定方法中的哪一种?为何采用此种方法?
2.如何配制并标定乙二胺四醋酸二钠滴定液(0.05mol/L)?

学习任务四　亚硝酸钠法

学习目标

知识目标

- 掌握亚硝酸钠法的原理;
- 掌握亚硝酸钠法常用标准溶液的配制与标定;
- 掌握永停滴定法的原理及特点;
- 熟悉指示终点的方法及其特点;
- 熟悉亚硝酸钠法的操作条件。

技能目标

- 能够分析采用亚硝酸钠法对药物进行分析的原理;
- 能够掌握操作注意事项并正确实践。

【背景知识】

亚硝酸钠法

亚硝酸钠滴定法是利用亚硝酸钠在盐酸存在下可与具有芳伯胺基及潜在芳伯胺基的化合物发生重氮化反应,定量生成重氮盐,根据滴定时消耗亚硝酸钠的量来计算药物含量的方法。《中国药典》2010 年版采用永停滴定法指示终点。

【学案例】

盐酸克伦特罗含量测定方法

取本品 0.25g,精密称定,置 100ml 烧杯中,加盐酸溶液(1→2)25ml 使溶解,再加水 25ml,照永停滴定法,用亚硝酸钠滴定液(0.05mol/L)滴定。每 1ml 亚硝酸钠滴定液(0.05mol/L)相当于 15.68mg 的 $C_{12}H_{18}Cl_2N_2O \cdot HCl$。

【知识贮备】

一、基本原理

亚硝酸钠法是以 $NaNO_2$ 为标准溶液,在盐酸或氢溴酸存在的条件下,测定芳香族伯胺和仲胺类化合物的氧化还原反应。反应方程式:

$$Ar—NH_2 + NaNO_2 + 2HCl \longrightarrow Ar—N_2^+Cl^- + NaCl + 2H_2O$$

二、标准溶液的配制与标定

$NaNO_2$ 易吸水,在空气中易被缓慢氧化而变质,所以溶液常用标定法配制。溶液在碱性(pH≈10)条件下较稳定,故在配制时常加入少量的碳酸钠作为稳定剂,三个月浓度基本不变。

标定 $NaNO_2$ 溶液最常用的基准物质是对氨基苯磺酸。对氨基苯磺酸在水中溶解缓慢,常加入氨水使生成铵盐溶于水,再加入盐酸中和剩余的氨,并使溶液的酸度为 1mol/L。

亚硝酸钠滴定液(0.1mol/L)的配制:取亚硝酸钠 7.2g,加无水碳酸钠 0.10g,加水适量使溶解成 1000ml,摇匀。

亚硝酸钠滴定液(0.1mol/L)的标定:取在 120℃ 干燥至恒重的基准对氨基苯磺酸约 0.5g,精密称定,加水 30ml 及浓氨试液 3ml,溶解后,加盐酸(1→2)20ml,搅拌,在 30℃ 以下用本液迅速滴定,滴定时将滴定管尖端插入液面下约 2/3 处,随滴随搅拌;至近终点时,将滴定管尖端提出液面,用少量水洗涤尖端,洗液并入溶液中,继续缓缓滴定,用永停法指示终点。

三、指示终点的方法

1. 指示剂法

(1)外指示剂法　外指示剂多用碘化钾-淀粉混合指示剂,使用时不能直接加到被测物质的溶液中,只能在接近化学计量点时,用玻璃棒蘸取少许溶液在外面和指示剂作用来判断终点。指示剂可制成糊状涂在玻璃或塑料板上,也可以制成试纸。

在使用外指示剂时,在终点附近要多次取用被测溶液,操作麻烦,损耗试样溶液,容易使测定结果出现误差。而且在终点前,指示剂中的 KI 在被测溶液中强酸的作用下,易被空气中的 O_2 氧化成 I_2,从而使指示剂提前变色,终点难以掌握。

(2)内指示剂法　内指示剂多使用橙黄Ⅳ、亮甲酚蓝、二苯胺、中性红等,因为加入到了被测溶液中使用,使操作变得简便。但往往变色不够敏锐,尤其是重氮化反应生成的重氮盐有颜色时,更难确定终点。

2. 永停滴定法

由于内指示剂和外指示剂在使用时有许多缺点,现广泛采用永停滴定法确定滴定终点。

永停滴定法是根据滴定过程中双铂电极电流的变化来确定滴定终点的滴定法,即将两个相同的铂电极插入被测溶液中,在两电极间外加一低电压(约 50mV),然后进行滴定,通过观察滴定过程中电流计指针的变化确定滴定的终点。

永停滴定法的装置如图 2-5-1 所示。此装置用于亚硝酸钠滴定法指示终点时,先将电极插入供试品的盐酸溶液中,调节 R_1 使加在电极上的电压约为 50mV。取

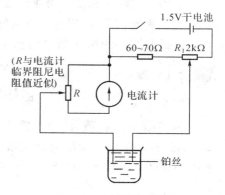

图 2-5-1　永停滴定装置

供试品适量,精密称定,置烧杯中,一般可加水 40ml 与盐酸溶液(1→2)15ml,置电磁搅拌器上,搅拌使之溶解,再加 KBr 2g,插入铂电极后,用亚硝酸钠滴定剂滴定,观察滴定过程中电流计指针的变化:终点前,溶液中无亚硝酸,线路无电流通过,电流计指针指零;终点时溶液中有微量亚硝酸存在,电极即起氧化还原反应,线路中遂有电流通过,此时电流计指针突然偏转,并不再回复,即为滴定终点。

四、应注意的主要条件

1. 加入适量溴化钾加快反应速度

在不同酸体系中,重氮化反应速度不同,即氢溴酸>盐酸>硝酸、硫酸,由于氢溴酸昂贵,多用盐酸;但为了加快反应速度,往往加入适量的溴化钾,使体系中的溴化钾和盐酸起到对氢溴酸的加速作用。重氮化的反应历程如下:

$$NaNO_2 + HCl \longrightarrow HNO_2 + NaCl$$

$$HNO_2 + HCl \longrightarrow NOCl + H_2O$$

$$Ar-NH_2 \xrightarrow{NO^+Cl^-} Ar-NH-NO \xrightarrow{快} Ar-N=N-OH \xrightarrow{快} Ar-N_2^+Cl^-$$

整个反应的速度取决于第一步,而第一步反应的快慢与含芳伯胺基化合物中芳伯胺基的游离程度有密切关系。如芳伯胺基的碱性较弱,则在一定强度酸性溶液中成盐的比例较小,即游离芳伯胺基多,重氮化反应速度就快;反之,则游离芳伯胺基较少,重氮化反应速度就慢。所以,在测定中一般向供试溶液中加入适量溴化钾(《中国药典》规定加入 2g),使重氮化反应速度加快。

2. 加过量盐酸加速反应

因胺类药物的盐酸盐较其硫酸盐的溶解度大,反应速度也较快,所以多采用盐酸。按照重氮化反应的计量关系式,芳伯胺与盐酸的摩尔比为 1∶2,实际测定时盐酸的用量要大得多,尤其是某些在酸中较难溶解的药物,往往要多加一些。因为加过量的盐酸有利于:①重氮化反应速度加快;②重氮盐在酸性溶液中稳定;③防止生成偶氮氨基化合物而影响测定结果。

$$Ar-N_2^+Cl^- + H_2N-Ar \rightleftharpoons Ar-N=NH-Ar + HCl$$

酸度加大,反应向左进行,故可防止偶氮氨基化合物的生成。若酸度过大,又可阻碍芳伯胺基的游离,反而影响重氮化反应速度。在太浓的盐酸中还可使亚硝酸分解。所以,加入盐酸的量一般按芳伯胺类药物与酸的摩尔比约为 1∶2.5~6。

3. 反应温度

重氮化反应的速度与温度成正比,但是生成的重氮盐又随温度升高而加速分解:

$$Ar-N_2^+Cl^- + H_2O \longrightarrow Ar-OH + N_2 \uparrow + HCl$$

一般地,温度每升高 10℃,重氮化反应速度加快 2.5 倍,但同时重氮盐分解的速度亦相应地加速 2 倍,所以滴定一般在低温下进行。由于低温时反应太慢,经试验,可在室温(10~30℃)下进行,其中 15℃ 以下结果较准确。

4. 滴定速度

重氮化反应速度相对较慢,故滴定速度不宜太快。为了避免滴定过程中亚硝酸挥发和分解,滴定时宜将滴定管尖端插入液面下约 2/3 处,一次将大部分亚硝酸钠滴定液在搅拌条件下迅速加入,使其尽快反应。然后将滴定管尖端提出液面,用少量水淋洗尖端,再缓缓滴定。尤其是在近终点时,因尚未反应的芳伯胺基药物的浓度极稀,需在最后一滴加入后,搅拌 1~5min,再确定终点是否真正到达,这样可以缩短滴定时间,也不影响结果。若使用自动永停滴定仪,则直接将滴定管尖端和电极插入液面下,在磁力搅拌器搅拌下由仪器自动滴定。

 【课堂讨论】

1. 亚硝酸钠法的基本原理及适用范围。
2. 亚硝酸钠标准溶液的配制与标定。
3. 永停滴定法的原理及特点。
4. 采用亚硝酸钠法进行药物含量测定时的注意条件。

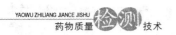

【知识拓展】

电位滴定法简介

电位滴定法是借助滴定过程中指示电极的电位突跃确定滴定终点的方法。选用适当的电极系统可以做氧化还原法、中和法（水溶液或非水溶液）、沉淀法、重氮化法或水分测定法第一法等的终点指示。

进行电位滴定时，向被测液中插入合适的指示电极和参比电极组成原电池，将它们连接在电子电位计上，用以测定并记录电池的电动势。在不断搅拌下加入滴定剂，被测离子与滴定剂发生化学反应，使被测离子浓度不断变化，根据 Nernst 方程式可知，指示电极的电位值也发生相应的变化。在化学计量点附近，离子浓度变化最大，则必然引起电位突跃，通过测量原电池电动势的变化，用一定的方法即可确定滴定终点。

电位滴定法与指示剂滴定法相比，有下列特点：

1. 准确度高。电位滴定判断终点的方法比用指示剂指示终点更为客观，因而电位滴定法结果更为准确。

2. 可用于无优良指示剂、混浊液、有色液的滴定。

3. 可用于连续滴定、自动滴定、微量滴定、非水滴定。

4. 可用于热力学常数的测定，如弱酸、弱碱的离解常数，配合物稳定常数等。

5. 操作麻烦，数据处理费时。

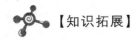

【做案例】

盐酸普鲁卡因的含量测定

取本品约 0.6g，精密称定，照永停滴定法（附录Ⅶ A），在 15～25℃，用亚硝酸钠滴定液（0.1mol/L）滴定。每 1ml 亚硝酸钠滴定液（0.1mol/L）相当于 27.28mg 的 $C_{13}H_{20}N_2O_2 \cdot HCl$。

1. 结合盐酸普鲁卡因结构分析亚硝酸钠法原理。

2. 采用永停滴定法如何指示终点？

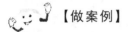

【提高案例】

1. 请结合以下药物结构式分析，哪个药物可以采用亚硝酸钠法进行含量测定，并指明含量测定过程中的操作要点。

2. 查阅《中国药典》2010 年版，确定以下三种药物的含量测定方法。

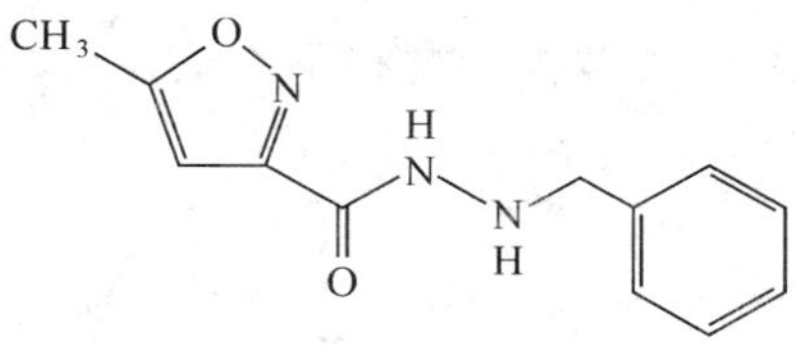

异卡波肼 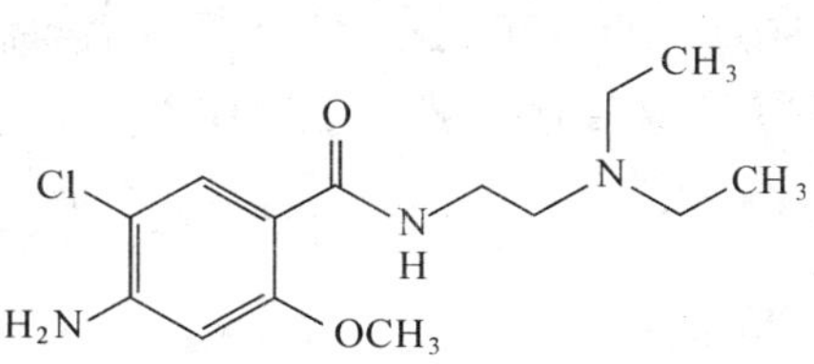　　　　　　　　甲氧氯普胺 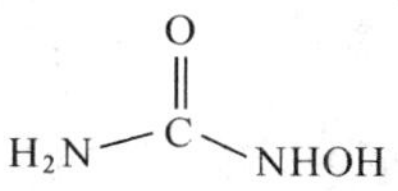　　　　　　　　羟基脲

学习任务五 非水溶液滴定法

 学习目标

知识目标

- 掌握非水溶剂的种类及适用范围；
- 掌握非水溶液中碱滴定的常用溶剂、标准溶液的配制与标定、指示剂；
- 熟悉非水溶液中酸滴定的常用溶剂、标准溶液的配制与标定、指示剂；
- 熟悉非水溶剂的选择原则。

技能目标

- 能够分析采用非水溶液滴定法对药物进行分析的原理；
- 能够掌握操作注意事项并正确实践。

 【背景知识】

非水溶液滴定法

酸碱滴定一般是在水溶液中进行的,水是常用的溶剂,有许多优点,如使用安全、价廉,许多物质易溶于水。但在水溶液中进行酸碱滴定也有一定的局限性,例如,许多弱酸或弱碱($cK < 10^{-8}$)在水中没有明显的滴定突跃,滴定终点难以确定,不能直接滴定;一些有机弱酸或弱碱,在水中溶解度小,反应不完全;一些多元酸或多元碱、混合酸或碱,由于解离常数(K值)较接近,不能分步或分别滴定。若采用非水溶剂作为滴定介质,不仅可增大有机物的溶解度,还可改变物质的酸碱性,克服某些试样在水溶液中滴定存在的困难,从而扩大酸碱滴定的应用范围。但由于介质一般多为有机溶剂,所以也带来了价格较贵、具刺激性及易受温度影响等不利之处,因此,仍需进行新方法的研讨,以取代非水滴定,或克服其存在的缺点。

 【学案例】

盐酸麻黄碱含量测定方法

取本品约 0.15g,精密称定,加冰醋酸 10ml,加热溶解后,加醋酸汞试液 4ml 与结晶紫指示液 1 滴,用高氯酸滴定液(0.1mol/L)滴定至溶液显翠绿色,并将滴定结果用空白试验校正。每 1ml 亚硝酸钠滴定液(0.1mol/L)相当于 20.17mg 的 $C_{10}H_{15}NO \cdot HCl$。

【知识贮备】

一、基本原理

1. 非水溶液滴定法的特点

除水以外的溶剂(有机溶剂或不含水的无机溶剂)称为非水溶剂。在非水溶液中进行的滴定法称为非水溶液滴定法。此方法包括酸碱滴定法、沉淀滴定法、配位滴定法和氧化还原滴定法。在药物分析中,以酸碱滴定法应用最为广泛。

非水溶液酸碱滴定法除溶剂较特殊外,具有一切滴定分析法所具有的特点,如准确、快速、设备简单等。因此,此法已被各国药典和其他常规分析法所普遍采用。由于有机溶剂价格高,故非水溶液酸碱滴定法的取样量比一般滴定分析法少,常采用半微量法,使用 10ml 滴定管,以消耗 0.1mol/L 标准溶液在 10ml 以内为宜。近年来,此方法发展迅速,主要用于测定有机碱及其氢卤酸盐、硫酸盐、有机酸盐和有机酸碱金属盐类药物的含量,同时也用于测定某些有机弱酸的含量。

2. 溶剂的分类

按酸碱质子理论,非水溶剂可分为质子溶剂和无质子溶剂两大类。

(1)质子溶剂　能给出或接受质子的溶剂称为质子溶剂。其特点是在溶剂分子间有质子的转移。根据其给出或接受质子的能力大小,可分为以下三类:

①酸性溶剂:指给出质子能力较强的溶剂,与水相比,具有较强的酸性。如甲酸、醋酸、丙酸、硫酸等,其中常用的是冰醋酸。酸性溶剂适合作为滴定弱碱性物质的溶剂。

②碱性溶剂:指接受质子能力较强的溶剂,与水相比,具有较强的碱性,如乙二胺、丁胺等。碱性溶剂适合作为滴定弱酸性物质的溶剂。

③两性溶剂:指既易接受质子又易给出质子的溶剂,其酸碱性与水相似,如甲醇、乙醇、异丙醇等,它主要作为滴定较强酸或碱的溶剂。

(2)无质子溶剂　分子间不能发生质子转移的溶剂叫无质子溶剂。无质子溶剂可分为以下两类:

①偶极亲质子溶剂:这类溶剂与水比较几乎无酸性且无两性的特征,但却有较弱的接受质子倾向和程度不同的成氢键能力,如吡啶类、酰胺类、酮类、腈类等。这类溶剂适合作为弱酸或某些混合物的滴定介质。

②惰性溶剂:指既不能给出质子又不能接受质子,也不能形成氢键的溶剂。溶剂分子在滴定过程中不参与酸碱反应。如苯、氯仿和硝基苯等。

以上溶剂的分类只是为了讨论方便,实际上各类溶剂之间并无严格的界限。在实际工作中为了增大试样的溶解度和滴定突跃,使终点变色敏锐,还可将质子溶剂和惰性溶剂混合使用,即称为混合溶剂。常用的混合溶剂有:由二醇类与烃类或卤烃类组成的混合溶剂,用于溶解有机酸盐、生物碱和高分子化合物;冰醋酸-醋酐、冰醋酸-苯混合溶剂,适用于弱碱性物质的滴定;苯-甲醇混合溶剂,适用于羧酸类物质的滴定。

3. 溶剂的选择

在非水酸碱滴定中,溶剂的选择十分重要。在选择溶剂时,首先要考虑的是溶剂的酸碱性,因为它对滴定反应能否进行完全,终点是否明显起决定性作用。

此外,选择溶剂时,还应考虑以下要求:

(1)溶剂的黏度、挥发性和毒性都应很小,并易于回收和精制。

(2)溶剂能完全溶解试样及滴定产物。根据相似相溶原则,极性物质易溶于质子溶剂,非极性物质易溶于惰性溶剂,必要时也可选用混合溶剂。常用的混合溶剂一般由惰性溶剂与质子溶剂结合而成:混合溶剂能改善试样溶解性,并且能增大滴定突跃,终点时指示剂变色敏锐。

(3)溶剂能增强试样的酸碱性。弱碱性试样应选择酸性溶剂,弱酸性试样应选择碱性溶剂。

(4)溶剂不能引起副反应。某些第一胺或仲胺的化合物能与醋酐起乙酰化反应,影响滴定,所以滴定上述物质时不宜使用醋酐做溶剂。

(5)溶剂的纯度要高。存在于非水溶剂中的水分,既是酸性杂质又是碱性杂质,应将其除去。

二、非水溶液中酸和碱的滴定

1. 碱的滴定

(1)溶剂　滴定弱碱应选用酸性溶剂,使弱碱的强度调平到溶剂阴离子水平,即增强弱碱的强度,使滴定突跃明显。

冰醋酸是最常用的酸性溶剂,市售冰醋酸含有少量水分,为避免水分存在对滴定的影响,一般需加入一定量的醋酐,使其与水反应转变成醋酸:

$$(CH_3CO)_2O + H_2O \longrightarrow 2CH_3COOH$$

根据以上反应式可计算加入醋酐的量。若一级冰醋酸含水量为 0.2%,相对密度为 1.05,则除去 1000ml 冰醋酸中的水应加相对密度 1.08、含量为 97.0% 的醋酐的体积为:

$$V = \frac{0.2\% \times 1.05 \times 1000 \times 102.1}{97.0\% \times 1.08 \times 18.02} = 11ml$$

(2)标准溶液的配制与标定　滴定碱的标准溶液常采用高氯酸的冰醋酸溶液,这是因为高氯酸在冰醋酸中有较强的酸性,且绝大多数有机碱的高氯酸盐易溶于有机溶剂,对滴定反应有利。市售高氯酸为含 $HClO_4$ 70.0%～72.0% 的水溶液,故需加入醋酐除去水分。如果配制高氯酸(0.1mol/L)溶液 1000ml,需要含 $HClO_4$ 70.0%、相对密度为 1.75 的高氯酸 8.5ml,则为除去 8.5ml 高氯酸中的水分应加入相对密度为 1.08、含量为 97.0% 的醋酐的体积为:

$$V = \frac{30\% \times 1.75 \times 8.5 \times 102.1}{97.0\% \times 1.08 \times 18.02} = 24ml$$

高氯酸与有机溶剂接触、遇热极易引起爆炸,和醋酐混合时易发生剧烈反应放出大量热。因此在配制时应先用冰醋酸将高氯酸稀释后再在不断搅拌下缓缓滴加适量醋酐。测定一般样品时醋酐的量可多于计算量,不影响测定结果。但在测定易乙酰化的样品,如芳香伯胺或仲胺时所加醋酐不宜过量,否则过量的醋酐将与胺发生酰化反应,使测定结果偏低。

由于冰醋酸在低于 16℃ 时会结冰而影响使用,对不易乙酰化的试样可采用醋酸-醋酐(9:1)的混合溶剂配制高氯酸标准溶液,不仅能防止结冰,且吸湿性小。有时也可在冰醋酸中加入 10%～15% 丙酸防冻。

高氯酸滴定液(0.1mol/L)的配制:取无水冰醋酸(按含水量计算,每 1g 水加醋酐 5.22ml)750ml,加入高氯酸(70%～72%)8.5ml,摇匀,在室温下缓缓滴加醋酐 23ml,边加边振摇,加完后再振摇均匀,放冷,加无水冰醋酸适量使成 1000ml,摇匀,放置 24h。若所测供试品易乙酰化,则须用水分测定法测定本液的含水量,再用水和醋酐调节至本液的含水量为 0.01%～0.2%。

如需用高氯酸滴定液(0.05mol/L 或 0.02mol/L)时,可取高氯酸滴定液(0.1mol/L)用无水冰醋酸稀释制成,并标定浓度。

标定高氯酸标准溶液,常用邻苯二甲酸氢钾为基准物质,以结晶紫为指示剂。标定反应如下:

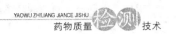

高氯酸滴定液（0.1mol/L）的标定：取在 105℃ 干燥至恒重的基准邻苯二甲酸氢钾约 0.16g，精密称定，加无水冰醋酸 20ml 使溶解，加结晶紫指示液 1 滴，用本液缓缓滴定至蓝色，并将滴定结果用空白试验校正。每 1ml 高氯酸滴定液（0.1mol/L）相当于 20.42mg 的邻苯二甲酸氢钾。根据本液的消耗量与邻苯二甲酸氢钾的取用量，算出本液的浓度，即得。

水的膨胀系数较小（$0.21 \times 10^{-3}/℃$），以水为溶剂的酸碱标准溶液的浓度受室温改变的影响不大，而多数有机溶剂的膨胀系数较大，例如冰醋酸的膨胀系数为 $1.1 \times 10^{-3}/℃$，是水的 5 倍，即温度改变 1℃，体积就有 0.11% 的变化。因此，若滴定试样与标定高氯酸标准溶液时的温度超过 10℃，应重新标定；若未超过 10℃，则可根据下式将高氯酸标准溶液的浓度加以校正：

$$C_1 = \frac{C_0}{1 + 0.0011(T_1 - T_0)} \tag{2-5-18}$$

式中：0.0011 为冰醋酸的膨胀系数，T_0 为标定时的温度，T_1 为测定时的温度，C_0 为标定时的浓度，C_1 为测定时的浓度。

（3）指示剂　在非水酸碱滴定法滴定弱碱性物质时，常用指示剂有结晶紫、喹哪啶红、α-萘酚苯甲醇。除用指示剂指示终点外，电位滴定法是确定终点的基本方法。

其中结晶紫最常用，在滴定中，随着溶液酸度的增加，结晶紫由紫色（碱式色）变至蓝紫、蓝、蓝绿、黄绿，最后转变为黄色（酸式色）。在滴定不同强度的碱时，终点颜色不同。滴定较强碱时应以蓝色或蓝绿色为终点，滴定极弱碱则应以蓝绿色或绿色为终点，最好与电位滴定法做对照，以确定终点的颜色，并做空白试验以减小滴定终点误差。

α-萘酚苯甲醇在冰醋酸-四氯化碳、醋酐等溶剂中使用，常用 0.5% 冰醋酸溶液，其酸式色为绿色，碱式色为黄色。

喹哪啶红适用于在冰醋酸中滴定大多数胺类化合物，常用 0.1% 甲醇溶液，其酸式色为无色，碱式色为红色。

（4）应用　具有弱碱性基团的药物，如胺类、氨基酸类、含氮杂环化合物、生物碱、有机碱以及它们的盐等，常用高氯酸标准溶液测定其含量。

①有机弱碱：有机弱碱如胺类、生物碱类等，只要其在水溶液中的 $K_b > 10^{-10}$，都能在冰醋酸介质中用高氯酸标准溶液进行定量测定。对在水溶液中 $K_b < 10^{-12}$ 的极弱碱，需使用冰醋酸-醋酐的混合溶液为介质，且随着醋酐用量的增加，滴定范围显著增大。如咖啡因（$K_b = 4.0 \times 10^{-14}$）在冰醋酸-醋酐的混合溶液中滴定，有明显的滴定突跃。

②有机酸的碱金属：由于有机酸的酸性较弱，其共轭碱-有机酸根在冰醋酸中显较强的碱性，故可用高氯酸的冰醋酸溶液滴定。如乳酸钠及枸橼酸钠（钾）等就属于此类物质。

③有机碱的氢卤酸盐：大多数有机碱均难溶于水，且不太稳定，故常将有机碱与酸成盐后作药用，其中多数为氢卤酸盐，如盐酸麻黄碱、氢溴酸东莨菪碱等，其通式为 B·HX。由于氢卤酸的酸性较强，当用高氯酸滴定时多采用加入过量醋酸汞冰醋酸溶液，使形成难电离的卤化汞，将氢卤酸盐转化成可测定的醋酸盐，然后用高氯酸滴定，以结晶紫指示终点。反应式如下：

$$2B \cdot HX + Hg(Ac)_2 \Longrightarrow 2B \cdot HAc + HgX_2$$
$$B \cdot HAc + HClO_4 \Longrightarrow B \cdot HClO_4 + HAc$$

④有机碱的有机酸盐：氯苯那敏、重酒石酸去甲肾上腺素、枸橼酸喷托维林等常见药物都属于有机碱的有机酸盐，其通式为 B·HA。冰醋酸或冰醋酸-醋酐的混合溶剂能增强有机碱的有机酸盐的碱性，因此可以结晶紫为指示剂。用高氯酸冰醋酸溶液滴定反应如下：

$$B \cdot HA + HClO_4 \Longrightarrow B \cdot HClO_4 + HA$$

2.酸的滴定

(1)溶剂　酸性物质 $cK_a < 10^{-8}$ 的弱酸是不能用碱标准溶液直接滴定的。若选用碱性比水更强的非水溶剂，则能增强弱酸的酸性，增强滴定突跃。因此，滴定不太弱的羧酸类，可用醇类作溶剂；对弱酸和极弱酸的滴定则以碱性溶剂乙二胺或偶极亲质子溶剂二甲基甲酰胺较为常用；混合酸的区分滴定以甲基异丁酮为区分溶剂。也常使用混合溶剂甲醇-苯、甲醇-丙酮。

(2)标准溶液的配制与标定　常用的滴定剂为甲醇钠的苯-甲醇溶液。甲醇钠由甲醇与金属钠反应制得，反应式为：

$$2CH_3OH + 2Na \Longrightarrow 2CH_3ONa + H_2 \uparrow$$

甲醇钠滴定液(0.1mol/L)的配制：取无水甲醇(含水量少于 0.2%)150ml，置于冷水冷却的容器中，分次少量加入新切的金属钠 2.5g，完全溶解后，加无水苯(含水量少于 0.2%)适量，使成 1000ml，摇匀。

有时也用氢氧化四丁基铵为滴定剂。

标定碱标准溶液常用的基准物质为苯甲酸。

甲醇钠滴定液(0.1mol/L)的标定：取在五氧化二磷干燥器中干燥至恒重的基准苯甲酸约 0.4g，精密称定，加无水甲醇 15ml 使溶解，加无水苯 5ml 与 1%麝香草酚蓝的无水甲醇溶液 1 滴，用本液滴定至蓝色，并将滴定的结果用空白试验校正。

本液标定时应注意防止二氧化碳的干扰和溶剂的挥发，每次临用前均应重新标定。

(3)指示剂

①百里酚蓝：适宜于在苯、丁胺、二甲基甲酰胺、吡啶、叔丁醇溶剂中滴定中等强度酸时作指示剂，变色敏锐，终点清楚，其碱式色为蓝色，酸式色为黄色。

②偶氮紫：适用于在碱性溶剂或偶极亲质子溶剂中滴定较弱的酸，其碱式色为蓝色，酸式色为红色。

③溴酚蓝：适用于在甲醇、苯、氯仿等溶剂中滴定羧酸、磺胺类、巴比妥类等，其碱式色为蓝色，酸式色为红色。

(4)应用　对于难溶于水的酸性物质，如羧酸、酚类、巴比妥类、磺胺类和氨基酸类药物等，常用碱标准溶液测定其含量。

①羧酸类：对于不能在水溶液中滴定的弱酸，可在醇中以酚酞作为指示剂，用氢氧化钠标准溶液滴定，或用二甲基甲酰胺为溶剂，以百里酚蓝为指示剂，用甲醇钠标准溶液滴定。

②酚类：若以乙二胺为溶剂，酚可显较强的酸性，用氨基乙醇钠作标准溶液可得到明显的滴定突跃。

③磺胺类：磺胺嘧啶、磺胺噻唑的酸性较强，可用甲醇-丙酮或甲醇-苯作溶剂，以百里酚蓝作为指示剂，用甲醇钠标准溶液滴定。磺胺的酸性较弱，宜适用碱性较强的溶剂如丁胺或

乙二胺,以偶氮紫为指示剂,用甲醇钠标准溶液滴定。

【课堂讨论】

1. 非水溶液滴定法的特点。
2. 非水溶剂的种类及其适用范围。
3. 碱滴定选用的溶剂、标准溶液、指示剂。
4. 酸滴定选用的溶剂、标准溶液、指示剂。

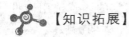**【知识拓展】**

新版药典中非水滴定法的改进

2010 年版《中国药典》修订中,含量测定项下容量分析法中一个最大的变化就是非水滴定中汞盐的革除。

在非水滴定中,当滴定有机碱氢卤酸盐类药物时,因氢卤酸在冰醋酸中显酸性,影响滴定终点,所以在滴定前需加入醋酸汞的冰醋酸溶液,使氢卤酸生成难离解的卤化汞,以排除氢卤酸的干扰;但由此引出了汞污染的问题,故应少用高氯酸滴定法测定有机碱氢卤酸盐类药物含量,以避免汞污染。因此,在氢卤酸原料药进行非水滴定时,如何去除醋酸汞成为主要问题。

在新版药典中采用了加乙酸酐的高氯酸电位滴定法。与原来采用醋酸汞滴定的方法一致,只是通过溶剂的选择,使终点突跃增大从而取代汞盐的使用。由于适量乙酸酐的加入使溶质的碱性增强,从而使滴定突跃明显增加,其结果是既革除了汞盐的污染,又能排除人为因素的干扰。因此该方法也是 2010 年版药典中采用最多的方法,共有盐酸二甲双胍等 31 个品种采用该方法。该方法最重要的就是溶剂的筛选,通常可采用冰醋酸-乙酸酐的溶剂组合,通过调整两者的比例,达到终点易观察的要求。当样品在冰醋酸中溶解性差时,可采用甲酸等其他溶剂进行溶解(如盐酸赛庚啶等品种)。

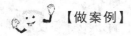**【做案例】**

盐酸可卡因的含量测定

取本品约 0.3g,精密称定,加冰醋酸 10ml 溶解后,加醋酸汞试液 5ml 与结晶紫指示液 1 滴,用高氯酸滴定液(0.1mol/L)滴定至溶液显纯蓝色,并将滴定结果用空白试验校正。每 1ml 高氯酸滴定液(0.1mol/L)相当于 33.98mg 的 $C_{17}H_{21}NO_4 \cdot HCl$。

1. 盐酸可卡因的含量测定方法是什么? 为什么采用此种方法进行含量测定?
2. 醋酸汞的作用是什么?
3. 在操作过程中需要注意哪些条件?

【提高案例】

硫酸奎宁片含量测定方法分析

取本品 20 片,除去包衣后,精密称定,研细,精密称取适量(约相当于硫酸奎宁 0.3g),置分液漏斗中,加氯化钠 0.5g 与 0.1mol/L 氢氧化钠溶液 10ml,混匀,精密加三氯甲烷 50ml,振摇 10min,静置,分取三氯甲烷液,用干燥滤纸滤过,精密量取续滤液 25ml,加醋酐

5ml 与二甲基黄指示液 2 滴,用高氯酸滴定液(0.1mol/L)滴定至溶液显玫瑰红色,并将滴定的结果用空白试验校正。每 1ml 高氯酸滴定液(0.1mol/L)相当于 19.57mg 的($C_{20}H_{24}N_2O_2$)$_2$ • H_2SO_4 • $2H_2O$。请回答以下问题:

　　1. 如何计算应称取的片粉的质量?

　　2. 加入氯化钠和氢氧化钠溶液的目的是什么?

　　3. 何为续滤液,用何量具量取?

　　4. 选择醋酐为溶剂的原因。

学习任务六　沉淀滴定法

 学习目标

知识目标

- 掌握沉淀滴定法的基本原理;
- 掌握终点指示方法的基本原理;
- 掌握铬酸钾指示剂法、铁铵矾指示剂法、吸附指示剂法的应用范围;
- 掌握标准溶液的配制与标定;
- 熟悉终点指示方法中的各项滴定条件。

技能目标

- 能够根据分析对象选用合适的终点指示方法;
- 能够掌握操作注意事项并正确实践。

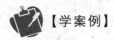 【背景知识】

沉淀滴定法

　　酸碱滴定法是用于测定酸、碱和酸性物质、碱性物质含量的一种滴定分析法,但一些重要的卤素和银盐化合物,如体液或纯化水中的 Cl^-,药物中的 Cl^-、Br^-、I^- 等卤化物和银盐等物质均不能用酸碱滴定法测定其含量,但可以利用沉淀滴定法测定。

　　能用作沉淀滴定法滴定的沉淀反应必须具备以下条件:①生成沉淀的溶解度必须足够小(要小于 10^{-6}g/L)。②沉淀反应的速度必须快。③沉淀反应必须具有确定的计量关系,即被测组分和滴定剂之间必须有确定的化合比,以此作为计算测定结果的基础。④必须有适当的方法指示滴定终点。

【学案例】

氯化钠注射液含量测定方法

　　[含量测定]　精密量取本品 10ml,加水 40ml、2% 糊精溶液 5ml、2.5% 硼砂溶液 2ml 与荧光黄指示液 5~8 滴,用硝酸银滴定液(0.1mol/L)滴定。每 1ml 硝酸银滴定液(0.1mol/L)相当于 5.844mg 的 NaCl。

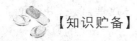

【知识贮备】

一、基本原理

沉淀滴定法是以沉淀反应为基础的滴定分析方法。沉淀反应很多,但是用作滴定法的沉淀反应必须符合适合直接滴定分析的反应所必须具备的条件。

由于这些条件的限制,能用于滴定分析的沉淀反应并不多,目前应用较多的是生成难溶性银盐的反应:

$$Ag^+ + Cl^- \longrightarrow AgCl\downarrow$$
$$Ag^+ + SCN^- \longrightarrow AgSCN\downarrow$$

以这类反应为基础的沉淀滴定方法称为银量法,可用于 Cl^-、Br^-、I^-、CN^-、SCN^- 和 Ag^+ 等离子,也可以测定经处理后能定量产生这些离子的有机物。此外,$K_4[Fe(CN)_6]$ 与 Zn^{2+}、$Ba^{2+}(Pb^{2+})$ 与 SO_4^{2-}、Hg^{2+} 与 S^{2-}、$NaB(C_6H_5)_4$ 与 K^+ 等形成沉淀的反应也可以用于滴定,但其实际应用不及银量法普遍。

二、银量法终点的指示方法

1. 铬酸钾指示剂法

(1)指示终点的原理 用 $AgNO_3$ 标准溶液直接滴定 Cl^-(或 Br^-)时,以 K_2CrO_4 为指示剂,有如下反应:

滴定反应:$Ag^+ + Cl^- \longrightarrow AgCl\downarrow$

指示终点反应:$2Ag^+ + CrO_4^{2-} \longrightarrow Ag_2CrO_4\downarrow$(砖红色)

由于 AgCl 的溶解度小于 Ag_2CrO_4,故根据分布沉淀的原理,首先发生沉淀反应析出白色的 AgCl 沉淀。待 Cl^- 被定量沉淀后,稍过量的 Ag^+ 就会与 CrO_4^{2-} 反应,产生砖红色的 Ag_2CrO_4 沉淀而指示滴定终点。

(2)滴定条件

①指示剂的用量:指示剂 CrO_4^{2-} 的浓度必须合适,若太大将会引起终点提前,且 CrO_4^{2-} 本身的黄色会影响对终点的观察,若太小又会使终点滞后,都会影响滴定的准确度。

实际滴定时,通常在反应液总体积为 $50\sim100ml$ 的溶液中,加入 5% 铬酸钾指示剂约 $1\sim2ml$,此时 $c(CrO_4^{2-})$ 约为 $2.6\times10^{-3}\sim5.2\times10^{-3}mol/L$。

②溶液的酸度:滴定应在中性或微碱性($pH=6.5\sim10.5$)介质中进行。在酸性溶液中,CrO_4^{2-} 与 H^+ 反应产生 $Cr_2O_7^{2-}$,降低了 CrO_4^{2-} 的浓度,导致滴定终点推迟,使测定结果产生误差,甚至不能指示终点。如果在强碱性溶液中,Ag^+ 将生成 Ag_2O 沉淀产生误差。

③充分振摇:使被 AgCl 或 AgBr 沉淀吸附的 Cl^- 或 Br^- 及时释放出来,防止终点提前。

④预先分离干扰离子:凡与 Ag^+ 能生成沉淀的阴离子,如 PO_4^{3-}、AsO_4^{3-}、SO_3^{2-}、S^{2-}、CO_3^{2-} 和 CrO_4^{2-} 等,与 CrO_4^{2-} 能生成沉淀的阳离子,如 Ba^{2+}、Pb^{2+} 等,大量 Cu^{2+}、Co^{2+}、Ni^{2+} 等有色离子,以及在中性或弱碱性溶液中易发生水解反应的离子,如 Fe^{3+}、Al^{3+}、Bi^{3+} 和 Sn^{4+} 等均干扰测定,应预先分离。

(3)应用范围 本法主要用于 Cl^-、Br^- 和 CN^- 的测定,不适用于滴定 I^- 和 SCN^-,这是因为 AgI 和 AgSCN 沉淀对 I^- 和 SCN^- 有较强烈的吸附作用,即使剧烈振摇也无法使之释放出来。也不适用于以 NaCl 标准溶液直接滴定 Ag^+,因为在 Ag^+ 试液中加入指示剂

K_2CrO_4 后,就会立即析出 Ag_2CrO_4 沉淀,用 NaCl 标准溶液滴定时,Ag_2CrO_4 再转化成 AgCl 的速率极慢,使终点推迟。因此,如用铬酸钾指示剂法测定 Ag^+,则必须采用返滴定法,即先加入一定量且过量的 NaCl 标准溶液,然后再加入指示剂,用 $AgNO_3$ 标准溶液返滴定剩余的 Cl^-。

2.铁铵矾指示剂法

(1)指示终点的原理　铁铵矾指示剂法,是以铁铵矾$[NH_4Fe(SO_4)_2 \cdot 10H_2O]$为指示剂,用 NH_4SCN 或 KSCN 作为标准溶液,在酸性溶液中直接测定 Ag^+ 或间接测定卤化物的银量法。

$$X^- + Ag^+ \longrightarrow AgX \downarrow$$
（已知过量）

滴定反应:$Ag^+ + SCN^- \longrightarrow AgSCN \downarrow$
（剩余）

终点反应:$Fe^{3+} + SCN^- \longrightarrow FeSCN^{2-}$
（淡棕红色）

(2)滴定条件　滴定应在 HNO_3 溶液中进行,一般控制溶液酸度在 $0.1 \sim 1mol/L$ 之间。若酸度较低,则因 Fe^{3+} 水解形成颜色较深的$[Fe(H_2O)_5OH]^{2+}$ 或 $[Fe(H_2O)_4(OH)_2]^+$ 等影响终点的观察,甚至产生 $Fe(OH)_3$ 沉淀以至失去指示剂的作用。

(3)应用范围　铁铵矾指示剂法在酸性溶液中可以测定 Ag^+、Cl^-、Br^-、I^-、SCN^- 等离子,使用范围比铬酸钾指示剂法更广,而且,在酸性溶液中,Al^{3+}、Zn^{2+}、Ba^{2+}、CO_3^{2-}、PO_4^{3-}、AsO_4^{3-} 等离子均不干扰滴定。

3.吸附指示剂法

(1)指示终点的原理　吸附指示剂是一类有机染料,当它被沉淀表面吸附后,会因结构的改变引起颜色的变化,从而指示终点。

(2)滴定条件

①控制适宜酸度:溶液的酸度必须有利于指示剂的显色离子存在。

②加入胶体保护剂:由于颜色的变化发生在沉淀表面,欲使终点变色明显,应尽量使沉淀的比表面积大一些。为此,常加入一些保护胶体如糊精等,阻止卤化银凝聚,使其保持胶体状态。

③选择适当吸附力的指示剂:胶体颗粒对指示剂的吸附能力应略小于对被测离子的吸附能力,否则指示剂将在化学计量点前变色。但也不能太小,否则终点出现过迟。

④避免在强光照射下滴定:滴定应避免在强光下进行,因为吸附着指示剂的卤化银胶体对光极为敏感,感光易分解析出金属银,溶液很快变灰色或黑色。

(3)应用范围　吸附指示剂法可在 $pH = 2 \sim 10$ 范围内,用于 Cl^-、Br^-、I^-、SCN^- 和 Ag^+ 等离子的测定。

三、标准溶液的配制与标定

1.硝酸银(0.1mol/L)标准溶液的配制与标定

硝酸银标准溶液可以用纯度较高(基准试剂)的硝酸银直接配制,也可用分析纯硝酸银配制,再用基准 NaCl 标定。

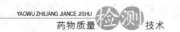

硝酸银滴定液(0.1mol/L)的配制:取硝酸银17.5g,加水适量使溶解成1000ml,摇匀。

硝酸银滴定液(0.1mol/L)的标定:取在110℃干燥至恒重的基准氯化钠约0.2g,精密称定,加水50ml使溶解,再加糊精(1→50)5ml、碳酸钙0.1g与荧光黄指示液8滴,用本液滴定至浑浊液由黄绿色变为微红色。每1ml硝酸银滴定液(0.1mol/L)相当于5.844mg的氯化钠。

2.硫氰酸铵(0.1mol/L)标准溶液的配制与标定

硫氰酸铵固体具有吸湿性,并含有杂质,很难得到纯品,因此标准溶液只能用间接法配制,然后再用基准物质进行标定。

硫氰酸铵滴定液(0.1mol/L)的配制:取硫氰酸铵8.0g,加水使溶解成1000ml,摇匀。

硫氰酸铵滴定液(0.1mol/L)的标定:精密量取硝酸银滴定液(0.1mol/L)25ml,加水50ml、硝酸2ml与硫酸铁铵指示液2ml,用本液滴定至溶液微显淡棕红色;经剧烈振摇后仍不褪色,即为终点。

【课堂讨论】

1.沉淀滴定法的基本原理。
2.指示终点的方法及其基本原理、应用范围。
3.标准溶液的配制与标定。

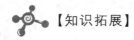**【知识拓展】**

容量分析银量法发展简介

以银与硫氰酸盐间的定量反应为基础制定的容量分析银量法称为佛尔哈德法。研制此方法的佛尔哈德教授是19至20世纪之交知名的德国化学家,他一生勤奋工作,在有机化学、分析化学及教书育人等领域成绩卓著。

以硫氰酸盐滴定法测银最早是夏本替尔(P. Charpentier)于1870年提出的,经佛尔哈德研究应用,于1874年以《一种新的容量分析测定银的方法》推荐给化学界,受到广泛关注。他报告了以此方法测定银的具体操作和数据比较,并指出此法还可用于间接测定能被银定量沉出的氯、溴、碘化物的可能性。此法在酸性介质中进行,使用可溶性指示剂,优于颇受局限的莫尔法(Mohr,1858)。与素称精确的盖-吕萨克氯化物比浊测银法(Gay-Lussac,1832)相比,结果同样精确,但简便快速而远过之。佛尔哈德此时还探讨了铜的干扰与排除(无干扰上限70%),以及对铜多银少或贫银样品的处理方法,确认"这是一个值得推荐的方法",4年之后,佛尔哈德报道了他对硫氰酸铵滴定法测定银、汞(近似的),间接测定氯、溴、碘化物、氰化物、铜、与硫氰酸盐共存的卤化物,以及经卡里乌斯法(G. L. Carius)或碱熔氧化法处理后测定有机化合物中的卤族元素等的研究结果,后来还有用硫氰酸钾为标定高锰酸钾溶液的基准或铁盐还原的指示剂(1901)的建议。

今天的佛尔哈德法的应用范围已扩大到间接测定能被银沉淀的碳酸盐、草酸盐、磷酸盐、砷酸盐、碘酸盐、氰酸盐、硫化物和某些高级脂肪酸。据此而衍生的测定能形成微溶硫化物(其溶度积大于硫化银的溶度积)的铅、铋、锌、钴等金属组成含量的方法,以及测定砷化氢、硫醇、醛、一氧化碳、三磺甲烷等含量的方法,也纷纷出现在后世文献中。

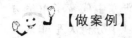【做案例】

泛影酸的含量测定方法分析

取本品约 0.4g，精密称定，加氢氧化钠试液 30ml 与锌粉 1.0g，加热回流 30min，放冷，冷凝管用少量水洗涤，滤过，烧瓶与滤器用水洗涤 3 次，每次 15ml，合并洗液与滤液，加冰醋酸 5ml 与曙红钠指示液 5 滴，用硝酸银滴定液（0.1mol/L）滴定。每 1ml 硝酸银滴定液（0.1mol/L）相当于 20.46mg 的 $C_{11}H_9I_3N_2O_4$。请回答以下问题：

1. 结合泛影酸结构说明该含量测定方法原理。

2. 为何要加 5ml 冰醋酸？

3. 采用吸附指示剂法指示终点时，选用指示剂的原则。

【提高案例】

盐酸丙巴卡肼的含量测定方法分析

取本品约 0.25g，精密称定，加水 50ml 溶解后，加硝酸 3ml，精密加硝酸银滴定液（0.1mol/L）20ml，再加邻苯二甲酸二丁酯约 3ml，强力振摇后，加硫酸铁胺指示液 2ml，用硫氰酸铵滴定液（0.1mol/L）滴定，并将滴定的结果用空白试验校正。每 1ml 硝酸银滴定液（0.1mol/L）相当于 25.78mg 的 $C_{12}H_{19}N_3O_4 \cdot HCl$。请回答以下问题：

1. 请分析盐酸丙巴卡肼含量测定方法原理。

2. 为何要加入硝酸、邻苯二甲酸二丁酯？加入邻苯二甲酸二丁酯后为何要强力振摇？

3. 如何配制硫酸铁胺指示剂？

学习任务七　重量分析法

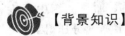学习目标

知识目标

- 掌握重量分析法的特点；
- 掌握沉淀重量法的基本原理与方法；
- 熟悉挥发重量法的操作方法及其适用范围；
- 了解萃取重量法的原理与方法。

技能目标

- 能够根据分析对象正确选用重量分析法；
- 能够掌握操作注意事项并正确实践。

【背景知识】

重量分析法

重量分析法是将试样中的被测组分以一定形式与其他组分分离，通过称量确定其含量的一种分析方法。由于试样中被测组分的性质不同，采用的分离方法也不同，重量分析法一般分为挥发法、萃取法和沉淀法。

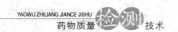

尽管容量分析法和仪器分析技术已经在很多常规的和一般的分析研究中代替了重量分析法,但在标准化过程中仍广泛地应用重量分析法。一般说来,由于可以用分析天平非常准确地称量物质,故重量分析法是很准确的,一般可达到 0.1%～0.2% 的准确度,而最灵敏的容量分析法和仪器分析法也很难精确到 1%～0.1%。但是,重量分析法操作步骤较为繁琐,需时较长,对低含量组分的测定误差较大,因此不能适应生产和科研对分析工作的快速要求。

在药物分析和在制品卫生检验中,目前仍有一些分析项目采用重量分析法,如某些常量元素硅、钨、硫、药品的水分测定、药品中水不溶物、炽灼残渣、灰分测定等。

重量分析法对低含量组分的测定误差较大,一般适用于含量大于 1% 的组分测定。

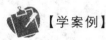

【学案例】

鱼石脂总硫量的测定

取本品 0.5g,精密称定,置坩埚内,加无水碳酸钠 4g 与三氯甲烷 3ml,混匀,微热并搅拌使三氯甲烷挥散,捣碎,加硝酸铜粗粉 10g,搅匀,用小火缓缓加热,至氧化完全,稍加强火力炽灼至完全炭化,放冷,加盐酸 20ml,俟作用完毕,用水约 100ml 分次将熔融物移置烧杯中,煮沸使氧化铜溶解,滤过,滤渣用水洗涤数次,洗液与滤液合并,加水至约 200ml,煮沸,缓缓加氯化钡试液 40ml,置水浴上加热 30min,放冷,用无灰滤纸滤过;沉淀用温水分次洗涤,至洗液不再显氯化物的反应,干燥并炽灼至恒重,残渣重量经用空白试验校正后,与 0.1374 相乘,即得供试量中含有总硫(S)的重量。

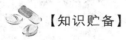

【知识贮备】

一、挥发重量法

1.基本原理

挥发重量法是利用被测组分的挥发性或可转化为挥发性物质的性质,进行含量测定的方法。挥发重量法又分为直接法和间接法。

直接挥发法是利用加热等方法使试样中挥发性组分逸出,用适宜的吸收剂将其全部吸收,根据吸收剂重量的增加来计算该组分含量的方法。

间接挥发法是利用加热等方法使试样中挥发性组分逸出后,称量其残渣,根据试样质量的减少来计算该挥发组分的含量。

2.操作方法

《中国药典》中有些药物要求测定干燥失重,它代表试样中在该干燥温度下挥发组分的含量。若是在 105℃,失去的重量就包括水分和其他能在 105℃ 下挥发的物质。根据试样的耐热性不同和水分挥发的难易,测定干燥失重常用的干燥方式主要有以下三种:

(1)常压加热干燥法　通常是将试样置电热干燥箱中,以 105～110℃ 加热。箱中温度超过室温达 80℃ 以上,试样中水的蒸汽压大幅度提高,使之高于环境的水蒸气分压,因而提高温度使相对湿度降低,试样中的水就向外界挥发。温度越高,效果越显著。

常压下加热干燥适用于性质稳定受热不易挥发、氧化或分解变质的试样。对于水分不易挥发的试样,可提高温度或延长时间。

某些化合物虽受热不易变质,但因结晶水的存在而有较低熔点,在加热干燥时,未达干燥温度就成熔融状态,很不利于水分的挥发。测定这类物质的水分,应先在低温或用干燥剂除去一部分或大部分结晶水以后,再提高干燥的温度。

(2)恒温减压干燥法　高温中易变质或熔点低的试样,只能加热至较低温度时干燥。因此可用减压电热干燥箱。它是一个与大气隔绝的密闭系统,由抽气泵将箱内部分空气抽去,降低箱内气压。箱内气压越低,水蒸气分压亦越低,可达到很低的相对湿度,若适当地提高温度以增大试样中水的蒸气压,则更有利于水分挥发,能获得高于常压下加热干燥的效率。这种干燥方法适用于试样易变质和水分较难挥发的试样。

(3)干燥剂干燥法　一般分为常压干燥剂干燥法和减压干燥剂干燥法,适用于遇热极易分解、挥发及升华的试样。将试样置于盛有干燥剂的干燥器中,直至恒重。

利用干燥剂干燥时,应注意干燥剂的选择。常用的干燥剂有无水氯化钙、硅胶、浓硫酸及五氧化二磷等。从使用的方便性考虑,硅胶为最佳。商品硅胶中加有 $CoCl_2$,无水时为蓝色,吸水后变为红色。若硅胶由蓝色变成红色,表示已失效,应在 $105℃$ 左右加热干燥到重显蓝色,冷却后方可使用。

二、萃取重量法

1.基本原理

通过萃取,使被测组分与其他组分分离,然后将萃取剂蒸干,称量干燥的萃取物质量,以求出其含量的方法称萃取重量法。

在分析中,常用液-液萃取法和固-液连续萃取法。

(1)液-液萃取法　利用被测组分在两种互不相溶的溶剂中分配系数不同,使它从原来的溶剂内定量地转入萃取剂中,然后将萃取剂蒸干,称量干燥的萃取物,根据萃取物的质量确定被测组分含量。

(2)固-液连续萃取法　用挥发性有机溶剂,在连续萃取器中,将被测组分萃取分离出来后,蒸去溶剂,干燥称重,计算其含量。连续萃取溶剂用量较少,但所需时间较长,所以对长时间受热易分解的组分不适用。

2.操作方法

(1)液-液萃取法　液-液萃取可使用分液漏斗进行分离。萃取的目的,主要是将被测组分分离出来。因此提高萃取的效率是一个关键问题。在实际工作中,常采用连续几次萃取的办法,分几次加入萃取剂,以提高萃取效率。

(2)固-液连续萃取　常用的连续萃取器为索氏提取器。

三、沉淀重量法

1.基本原理

沉淀重量法是利用沉淀反应,将被测组分转化成难溶物,以沉淀形式从溶液中分离出来,经过滤过、洗涤、烘干或灼烧成"称量形式"称量,计算其含量的方法。

沉淀重量法中,沉淀的化学组成称为沉淀形式。沉淀经处理后,供最后称重的化学组成称为称量形式。为保证测定有足够的准确度并便于操作,重量法对沉淀形式和称量形式有一定的要求。

对沉淀形式的要求:①沉淀的溶解度小。②沉淀的纯度高。③沉淀便于洗涤和过滤。

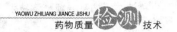

④易于转化为具有固定组成的称量形式。

对称量形式的要求：①必须有确定的化学组成。②形式必须稳定，不受空气中水分、CO_2、O_2 等的影响。③摩尔质量要大，这样可增大称量形式的质量，减小称量误差，提高分析结果的准确度。

为了达到对沉淀的以上要求，必须选择具备以下条件的沉淀剂：①有较高的选择性，只能与被测组分进行沉淀反应，不与其他共存组分发生反应。②具有挥发性，可便于加热时除去。③与被测组分形成的沉淀溶解度要小。④分子量应尽可能大。

2.操作方法

沉淀法步骤是：取样→溶解→沉淀→过滤→洗涤→干燥（或灼烧）至恒重→称量→计算。

（1）取样　所称取的样品要有代表性，块状或颗粒状的样品应研细、混匀，称取样品前应在一定温度条件下进行干燥，测定结果按干燥品进行计算。如称取未干燥的样品进行测定时，应同时测定干燥失重，扣除水分后计算干燥品的含量。

（2）溶解　根据样品和被测组分的性质应选用合适的溶剂进行溶解。溶解样品时一定要溶解完全。可溶于水的样品用水作溶剂；不溶于水的样品可用合适的酸或碱作溶剂。在酸或碱中都不溶者，可先用适当熔剂熔融后，再用水或其他溶剂溶解。

当用适宜溶剂溶解后，所得溶液的体积过大时，应进行蒸发。一般常量分析时，样品溶液的体积为 200ml 左右较适宜。

（3）沉淀　在不断搅拌下，逐渐加入沉淀剂，在热溶剂中进行沉淀。对于晶形沉淀，待沉淀析出后，与溶液一起放置一段时间，即陈化。对于无定形沉淀，无需陈化。

（4）过滤与洗涤　过滤应根据沉淀的性质和继后的操作选用适当的滤器，过滤后沉淀需要炽灼的应选用滤纸过滤。无定形沉淀在凝聚状态下可用粗孔的疏松滤纸过滤。滤孔过细易被堵塞。

洗涤的目的在于洗除残留的溶液及杂质，以求得到纯净的沉淀，同时应防止溶解损失。溶解度小的沉淀可用热溶液进行洗涤。无定形沉淀应用电解质溶液进行洗涤，以防止胶溶现象发生。

洗涤沉淀的方式采用倾注法，以少量多次的原则进行操作，能够提高洗涤效率。

（5）干燥（或灼烧）至恒重　干燥或炽灼的目的在于：①得到组成恒定并摩尔质量大的称量形式。②最后除去沉淀中残留的杂质与洗涤剂。

（6）计算

①称量形式是被测组分时的结果计算

例如，灰分（炽灼残渣）测定的计算如下：

$$灰分\% = \frac{灰分重}{样品重} \times 100\%$$

再如，干燥失重测定的计算式为：

$$干燥失重\% = \frac{样品重-干燥后重}{样品重} \times 100\%$$

②称量形式的组成和被测组分不一致时的结果计算：这种情况需将称量形式的分子量 W 换算成被测组分的分子量 W'，然后再根据称量形式的重量与样品的重量计算被测组分的百分含量。W' 和 W 的比值 F 称为换算因数或称化学因数，F 值计算公式如下：

$$F = \frac{W'}{W} = \frac{\text{与称量形式相当的被测组分的分子量}}{\text{称量形式的分子量}} \tag{2-5-19}$$

$$\text{被测组分的百分含量（\%）} = \frac{F \times W''}{S} \times 100\% \tag{2-5-20}$$

式中：W'' 为称量形式的重量（g）；S 为样品的重量（g）。

 【课堂讨论】

1. 重量分析法的基本原理与分类。
2. 挥发重量法的原理、操作方法及其适用范围。
3. 沉淀重量法的原理、操作方法。

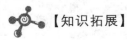 **【知识拓展】**

沉淀重量分析技术的一些技巧和经验

通过沉淀成高纯度的易过滤的产物是最重要的。因此，采用重量法时需要一定的技巧和经验。

沉淀技术可以影响沉淀的某些性质。晶形物质一般具有确定的化学计量组成，经过滤或离心易于把它们从原溶液中分离出来，并且可以用少量的洗涤溶液有效地洗涤。另外，晶形物质具有比表面积较小的特点，因此表面活性较小（尤其与无定形或胶体沉淀比较），吸附或包藏杂质的量少。

通过沉淀技术可以在一定程度上控制结晶的晶形和大小。两种浓的试剂溶液快速混合会形成不好的微晶产物。如果物质的溶解度与温度有很大关系，突然改变温度导致溶解度降低，就会得到小结晶。如果非常缓慢地冷却热溶液，在新的结晶中心形成之前，晶核有机会长大。过饱和溶液会突然发生结晶，导致严重的杂质包藏，带有所有成分的母液被包藏在沉淀中，这些杂质不能通过洗涤除去。

作为一般的原则，用热溶液沉淀可以得到适合于过滤的沉淀物。采用滴加的方法加试剂，并且尽可能选择低的浓度。加任何试剂时都要搅拌，以使所有的溶质均匀分布。

不能加热某些挥发性的溶质和电解质的溶液，否则会造成物质的损失。因此，含有挥发性酸（H_2S、HCl）或碱（$NH_3 \cdot H_2O$ 等）的溶液不宜加热。例如，在用 $AgNO_3$ 重量法测定 HCl 时，加入 $AgNO_3$ 前酸溶液不宜加热；而在加入 $AgNO_3$ 后，升高温度至接近沸点（80℃），以便获得易于过滤的沉淀。因此，在用重量法测定 Cl^- 时，加入 $AgNO_3$ 前不要加热，因为沉淀过程在酸性介质（HNO_3）中进行，其中含有易挥发的 HCl。

在过滤之前，应使沉淀沉降到容器底部，以便于尽可能多地倾析出溶液。

过去是将沉淀收集到滤纸上，然后在铂坩埚中完全燃烧，只留下最后的产物。后来陶瓷坩埚被用作过滤器件。在两种应用中，洗涤过程是对最终结果准确度的基本保证。为了获得干燥的产物，将带沉淀的坩埚放在烘箱中干燥。从空坩埚与坩埚加沉淀之间的质量差，即得到沉淀的质量。据此，可以计算分析物的质量。

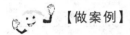 **【做案例】**

磷酸哌嗪片的含量测定方法

取本品 20 片，精密称定，研细，精密称取适量（约相当于磷酸哌嗪 1g），置 100ml 量瓶中,加水 90ml,振摇使磷酸哌嗪溶解,再用水稀释至刻度,摇匀,滤过,精密量取续滤液 10ml,加三硝基苯酚试液 70ml,搅拌,加热,至上层溶液澄清,放冷,1h 后,用置 105℃ 恒重的垂熔玻璃坩埚滤过,沉淀用哌嗪的三硝基苯酚衍生物($C_4H_{10}N_2 \cdot 2C_6H_3N_3O_7$)的饱和溶液洗涤数次后,在 105℃ 干燥至恒重,精密称定。沉淀的重量与 0.3714 相乘,即得供试量中含有 $C_4H_{10}N_2 \cdot H_3PO_4 \cdot H_2O$ 的重量。请回答以下问题:

1. 磷酸哌嗪片含量测定的原理。

2. 为何要放置 1h 后再进行过滤?

3. 如何判定已干燥至恒重?

4. "沉淀的重量与 0.3714 相乘",0.3714 如何得来?

【提高案例】

芒硝中硫酸钠的含量测定方法

取本品约 0.4g,精密称定,加水 200ml 溶解后,加盐酸 1ml,煮沸,不断搅拌,并缓缓加入热氯化钡试液(约 20ml),至不再生成沉淀,置水浴上加热 30min,静置 1h,用无灰滤纸或称定重量的古氏坩埚滤过,沉淀用水分次洗涤,至洗液不再显氯化物的反应,干燥,并炽灼至恒重,精密称定,与 0.6086 相乘,即得供试品中含有硫酸钠(Na_2SO_4)的重量。本品按干燥品计算,含硫酸钠(Na_2SO_4)不得少于 99.0%。请回答以下问题:

1. 氯化钡的作用是什么?为何要加过量?

2. 在该测定中什么是沉淀形式?沉淀条件如何控制?

3. 为什么要进行过滤、洗涤、干燥灼烧?

4. 何为恒重?

5. 计算结果为什么要乘以 0.6086?

【归纳】

表 2-5-4　归纳

药物含量测定技术	药物含量的化学测定	基准物质与标准溶液 → 基准物质	基准物质的定义与条件
		标准溶液的配制	标准溶液的定义与配制方法
		滴定度及其计算	滴定度的概念及其计算方法
		容量分析法及其计算 → 直接滴定法	测定原料药、片剂、注射剂含量的计算方法
		间接滴定法	生成物滴定法、剩余滴定法测定原料药、片剂、注射剂含量的计算方法
	中和法	基本原理 → 直接滴定法	适用范围及一般方法
		剩余滴定法	适用范围及一般方法
		酸碱标准溶液的配制与标定 → 酸标准溶液	常用酸标准溶液(HCl)配制及标定方法
		碱标准溶液	常用碱标准溶液(NaOH)配制及标定方法
		酸碱指示剂	常用酸碱指示剂及混合指示剂

药物含量测定技术	氧化还原法	碘量法	基本原理	直接碘量法、间接碘量法的基本原理及适用范围
			指示剂	常用淀粉指示剂,使用过程中的注意事项
			标准溶液的配制与标定	碘标准溶液的配制与标定方法 硫代硫酸钠标准溶液的配制与标定方法
		溴量法和溴酸钾法	基本原理与一般方法
		铈量法	方法原理与特点、标准溶液的配制与标定、常用指示剂
	配位滴定法	基本原理	直接滴定法、返滴定法、间接滴定法、置换滴定法的基本原理、特点、适用范围及一般方法
		金属指示剂	定义、常用金属指示剂
		标准溶液的配制与标定	EDTA 标准溶液、锌标准溶液的配制与标定
		配位滴定条件选择	配位滴定中酸度的选择和控制
			提高配位滴定的选择性	控制酸度与使用掩蔽剂提高配位滴定选择性
	亚硝酸钠法	基本原理	以 $NaNO_2$ 为标准溶液,在盐酸或氢溴酸存在的条件下,测定芳香族伯胺和仲胺类化合物的氧化还原反应
		标准溶液的配制与标定	亚硝酸钠标准溶液的配制与标定方法
		指示终点方法	指示剂法	外指示剂法:常用 KI-淀粉,特点 内指示剂法:特点
			永停滴定法	特点及一般方法
		应注意主要条件	加入适量 KBr 加快反应速度;加入过量 HCl 加速反应;反应温度应低于 15℃;滴定速度应先快后慢
	非水溶液滴定法	基本原理	非水溶液滴定法的特点及适用范围
			溶剂分类	质子溶剂:酸性溶剂(冰醋酸)、碱性溶剂(乙二胺)、两性溶剂(甲醇) 无质子溶剂:吡啶、酰胺、苯
			溶剂选择的要求
		非水溶液中酸和碱的滴定	碱的滴定	溶剂:常用冰醋酸 标准溶液的配制与标定:高氯酸的冰醋酸溶液 指示剂:结晶紫、电位滴定 应用:有机弱碱、有机酸的碱金属、有机碱的氢卤酸盐、有机碱的有机酸盐
			酸的滴定	溶剂:常用乙二胺或二甲基甲酰胺 标准溶液的配制与标定:甲醇钠的苯-甲醇溶液 指示剂:百里酚蓝、偶氮紫、溴酚蓝 应用:羧酸类、酚类、磺胺类

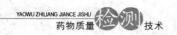

续表

		基本原理	银量法的基本原理、适用范围,其他沉淀滴定法
药物含量测定技术	沉淀滴定法		铬酸钾指示剂法
		铁铵矾指示剂法	
		吸附指示剂法	
		标准溶液的配制与标定	硝酸银(0.1mol/L)、硫氰酸铵(0.1mol/L)标准溶液的配制与标定
	重量分析法	挥发重量法 基本原理	挥发重量法的基本原理 直接法和间接法的操作方法
		挥发重量法 操作方法	常压加热干燥法、恒温减压干燥法、干燥剂干燥法的适用范围及操作方法
		萃取重量法 基本原理	液-液萃取法、固-液连续萃取法的原理
		萃取重量法 操作方法	液-液萃取法、固-液连续萃取法的操作方法
		沉淀重量法 基本原理	沉淀重量法的一般方法,对沉淀和称量形式的要求
		沉淀重量法 操作方法	取样→溶解→沉淀→过滤→洗涤→干燥(或灼烧)至恒重→称量→计算

银量法终点的指示方法 — 铬酸钾指示剂法:
- 指示终点的原理
- 滴定条件:指示剂的用量、溶液的酸度、充分振摇、预先分离干扰离子
- 应用范围:主要用于 Cl^-、Br^- 和 CN^- 的测定,不适用于滴定 I^- 和 SCN^-

银量法终点的指示方法 — 铁铵矾指示剂法:
- 指示终点的原理
- 滴定条件:应在 HNO_3 溶液中进行,控制溶液酸度在 $0.1\sim1mol/L$
- 应用范围:在酸性溶液中可测定 Ag^+、Cl^-、Br^-、I^-、SCN^- 等离子

银量法终点的指示方法 — 吸附指示剂法:
- 指示终点的原理
- 滴定条件:控制适宜酸度、加入胶体保护剂(糊精)、选择适当吸附力的指示剂、避免在强光照射下滴定
- 应用范围:$pH=2\sim10$,Cl^-、Br^-、I^-、SCN^- 和 Ag^+ 等离子

【目标检测】

一、选择题

【A 型题】(最佳选择题,每题备选答案中只有一个最佳答案)

1. T 表示的意义是 （ ）

　　A. 每 1ml 规定浓度滴定液中所含溶质的质量

　　B. 每 100ml 规定浓度滴定液中所含溶质的质量

　　C. 每 1ml 规定浓度滴定液相当于被测物质的质量

　　D. 每 1L 规定浓度滴定液相当于被测物质的质量

　　E. 每 1L 规定浓度滴定液相当于被测物质的物质的量

2. 用 HCl 标准溶液标定硼砂溶液可选用的指示剂是 （ ）

　　A. 甲基橙　　　　　　　B. 甲基红　　　　　　　C. 百里酚酞

D. 酚酞　　　　　　　　　　E. 以上四种都可以

3. 标定 NaOH 标准溶液时常用的基准物质是　　　　　　　　　　　（　　）

A. 邻苯二甲酸氢钾　　　　　B. 无水 Na_2CO_3　　　　　C. 苯甲酸钠

D. 草酸钠　　　　　　　　　E. 硼砂

4. 为了减小指示剂变色范围,使变色敏锐,可采用　　　　　　　　　（　　）

A. 酚酞为指示剂　　　　　　B. 甲基红为指示剂　　　　C. 加温

D. 混合指示剂　　　　　　　E. 改变溶剂

5. 测定维生素 C 的含量时,应选用的方法是　　　　　　　　　　　（　　）

A. 配位滴定法　　　　　　　B. 直接碘量法　　　　　　C. 间接碘量法

D. 亚硝酸钠法　　　　　　　E. 高锰酸钾法

6. 标定 I_2 标准溶液时常用的基准物质是　　　　　　　　　　　　（　　）

A. 三氧化二砷　　　　　　　B. 邻苯二甲酸氢钾　　　　C. 草酸钠

D. 重铬酸钾　　　　　　　　E. 氯化钠

7. 下面关于 $Na_2S_2O_3$ 标准溶液的配制方法中哪项叙述是正确的　　（　　）

A. $Na_2S_2O_3$ 标准溶液可采用直接法配制

B. 配制时应加入少许 Na_2CO_3

C. 配制时应用放冷的新煮沸的蒸馏水溶解和稀释

D. 配制好的 $Na_2S_2O_3$ 溶液应及时标定,以避免浓度改变

E. 应该用棕色瓶保存 $Na_2S_2O_3$ 溶液,因为日光能促使 $Na_2S_2O_3$ 分解

8. 用 $K_2Cr_2O_7$ 作基准物质,标定 $Na_2S_2O_3$ 溶液浓度时,加入 KI 和酸并放置 10min 后要加较多的水稀释,其目的是　　　　　　　　　　　　　　　　　　（　　）

A. 增大 I_2 的溶解度　　　　　B. 避免 I_2 挥发

C. 减慢反应速率　　　　　　　D. 降低酸度并使终点转变清晰

E. 终止 $K_2Cr_2O_7$ 和 KI 的反应

9. 亚硝酸钠法测定芳伯胺基化合物时,加入 KBr 固体的目的是　　　（　　）

A. 使重氮盐更稳定　　　　　　B. 消除氢卤酸的干扰

C. 作为催化剂,加速重氮化反应速度　D. 使 $NaNO_2$ 滴定液稳定

E. 防止偶氮氨基化合物形成

10. 采用亚硝酸钠滴定法进行药物含量测定时,为防止生成偶氮氨基化合物,应加入

　　　　　　　　　　　　　　　　　　　　　　　　　　　　　　（　　）

A. 硫酸　　　　　　　　　　B. 硝酸　　　　　　　　　C. 盐酸

D. 过量的盐酸　　　　　　　E. 少量硝酸

11. 除去冰醋酸中少量的水,常用的方法是　　　　　　　　　　　　（　　）

A. 加干燥剂　　　　　　　　B. 蒸馏　　　　　　　　　C. 加热

D. 加入醋酐　　　　　　　　E. 加入浓硫酸

12. 配制高氯酸标准溶液时,醋酐的加入量不能过多,其原因是　　　（　　）

A. 使高氯酸的酸性增强　　　　　B. 要除去高氯酸中的水

C. 使滴定突跃增大　　　　　　　D. 防止高氯酸遇热爆炸

E. 避免发生乙酰化反应

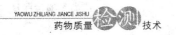
13.用非水溶液酸碱滴定法测定乳酸钠,应选用的溶剂为 （   ）

　　A.水　　　　　　B.乙醇　　　　　　C.苯　　　　　D.冰醋酸　　　E.乙二胺

14.下列酸在冰醋酸中酸性最强的是 （   ）

　　A.高氯酸　　　　B.次氯酸　　　　　C.硫酸　　　　D.盐酸　　　　E.硝酸

15.用非水溶液滴定法测定盐酸吗啡含量时,应加入的溶剂是 （   ）

　　A.水　　　　　　　　　B.盐酸　　　　　　　　　C.冰醋酸

　　D.二甲基甲酰胺　　　　E.5%醋酸汞冰醋酸溶液

16.实际滴定工作中,若按理论计算量加入铬酸钾指示剂会使 （   ）

　　A.滴定误差最小　　　　　　　　　B.滴定误差最大

　　C.滴定终点与计量点同时出现　　　D.指示剂量不足,滴定终点提前

　　E.黄颜色太深,终点推迟

17.用铁铵矾指示剂返滴定法测定 Br^- 时,终点前始终激烈振摇锥形瓶 （   ）

　　A.会使终点提前　　　　　　　　　B.会使终点推迟

　　C.会发生沉淀转化　　　　　　　　D.会使终点变色敏锐

　　E.会使溶液中 Fe^{3+} 的浓度降低

18.吸附指示剂法中,与加入淀粉和糊精的作用无关的是 （   ）

　　A.保持沉淀为溶胶状态　　　　B.调节溶液酸度

　　C.增加沉淀的比表面积　　　　D.防止卤化银沉淀凝聚

　　E.增强沉淀的吸附能力

19.不适宜重量法测定的组分是 （   ）

　　A.吸湿水　　　　　　B.结晶水　　　　　　C.常量组分

　　D.微量组分　　　　　E.试样的灰分

20.沉淀重量法中,下列情况会使滴定结果偏高的是 （   ）

　　A.称样量较少　　　　B.沉淀不纯净　　　　C.沉淀不完全

　　D.沉淀溶解度较大　　E.沉淀剂适当过量

【B型题】(配伍选择题,备选答案在前,试题在后。每题只有一个正确答案,每个备选答案可重复选用,也可不选用)

（1～4题备选答案）

　　A.乙二胺　　　　B.乙醇　　　　　C.苯　　　　D.乙酸　　　　E.水

1.属于酸性溶剂的是 （   ）

2.属于碱性溶剂的是 （   ）

3.属于惰性溶剂的是 （   ）

4.属于两性溶剂的是 （   ）

（5～8题备选答案）

　　A.无水 Na_2CO_3　　　　B.邻苯二甲酸氢钾　　　　C.NaOH

　　D.HCl　　　　E.NaCl

5.用作 HCl 标准溶液标定的物质是 （   ）

6.用作 NaOH 标准溶液标定的物质是 （   ）

7.用作 $HClO_4$ 标准溶液标定的物质是 （   ）

8.用作 $AgNO_3$ 标准溶液标定的物质是　　　　　　　　　　　　　（　　）

（9～12题备选答案）

　　A.碘量法　　　　　　　　　B.亚硝酸钠法　　　　　　　　C.配位滴定法

　　D.沉淀滴定法　　　　　　　E.重量分析法

9.维生素 C 的含量测定可选用　　　　　　　　　　　　　　　　（　　）

10.盐酸普鲁卡因的含量测定可选用　　　　　　　　　　　　　　（　　）

11.氯化钠注射液的含量测定可选用　　　　　　　　　　　　　　（　　）

12.硫酸钠的含量测定可选用　　　　　　　　　　　　　　　　　（　　）

【X 型题】（多项选择题,每题的备选答案中有 2 个或 2 个以上正确答案）

1.标准溶液的配制方法有　　　　　　　　　　　　　　　　　　（　　）

　　A.多次称量法　　　　　　　B.直接法　　　　　　　　　　C.间接法

　　D.移液管法　　　　　　　　E.比较法

2.可用于标定 HCl 标准溶液的基准物质是　　　　　　　　　　　（　　）

　　A.无水 Na_2CO_3　　　　　　B.邻苯二甲酸氢钾　　　　　　C.草酸

　　D.硼砂　　　　　　　　　　E.甲酸

3.配位滴定常用的指示剂有　　　　　　　　　　　　　　　　　（　　）

　　A.铬黑 T　　　　　　　　　B.酚酞　　　　　　　　　　　C.甲基橙

　　D.钙指示剂　　　　　　　　E.二甲酚橙

4.氧化还原滴定法有　　　　　　　　　　　　　　　　　　　　（　　）

　　A.高锰酸钾法　　　　　　　B.碘量法　　　　　　　　　　C.亚硝酸钠法

　　D.重铬酸钾法　　　　　　　E.铈量法

5.判断非水溶液滴定法的滴定终点可选用的方法有　　　　　　　（　　）

　　A.电位法　　　　　　　　　B.永停滴定法　　　　　　　　C.指示剂法

　　D.沉淀法　　　　　　　　　E.水解法

6.当用高氯酸标准溶液测定供试品时的温度与标定时的温度不一致时,常采用的方法

有　　　　　　　　　　　　　　　　　　　　　　　　　　　　　（　　）

　　A.不能再使用　　　　　　　B.忽略不计　　　　　　　　　C.用公式校正

　　D.重新标定　　　　　　　　E.以上均可

7.能用于沉淀滴定法进行定量分析的化学反应,必须具备的条件是　（　　）

　　A.沉淀反应必须迅速、定量地完成　　　　B.反应生成沉淀的溶解度必须很小

　　C.有适当方法确定滴定终点　　　　　　　D.指示剂用量越多越好

　　E.沉淀的吸附现象应不妨碍化学计量点的确定

8.银量法可用于测定含有（　　　）的化合物含量。

　　A.Cl^-　　　　　　B.Br^-　　　　　　C.I^-　　　　　　D.SCN^-　　　　　　E.Ag^+

9.对沉淀形式的要求是　　　　　　　　　　　　　　　　　　　（　　）

　　A.溶解度要小　　　　　　　B.便于过滤洗涤　　　　　　　C.纯净

　　D.加热或灼烧后成分不变　　　　　　　　　E.必须是晶形沉淀

10.对称量形式的要求是　　　　　　　　　　　　　　　　　　（　　）

　　A.不溶于水　　　　　　　　B.摩尔质量大　　　　　　　　C.性质十分稳定

D. 有确定的化学组成,符合一定的化学式　　　　　　　E. 呈中性

二、简答题

1. 为什么 EDTA 作标准溶液在配位滴定中能得到广泛应用?

2. 采用亚硝酸钠滴定法进行药物含量测定时,应注意的主要操作条件有哪些?

3. 如何配制并标定高氯酸滴定液(0.1mol/L)? 操作中的注意事项有哪些?

4. 非水滴定法选择溶剂的原则。

5. 银量法可以分为哪几种具体的方法? 简述其原理及适用范围。

6. 测定干燥失重的方法及其适用范围。

7. 重量分析对沉淀有哪些要求?

8. 分析硫酸亚铁及硫酸亚铁片进行含量测定时,采用方法为何不同。

硫酸亚铁含量测定方法:取本品约 0.5g,精密称定,加稀硫酸与新沸过的冷水各 15ml 溶解后,立即用高锰酸钾滴定液(0.02mol/L)滴定至溶液显持续的粉红色。每 1ml 高锰酸钾滴定液(0.02mol/L)相当于 27.80mg 的 $FeSO_4 \cdot 7H_2O$。

硫酸亚铁片含量测定方法:取本品 10 片,置 200ml 量瓶中,加稀硫酸 60ml 与新沸过的冷水适量,振摇使硫酸亚铁溶解,用新沸过的冷水稀释至刻度,摇匀,用干燥滤纸迅速滤过,精密量取续滤液 30ml,加邻二氮菲指示液数滴,立即用硫酸铈滴定液(0.1mol/L)滴定。每 1ml 硫酸铈滴定液(0.1mol/L)相当于 27.80mg 的 $FeSO_4 \cdot 7H_2O$。

9. 判断氢化可的松片的含量是否合格。

取本品 20 片(规格 10mg),精密称定为 1.8624g,研细,精密称取片粉 0.1804g,置 100ml 量瓶中,加无水乙醇约 75ml,振摇 1h 使氢化可的松溶解,用无水乙醇稀释至刻度,摇匀,滤过,精密量取续滤液 5ml,置另一 100ml 量瓶中,加无水乙醇稀释至刻度,摇匀,照紫外-可见分光光度法,在 242nm 波长处测定吸光度为 0.421。按 $C_{21}H_{30}O_5$ 的吸收系数($E_{1cm}^{1\%}$)为 435 计算。《中国药典》(2010 年版)规定,本品含氢化可的松($C_{21}H_{30}O_5$)应为标示量的 90.0%~110.0%。

10. 判断地西泮的含量是否合格。

取本品约 0.2g,精密称定为 0.1879g,加冰醋酸与醋酐各 10ml 使溶解,加结晶紫指示液 1 滴,用高氯酸滴定液(0.09783mol/L)滴定至溶液显绿色,消耗滴定液 6.35ml。每 1ml 高氯酸滴定液(0.1mol/L)相当于 28.47mg 的 $C_{16}H_{13}ClN_2O$。《中国药典》(2010 年版)规定,按干燥品计算,含 $C_{16}H_{13}ClN_2O$ 不得少于 98.5%。

（王文洁）

项目六 药物含量测定技术——仪器分析技术

知识目标

● 掌握紫外-可见分光光度法在药物分析含量测定中的相关知识；

● 掌握高效液相色谱法在药物分析含量测定中的相关知识；

● 掌握气相色谱法在药物分析含量测定中的相关知识。

技能目标

● 熟练应用仪器分析的常用方法对药物进行定量分析。

学习任务一 紫外-可见分光光度法

【背景知识】

紫外可见分光光度法

紫外-可见分光光度法(ultravioiet and visible spectrophotometry；UV-vis)是研究物质在紫外-可见光区(200～800nm)分子吸收光谱的分析方法，是药物质量检测中常用的一种仪器分析方法，几乎每个实验室都离不开紫外-可见分光光度计。

紫外-可见分光光度法具有应用范围广、灵敏度高、准确度好等特点。一般灵敏度可达 $10^{-4}～10^{-6}$ g/ml。测定准确度一般为 0.5%，采用性能较好的仪器其测定准确度可达 0.2%。

物质的吸收光谱本质上就是物质中的分子和原子吸收了入射光中的某些特定波长的光能量，相应地发生了分子相应能级(分子振动能级和电子能级)跃迁的结果。由于各种物质具有各自不同的分子、原子和不同的分子空间结构，其吸收光能量的情况也不相同，因此，每种物质就有其特有的、固定的吸收光谱曲线，可根据吸收光谱上的某些特征波长处的吸光度的高低判别或测定该物质的含量，这就是分光光度法定性和定量的基础。

紫外-可见分光光度法的定量分析基础是朗伯-比尔(Lambert-Beer)定律。

【学案例】

维生素 B_{12} 注射液的含量测定

(避光操作)精密量取维生素 B_{12} 注射液(规格 1ml：0.5mg)适量，用水定量稀释成每 1ml 中约含维生素 B_{12} 25μg 的溶液，照紫外-可见分光光度法(附录ⅣA)，在 361nm 波长处测定吸光度，按 $C_{63}H_{88}CoN_{14}P$ 的吸收系数($E_{1cm}^{1\%}$)为 207 计算，即得。

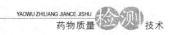

【知识贮备】

一、紫外-可见分光光度法原理

单色光平行穿过被测物质溶液时,在一定的浓度范围内被该物质吸收的量与该物质的浓度和液层的厚度成正比(朗伯-比尔定律),其关系如下式:

$$A = \lg \frac{1}{T} = ECL \tag{2-6-1}$$

式中:A 为吸光度;T 为透光率,即光透过物质后与透过前的量比;E 为吸收系数,药物分析常用的表示方法是 $E_{1cm}^{1\%}$,其物理意义为当溶液浓度为 1%(g/ml)、液层厚度为 1cm 时的吸光度值;C 为 100ml 溶液中所含被测物质的量(按干燥品或无水物计算)(g);L 为液层厚度(cm)。

朗伯-比尔定律是紫外-分光光度法定量分析的依据。

二、测定方法

1. 一般测定步骤

在用紫外-可见分光光度法测定药物含量时,除另有规定外,其测定方法包括下列步骤:

(1)配制相应的溶液 根据规程要求配制供试品溶液、空白溶液,有时还需要配制对照品(标准)溶液。配制空白溶液时应使用配制供试品溶液的同批溶剂。当溶液的 pH 对测定结构有影响时,应将供试品溶液和对照品溶液的 pH 调成一致。

(2)确定测定波长 《中国药典》现行版规定,采用 1cm 的石英吸收池,根据仪器操作规程,在规定的吸收峰波长±2nm 以内测试几个点的吸光度,或由仪器在规定波长附近自动扫描测定,以核对供试品的吸收峰波长位置是否正确。除另有规定外,吸收峰波长应在该品种项下规定的波长±2nm 以内,并以吸光度最大的波长作为测定波长。

(3)在确定波长处测定已配制的相应溶液的吸光度。一般供试品溶液的吸光度读数,在 0.3~0.7 之间时误差较小。由于吸收池和溶剂本身可能有空白吸收,因此测定供试品的吸光度后应减去空白读数,或由仪器自动扣除空白读数后再计算含量。

(4)结果计算 根据不同测定法的相应公式计算出被测溶液的浓度,进而计算出供试品的含量。

2. 常用的测定方法

(1)吸收系数法 吸收系数法是依据朗伯-比尔定律的原理,按各品种项下的方法配制供试品溶液,在规定的波长处测定其吸光度,再以该品种在规定条件下的吸收系数计算出待测物的含量。

$$C = \frac{A}{E_{1cm}^{1\%} L} \tag{2-6-2}$$

用本法测定时,吸收系数通常应大于 100,并注意仪器的校正和检定,注意浓度的单位。

(2)对照品比较法 对照品比较法是药物质量检测技术中应用较多的方法。按规定分别配制供试品溶液和对照品溶液,对照溶液中所含被测成分的量应为供试品溶液中被测成分规定量的 100%±10%,所用溶剂也应完全一致,在规定的波长处测定供试品溶液和对照品溶液的吸光度后,按下式计算供试品中被测溶液的浓度:

$$C_x = \frac{A_x}{A_s} C_s \qquad\qquad (2\text{-}6\text{-}3)$$

式中：C_x 为供试品溶液的浓度；A_x 为供试品溶液的吸光度；C_s 为对照品溶液的浓度；A_s 为对照品溶液的吸光度。

（3）标准曲线法（工作曲线法、校正曲线法）　在相同条件下配制试样溶液和一系列不同浓度的标准溶液，在测量波长下测其吸光度，根据标准溶液浓度与吸光度求回归方程或以标准溶液浓度为横坐标，吸光度为纵坐标，描绘 $A\text{-}C$ 关系图。把试样吸光度带入回归方程或从 $A\text{-}C$ 关系图求出试样被测组分的浓度。此法要求在测量过程中，测定条件与仪器的工作状态要固定。在测定浓度范围内，吸光度与浓度成直线或近似直线的关系。

（4）比色法　供试品本身在紫外-可见区没有强吸收，或在紫外区虽有吸收但为了避免干扰或提高灵敏度，可加入适当的显色剂显色后测定，这种方法为比色法。用比色法测定时，由于显色时影响深浅的因素较多，应将供试品与对照品或标准品同时操作。除另有规定外，比色法所用的空白系指用同体积的溶剂代替对照品或供试品溶液，然后依次加入等量的相应试剂，并用同样方法处理。在规定的波长处测定对照品和供试品溶液的吸光度后，按上述对照品比较法计算供试品浓度。

当吸光度和浓度关系不呈良好线性时，应取数份梯度量的对照品溶液，用溶剂补充至同一体积，显色后测定各份溶液的吸光度，然后以吸光度与相应的浓度绘制标准曲线，再根据供试品的吸光度在标准曲线上查得其相应的浓度，并求出其含量。

三、紫外-可见分光光度计

1. 仪器的基本构成及各部件的主要用途

紫外-可见分光光度技术及方法通过紫外-可见分光光度计来实现。紫外-可见分光光度计的虽然结构复杂，种类繁多，但仪器主要由光源、单色系统、样品池、检测器、记录并显示系统组成，基本结构如图 2-6-1。工作原理为：由光源发出的光经过单色系统后获得需要波长的单色光平行照射到样品池中的样品溶液后，因样品溶液吸收一定的光，光强发生变化，经检测器转换为电信号的变化，再经记录及读出装置放大后以吸光度（A）或透光率（T）等显示或打印出，完成测定。

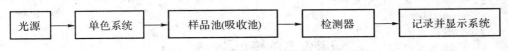

图 2-6-1　紫外-可见分光光度计的组成示意图

（1）光源　光源的作用是提供一定强度的、稳定的紫外或可见连续光谱的入射光。一般分为可见光源和紫外光源两类。

紫外光源通常采用气体放电灯，如氢灯、氘灯或汞灯等。其中以氢灯及同位素氘灯应用最广泛。发射 160～500nm 的光，最适宜的使用范围是 180～350nm。氘灯发射的光强度比同样的氢灯大 3～5 倍，使用寿命比氢灯也长。

可见光源采用钨灯（白炽灯）或卤钨灯。钨灯可发射波长为 320～2500nm 的连续光谱，其中最适宜的使用范围为 320～1000nm。卤钨灯的发光效率比钨灯高，寿命也长。新的分光光度计多采用碘钨灯。

（2）单色系统　单色系统的作用是将来自光源的复合光色散成按一定波长顺序排列的连续光谱，并从中分离出需要波长的光（一定宽度的谱带），即单色光。单色系统由入射狭缝、准直镜、色散元件、聚焦透镜、出口狭缝等部件组成。

色散元件是单色系统中最重要的组成部分，有滤光片、棱镜及光栅等。早期的色散元件主要是棱镜，近年来由于光栅可方便地得到高质量的、分布均匀的连续光谱而被广泛采用。

狭缝是单色器的又一重要部件。狭缝的宽度直接影响到单色光的谱带宽度，宽度过大，单色光的纯度差，宽度过小，光强度减小，检测灵敏度降低。

（3）样品池（吸收池）　吸收池又称比色皿，用于盛装待测样品溶液或空白溶液，以进行测定，并决定光通过样液的厚度（光程）。吸收池应选择在测定波长范围内没有吸收的材质制成，常用的吸收池材料有玻璃和石英两种。玻璃能吸收紫外光，所以玻璃吸收池不适用于紫外光区的测定，仅适用于 370nm 以上的可见光区；石英比色皿既适用于紫外光区的测定，也适用于可见光区，但由于价格较贵，通常仅在紫外光区使用。吸收池也有 1cm、2cm、3cm 等不同的规格。

（4）检测器　紫外-可见分光光度计的检测器是将紫外-可见光的光信号转变为电信号的装置。常用的检测器有光电池、光电管或光电倍增光等。它们都可将接收的光信号转变成比例的电信号，信号再经过处理和记录就可以得到紫外吸收光谱或吸光度的测量值了。对检测器的要求是：产生的光电流与照射其上的光强度成正比，响应灵敏度高，速度快，噪声小，稳定性强等。

光二极管阵列检测器是近年来发展起来的新型检测器。它是由紧密排列的一系列光二极管组成。当光通过晶体硅时，每个光二极管接收到波长范围不同（一般仅为几纳米宽）的光信号，并将其转化成比例的电信号，这样在同一时间间隔内，可以快速得到一张全波长范围的光谱图。二极管的数目越多，每个二极管测定的波长区域越窄，分辨率越高。在装配有光二极管阵列检测器的紫外-可见分光光度计中，复合光先通过比色皿，透过光再进行色散，最后被检测器检测。

（5）记录并显示系统　记录并显示系统的作用是将检测器输出的电信号以吸光度（A）、透光率（T）或吸收光谱的形式显示出来。通常包括放大装置和显示装置。常用的显示测量装置有电位计、检流计、自动记录仪、数字显示装置或计算机直接记录并处理数据，得出分析结果。

四、仪器的校正和检定

为保证测定的精密度和准确度，所用仪器应按国家计量检定规程或药典附录（Ⅳ）的规定，定期进行校正检定。

1. 波长

由于环境因素对机械部分的影响，仪器的波长经常会略有变动，因此除应定期对所用的仪器进行全面校正检定外，还应于测定前校正测定波长。常用汞灯中的较强谱线 237.83nm、253.65nm、275.28nm、296.73nm、313.16nm、334.15nm、365.02nm、404.66nm、435.83nm、546.07nm 与 576.96nm，或用仪器中氘灯的 486.02nm 与 656.10nm 谱线进行校正，钬玻璃在波长 279.4nm、287.5nm、333.7nm、360.9nm、418.5nm、460.0nm、484.5nm、536.2nm 与 637.5nm 处有尖锐吸收峰，也可作波长校正用，但因来源不用或随着时间的推移会有微小的变化,使用时应注意。

2.吸光度的准确度

可用重铬酸钾的硫酸溶液检定。取在 120℃ 干燥至恒重的基准重铬酸钾约 60mg,精密称定,用 0.005mol/L 硫酸溶液溶解并稀释至 1000ml,在规定的波长处测定并计算其吸收系数,并与规定的吸收系数比较,应符合表 2-6-1 的规定。

表 2-6-1 分光光度计吸光度的检定

波长(nm)	235(最小)	257(最大)	313(最小)	350(最大)
吸收系数的规定值	124.5	144.0	48.6	106.6
吸收系数的许可范围	123.0～126.0	142.8～146.2	47.0～50.3	105.5～108.5

3.杂散光的检查可按下表所列的试剂和浓度,配制成水溶液,置 1cm 石英吸收池中,在规定的波长处测定透光率,应符合表 2-6-2 的规定。

表 2-6-2 分光光度计杂散光的检查

试 剂	浓度(g/100ml)	测定用波长(nm)	透光率(%)
碘化钠	1.00	220	＜0.8
亚硝酸钠	5.00	340	＜0.8

4.对溶剂的要求

含有杂原子的有机溶剂,通常均具有很强的末端吸收。因此,当作溶剂使用时,它们的使用范围均不能小于截止使用波长。例如甲醇、乙醇的截止使用波长为 205nm。另外,当溶剂不纯时,也可能增加干扰吸收。因此,在测定供试品前,应先检查所用的溶剂在供试品所用的波长附近是否符合要求,即将溶剂置 1cm 石英吸收池中,以空气为空白(即空白光路中不置任何物质)测定溶剂和吸收池的吸光度:在 220～240nm 范围内不得超过 0.40,在 241～250nm 范围内不得超过 0.20,在 251～300nm 范围内不得超过 0.10,在 300nm 以上时不得超过 0.05。

 【课堂讨论】

1.讨论用紫外-可见分光光度法测定药物主要组分含量测定一般过程?
2.吸收系数法的原理及操作方法。
3.标准曲线法的原理及操作方法。

 【知识拓展】

药物分析对紫外-可见分光光度法的要求及注意事项

1.试验中所用的量瓶、移液管均应经检定校正、洗净后使用。

2.使用的石英吸收池必须洁净。用于盛装样品、参比及空白溶液的吸收池,当装入同一溶剂时,在规定波长测定吸收池的透光率,如透光率相差在 0.3% 以下者可配对使用,否则必须加以校正。

3.取吸收池时,手指拿毛玻璃面的两侧。装盛样品溶液以池容积的 4/5 为度,使用挥发性溶液时应加盖。透光面要用擦镜纸由上而下擦拭干净,检视应无残留溶剂,为防止溶剂挥发后溶质残留在池子的透光面,可先用蘸有空白溶剂的擦镜纸擦拭,然后再用干擦镜纸拭净。吸收池放入样品室时应注意每次放入方向相同。使用后用洗液及水冲洗干净,晾干防尘保存,吸收池发现污染不易洗净时可用硫酸发烟硝酸(3∶1V/V)混合液稍加浸泡后,洗净备用。如用铬酸钾清洁液清洗时,吸收池不宜在清洁液中长时间浸泡,否则清洁液中的铬酸钾结晶会损坏吸收池的光学表面,并应充分甩水冲洗,以防铬酸钾吸附于吸收池表面。

4.测定前应先检查所用的溶剂在测定供试品所用的波长附近是否符合要求,可用 1cm 石英吸收池盛溶剂以空气为空白(即参比光路中不放置任何物质)测定其吸光度,应符合规定。

5.称量应按药典规定要求。配制测定溶液时稀释转移次数应尽可能少,转移稀释时所取容积一般应不少于 5cm。含量测定时供试品应称取 2 份,如为对照品比较法,对照品一般也应称取 2 份。吸收系数检查也应称取供试品 2 份,平行操作,每份结果对平均值的偏差应在 ±0.5％ 以内。作鉴别或检查可取样品 1 份。

6.测定供试品溶液的浓度,除各该品种项下已有注明者外,供试品溶液的吸光度以在 0.3～0.7 之间为宜,吸光度读数在此范围内误差较小,并应结合所用仪器吸光度线性范围,配制合适的读数浓度。

7.选用仪器的狭逢谱带宽度应小于供试品吸收带的半宽度,否则测得的吸光度值会偏低,狭逢宽度的选择应以减小狭逢宽度时供试品的吸光度不再增加为准,对于《中国药典》中用紫外测定的部分品种,可以使用 2nm 缝宽,但对某些品种如青霉素钾及钠的吸光度检查则需用 1nm 缝宽或更窄,否则其 264nm 的吸光度会偏低。

8.测定时除另有规定者外,应在规定的吸收峰±2nm 处,再测几点吸光度,以核对供试品的吸收峰位置是否正确,并以吸光度最大的波长作为测定波长,除另有规定外吸光度最大波长应在该品种项下规定的波长±1nm 以内,否则应考虑试样的同一性、纯度以及仪器波长的准确性。

9.除另有规定外,比色法所用的空白系指用同体积的溶剂代替对照品或供试品溶液,然后依次加入等量的相应试剂,并用同样方法处理。

10.当吸光度和浓度关系不呈线性时,应取数份梯度量的对照溶液,用溶剂补充至同一体积,显色后测定各份溶液的吸光度,然后以吸光度与相应的浓度绘制标准曲线,再根据供试品的吸光度在标准曲线上求出其含量。

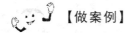 【做案例】

对乙酰氨基酚的含量测定

取本品约 40mg,精密称定,置 250ml 量瓶中,加 0.4％氢氧化钠溶液 50ml 溶解后,加水至刻度,摇匀,精密量取 5ml,置 100ml 量瓶中,加 0.4％氢氧化钠溶液 10ml,加水至刻度,摇匀,照紫外-可见分光光度法(附录Ⅳ A),在 257nm 的波长处测定吸光度,按 $C_8H_9NO_2$ 的吸收系数($E_{1cm}^{1\%}$)为 715 计算,

1.解析:本法为吸收系数法(原料药)。

2.实验准备:按要求配制测定用的供试品溶液及空白溶液;

3.测定方法:按一般测定步骤测定供试品溶液的吸光度(A);

4.计算：在药物分析中，原料药的含量要求通常以百分含量表示，所以其计算公式为：

$$含量(\%) = \frac{C_x \times D}{w} \times 100\% \qquad (2\text{-}6\text{-}4)$$

式中：C_x 为用于测定吸光度溶液的浓度，在吸收系数法中

$$C_x = \frac{A}{E_{1cm}^{1\%} \times L \times 100} (\text{g/ml}) \qquad (2\text{-}6\text{-}5)$$

式中：w 为供试品称取的质量(g)；D 为 w 重样品稀释到浓度 C_x 溶液的稀释体积(ml)

所以，吸收系数法原料药的计算公式为：

$$含量(\%) = \frac{\dfrac{A}{E_{1cm}^{1\%} \times L \times 100} \times D}{w} \times 100\% = \frac{A \times D}{E_{1cm}^{1\%} \times L \times w \times 100} \times 100\% \qquad (2\text{-}6\text{-}6)$$

本案例计算公式为：

$$含量(\%) = \frac{A \times D}{E_{1cm}^{1\%} \times L \times w \times 100} \times 100\% = \frac{A \times 250 \times \dfrac{100}{5}}{715 \times 1 \times 100 \times w} \times 100\% \qquad (2\text{-}6\text{-}7)$$

5.请总结出吸收系数法需要配制哪些溶液？简述其一般分析过程。

6.分析吸收系数法的适用范围。

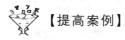 【提高案例】

一、奥沙西泮的含量测定

取本品约 15mg，精密称定，置 200ml 容量瓶中，加乙醇 150ml，置温水浴中加热，并时时振摇，使奥沙西泮溶解后，放冷。用乙醇稀释至刻度，摇匀，精密量取 5ml，置 100ml 量瓶中，用乙醇稀释至刻度，摇匀，按照紫外-可见分光光度法(附录 Ⅳ A)，在 229nm 波长处测定吸光度；另取奥沙西泮对照品约 15mg，精密称定，同法测定；计算，即得。

【解析】　本法为(对照品)比较法。

1.实验准备：按要求配制测定用的供试品溶液、空白溶液及对照品溶液；

2.测定方法：按测定方法测定供试品溶液、对照品溶液的吸光度(A_x 及 A_s)；

3.计算：

$$含量(\%) = \frac{C_x \times D}{w} \times 100\% \qquad (2\text{-}6\text{-}8)$$

式中：C_x 为用于测定吸光度溶液的浓度，在比较法中

$$C_x = \frac{A_x \times C_s}{A_s} (\text{单位同 } C_s) \qquad (2\text{-}6\text{-}9)$$

式中：C_s 为用于测定 A_s 对照液的浓度(g/ml)；其他符号意义同前。

所以，比较法原料药的计算公式为：

$$含量(\%) = \frac{\dfrac{A_x \times C_s}{A_s} \times D}{w} \times 100\% = \frac{A_x \times C_s \times D}{A_s \times w} \times 100\% \qquad (2\text{-}6\text{-}10)$$

本案例计算公式为：

$$含量(\%) = \frac{A_x \times C_s \times D}{A_s \times w} \times 100\% = \frac{A_x \times C_s \times 200 \times \dfrac{100}{5}}{A_s \times w} \times 100\% \qquad (2\text{-}6\text{-}11)$$

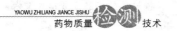

4.请总结对照品(标准品)比较法需配制哪些溶液？与吸收系数法比较有何异同？

二、氯贝丁酯片的含量测定

取本品 10 片,精密称定,研细,精密称取适量(约相当于贝诺酯 15mg),置 100ml 容量瓶中,加无水乙醇适量,振摇,微温,使贝诺酯溶解后,放冷。加无水乙醇稀释至刻度,摇匀,滤过,精密量取续滤液 5ml,置 100ml 容量瓶中,加无水乙醇稀释至刻度,摇匀,按照紫外-可见分光光度法(附录 Ⅳ A),在 240nm 波长处测定吸光度,按 $C_{17}H_{15}NO_5$ 的吸收系数为 745 计算,即得。

【解析】 本法为吸收系数法(片剂)。

1.实验准备:按要求配制测定用的供试品溶液、空白溶液及对照品溶液;

2.测定方法:按测定方法测定供试品溶液、对照品溶液的吸光度(A);

3.计算:在药物分析中,制剂(片剂、注射剂、胶囊等等)含量是用药物占标示量的百分含量表示,即:

$$占标示量(\%)=\frac{单位制剂实测的药物量}{标示量}\times100\%\qquad(2\text{-}6\text{-}12)$$

片剂含量的计算:

$$占标示量(\%)=\frac{每片实测的药物量}{标示量}\times100\%$$

$$=\frac{供试品中测得量\times平均片重}{供试品重\times标示量}\times100\%\qquad(2\text{-}6\text{-}13)$$

注射剂含量的计算:

$$占标示量(\%)=\frac{每支实测的药物量}{标示量}\times100\%$$

$$=\frac{供试品中测得量\times每支容量(ml)}{供试品取样体积(ml)\times标示量}\times100\%\qquad(2\text{-}6\text{-}14)$$

对于紫外-可见分光光度法,则为

片剂含量的计算:

$$占标示量(\%)=\frac{C_x\times D\times平均片重}{供试品重\times标示量}\times100\%\qquad(2\text{-}6\text{-}15)$$

吸收系数法为:

$$占标示量(\%)=\frac{A\times D\times平均片重}{E_{1cm}^{1\%}\times100\times供试品重\times标示量}\times100\%$$

$$=\frac{A\times D\times\overline{W}}{E_{1cm}^{1\%}\times100\times w\times S}\times100\%\qquad(2\text{-}6\text{-}16)$$

式中:$\overline{W}$ 为平均片重;S 为标示量;其他符号同前。

所以本案例计算公式为:

$$占标示量(\%)=\frac{A\times100\times\frac{100}{5}\times\overline{W}}{745\times100\times w\times S}\times100\%\qquad(2\text{-}6\text{-}17)$$

4.同理可以给出比较法的片剂含量计算公式:

$$占标示量(\%)=\frac{A_x\times C_s\times D\times平均片重}{A_s\times供试品重\times标示量}\times100\%$$

$$=\frac{A_x\times C_s\times D\times\overline{W}}{A_s\times w\times S}\times100\% \qquad(2\text{-}6\text{-}18)$$

5. 紫外-可见分光光度法注射剂含量计算公式

（1）吸收系数法

$$占标示量(\%)=\frac{A\times D\times每支容积}{E_{1cm}^{1\%}\times100\times供试品体积\times标示量}\times100\%$$

$$=\frac{A\times D\times\overline{V}}{E_{1cm}^{1\%}\times100\times V\times S}\times100\% \qquad(2\text{-}6\text{-}19)$$

（2）比较法

$$占标示量(\%)=\frac{A_x\times C_s\times D\times每支容积}{A_s\times供试品体积\times标示量}\times100\%$$

$$=\frac{A_x\times C_s\times D\times\overline{V}}{A_s\times V\times S}\times100\% \qquad(2\text{-}6\text{-}20)$$

学习任务二　高效液相色谱法

 【背景知识】

在《中国药典》(2010 年版)中,高效液相色谱法(high performance liquid chromatography; HPLC)是应用最为广泛的技术,是药物含量测定非常重要的方法之一。

高效液相色谱法是一种利用高效液相色谱仪通过色谱柱将混合物互相分离后,采用不同方法进行检测的分离分析技术。其测定含量的基本原理是采用高压输液泵将规定的流动相泵入装有填充剂的色谱柱进行分离。供试品经进样阀注入,由流动相带动通过色谱柱,各成分在柱内被分离后,依次通过检测器后组分及含量情况转变为色谱信号情况,并由记录仪、积分仪或计算机记录、显示。根据峰面积或峰高与待测组分含量成线性,进而计算出含量。

高效液相色谱法与经典的液相色谱法相比,具有分析速度快、分离效率高、灵敏度高等特点;与气相色谱法比较有下列优点:①不受试样的挥发性和热稳定的限制,应用范围广,有几乎 80% 的样品可以用其分析;②可选择的流动相多,分离选择性高;③一般可在室温下进行分析,不需要高的操作温度。

 【学案例】

头孢氨苄的含量测定

照高效液相色谱法(附录 Ⅴ D)测定。

色谱条件与系统适用性试验　用十八烷基硅烷键合硅胶为填充剂;以水-甲醇-3.86% 醋酸钠溶液-4% 醋酸溶液(742:240:15:3)为流动相;检测波长为 254nm;理论塔板数按头孢氨苄峰计算不低于 1500。

测定法　取本品约 50mg,精密称定,置 50ml 量瓶中,加流动相溶解并稀释至刻度,摇匀,精密量取 10ml,置 50ml 量瓶中,用流动相稀释至刻度,摇匀,取 10μl 注入液相色谱仪,记录色谱图;另取头孢氨苄对照品适量,同法测定。按外标法以峰面积计算供试品中 $C_{16}H_{17}N_3O_4S$ 的含量。

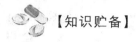
【知识贮备】

一、高效液相色谱法的一般工作过程

高效液相色谱的一般工作过程是:根据方法要求的色谱条件确定高效液相色谱仪配置→准备流动相→配制供试品及对照品溶液→色谱系统适用性试验→进样得出样品的色谱流出曲线→数据处理,得出测定结果。

二、高效液相色谱仪

1.高效液相色谱仪的基本构成

HPLC 系统一般由贮液(流动相)瓶、输液泵、进样器、色谱柱、检测器、数据记录及处理装置等组成,其中输液泵、色谱柱、检测器是关键部件。另外,仪器还可配有梯度洗脱装置、在线脱气装置、自动进样器、预柱或保护柱、柱温控制器等,现代 HPLC 仪几乎都配有微机控制系统,进行自动化仪器控制和数据处理。制备型 HPLC 仪还备有自动馏分收集装置。典型的高效液相色谱仪结构和流程可简单用方框图表示(图 2-6-2)。

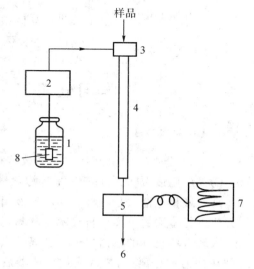

图 2-6-2　高效液相色谱仪示意图
1.流动相贮瓶　2.输液泵　3.进样器
4.色谱柱　5.检测器　6.废液出口或至
级分收集器　7.记录装置　8.过滤器

最早的液相色谱仪由粗糙的高压泵、低效的柱、固定波长的检测器、绘图仪组成,绘出的峰通过手工测量并计算峰面积。后来的高压泵精度很高并可编程进行梯度洗脱,柱填料从单一品种发展至几百种类型,检测器从单波长至可变波长检测器、可得三维色谱图的二极管阵列检测器、可确证物质结构的质谱检测器。数据处理不再用绘图仪,逐渐取而代之的是最简单的积分仪、计算机、工作站及网络处理系统。

目前常见的 HPLC 仪生产厂家国外有 Waters 公司、Agilent 公司(原 HP 公司)、岛津公司等,国内有大连依利特公司、上海分析仪器厂、北京分析仪器厂等。

2.对仪器的一般要求

所用的高效液相色谱仪器应定期检定并符合有关规定。

(1)色谱柱　常用的色谱柱填充剂为化学键合硅胶,反相色谱系统使用非极性填充剂,以十八烷基硅烷键合硅胶最为常用,辛基硅烷键合硅胶和其他类型的硅烷键合硅胶(氰基硅烷键合相等)也有使用。正相色谱系统使用极性填充剂,常用的填充剂有硅胶等。

以硅胶为载体的一般键合固定相填充剂适用 pH 2~8 的流动相。当 pH 大于 8 时,可使载体硅胶溶解;当 pH 小于 2 时,与硅胶相连的化学键合相易水解脱落。当色谱系统中需要使用 pH 大于 8 的流动相时,应选用耐碱的填充剂,如采用高纯硅胶为载体并具有高表面覆盖度的键合硅胶、包覆聚合物填充剂、有机-无机杂化填充剂或非硅胶填充剂等;当需使用 pH 小于 2 的流动相时,应选用耐酸的填充剂,如具有大体积侧链能产生空间位阻保护作用的二异丙基或二异丁基取代十八烷基硅烷键合硅胶、有机-无机杂化填充剂等。

（2）检测器　常用的检测器为紫外检测器。其他常见的检测器有二极管阵列检测器（D)AD、荧光检测器、示差折光检测器、蒸发光散射检测器、光化学检测器和质谱检测器等。

（3）流动相　由于 C_{18} 链在水相环境中不易保持伸展状态,故对于十八烷基硅烷键合硅胶为固定相的反相色谱系统,流动相中有机溶剂的比例通常应不低于 5%;否则, C_{18} 链的随即卷曲将导致组分保留值变化,造成色谱系统不稳定。

三、色谱条件

各方法中规定的色谱条件包括流动相的组成、色谱柱(固定相)的种类、检测器的类型及相关的色谱参数要求。

各品种项下规定的条件除固定相种类、流动相组成、检测器类型不得改变外,其余如色谱柱内径、长度、固定相牌号、载体粒度、流动相流速、混合流动相各组成的比例、柱温、进样量、检测器的灵敏度等,均可适当改变,以适应具体的色谱系统并达到系统适用性试验的要求。但对某些品种,必须用测定牌号的填充剂方能满足分离要求者,可在该品种项下注明。

四、高效液相色谱系统适用性试验

为了保证分析数据及结果的可靠性,也要对高效液相色谱仪的性能进行检定。其检定指标包括一般的相关性能指标(流量精度、检测线、定性、定量重复性等指标)及色谱柱的相关性能指标(理论塔板数、对称因子、分离度等)。

《中国药典》(2010 年版)要求每次检测前,应对仪器进行适用性试验,应达到规定要求。目的是检查色谱系统在实验条件影响下是否符合要求。色谱系统的适用性试验系指规定的对照品对色谱系统进行试验,应符合要求。如达不到要求,可以对色谱分离条件做适当的调整。

调整流动相组分比例时,以组分比例较低者(小于或等于 50%)相对改变量不超过±30%且绝对改变量不超过±10%为限,如 30%相对改变量的数值超过 10%时,则改变量以±10%为限。

色谱系统适用性试验通常包括理论塔板数、分离度、重复性和拖尾因子等四个指标。其中,分离度和重复性是系统适用性试验中更具实用意义的参数。

1. 色谱柱的理论塔板数（n）

在选定的色谱条件下,注入供试品溶液或各品种项下规定的内标物质溶液,记录色谱图,量出供试品主成分峰或内标物质峰的保留时间 t_R(以分钟或长度计,下同,但应取相同单位)和半高峰宽($W_{h/2}$),按下式计算色谱柱的理论塔板数。

$$n=5.54\left(\frac{t_R}{W_{h/2}}\right)^2 \qquad n=16\left(\frac{t_R}{W_h}\right)^2 \qquad (t_R,W_{h/2}统一单位) \tag{2-6-21}$$

如测得 n 低于规定,应改变柱长或载体性能、重填色谱柱等以求达到。理论塔板数反映整个色谱系统的状态、填料状态、管线连接等。其有不同的计算方法,主要是峰宽取值法,通常用半峰宽计算(也可以通过进样量、积分参数调整)。

2. 分离度（R）

无论是定性鉴别还是定量分析,均要求待测峰与其他峰、内标峰或特定的杂质对照峰之间有较好的分离度。分离度的计算公式为:

$$R \doteq \frac{2(t_{R2}-t_{R1})}{W_1+W_2} \tag{2-6-22}$$

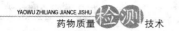
式中：t_{R2} 为相邻两峰中后一峰的保留时间；t_{R1} 为相邻两峰中前一峰的保留时间；W_1 及 W_2 为此相邻两峰的峰宽。除另有规定外，定量分析时分离度 $R>1.5$。若 R 达不到要求，要采取相应的办法提高以达到要求。

提高分离度有三种途径：①增加塔板数。方法之一是增加柱长，但这样会延长保留时间、增加柱压。更好的方法是降低塔板高度，提高柱效。②增加选择性。当 $\alpha=1$ 时，$R=0$，无论柱效有多高，组分也不可能分离。一般可以采取以下措施来改变选择性：a.改变流动相的组成及 pH 值；b.改变柱温；c.改变固定相。③改变容量因子 k_2。这常常是提高分离度的最容易方法，可以通过调节流动相的组成来实现。当 k_2 趋于 0 时，R 也趋于 0；k_2 增大，R 也增大。但 k_2 不能太大，否则不但分离时间延长，而且峰形变宽，会影响分离度和检测灵敏度。一般 k_2 在 $1\sim10$ 范围内，最好为 $2\sim5$，窄径柱可更小些。

3. 重复性

（1）外标法　取各品种项下的对照品溶液，连续进样 5 次，除另有规定外，其峰面积测量值的相对标准偏差应不大于 2.0%（RSD≤2.0%）

（2）内标法　可按各品种校正因子测定项下，配制相当于 80%、100% 和 120% 的对照品溶液，加规定量的内标溶液，配成三种不同浓度的溶液，分别至少进样 2 次，计算平均校正因子，其相对标准偏差也应不大于 2.0%（RSD≤2.0%）。

4. 拖尾因子（T）

为保证分离效果和测量精度，应检查待测峰的拖尾因子是否符合各品种项下的规定。拖尾因子计算公式为：

$$T=\frac{W_{0.05h}}{2A} \tag{2-6-23}$$

式中：$W_{0.05h}$ 为 5% 峰高处的峰宽；A 为基线上峰顶点到峰前沿之间的距离。

除另有规定外，峰高法定量时 T 应在 $0.95\sim1.05$ 之间。峰面积法定量时，T 值偏离过大，也会影响小峰的检测和定量的准确度。

现在的色谱仪的软件自动化程度高，一般的色谱工作站都可直接给出相关参数值，或经过适当的数据处理给出相应色谱峰的相关参数。

五、常用的测定方法

1. 内标法加校正因子法

测定供试品中某个杂质或主要成分含量，按各品种项下的规定，精密称（量）取对照品和内标物质，分别配成溶液，精密量取各溶液，配成校正因子测定用的对照溶液。取一定量注入仪器，记录色谱图。测量对照品和内标物质的峰面积或峰高，按下式计算校正因子：

$$校正因子（f）=\frac{A_内/C_内}{A_s/C_s}=\frac{A_内\times C_s}{A_s\times C_内} \tag{2-6-24}$$

式中：$A_内$ 为内标物质的峰面积或峰高；A_s 为待测物质对照品的峰面积或峰高；$C_内$ 为内标物质的浓度；C_s 为待测物质对照品的浓度。

再取各品种项下含有内标物质的供试品溶液，注入仪器，记录色谱图，测量供试品中待测成分（或其杂质）和内标物质的峰面积或峰高，按下式计算供试品的浓度：

$$含量（C_x）=f\times\frac{A_x}{A_内/C_内} \tag{2-6-25}$$

式中：A_x 为供试品（或其杂质）峰面积或峰高；C_x 为供试品（或其杂质）的浓度；$A_内$ 为样品中内标物质的峰面积或峰高；$C_内$ 为样品中内标物质的浓度；f 为校正因子。

当配制校正因子测定用的对照溶液和含有内标物质的供试品溶液，使用等量同一浓度的内标物质溶液时，则配制内标物质溶液不必精密称（量）取，但是加入量应控制一致。

2. 外标法测定供试品中某个杂质或主成分含量

按各品种项下的规定，精密称（量）取对照品和供试品，配制成溶液，分别精密量取一定量，注入仪器，记录色谱图。测量对照品溶液和供试品溶液中待测成分的峰面积（或峰高）。按下式计算含量：

$$含量(C_x) = \frac{C_s \times A_x}{A_s} \qquad (2\text{-}6\text{-}26)$$

式中：各符号意义同上。

由于微量注射器不易精确控制进样量，当采用外标法测定供试品中某杂质或主成分含量时，以定量环或自动进样器进样为好。

3. 加校正因子的主成分自身对照法

测定杂质含量时，可采用加校正因子的主成分自身对照法。在建立方法时，按各品种项下的规定，精密称（量）取杂质对照品和待测成分对照品各适量，配制测定杂质校正因子的溶液，进样，记录色谱图，按上述 1 法计算杂质的校正因子，此校正因子可直接代入各品种项下，用于校正杂质的实测峰面积。这些需作校正计算的杂质，通常以主成分为参照采用相对保留时间定位，其数值一并代入各品种项下。

测定杂质含量时，按各品种项下规定的杂质限度，将供试品溶液稀释成与杂质限度相当的溶液作为对照溶液，进样，调节检测灵敏度（以噪音水平可接受为限）或进样量（以柱子不过载为限），使对照溶液的主成分色谱峰的峰高约达满量程的 $10\%\sim25\%$ 或其峰面积能准确积分［通常含量低于 0.5% 的杂质，峰面积的相对标准偏差（RSD）应小于 10%；含量在 $0.5\%\sim2\%$ 的杂质，峰面积的 RSD 应小于 5%；含量大于 2% 的杂质，峰面积的 RSD 应小于 2%］。然后取供试品溶液和对照品溶液适量，分别进样，供试品溶液的记录时间，除另有规定外，应为主成分色谱峰保留时间的 2 倍，测量供试品溶液色谱图上各杂质的峰面积，分别乘以相应的校正因子后与对照溶液主成分的峰面积比较，依法计算各杂质含量。

4. 不加校正因子的主成分自身对照法

若没有杂质对照品，可采用不加校正因子的主成分自身对照法。同上述 3 法配制对照溶液并调节检测灵敏度后，取供试品溶液和对照溶液适量，分别进样，前者的记录时间，除另有规定外，应为主成分色谱峰保留时间的 2 倍，测量供试品溶液色谱图上各杂质的峰面积并与对照溶液主成分峰面积比较，计算杂质含量。

若供试品所含的部分杂质未与溶剂峰完全分离，则按规定先记录供试品溶液的色谱图Ⅰ，再记录等体积纯溶剂的色谱图Ⅱ。色谱图Ⅰ上杂质峰的总面积（包括溶剂峰），减去色谱图Ⅱ上的溶剂峰面积，即为总杂质峰的校正面积，然后依法计算。

5. 面积归一化法

由于峰面积归一化法测定误差大，因此，本法通常只能用于粗略考察供试品中的杂质含量。除另有规定外，一般不宜用于微量杂质的检查。方法是测量各杂质峰的面积和色谱图上除溶剂峰以外的总色谱峰面积，计算各峰面积及其之和占总峰面积的百分率。

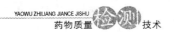
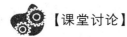
【课堂讨论】

1.讨论用外标法测定药物主要组分含量的原理及测定一般过程。

2.为什么要做色谱系统适用性实验?其要求的指标有哪些?

3.高效液相色谱仪的工作原理及主要部件。

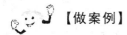
【做案例】

高效液相色谱法测定物质含量

1.炔雌醇含量测定

色谱条件与系统适用性试验:用十八烷基硅烷键合硅胶为填充剂;以甲醇-水(70∶30)为流动相;检测波长为281nm。理论塔板数按炔雌醇峰计算不低于1000,炔雌醇峰与内标物质峰的分离度应符合要求。

内标溶液的制备:取醋酸甲地孕酮约20mg,精密称定,置10ml容量瓶中。以无水乙醇溶解并稀释至刻度,摇匀,即得。

测定法:取本品约40mg,精密称定,置5ml容量瓶中,以无水乙醇溶解并稀释至刻度,摇匀;精密量取该溶液与内标溶液各2ml,置10ml容量瓶中,以甲醇稀释至刻度,摇匀,取10μl注入液相色谱仪,记录色谱图;量取炔雌醇对照品适量,精密称定,同法测定。按内标法以峰面积计算,即得。

【解析】 本法为内标加校正因子法。

(1)实验准备:按要求配制测定用的内标液、测校正因子的对照液及含有内标物质供试品溶液。

(2)测定方法:按测定方法计算用于校正因子测定的对照品溶液及供试品溶液的色谱流出曲线。

(3)计算:

①校正因子的计算:按式(2-6-24)计算内标物醋酸甲地孕酮对炔雌醇的校正因子。

②供试品的含量计算:根据式(2-6-25)及式(2-6-4)计算炔雌醇的百分含量:

$$含量(\%)=\frac{C_x \times D}{w} \times 100\% = \frac{f \times A_x \times C_内 \times D}{A_内 \times w} \times 100\% \qquad (2-6-27)$$

2.法莫替丁片含量测定

色谱条件与系统适用性试验:用十八烷基硅烷键合硅胶为填充剂;以庚烷磺酸钠溶液(取庚烷磺酸钠2.0g,加水900ml溶解后,用冰醋酸调节pH至3.9,加水至1000ml)-乙腈-甲醇(25∶6∶1)为流动相;检测波长为254nm。理论塔板数按法莫替丁峰计算不低于1400。

测定法:取本品20片,精密称定。研细,精密称取适量(约相当于法莫替丁50mg),置50ml容量瓶中,加甲醇适量,振摇使法莫替丁溶解,并用甲醇稀释至刻度,摇匀,滤过,精密量取滤液5ml,置50ml容量瓶中,用流动相稀释至刻度,摇匀,精密量取20μl注入液相色谱仪,记录色谱图;另取法莫替丁对照品50mg,精密称定,置50ml容量瓶中,加甲醇适量溶解并稀释至刻度,摇匀,精密量取5ml,置50ml容量瓶中,用流动相稀释至刻度。摇匀,同法测定,按外标法以峰面积计算,即得。

【解析】 本法为外标法。

（1）实验准备：按要求配制测定用的供试品溶液、对照品溶液。

（2）测定方法：按测定方法测定供试品溶液和对照品溶液的色谱流出曲线，计算。

（3）计算：占标示含量（％）$= \dfrac{C_x \times D \times \overline{W}}{w \times 标示量} \times 100\%$ (2-6-28)

$$C_x = \dfrac{A_x \times C_s}{A_s}（单位同 C_s）\qquad\qquad(2\text{-}6\text{-}29)$$

式中：C_s 为用于测定 A_s 对照液的浓度（g/ml）；其他符号意义同前。

所以，本案例的计算公式为：

$$占标示含量（％）= \dfrac{\dfrac{A_x \times C_s}{A_s} \times D \times \overline{W}}{w \times 标示量} \times 100\%$$

$$= \dfrac{A_x \times C_s \times 50 \times \dfrac{50}{5} \times \overline{W}}{A_s \times w \times 标示量} \times 100\% \qquad(2\text{-}6\text{-}30)$$

高效液相色谱法用于含量测定的方法，内标法正逐渐减少，越来越多的含量测定方法采用外标法的一点法及标准曲线法。

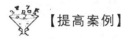**【提高案例】**

大蒜的含量测定

照高效液相色谱法（附录Ⅵ D）测定。

色谱条件与系统适用性试验：以十八烷基硅烷键合硅胶为填充剂；以甲醇-0.1％甲酸溶液（75∶25）为流动相；检测波长为 210nm。理论塔板数按大蒜素峰计算应不低于 3000。

对照品溶液的制备：取大蒜素对照品适量，精密称定，加无水乙醇制成每 1ml 含 0.16mg 的溶液，即得。

供试品溶液的制备：取本品约 2g，捣碎，精密称定，置具塞锥形瓶中，在 35℃ 水浴保温 1h，精密加入无水乙醇 20ml，称定重量，加热回流 1h，取出，放冷，再称定重量，用无水乙醇补足减失的重量，摇匀，滤过，取续滤液，即得。

测定法：分别精密吸取对照品溶液与供试品溶液各 10μl，注入液相色谱仪，测定，即得。本品含大蒜素（$C_6H_{10}S_3$）不得少于 0.15％。

1. 说明该法的色谱条件及仪器配置；

2. 说明色谱系统适用性试验的方法；

3. 说明供试品及对照品溶液的配制方法；

4. 写出大蒜含量的计算公式。

学习任务三　气相色谱法

【背景知识】

气相色谱法（gas chromatography；GC）是以气体为流动相的色谱方法，主要用于分离分析易挥发的物质。1941 年英国生物化学家 Martin 和 Synge 提出用气体作为流动相的可能性，1952 年 James 和 Martin 实现了用气相色谱法分离测定复杂混合物，1955 年第一台商品气相色谱仪问世。1956 年 van Deemter 等人发展了描述色谱过程的速率理论,1965 年 Giddings 扩展了色谱理论,为气相色谱的发展奠定了理论基础。此后,各种固定相的发展以及毛细管气相色谱的出现,使气相色谱的分离能力不断提高。目前,气相色谱法已成为极为重要的分离分析方法之一,在石油化工、医药化工、环境监测、生物化学等领域得到了广泛的应用。在药学和中药领域,气相色谱法已成为药物含量测定和杂质检查、重要挥发油分析、溶剂残留分析、体内药物分析等的一种重要手段。在《中国药典》(二部)现行版中,气相色谱法主要用于溶剂残留量的检查、乙醇测定、挥发性杂质检查、维生素 E 及其制剂的含量测定。

气相色谱法的原理是采用气体为流动相(载气)载带被气化的样品中的物质流经装有填充剂的色谱柱进行分离,各组分先后进入检测器。用记录仪、积分仪或数据处理系统记录色谱信号,色谱峰的峰面积或峰高与物质的浓度(质量)成线性关系,进而得出待测物质含量。

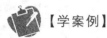 【学案例】

灯盏花素中丙酮残留的检验

照残留溶剂测定法(二部附录Ⅷ P 第二法)测定(供注射用)。

1.色谱条件与系统适用性试验

以聚乙二醇为固定相,采用弹性石英毛细管柱(柱长为 30m,内径为 0.32mm,膜厚度为 0.5μm);柱温为程序升温:初始温度为 60℃,维持 16min,以每分钟 20℃升温至 200℃,维持 2min;检测器温度 300℃;进样口温度 240℃;载气为氮气,流速为每分钟 1.0ml。顶空进样,顶空瓶平衡温度为 90℃,平衡时间为 30min。理论塔板数以丙酮峰计算应不低于 10000。

2.对照品溶液的制备

取丙酮对照品适量,精密称定,加 0.5%碳酸钠溶液制成每 1ml 含 100μg 的溶液,作为对照品溶液。精密量取 5ml,置 20ml 顶空瓶中,密封瓶口,即得。

3.供试品溶液的制备

取本品约 0.1g,精密称定,置 20ml 顶空瓶中,精密加入 0.5%碳酸钠溶液 5ml,密封瓶口,摇匀,即得。

4.测定法

分别精密量取对照品和供试品溶液顶空瓶气体 1ml,注入气相色谱仪,记录色谱图,按外标法以峰面积计算,即得。本品含丙酮不得过 0.5%。

 【知识贮备】

一、气相色谱法的一般工作过程

气相色谱的一般工作过程是:根据方法要求色谱条件确定气相色谱仪配置→配制供试品及对照品溶液→色谱系统适用性试验→进样得出样品的色谱流出曲线→数据处理得出测定结果。

二、气相色谱仪

1.气相色谱仪的基本构成

所用的仪器为气相色谱仪,气相色谱仪由载气源、进样部分、色谱柱、柱温箱、检测器和数据处理系统组成。进样部分、色谱柱和检测器的温度均在控制状态。

2.对仪器的一般要求

(1)载气源　气相色谱法的流动相为气体,称为载气。氦气、氮气和氢气可用作载气,可由高压钢瓶或高纯度气体发生器提供,经过适当的减压装置,以一定的流速经过进样器和色谱柱,根据供试品的性质和检测器种类选择载气,除另有规定外,常用载气为氮气。

(2)进样部分　进样方式一般可采用溶液直接进样或顶空进样。

溶液直接进样采用微量注射器、微量进样阀或有分流装置的汽化室进样。采用溶液直接进样时,进样口温度应高于柱温30~50℃,进样量一般不超过数微升,柱径越细,进样量应越少,采用毛细管柱时,一般应分流以免过载。

顶空进样适用于固体和液体供试品中挥发性组分的分离和测定。将固态或液态的供试品制成供试液后,置于密闭小瓶中,在恒温控制的加热室中加热至供试品中挥发性组分在液相和气相中达平衡后,由进样器自动吸取一定体积的顶空气注入色谱柱中。

(3)色谱柱　色谱柱为填充柱或毛细管柱。填充柱的材质为不锈钢或玻璃,内径为2~4mm,柱长为2~4m,内装吸附剂、高分子多孔小球或涂渍固定液的载体,粒径为0.25~0.18mm、0.18~0.15mm或0.15~0.125mm。常用载体为经酸洗并硅烷化处理的硅藻或高分子多孔小球,常用固定液有甲基聚硅氧烷、聚乙二醇等。毛细管柱的材质为玻璃或石英,内壁或载体经涂渍或交联固定液,内径一般为0.25mm、0.32mm或0.53mm,柱长5~60m,固定液膜厚0.1~5.0μm。

新填充柱和毛细管柱在使用前需老化以除去残留溶剂及低分子量的聚合物,色谱柱如长期未用,使用前应老化处理,使基线稳定。

(4)柱温箱　由于柱温箱温度的波动会影响色谱分析结果的重现性,因此柱温箱控温精度应在±1℃,且温度波动小于每小时0.1℃。温度控制系统分为恒温和程序升温两种。

(5)检测器　适合气相色谱法的检测器有火焰离子化检测器(FID)、热导检测器(TCD)、氮磷检测器(NPD)、火焰光度检测器(FPD)、电子捕获检测器(ECD)、质谱检测器(MS)等。除另有规定外,一般用火焰离子化检测器,氢气作为燃气,空气作为助燃气。在使用火焰离子化检测器时,检测器温度一般应高于柱温,并不得低于150℃,以免水汽凝结,通常为250~350℃。

(6)数据处理系统　分为记录仪、积分仪以及计算机工作站等。各品种项下规定的色谱条件,除检测器种类、固定液品种及特殊指定的色谱柱材料不得改变外,其余如色谱柱内径、长度、载体牌号、粒度、固定液涂布浓度、载气流速、柱温、进样量、检测器的灵敏度等均可适当改变,以适应具体品种并符合系统适用性试验的要求。一般色谱图约于30min内记录完毕。

三、系统适用性试验

除另有规定外,应照"高效液相色谱法"项下的规定。

四、测定方法

(1)内标法加校正因子测定供试品中某个杂质或主成分含量。
(2)外标法测定供试品中某个杂质或主成分含量。

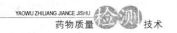

（3）面积归一化法。

（4）标准溶液加入法测定供试品中某个杂质或主成分含量　精密称（量）取某个杂质或待测成分对照品适量，配制成适当浓度的对照品溶液，取一定量，精密加入到供试品溶液中，根据外标法或内标法测定杂质或主成分含量，再扣除加入的对照品溶液含量，即得供试液溶液中某个杂质和主成分含量。

也可按下述公式进行计算，加入对照品溶液前后校正因子应相同，即：

$$\frac{A_{xs}}{A_x} = \frac{C_x + \Delta C_x}{C_x} \tag{2-6-31}$$

则待测组分的浓度 C_x 可通过如下公式进行计算：

$$C_x = \frac{\Delta C_x}{(A_{xs}/A_x) - 1} \tag{2-6-32}$$

式中：C_x 为供试品中组分 X 的浓度；A_x 为供试品中组分 X 的色谱峰面积；ΔC_x 为所加入的已知浓度的待测组分对照品的浓度；A_{xs} 为加入对照品后组分 X 的色谱峰面积。

气相色谱法定量分析，在采用手工进样时，由于留针时间和室温等对进样量的影响，使进样量不易精确控制，故最好采用内标法定量；而采用自动进样器时，由于进样重复性的提高，在保证进样误差的前提下，也可采用外标法定量。当采用顶空进样技术时，由于供试品和对照品处于不完全相同的基质中，故可采用标准溶液加入法以消除基质效应的影响；当标准溶液加入法与其他定量法结果不一致时，应以标准加入法结果为准。

【课堂讨论】

1.气相色谱仪的工作原理及主要部件。

2.气相色谱法的主要应用。

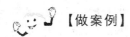【做案例】

灯盏花素中丙酮残留的检验

照残留溶剂测定法（二部附录Ⅷ P 第二法）测定（供注射用）。

1.色谱条件与系统适用性试验　以聚乙二醇为固定相，采用弹性石英毛细管柱（柱长为 30m，内径为 0.32mm，膜厚度为 0.5μm）；柱温为程序升温：初始温度为 60℃，维持 16min，以每分钟 20℃升温至 200℃，维持 2min；检测器温度 300℃；进样口温度 240℃；载气为氮气，流速为每分钟 1.0ml。顶空进样，顶空瓶平衡温度为 90℃，平衡时间为 30min。理论塔板数以丙酮峰计算应不低于 10000。

2.对照品溶液的制备　取丙酮对照品适量，精密称定，加 0.5% 的碳酸钠溶液制成每 1ml 含 100μg 的溶液，作为对照品溶液。精密量取 5ml，置 20ml 顶空瓶中，密封瓶口，即得。

3.供试品溶液的制备　取本品约 0.1g，精密称定，置 20ml 顶空瓶中，精密加入 0.5% 的碳酸钠溶液 5ml，密封瓶口，摇匀，即得。

4.测定法　分别精密量取对照品和供试品溶液顶空瓶气体 1ml，注入气相色谱仪，记录色谱图，按外标法以峰面积计算，即得。本品含丙酮不得过 0.5%。

【解析】　本法为外标法。

1.实验准备：按要求配制对照液及供试品溶液。

2.测定方法:按测定方法测定对照品及供试品溶液的峰面积,计算。

3.说明本方法的测定原理及操作注意事项。

4.写出一般操作过程。

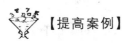【提高案例】

各种制剂中乙醇的含量测定(20℃)

色谱条件与系统适用性试验:用直径为 0.18～0.25nm 的二乙烯苯-乙基乙烯苯型高分子多孔小球作为载体,柱温为 120～150℃;另精密量取无水乙醇 4ml、5ml、6ml,分别精密加入正丙醇(作为内标物质)5ml,加水稀释成 100ml,混匀(必要时可进一步稀释),按照气相色谱法测定。用正丙醇计算的理论塔板数应大于 700;乙醇和正丙醇两峰的分离度应大于 2;3份溶液各进样 5 次,所得 15 个校正因子的相对标准偏差不得大于 2.0%。

测定法:精密量取恒温至 20℃的供试品适量(相当于乙醇约 5ml)和正丙醇 5ml,加水稀释成 100ml,混匀,作为供试品溶液。另精密量取恒温至 20℃的无水乙醇和正丙醇各 5ml,加水稀释成 100ml,混匀,作为对照品溶液。上述两溶液必要时可进一步稀释。取对照品溶液和供试品溶液各适量,在上述色谱条件下,分别连续进样 3 次,按内标法依峰面积计算供试品的乙醇含量,取 3 次计算的平均值作为结果。

【解析】　本法为内标加校正因子法。

1.实验准备:按要求配制测定校正因子的三种对照液及含有内标物质供试品溶液。

2.测定方法:按测定方法测定用于校正因子测定的对照品溶液:

(1)校正因子的计算:按式(2-6-24)计算内标物正丙醇对乙醇的校正因子,按测定法测定供试品溶液的色谱流出曲线;

(2)供试品的含量计算:根据式(2-6-24)及式(2-6-4)计算乙醇的百分含量。

3.比较气相色谱法操作条件与高效液相色谱法的异同点。

4.比较该案例与丙酮测定法的异同点。

【归纳】

表 2-6-5　常用的仪器分析定量方法

方　　法	仪器要求	具体测定方法
紫外-可见分光光度法	仪器检定:检测波长准确度;吸收值准确度;杂散光	吸收系数法
		对照品比较法
高效液相色谱法	系统适用性试验:理论塔板数;重复性;分离度;拖尾因子等。	外标法
		内标加校正因子法
		加校正因子的主成分自身对照法
		不加校正因子的主成分自身对照法
		面积归一化法
气相色谱法		测定方法同上

👀 【目标检测】

一、不定项选择题（每题备选答案中至少只有一个正确答案）

1. 紫外分光光度计常用的光源是 （　　）
   A. 氘灯　　　　　B. 钨灯　　　　　C. 卤钨灯　　　　　D. Nernst 灯

2. 用紫外-可见分光光度法测定物质含量时，不同物质测定溶液的浓度不同，其依据为
   （　　）
   A. 测得的吸光度应大于 1.0　　　　　B. 测得的吸光度应大于 0.1
   C. 测得的吸光度应在 0.3～0.7 范围内　　　　　D. 没有要求，浓度任意定

3. 物质的吸收系数与下列哪些因素有关
   A. 物质的浓度　　　B. 液层的厚度　　　C. 光强　　　D. 波长

4. 待测液浓度稀释后，吸收值、最大吸收波长及吸收系数变化分别为 （　　）
   A. 降低、不变、降低　　　　　B. 降低、不变、不变
   C. 降低、红移、降低　　　　　D. 降低、红移、不变

5. 《中国药典》现行版 HPLC 法采用最多的检测器为 （　　）
   A. 紫外检测器　　　　　B. 热导检测器
   C. 增发光散射检测器　　　　　D. 质谱检测器

6. 紫外分光光度法应用于药物含量测定法包括 （　　）
   A. 吸收系数法　　　B. 对照品比较法　　　C. 内标法　　　D. 外标法

7. 用于校正紫外-可见分光光度计波长的有 （　　）
   A. 钨灯　　　　　B. 狄玻璃　　　　　C. 氘灯　　　　　D. 汞灯

8. 《中国药典》现行版规定 GC 和 HPLC 法的系统适用性试验内容包括 （　　）
   A. 分离度　　　　　B. 拖尾因子
   C. 重复性　　　　　D. 待测组分的理论塔板数

9. 《中国药典》现行版规定吸光度测定时要求 （　　）
   A. 符合要求的溶剂　　　　　B. 空白试剂
   C. 合适供试品溶液的浓度　　　　　D. 准确的波长

10. 气相色谱的进样方式有 （　　）
    A. 微量注射器进样　　B. 溶液直接进样　　C. 顶空进样　　D. 气体进样

二、简答题

1. 简述分光光度计的校正要求及方法。
2. 简述色谱系统适用性试验方法及要求。

三、综合题

1. 维生素 B_{12} 注射液含量测定

【含量测定】　精密量取维生素 B_{12} 注射液适量，配制成每 1ml 含有维生素 B_{12} 25μg 水溶液。用紫外-可见分光光度法，在其最大吸收波长 361nm 处测定吸收值，按维生素 B_{12}（$C_{63}H_{88}CoN_{14}O_{14}P$）的吸收系数（$E_{1cm}^{1\%}$）为 207，计算。

问题：(1)此法为何种仪器分析法？为哪种具体测定方法？

(2)简要写出测定的工作过程；

(3)列出本法所需的相关计算公式。

2.注射用硫喷妥钠含量测定

【含量测定】 取装量差异项下的内容物，混合均匀，精密称取适量(约相当于硫喷妥钠0.25g)，置500ml量瓶中，加水使硫喷妥钠溶解并稀释至刻度，摇匀，精密量取适量，用0.4％氢氧化钠溶液定量稀释成每1ml中约含5μg的溶液，照紫外-可见分光光度法(附录Ⅳ A)，在304nm波长处测定吸光度；另取硫喷妥对照品适量，精密称定，加0.4％氢氧化钠溶液溶解并定量稀释成每1ml中约含5μg的溶液，同法测定。根据每支的平均装量计算。每1mg硫喷妥相当于1.091mg的$C_{11}H_{17}N_2NaO_2S$。

问题：(1)此法为何种仪器分析法？为哪种具体测定方法？

(2)简要写出测定的工作过程；

(3)列出本法所需的相关计算公式。

3.头孢氨苄原料药的含量测定

【含量测定】 照高效液相色谱法(附录Ⅴ D)测定。

色谱条件与系统适用性试验 用十八烷基硅烷键合硅胶为填充剂；以水-甲醇-3.86％醋酸钠溶液-4％醋酸溶液(742：240：15：3)为流动相；检测波长为254nm；理论塔板数按头孢氨苄峰计算不低于1500。

测定法 取本品约50mg，精密称定，置50ml量瓶中，加流动相溶解并稀释至刻度，摇匀，精密量取10ml，置50ml量瓶中，用流动相稀释至刻度，摇匀，取10μl注入液相色谱仪，记录色谱图；另取头孢氨苄对照品适量，同法测定。按外标法以峰面积计算供试品中$C_{16}H_{17}N_3O_4S$的含量。

问题：(1)此法为何种仪器分析法？为哪种具体测定方法？

(2)简要写出测定的工作过程；

(3)列出本法所需的相关计算公式。

4.维生素E含量测定

【含量测定】 照气相色谱法(附录Ⅴ E)测定。

色谱条件与系统适用性试验 以硅酮(OV-17)为固定相，涂布浓度为2％；或以HP-1毛细管柱(100％二甲基聚硅氧烷)为分析柱；柱温为265℃。理论塔板数按维生素E峰计算应不低于500(填充柱)或5000(毛细管柱)，维生素E峰与内标物质峰的分离度应符合要求。

校正因子测定 取正三十二烷适量，加正己烷溶解并稀释成每1ml中含1.0mg的溶液，摇匀，作为内标溶液。另取维生素E对照品约20mg，精密称定，置棕色具塞锥形瓶中，精密加入内标溶液10ml，密塞，振摇使溶解；取1～3μl注入气相色谱仪，计算校正因子。

测定法 取本品约20mg，精密称定，置棕色具塞锥形瓶中，精密加入内标溶液10ml，密塞，振摇使溶解；取1～3μl注入气相色谱仪，测定，计算，即得。

问题：(1)此法为何种仪器分析法？为哪种具体测定方法？

(2)简要写出测定的工作过程；

(3)列出本法所需的相关计算公式。

(张晓敏)

模块三　药物检验综合实例

学习任务一　原料药全检

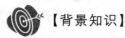学习目标

知识目标
- 掌握巴比妥类药物——苯巴比妥的结构与质量检验方法间的关系；
- 掌握芳胺类药物——对乙酰氨基酚的结构与质量检验方法间的关系；
- 熟悉巴比妥类药物的其他检验方法；
- 熟悉盐酸普鲁卡因的检验方法。

技能目标
- 能够根据各巴比妥类药物的结构差别对其进行区别；
- 能够分析对乙酰氨基酚结构与检验方法间的关系。

【背景知识】

化学原料药

化学原料药（Active Pharmaceutical Ingredient）是指用于药品制造中的任何一种物质或物质的混合物，并在用于制药时，成为药品的一种活性成分。它在疾病的诊断、治疗、症状缓解、处理或疾病的预防中有药理活性或其他直接作用，或者能影响机体的功能或结构。

原料药一般可以化学合成、从植物中提取或者用生物技术制备得到，可以是粉末、结晶或浸膏等，但患者无法直接服用。原料药根据来源分为天然化学药和化学合成药。天然化学药又可分为植物化学药与生物化学药。化学合成药可分为无机合成药和有机合成药。因为有机合成药占原料药的比例最大，而且有机合成药主要是由有机化工原料经一系列有机化学反应制备的药物，所以我们通常将其称为化学原料药，它是化学制药工业的主要支柱。原料药主要用于生产各类制剂，是制剂中的有效成分。原料药质量好坏决定制剂质量的好坏，因此世界各国对于广泛应用的原料药均制订了严格的国家药典标准和质量控制方法。

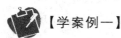【学案例一】

请解读下列检验操作规程。

苯巴比妥检验操作规程

部门：	题目:苯巴比妥检验操作规程		共　　页
编号：	新订：	替代：	起草：
部门审阅：	QA 审阅：	批准：	执行日期：
变更记录：			变更原因及目的：
修订号：	批准日期：	执行日期：	

1　性状

1.1　性状　取本品适量，置载玻片上，目视观察应为白色有光泽的结晶性粉末。

1.2　溶解度　本品在乙醇或乙醚溶解，在三氯甲烷中略溶，在水中极微溶解；在氢氧化钠或碳酸钠溶液中溶解。

1.3　熔点　本品的熔点为 174.5～178℃。

2　鉴别

2.1　取本品约 10mg，加硫酸 2 滴与亚硝酸钠约 5mg，混合，即显橙黄色，随即转橙红色。

2.2　取本品约 50mg，置试管中，加甲醛试液 1ml，加热煮沸，冷却，沿管壁缓缓加硫酸 0.5ml，使成两液层，置水浴中加热，接界面是玫瑰红色。

2.3　本品显丙二酰脲的鉴别反应。

2.4　本品的红外光吸收图谱应与对照图谱（光谱集 209 图）一致。

3　检查

3.1　酸度　取本品 0.20g，加水 10ml，煮沸搅拌 1min，放冷，滤过，取滤液 5ml，加甲基橙指示液 1 滴，不得显红色。

3.2　乙醇溶液的澄清度　取本品 1.0g，加乙醇 5ml，加热回流 3min，溶液应澄清。

3.3　有关物质　取本品，加流动相溶解并稀释制成每 1ml 中含 1mg 的溶液，作为供试品溶液；精密量取 1ml，置 200ml 量瓶中，用流动相稀释至刻度，摇匀，作为对照品溶液；照高效液相色谱法试验，用辛烷基硅烷键合硅胶为填充剂；以乙腈-水（25：75）为流动相，检测波长为 220nm；理论塔板数按苯巴比妥峰计算不得低于 2500，苯巴比妥峰与相邻杂质峰的分离度应符合要求。取对照品溶液 5μl 注入液相色谱仪，调节检测灵敏度，使主成分色谱峰的峰高约为满量程的 15%；精密量取供试品溶液与对照品溶液各 5μl，分别注入液相色谱仪，记录色谱图至主成分峰保留时间的 3 倍，供试品溶液色谱图中如有杂质峰，单个杂质峰面积不得大于对照溶液主峰面积（0.5%），各杂质峰面积的和不得大于对照溶液主峰面积的 2 倍（1.0%）。

3.4　中性或碱性物质　取本品 1.0g，置分液漏斗中，加氢氧化钠试液 10ml 溶解后，加水 5ml 与乙醚 25ml，振摇 1min，分取醚层，用水振摇洗涤 3 次，每次 5ml，取醚液经干燥滤纸滤过，滤液置经 105℃恒重的蒸发皿中，蒸干，在 105℃干燥 1h，遗留残渣不得超过 3mg。

3.5　干燥失重　取本品，在 105℃干燥至恒重，减失重量不得过 1.0%。

3.5.1　仪器与用具　烘箱、恒温减压干燥箱、扁形称量瓶、干燥器、减压干燥器、真空泵。

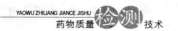

3.5.2　操作方法

3.5.2.1　称取供试品　取供试品,混合均匀(如为较大的结晶,应先迅速捣碎使成2mm以下的小粒)。分取约1g,置于经105℃干燥至恒重的扁形称量瓶中(供试品平铺厚度不可超过5mm,如为疏松物质,厚度不可超过10mm),精密称定。

3.5.2.2　干燥　在105℃干燥至恒重。干燥时,应将瓶盖取下,置称量瓶旁,或将瓶盖半开。取出时须将称量瓶盖好。

3.5.2.3　称重　用干燥器干燥的供试品,干燥后取出即可称定重量。置烘箱或恒温减压干燥箱内干燥的供试品,应在干燥后取出置干燥器中放冷至室温(一般约需30～60min),再称定重量。

3.5.2.4　恒重　称定后的供试品按(3.5.2.2～3.5.2.3)操作,直至恒重。

3.5.3　记录与计算

3.5.3.1　记录　记录干燥时的温度、压力、干燥剂的种类,干燥和放冷至室温的时间,称量及恒重数据,计算和结果(如做平行试验两份者,取其平均值)等。

3.5.3.2　计算

$$干燥失重(\%)=\frac{W_1+W_2-W_3}{W_1}\times100\% \tag{3-1}$$

式中:W_1为供试品的质量(g);

　　　W_2为称量瓶恒重的质量(g);

　　　W_3为(称量瓶+供试品)恒重的质量(g)。

3.6　炽灼残渣　不得过0.1%。

3.6.1　仪器与用具　高温炉、坩埚、坩埚钳、通风柜。

3.6.2　试药与试液　硫酸分析纯。

3.6.3　操作方法

3.6.3.1　空坩埚恒重　取坩埚置于高温炉内,将盖子斜盖在坩埚上,经700～800℃炽灼约30min,取出坩埚,稍冷片刻,移置干燥器内并盖上盖子,放冷至室温(一般约需60min),精密称定坩埚重量。再在上述条件下炽灼约30min,取出,置干燥器内,放冷,直至恒重,备用。

3.6.3.2　称取供试品　取供试品1.0g,置已炽灼至恒重的坩埚内,精密称定。

3.6.3.3　炭化　将盛有供试品的坩埚斜置电炉上缓缓灼烧(避免供试品骤然膨胀而逸出),炽灼至供试品全部炭化呈黑色,并不冒浓烟,放冷至室温。"炭化"操作应在通风柜内进行。

3.6.3.4　灰化　滴加硫酸0.5～1.0ml,使炭化物全部湿润,继续在电炉上加热至硫酸蒸气除尽,白烟完全消失(以上操作应在通风柜内进行),将坩埚移置高温炉内,盖子斜盖在坩埚上,在700～800℃炽灼约60min,使供试品完全灰化。

3.6.3.5　恒重　按操作方法(3.6.3.1)自"取出坩埚,稍冷片刻"起,依法操作,直至恒重。

3.6.4　记录与计算

3.6.4.1　记录　记录炽灼的温度、时间、供试品的称量,坩埚、残渣及坩埚的恒重数据。

3.6.4.2　计算

$$\text{炽灼残渣}(\%) = \frac{\text{残渣及坩埚重} - \text{空坩埚重}}{\text{供试品重量}} \times 100\% \tag{3-2}$$

4　含量测定

4.1　仪器　分析天平、酸式滴定管、电位滴定仪、量筒、锥形瓶。

4.2　试剂　硝酸银滴定液(0.1mol/L)、新制 3% 无水碳酸钠溶液、甲醇。

4.3　操作方法

4.3.1　取本品约 0.2g,精密称定。

4.3.2　加甲醇 40ml 溶解后,再加新制的 3% 无水碳酸钠溶液 15ml。

4.3.3　照电位滴定法用硝酸银滴定液(0.1mol/L)滴定。

4.4　计算

$$V_0 = V + \frac{a}{a+b} \times \Delta V \tag{3-3}$$

式中:V_0 为终点时的滴定液体积;

　　　a 为曲线过零前的二级微商绝对值;

　　　b 为曲线过零前的二级微商绝对值;

　　　V 为 a 点对应的滴定液体积;

　　　ΔV 为由 a 点至 b 点所滴加的滴定液体积。

$$\text{苯巴比妥含量}(\%) = \frac{F \times V_0 \times 23.22}{W \times (1 - \text{水分}\%) \times 1000} \times 100\% \tag{3-4}$$

4.5　结果判断　按百分含量计算,本品含苯巴比妥应不少于 98.5%。

【知识贮备一】

苯巴比妥的检验

苯巴比妥具有镇静、催眠的作用,用于治疗神经过度兴奋引起的失眠症,能引起安稳的睡眠。

(一)结构与性状

1.结构

苯巴比妥属于巴比妥类药物。巴比妥类药物是丙二酰脲(巴比妥酸)的衍生物,其基本结构通式为:

$$R_1 - C_5 \begin{matrix} CO_4 - NH_3 \\ \\ CO_6 - NH_1 \end{matrix} _2CO$$

5 位取代基 R_1 和 R_2 不同,可形成不同的巴比妥类药物。苯巴比妥的化学结构中 5,5 位由乙基和苯环取代,其结构为:

$$C_2H_5 - C \begin{matrix} CO - NH \\ \\ CO - NH \end{matrix} CO$$

2.性状

(1)外观　本品为白色有光泽的结晶性粉末;无臭,味微苦;饱和水溶液显酸性反应。

(2)溶解性　本品在乙醇或乙醚中溶解,在氯仿中略溶,在水中极微溶解;在氢氧化钠或碳酸钠溶液中溶解。

(3)熔点　本品的熔点为 174.5～178℃。

(二)鉴别

1.与硫酸-亚硝酸钠的反应

(1)原理　苯巴比妥具有苯环,与硫酸-亚硝酸钠作用,在苯环上发生亚硝基化反应,生成橙黄色产物,并随即转变为橙红色。《中国药典》(2010 年版)利用此法区别苯巴比妥和其他不含苯环取代基的巴比妥类药物。

(2)操作方法　取本品约 10mg,加硫酸 2 滴与亚硝酸钠约 5mg,混合,即显橙黄色,随即转橙红色。

2.与甲醛-硫酸的反应

(1)原理　苯巴比妥具有芳环,与甲醛-硫酸反应,生成玫瑰红色产物。《中国药典》(2010 年版)收载此法用于区别苯巴比妥和其他巴比妥类药物。

(2)操作方法　取本品约 50mg,置试管中,加甲醛试液 1ml,加热煮沸,冷却,沿管壁缓缓加入硫酸 0.5ml,使成两液层,置水浴中加热,接界面显玫瑰红色。

3.丙二酰脲类反应

丙二酰脲类的鉴别反应包括银盐反应和铜盐反应,是巴比妥类药物母核的反应,因而是本类药物共有的反应。

巴比妥类药物的分子结构中含有丙二酰脲(—CONHCONHCO—)或酰亚胺基团,在合适的 pH 值溶液中,可与某些重金属离子,如 Ag^+、Cu^{2+}、Co^{2+}、Hg^{2+} 等反应呈色或生成有色沉淀。

(1)与银盐的反应　在碳酸钠溶液中,巴比妥类药物生成钠盐而溶解,再与硝酸银试液反应,先生成可溶性的一银盐,加入过量的硝酸银溶液,则生成难溶性的二银盐白色沉淀。

操作方法:取供试品约 0.1g,加碳酸钠试液(一水合碳酸钠 12.5g 或无水碳酸钠 10.5g,加水溶液成 100ml,即得)1ml 与水 10ml,振摇 2min,滤过,滤液中逐滴加入硝酸银试液,即生成白色沉淀,振摇,沉淀即溶解;继续滴加过量的硝酸银试液,沉淀不再溶解。

(2)与铜盐的反应　巴比妥类药物在吡啶溶液中生成烯醇式互变异构体,与铜离子吡啶溶液反应,生成稳定的配位化合物。在此反应中,巴比妥类药物呈紫色或生成紫色沉淀;含硫巴比妥类药物则生成绿色沉淀。此反应可用于本类药物的鉴别,同时也可以用来区别巴比妥类药物和硫代巴比妥类药物。

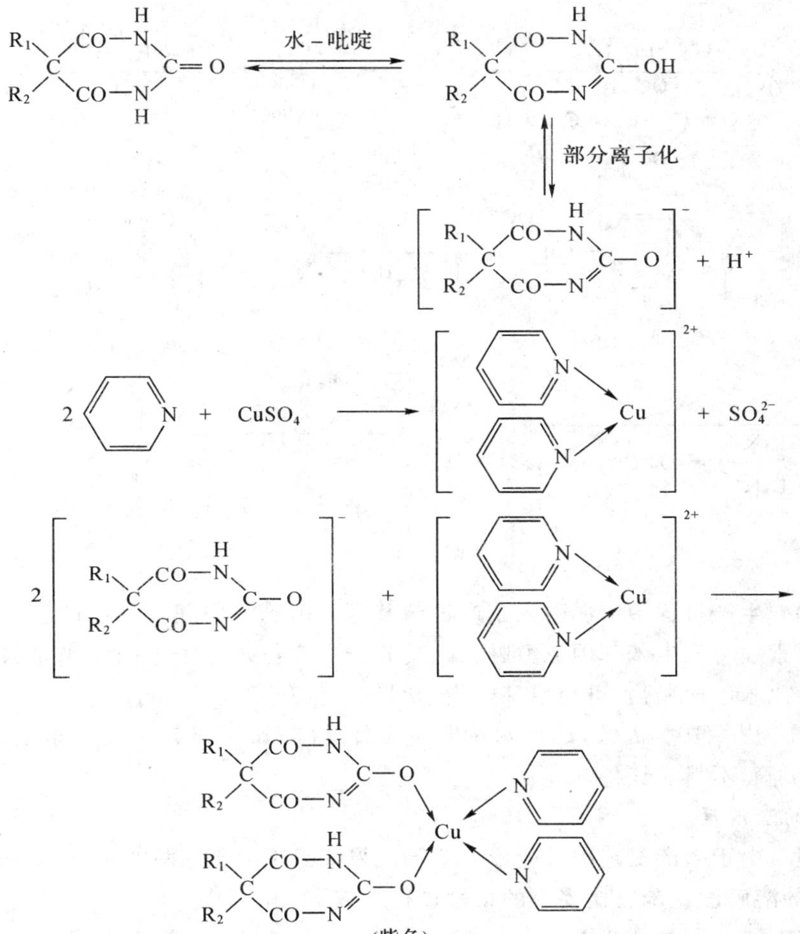

(紫色)

操作方法:取供试品约 50mg,加吡啶溶液(1→10)5ml,溶解后加铜吡啶试液 1ml,即呈紫色或生成紫色沉淀。

4.红外吸收光谱

红外吸收光谱具有特征性强、专属性好的特点,特别适用于化学结构比较复杂、化学结构相互之间差别较小的药物的鉴别与区别。因此,《中国药典》(2010 年版)二部采用红外吸收光谱法鉴别苯巴比妥。苯巴比妥的红外光吸收图谱应与对照的图谱(光谱集 227 图)一致。

(三)特殊杂质检查

苯巴比妥中的特殊杂质主要是合成中产生的中间体(Ⅰ)和(Ⅱ)以及副产物,常通过检查酸度、乙醇溶液的澄清度和中性或碱性物质来加以控制。苯巴比妥的合成工艺如下:

（I）

（II）

$\xrightarrow{[水解],[酯化]}$ C_2H_5OH, H_2SO_4

-CH$_2$CONH$_2$ → -CH$_2$COOC$_2$H$_5$

$\xrightarrow{[缩合]}$, C$_2$H$_5$ONa

$\xrightarrow{[酸化],[消除]}$ HCl

$\xrightarrow{[乙酰化]}$ C$_2$H$_5$Br

$\xrightarrow{[环合]}$ H$_2$N—C=O, CH$_3$ONa (H$_2$N—)

$\xrightarrow{[酸析]}$ HCl

1. 酸度

（1）原理　生产过程中可能引入副产物苯基丙二酰脲。中间体（II）的乙酰化反应不完全时，会与尿素缩合产生苯基丙二酰脲。因其分子中 5 位碳原子上的氢受相邻丙羧基的影响，致使酸性比苯巴比妥强，可使甲基红指示剂显红色。

（2）操作方法　取本品 0.2g，加水 10ml，煮沸搅拌 1min，放冷，滤过，取滤液 5ml，加甲基橙指示液 1 滴，不得显红色。

2. 溶液的澄清度

（1）原理　由于生产工艺中可能带入苯巴比妥酸等不溶于乙醇的杂质，利用这些杂质在乙醇溶液中的溶解度比苯巴比妥小的特性进行检查。

（2）操作方法　取本品 0.1g，加乙醇 5ml，加热回流 3min，溶液应澄清。

3. 有关物质

（1）原理　巴比妥类药物在碱性溶液中能发生二级电离，生成具有共轭体系的结构，且其共轭双键随着介质 pH 值的增加而增加，可产生明显的紫外吸收。巴比妥类药物的紫外吸收光谱随着其电离级数的不同而发生显著的变化。在酸性溶液中 5,5-二取代和 1,5,5-三取代巴比妥类药物不电离，无明显的紫外吸收。在 pH＝10 的碱性溶液中，发生一级电离，形成共轭体系结构，在 240nm 处有最大吸收。在 pH＝13 的强碱性溶液中 5,5-二取代巴比妥类药物发生二级电离，共轭体系延长，导致最大吸收峰红移至 255nm；1,5,5-三取代巴比妥类药物由于 1 位取代基的存在，不发生二级电离，最大吸收峰仍位于 240nm 处。

（2）操作方法　取本品，加流动相溶解并稀释制成每 1ml 中含 1mg 的溶液，作为供试品溶液；精密量取 1ml，置 200ml 量瓶中，用流动相稀释至刻度，摇匀，作为对照溶液；照高效液相色谱法试验，用辛烷基硅烷键合硅胶为填充剂；以乙腈-水（25：75）为流动相，检测波长为 220nm；理论塔板数按苯巴比妥峰计算不得低于 2500，苯巴比妥峰与相邻杂质峰的分离度应符合要求。取对照品溶液 5μl 注入液相色谱仪,调节检测灵敏度,使主成分色谱峰的峰高约为满量程的 15％;精密量取供试品溶液与对照品溶液各 5μl,分别注入液相色谱仪,记录色谱图至主成分峰保留时间的 3 倍,供试品溶液色谱图中如有杂质峰,单个杂质峰面积不得大于对照溶液主峰面积(0.5％),各杂质峰面积的和不得大于对照溶液主峰面积的 2 倍(1.0％)。

4. 中性或碱性物质

(1)原理　合成苯巴比妥时所产生的中间体(Ⅰ)形成了副产物 2-苯基丁二酰胺、2-苯基丁二酰脲或分解产物等杂质。利用它们不溶于氢氧化钠试液但溶于乙醚,而苯巴比妥具有酸性,可溶于氢氧化钠试液,常采用提取重量法测定杂质的含量。

(2)操作方法　取本品 1.0g,置分液漏斗中,加氢氧化钠试液 10ml 溶解后,加水 5ml 与乙醚 25ml,振摇 1min,分取醚层,用水振摇洗涤 3 次,每次 5ml,取醚液经干燥滤纸滤过,滤液置 105℃恒重的蒸干发皿中,蒸干,在 105℃干燥 1h,遗留残渣不得超过 3mg。

(四)含量测定

1. 原理

巴比妥类药物在合适的碱性溶液中,可与银离子定量生成盐。可采用银量法测定本类药物及其制剂的含量。在滴定过程中,巴比妥类药物首先形成可溶性的一银盐,当被测定的巴比妥类药物完全形成一银盐后,稍过量的银离子就与巴比妥类药物形成难溶性的二银盐沉淀,使溶液变浑浊,以此指示滴定终点的到达。《中国药典》(2010 年版)收载采用此法测定的药物有苯巴比妥及其钠盐。

2. 操作方法

取本品约 0.2g,精密称定,加甲醇 40ml,再加新制的 3％无水碳酸钠溶液 15ml,照电位滴定法,用硝酸银滴定液(0.1mol/L)滴定。每 1ml 硝酸银滴定液(0.1mol/L)相当于23.22mg 的 $C_{12}H_{12}N_2O_3$。

因为久置后的碳酸钠溶液会吸收空气中的二氧化碳,产生碳酸氢钠,使含量明显下降,故 3％无水碳酸钠溶液应临用时新鲜配制。银电极在临用前需用硝酸浸洗 1～2min,再用水冲洗干净后使用。

苯巴比妥的含量按下式计算:

$$含量(\%) = \frac{V \times T \times F}{W} \times 100\%$$

(3-5)

式中:V 为所消耗硝酸银滴定液的体积(ml);T 为滴定度,即每 1ml 滴定液相当于被测药物的质量(g);F 为滴定液浓度校正因子,即硝酸银滴定液的实际浓度与滴定度中规定的硝酸银滴定液浓度的比值;W 为供试品的称样量(g)。

 【课堂讨论一】

苯巴比妥在碱液中为什么具有紫外特征吸收?

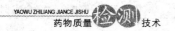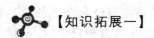

【知识拓展一】

巴比妥类药物的其他检验方法

（一）鉴别试验

1. 利用不饱和取代基的鉴别试验

《中国药典》收载的具有不饱和取代基的巴比妥类药物有司可巴妥钠。因其 5 位上具有不饱和烃基（丙烯基）取代，分子中的不饱和键可与碘、溴或高锰酸钾作用，发生加成或氧化反应，从而使碘、溴或高锰酸钾褪色。

（1）与碘试验反应

鉴别方法：取供试品 0.1g，加水 10ml 溶解后，加碘试液 2ml，所显棕黄色应在 5min 内消失。

$$CH_2=CHCH_2\ \begin{matrix} C \\ C_3H_7-CH \\ CH_3 \end{matrix}\begin{matrix} CO-NH \\ CO-N \end{matrix} C-ONa + I_2 \longrightarrow H_2C-CHCH_2 \begin{matrix} I\ \ I \\ C \\ C_3H_7-CH \\ CH_3 \end{matrix}\begin{matrix} CO-NH \\ CO-N \end{matrix} C-ONa$$

同理，司可巴妥钠也可与溴试液发生加成反应，使溴试液褪色。

（2）与高锰酸钾的反应

司可巴妥钠分子结构中的不饱和取代基，具有还原性，可在碱性溶液中与高锰酸钾反应，使紫色的高锰酸钾还原成棕色的二氧化锰。

$$3\ CH_2=CHCH_2 \begin{matrix} C \\ C_3H_7-CH \\ CH_3 \end{matrix}\begin{matrix} CO-NH \\ CO-NH \end{matrix} C=O + 2KMnO_4 + 4H_2O \longrightarrow$$

$$3\ \begin{matrix} OH\ OH \\ H_2C-CHCH_2 \\ C \\ C_3H_7-CH \\ CH_3 \end{matrix}\begin{matrix} CO-NH \\ CO-NH \end{matrix} C=O + 2MnO_2(棕色) + 2KOH$$

2. 硫元素的鉴别试验

硫代巴比妥类药物分子结构中的硫元素，可将其转变为无机硫离子，而显硫化物的反应。如硫喷妥钠在氢氧化钠试液中与铅离子反应生成白色沉淀；加热后，沉淀转变为黑色的硫化铅。此反应可用于区别硫代巴比妥类药物和巴比妥类药物。

$$2\ \begin{matrix} C_2H_5 \\ C \\ CH_3(CH_2)_2CH \\ CH_3 \end{matrix}\begin{matrix} CO-NH \\ CO-N \end{matrix} C-SNa + Pb^{2+} \longrightarrow$$

$$\left[\begin{matrix} C_2H_5 \\ C \\ CH_3(CH_2)_2CH \\ CH_3 \end{matrix}\begin{matrix} CO-NH \\ CO-N \end{matrix} C-S\right]_2 Pb\downarrow \xrightarrow{\triangle} PbS\downarrow$$

（白色） （黑色）

（二）含量测定

巴比妥类药物中,若 5 位取代基含有不饱和键,则其不饱和键能与溴定量地发生加成反应,故可采用溴量法来测定其含量。《中国药典》(2010 年版)收载的司可巴比妥钠采用本法测定。其测定原理可用下列反应式表示:

$$CH_2\!=\!CHCH_2\!-\!\underset{\underset{CH_3}{|}}{\overset{}{C_3H_7\!-\!CH}}\,\overset{|}{C}\,\begin{matrix}CO-NH\\CO-N\end{matrix}C-ONa + Br_2 \longrightarrow \overset{\overset{Br\ \ \ Br}{|\ \ \ \ |}}{H_2C\!-\!CHCH_2}\!-\!\underset{\underset{CH_3}{|}}{\overset{}{C_3H_7\!-\!CH}}\,\overset{|}{C}\,\begin{matrix}CO-NH\\CO-N\end{matrix}C-ONa$$

$$Br_2(剩余)+2KI \longrightarrow 2KBr+I_2$$

$$I_2+2Na_2S_2O_3 \longrightarrow 2NaI+Na_2S_4O_6$$

溴量法要在酸性条件下进行,首先在供试品溶液中加入一定量过量的溴滴定液,溴与被测药物反应完全后,剩余的溴与碘化钾发生氧化还原反应,碘化钾被氧化,析出等量的碘,再用硫代硫酸钠滴定液回滴。根据滴定反应可知 1mol 溴或 1mol 硫代硫酸钠与 0.5mol 司可巴比妥钠相当,所以 1ml 溴滴定液(0.1mol/L)或 1ml 硫代硫酸钠滴定液(0.1mol/L)相当于 0.05mmol 司可巴比妥钠,即相当于 13.01mg 的司可巴比妥钠($C_{12}H_{17}N_2NaO_3$ 的分子量为 260.27)。

如司可巴比妥钠含量的测定方法:取本品约 0.1g,精密称定,置 250ml 碘量瓶中,加水 10ml,振摇使溶解,精密加溴滴定液(0.1mol/L)25ml,再加盐酸 5ml,立即密塞并振摇 1min,在暗处静置 15min 后,注意微开瓶塞,加碘化钾试液 10ml,立即密塞,摇匀后用硫代硫酸钠滴定液(0.1mol/L)滴定,至近终点时,加淀粉指示液,继续滴定至蓝色消失,并将滴定结果用空白试验校正。每 1ml 溴滴定液(0.1mol/L)相当于 13.01mg 的 $C_{12}H_{17}N_2NaO_3$。

按下式计算司可巴比妥钠的含量:

$$含量(\%)=\frac{(V_0-V)\times T\times F}{W}\times 100\% \tag{3-6}$$

式中:V_0 为空白试验所消耗硫代硫酸钠滴定液的体积(ml);V 为供试品回滴时所消耗硫代硫酸钠滴定液的体积(ml);T 为滴定度,即每 1ml 滴定液相当于被测药物的质量(g);F 为滴定液浓度的校正因子;W 为供试品的称样量(g)。

用本法测定时,要求在相同条件下做一个空白试验,这样既可消除滴定过程中仪器、试剂及溴挥发等引入的误差,同时又可根据空白回滴与供试品回滴所消耗的硫代硫酸钠滴定液的差值,计算出被测药物的含量。测定中无须知道溴滴定液的浓度,同时为了防止游离溴和碘的挥发,应使用碘量瓶操作并于冷暗处放置。

【做案例一】

苯巴比妥钠的含量计算

精密称取苯巴比妥钠 0.2106g,用银量法测定其含量。滴定到终点时消耗硝酸银滴定液(0.1015mol/L)8.18ml。每 1ml 硝酸银滴定液(0.1mol/L)相当于 25.42mg 的 $C_{12}H_{11}N_2NaO_3$。计算苯巴比妥的百分含量。

【提高案例一】

有三瓶药物,为白色粉末或白色结晶性粉末,但没有标签,已知其为苯巴比妥、硫喷妥钠和司可巴比妥钠,请根据这三种药物的理化性质和结构特征,设计合适的化学方法将三者区分开。

【学案例二】

请解读下列检验操作规程。

对乙酰氨基酚检验操作规程

部门:	题目:对乙酰氨基酚检验操作规程		共 页
编号:	新订:	替代:	起草:
部门审阅:	QA 审阅:	批准:	执行日期:
变更记录:			变更原因及目的:
修订号: 批准日期: 执行日期:			

1 性状

1.1 性状 取本品适量,置载玻片上,目视观察应为白色结晶或结晶性粉末;无臭,味微苦。

1.2 溶解度 本品在热水或乙醇中易溶,在丙酮中溶解,在水中略溶。

1.3 熔点 本品的熔点为 168~172℃。

2 鉴别

2.1 本品的水溶液加三氯化铁试液,即显蓝色。

2.2 取本品约 0.1g,加稀盐酸 5ml,置水浴中加热 40min,放冷;取 0.5ml,滴加亚硝酸钠试液 5 滴,摇匀,用水 3ml 稀释后,加碱性 β-萘酚试液 2ml,振摇,即显红色。

2.3 本品的红外光吸收图谱应与对照图谱(光谱集 131 图)一致。

3 检查

3.1 酸度 取本品 0.10g,加水 10ml 使溶解,依法测定,pH 值应为 5.5~6.5。

3.2 乙醇溶液的澄清度与颜色 取本品 1.0g,加乙醇 10ml 溶解后,溶液应澄清无色;如显浑浊,与 1 号浊度标准液比较,不得更深;如显色,与棕红色 2 号或橙红色 2 号标准比色液比较,不得更深。

3.3 氯化物 不得过 0.01%。

3.3.1 仪器与用具

3.3.1.1 纳氏比色管 50ml,应选玻璃质量较好、配对、无色(尤其管底)、管的直径大小相等、管上的刻度高低一致的纳氏比色管进行实验。

3.3.2 试药和试液

3.3.2.1 标准氯化钠溶液 称取氯化钠(NaCl)0.165g,置 1000ml 量瓶中,加水适量使其溶解并稀释至刻度,摇匀,作为贮备液。临用前,精密量取贮备液 10ml,置 100ml 量瓶中,加水稀释至刻度,摇匀,即得(每 1ml 相当于 10μg 的 Cl⁻)。

3.3.3 操作方法

3.3.3.1 供试溶液的配制 取本品 2.0g,加水 100ml,加热溶解后,冷却,滤过,取滤液 25ml,再加稀硝酸 10ml;溶液如不澄清,应滤过;置 50ml 纳氏比色管中,加水使成约 40ml,摇匀,即得供试溶液。

3.3.3.2 对照溶液的配制 取标准氯化钠溶液 5.0ml,置另一 50ml 纳氏比色管中,加稀硝酸 10ml,加水使成约 40ml,摇匀,即为对照溶液。

3.3.3.3 样品检查 于供试溶液与对照溶液中,分别加入硝酸银试液 1.0ml,用水稀释使成 50ml,摇匀,在暗处放置 5min,同置黑色背景上,从比色管上方向下观察,比较所产生的浑浊。

3.3.3.4 供试溶液如带颜色,除另有规定外,可取供试溶液两份,分置 50ml 纳氏比色管中,一份加硝酸银试液 1.0ml,摇匀,放置 10min,如显浑浊,可反复滤过,至滤液完全澄清,再加规定量的标准氯化钠溶液与水适量使成 50ml,摇匀,在暗处放置 5min,作为对照溶液;另一份中加硝酸银试液 1.0ml 与水适量使成 50ml,摇匀,在暗处放置 5min,两份同置黑色背景上,从比色管上方向下观察,比较所产生的浑浊。

3.3.4 记录 记录实验时的室温、取样量、标准氯化钠溶液的浓度和所取毫升数,以及比较所产生浑浊的观察结果。

3.3.5 结果与判定 供试品管的浑浊浅于对照管的浑浊,判为符合规定;如供试品管的浑浊浓于对照管,则判为不符合规定。

3.4 硫酸盐 不得过 0.02%。

3.4.1 仪器与用具

3.4.1.1 纳氏比色管 50ml,应选玻璃质量较好、配对、无色(尤其管底)、管的直径大小相等、管上的刻度高低一致的纳氏比色管进行实验。

3.4.2 试药和试液

3.4.2.1 标准硫酸钾溶液。取硫酸钾(K_2SO_4)0.181g,置 1000ml 量瓶中,加水适量使溶解并稀释至刻度,摇匀,即得(每 1ml 相当于 100μg 的 SO_4^{2-})。

3.4.3 操作方法

3.4.3.1 供试溶液的配制 取氯化物项下剩余的滤液 25ml,加水使成约 40ml;溶液如显碱性,可滴加盐酸使遇 pH 试纸显中性;溶液如不澄清,应滤过;加稀盐酸 2ml,摇匀,即为供试溶液。

3.4.3.2 对照溶液的配制 取标准硫酸钾溶液 1.0ml,置另一 50ml 纳氏比色管中,加水使成约 40ml,加稀盐酸 2ml,摇匀,即为对照溶液。

3.4.3.3 样品检查 于供试溶液与对照溶液中,分别加入 25%氯化钡溶液 5ml,用水稀释使成 50ml,充分摇匀,放置 10min,同置黑色背景上,从比色管上方向下观察,比较所产生的浑浊。

3.4.3.4 供试溶液如带颜色,除另有规定外,可取供试溶液两份,分置 50ml 纳氏比色管中,一份加 25%氯化钡溶液 5ml,摇匀,放置 10min,如显浑浊,可反复滤过,至滤液完全澄清,再加规定量的标准硫酸钾溶液与水适量使成 50ml,摇匀,放置 10min,作为对照溶液;另一份加 25%氯化钡溶液与水适量使成 50ml,摇匀,放置 10min,按上述方法比较所产生的浑浊。

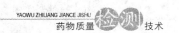
3.4.4 记录 记录实验时的室温、取样量、标准硫酸钾溶液的浓度和所取毫升数,以及比较所产生浑浊的观察结果。

3.4.5 结果与判定 供试品管的浑浊浅于对照管的浑浊,判为符合规定;如供试品管的浑浊浓于对照管,则判为不符合规定。

3.5 对氨基酚与有关物质 临用新制。取本品适量,精密称定,加溶剂[甲醇-水(4:6)]制成每 1ml 中约含 20mg 的溶液,作为供试品溶液;另取对氨基酚对照品和对乙酰氨基酚对照品适量,精密称定,加上述溶剂溶解并制成每 1ml 中约含对氨基酚 1μg 和对乙酰氨基酚 20μg 的混合溶液,作为对照品溶液。照高效液相色谱法试验,用辛烷基硅烷键合硅胶为填充剂;以磷酸盐缓冲液(取磷酸氢二钠 8.95g,磷酸二氢钠 3.9g,加水溶解至 1000ml,加10%四丁基氢氧化铵溶液 12ml)-甲醇(90:10)为流动相,检测波长为 245nm,柱温为 40℃;理论塔板数按对乙酰氨基酚峰计算不得低于 2000,对乙酰氨基酚峰与对氨基酚峰的分离度应符合要求。取对照品溶液 20μl 注入液相色谱仪,调节检测灵敏度,使对氨基酚色谱峰的峰高约为满量程的 10%,再精密量取供试品溶液与对照品溶液各 20μl,分别注入液相色谱仪,记录色谱图至主成分峰保留时间的 4 倍,供试品溶液色谱图中如有与对照品溶液中对氨基酚保留时间一致的色谱峰,按外标法以峰面积计算,含对氨基酚不得过 0.005%;其他杂质峰面积均不得大于对照溶液中对乙酰氨基酚的峰面积(0.1%);杂质总量不得过 0.5%。

3.6 对氯苯乙酰胺 临用新制。取对氨基酚及有关物质项下的供试品溶液作为供试品溶液;另取对氯苯乙酰胺对照品适量,精密称定,加上述溶剂溶解并制成每 1ml 中约含 1μg 的溶液,作为对照品溶液。照高效液相色谱法试验,用辛烷基硅烷键合硅胶为填充剂;以磷酸盐缓冲液(取磷酸氢二钠 8.95g,磷酸二氢钠 3.9g,加水溶解至 1000ml,加 10%四丁基氢氧化铵溶液 12ml)-甲醇(60:40)为流动相,检测波长为 245nm,柱温为 40℃;理论塔板数按对乙酰氨基酚峰计算不得低于 2000,对氯苯乙酰胺峰与对乙酰氨基酚峰的分离度应符合要求。取对照品溶液 20μl 注入液相色谱仪,调节检测灵敏度,使对氯苯乙酰胺色谱峰的峰高约为满量程的 10%,再精密量取供试品溶液与对照品溶液各 20μl,分别注入液相色谱仪,记录色谱图;按外标法以峰面积计算,含对氯苯乙酰胺不得过 0.005%。

3.7 干燥失重 取本品,在 105℃干燥至恒重,减失重量不得过 0.5%。

3.7.1 仪器与用具 烘箱、恒温减压干燥箱、扁形称量瓶、干燥器、减压干燥器、真空泵。

3.7.2 操作方法

3.7.2.1 称取供试品 取供试品,混合均匀(如为较大的结晶,应先迅速捣碎使成 2mm 以下的小粒)。分取约 1g,置于 105℃干燥至恒重的扁形称量瓶中(供试品平铺厚度不可超过 5mm,如为疏松物质,厚度不可超过 10mm),精密称定。

3.7.2.2 干燥 在 105℃干燥至恒重。干燥时,应将瓶盖取下,置称量瓶旁,或将瓶盖半开。取出时须将称量瓶盖好。

3.7.2.3 称重 用干燥器干燥的供试品,干燥后取出即可称定重量。置烘箱或恒温减压干燥箱内干燥的供试品,应在干燥后取出置干燥器中放冷至室温(一般约需 30~60min),再称定重量。

3.7.2.4 恒重 称定后的供试品按(3.7.2.2~3.7.2.3)操作,直至恒重。

3.7.3 记录与计算

3.7.3.1　记录　记录干燥时的温度、压力、干燥剂的种类,干燥和放冷至室温的时间,称量及恒重数据,计算和结果(如做平行试验两份者,取其平均值)等。

3.7.3.2　计算

$$干燥失重(\%)=\frac{W_1+W_2-W_3}{W_1}\times100\%$$

式中:W_1 为供试品的质量(g);W_2 为称量瓶恒重的质量(g);W_3 为(称量瓶+供试品)恒重的质量(g)。

3.8　炽灼残渣　不得过 0.1%。

3.8.1　仪器与用具　高温炉、坩锅、坩锅钳、通风柜。

3.8.2　试药与试液　硫酸分析纯。

3.8.3　操作方法

3.8.3.1　空坩锅恒重　取坩锅置于高温炉内,将盖子斜盖在坩锅上,经 700~800℃ 炽灼约 30min,取出坩锅,稍冷片刻,移置干燥器内并盖上盖子,放冷至室温(一般约需 60min),精密称定坩锅重量。再在上述条件下炽灼约 30min,取出,置干燥器内,放冷,直至恒重,备用。

3.8.3.2　称取供试品　取供试品 1.0g,置已炽灼至恒重的坩锅内,精密称定。

3.8.3.3　炭化　将盛有供试品的坩锅斜置电炉上缓缓灼烧(避免供试品骤然膨胀而逸出),炽灼至供试品全部炭化呈黑色,并不冒浓烟,放冷至室温。"炭化"操作应在通风柜内进行。

3.8.3.4　灰化　滴加硫酸 0.5~1.0ml,使炭化物全部湿润,继续在电炉上加热至硫酸蒸气除尽,白烟完全消失(以上操作应在通风柜内进行),将坩锅移置高温炉内,盖子斜盖在坩锅上,在 700~800℃ 炽灼约 60min,使供试品完全灰化。

3.8.3.5　恒重　按操作方法(3.8.3.1)自"取出坩锅稍冷片刻"起,依法操作,直至恒重。

3.8.4　记录与计算

3.8.4.1　记录　记录炽灼的温度、时间、供试品的称量,坩锅、残渣及坩锅的恒重数据,计算和结果等。

3.8.4.2　计算

$$炽灼残渣(\%)=\frac{残渣及坩埚重-空坩埚重}{供试品重量}\times100\%$$

3.9　重金属

3.9.1　仪器与用具

3.9.1.1　纳氏比色管　应注意选择各管之间的平行性,玻璃色泽一致,内径、刻度标线高度一致。洗涤比色管时避免划伤内壁。

3.9.2　试药和试液

3.9.2.1　标准铅溶液　精密称取在 105℃ 干燥至恒重的硝酸铅 0.1598g,置 100ml 量瓶中,加硝酸 5ml 与水 50ml 溶解后,用水稀释至刻度,摇匀,作为贮备液。临用前,精密量取贮备液 10ml。置 100ml 量瓶中,加水稀释至刻度,摇匀,即得(每 1ml 相当于 $10\mu g$ 的 Pb)。

3.9.2.2 硫代乙酰胺试液、醋酸盐缓冲液(pH3.5)等均按药典规定配制。

3.9.2.3 稀焦糖溶液 取蔗糖或葡萄糖约5g,置磁坩锅中,在玻璃棒不断搅拌下,加热至呈棕色糊状,放冷,用水溶解成约25ml,滤过,贮于滴瓶中备用。临用时,根据供试液色泽深浅,取适量调节使用。

3.9.3 操作方法(第一法)

3.9.3.1 取25ml纳氏比色管3支,编号为甲、乙、丙。

3.9.3.2 甲管中加标准铅溶液1ml与醋酸盐缓冲液(pH3.5)2ml,加水溶剂稀释成25ml,制成对照液。

3.9.3.3 乙管中加本品1.0g,加水20ml,置水浴中加热使溶解,放冷,滤过,取滤液加醋酸盐缓冲液(pH3.5)2ml与水适量使成25ml,制成供试液。

3.9.3.4 丙管中加入与乙管相同量的供试品,加配制供试品溶液的溶剂适量使溶解,再加与甲管相同量的标准铅溶液与醋酸盐缓冲液(pH3.5)2ml后,用溶剂稀释成25ml。

3.9.3.5 若供试品溶液带有颜色,可在甲管中滴加少量的稀焦糖溶液或其他无干扰的有色溶液,使之与乙管、丙管一致。

3.9.3.6 在甲、乙、丙管中分别加硫代乙酰胺试液各2ml,摇匀,放置2min,同置白色衬板上,自上向下透视,乙管中显出的颜色与甲管比较,不得更深。即重金属不得过百万分之十。如丙管中显出的颜色浅于甲管,应取样按第二法重新检查。

4 含量测定

4.1 仪器 分析天平、紫外-可见分光光度仪、容量瓶、量筒、移液管。

4.2 试剂 0.4%氢氧化钠溶液。

4.3 操作方法

4.3.1 取本品约40mg,精密称定;

4.3.2 置250ml量瓶中,加0.4%氢氧化钠溶液50ml溶解后,加水至刻度,摇匀,精密量取5ml,置100ml量瓶中,加0.4%氢氧化钠溶液10ml,加水至刻度,摇匀。

4.3.3 照紫外-可见分光光度法,在257nm波长处测定吸光度,按$C_8C_9NO_2$的吸收系数($E_{1cm}^{1\%}$)为715计算,即得。

4.4 计算

$$对乙酰氨基酚含量(\%)=\frac{A \times D}{E_{1cm}^{1\%} \times W \times (1-水分\%) \times 1000} \times 100\% \qquad (3-7)$$

式中:A为吸光度;D为稀释倍数;$E_{1cm}^{1\%}$为吸光系数[L/(g·cm)];W为供试品的称样量(g)。

4.5 结果判断 按百分含量计算,本品含对乙酰氨基酚应为98.0%~102.0%。

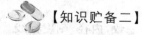 【知识贮备二】

对乙酰氨基酚,又称扑热息痛,是最常用的非甾体抗炎解热镇痛药,用于感冒发烧、关节痛、神经痛、偏头痛、癌痛及手术后止痛等。

一、结构与性状

1.结构

对乙酰氨基酚属于酰胺类药物,其分子结构中具有芳酰氨基,即为芳胺类药物的芳伯氨

基被乙酰化,并在苯环上有酚羟基取代,其结构为:

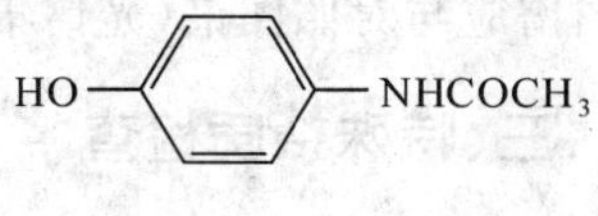

$$HO-\langle\bigcirc\rangle-NHCOCH_3$$

2. 性状

(1) 外观　本品为白色结晶或结晶性粉末;无臭,味微苦。

(2) 溶解性　本品在热水或乙醇中易溶,在丙酮中溶解,在水中略溶。

(3) 熔点　本品的熔点为 168~172℃。

二、鉴别

1. 与三氯化铁的反应

(1) 原理　对乙酰氨基酚具有酚羟基,可与三氯化铁发生呈色反应。

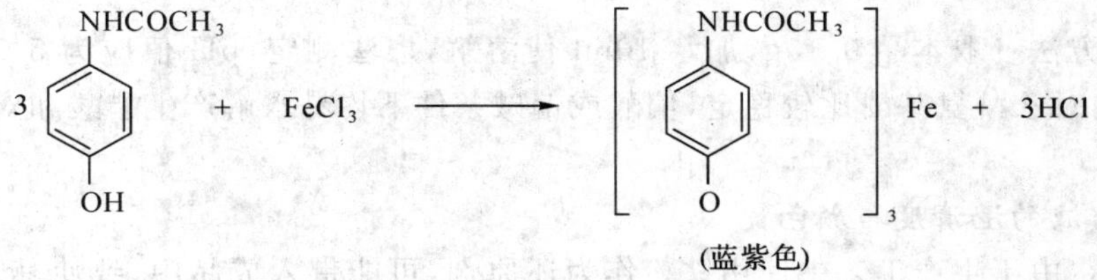

(蓝紫色)

(2) 操作方法　本品的水溶液加三氯化铁试液,即显蓝色。

2. 重氮化-偶合反应

(1) 原理　对乙酰氨基酚分子结构中具有潜在芳伯氨基的药物,在盐酸或硫酸中加热水解为芳伯氨基后,可用重氮化-偶合反应鉴别。

(2) 操作方法　取本品约 0.1g,加稀盐酸 5ml,置水浴中加热 40min,放冷,取 0.5ml,滴加亚硝酸钠试液 5 滴,摇匀,用水 3ml 稀释后,加碱性 β-萘酚试液 2ml,振摇,即显红色。

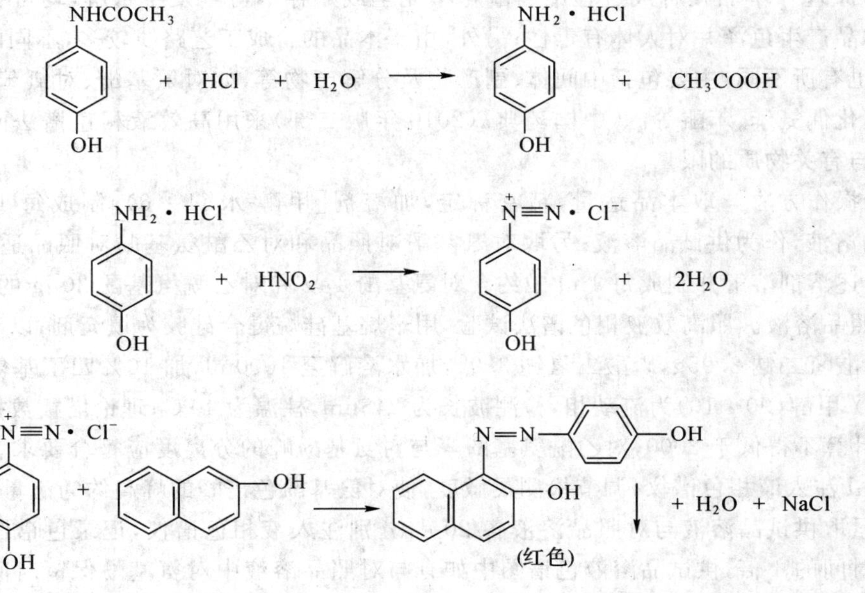

(红色)

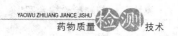

3. 红外吸收光谱

对乙酰氨基酚的红外光吸收图谱应与对照图谱(光谱集 131 图)一致。

三、特殊杂质检查

对乙酰氨基酚中的杂质主要来源于合成工艺。对乙酰氨基酚的合成常有两种工艺,一种是以对硝基氯苯为原料,经水解后得到对硝基酚,经还原制得对氨基酚,再经乙酰化即得对乙酰氨基酚;另一种工艺是以酚为原料,经亚硝化,还原制得对氨基酚,经乙酰化即得对乙酰氨基酚。因此,在生产过程中可能有特殊杂质、中间体及副产物等。《中国药典》(2010 年版)二部规定要检查酸度、乙醇溶液的澄清度与颜色、氯化物、硫酸盐、对氨基酚与有关物质、对氯苯乙酰胺等项目。

1. 酸度

(1)原理　生产过程中可能引入酸性杂质,另外本品水解后也有醋酸生成,所以应进行酸度检查。

(2)操作方法　取本品 0.10g,加水 10ml 使溶解,依法测定,pH 值应为 5.5～6.5。在此 pH 范围内对乙酰氨基酚比较稳定,偏酸或偏碱条件下均易水解产生醋酸和对氨基酚,从而影响质量。

2. 乙醇溶液的澄清度与颜色

(1)原理　由于生产工艺中使用铁粉作为还原剂,可能带入成品中,致使其乙醇溶液产生浑浊。如果其乙醇溶液的色泽深于标准比色液,即存在中间体对氨基酚的有色氧化产物,一般在乙醇溶液中显橙红色或棕色。

(2)检查方法　取本品 1.0g,加乙醇 10ml 溶解后,溶液应澄清无色;如显浑浊,与 1 号浊度标准液比较,不得更深;如显色,与棕红色 2 号或橙红色 2 号标准比色液比较,不得更深。

3. 对氨基酚与有关物质

(1)原理　本品在合成过程中乙酰化不完全或贮存不得当发生水解,均可引入对氨基酚,使本品产生色泽并对人体有毒性;另外,由于本品的合成工艺路线较多,不同的工艺带入的杂质也有所不同,主要包括中间体、副产物及分解产物等,如对氨基酚、对氯苯乙酰胺、偶氮苯、氧化偶氮苯、苯醌等。《中国药典》(2010 年版二部)采用高效液相色谱法同时控制对氨基酚与有关物质的限量。

(2)操作方法　取本品适量,精密称定,加溶剂[甲醇-水(4:6)]制成每 1ml 中约含 20mg 的溶液,作为供试品溶液;另取对氨基酚对照品和对乙酰氨基酚对照品适量,精密称定,加上述溶剂溶解并制成每 1ml 中约含对氨基酚 1μg 和对乙酰氨基酚 20μg 的混合溶液,作为对照品溶液。照高效液相色谱法试验,用辛烷基硅烷键合硅胶为填充剂;以磷酸盐缓冲液(取磷酸氢二钠 8.95g,磷酸二氢钠 3.9g,加水溶解至 1000ml,加 10% 四丁基氢氧化铵溶液 12ml)-甲醇(90:10)为流动相,检测波长为 245nm,柱温为 40℃;理论塔板数按对乙酰氨基酚峰计算不得低于 2000,对乙酰氨基酚峰与对氨基酚峰的分离度应符合要求。取对照品溶液 20μl 注入液相色谱仪,调节检测灵敏度,使对氨基酚色谱峰的峰高约为满量程的 10%,再精密量取供试品溶液与对照品溶液各 20μl,分别注入液相色谱仪,记录色谱图至主成分峰保留时间的 4 倍,供试品溶液色谱图中如有与对照品溶液中对氨基酚保留时间一致的色谱峰，按外标法以峰面积计算，含对氨基酚不得过 0.005％；其他杂质峰面积均不得大于对照溶液中对乙酰氨基酚的峰面积(0.1％)；杂质总量不得过 0.5％。

4.对氯苯乙酰胺

(1)原理　对氯苯乙酰胺是合成对乙酰氨基酚时的副产物，《中国药典》(2010 年版二部)采用高效液相色谱法控制对氯苯乙酰胺的限量。

(2)操作方法　取对氨基酚及有关物质项下的供试品溶液作为供试品溶液；另取对氯苯乙酰胺对照品适量，精密称定，加上述溶剂溶解并制成每 1ml 中约含 1μg 的溶液，作为对照品溶液。照高效液相色谱法试验，用辛烷基硅烷键合硅胶为填充剂；以磷酸盐缓冲液(取磷酸氢二钠 8.95g，磷酸二氢钠 3.9g，加水溶解至 1000ml，加 10％四丁基氢氧化铵溶液 12ml)-甲醇(60：40)为流动相，检测波长为 245nm，柱温为 40℃；理论塔板数按对乙酰氨基酚峰计算不得低于 2000，对氯苯乙酰胺峰与对乙酰氨基酚峰的分离度应符合要求。取对照品溶液 20μl 注入液相色谱仪，调节检测灵敏度，使对氯苯乙酰胺色谱峰的峰高约为满量程的 10％，再精密量取供试品溶液与对照品溶液各 20μl，分别注入液相色谱仪，记录色谱图；按外标法以峰面积计算，含对氯苯乙酰胺不得过 0.005％。

四、含量测定

(1)原理　对乙酰氨基酚在 0.4％氢氧化钠溶液中，在 257nm 波长处有最大吸收，其紫外吸收光谱特征，可用于其原料药及其制剂的含量测定。

(2)操作方法　取本品约 40mg，精密称定，置 250ml 量瓶中，加 0.4％氢氧化钠溶液 50ml 溶解后，加水至刻度，摇匀，精密量取 5ml，置 100ml 量瓶中，加 0.4％氢氧化钠溶液 10ml，加水至刻度，摇匀，照紫外-可见分光光度法，在 257nm 波长处测定吸光度，按 $C_8H_9NO_2$ 的吸收系数($E_{1cm}^{1\%}$)为 715 计算，即得。

【课堂讨论二】

根据对乙酰氨基酚的结构，说明用三氯化铁显色反应和芳香第一胺鉴别反应进行鉴别的原理。

【知识拓展二】

盐酸普鲁卡因的检验

盐酸普鲁卡因属于对氨基苯甲酸酯类药物，这类药物分子结构中都具有对氨基苯甲酸酯的母体，并在 R_1、R_2 位上有不同的取代基，其基本结构如下：

$$R_1HN \text{—} \bigcirc \text{—} COOR_2$$

(一)结构与性状

1.结构

盐酸普鲁卡因是局部麻醉药，其分子结构中具有对氨基苯甲酸酯，其结构如下：

$$H_2N \text{—} \bigcirc \text{—} COOCH_2CH_2N(C_2H_5)_2 \cdot HCl$$

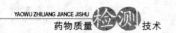
2.性状

(1)外观　本品为白色结晶或结晶性粉末;无臭,味微苦,随后有麻痹感。

(2)溶解性　本品在水中易溶,在乙醇中略溶,在三氯甲烷中微溶,在乙醚中几乎不溶。

(3)熔点　本品的熔点为154～157℃。

(二)鉴别

1.水解产物反应

(1)原理　盐酸普鲁卡因分子结构中具有酯键,在碱性条件下水解,利用其水解产物与试剂的反应进行鉴别。

$$H_2N-\!\!\!\!\!\langle\bigcirc\rangle\!\!\!\!\!-COOCH_2CH_2N(C_2H_5)_2 \cdot HCl \xrightarrow{NaOH} H_2N-\!\!\!\!\!\langle\bigcirc\rangle\!\!\!\!\!-COOCH_2CH_2N(C_2H_5)_2\downarrow$$

$$\xrightarrow{NaOH} H_2N-\!\!\!\!\!\langle\bigcirc\rangle\!\!\!\!\!-COONa + HOCH_2CH_2N(C_2H_5)_2\uparrow$$

$$H_2N-\!\!\!\!\!\langle\bigcirc\rangle\!\!\!\!\!-COONa \xrightarrow{HCl} H_2N-\!\!\!\!\!\langle\bigcirc\rangle\!\!\!\!\!-COOH\downarrow \xrightarrow{HCl} HCl\cdot H_2N-\!\!\!\!\!\langle\bigcirc\rangle\!\!\!\!\!-COOH$$

(2)操作方法　取本品约0.1g,加水2ml溶解后,加10%氢氧化钠溶液1ml,即生成白色沉淀,加热变为油状物(普鲁卡因);继续加热,发生的蒸气(二乙氨基乙醇)能使湿润的红色石蕊试纸变为蓝色;热至油状物消失后(生成可溶于水的对氨基苯甲酸钠),放冷,加盐酸酸化,即析出白色沉淀(此沉淀能溶解于过量的盐酸中)。

2.重氮化-偶合反应

(1)原理　盐酸普鲁卡因分子结构中具有游离芳伯氨基,在盐酸溶液中,可直接与亚硝酸钠进行重氮化反应,生成的重氮盐均可与碱性β-萘酚偶合生成有色的偶氮染料。

(2)操作方法　取供试品约50mg,加稀盐酸1ml,必要时缓缓煮沸使溶解,放冷,加0.1mol/L亚硝酸钠溶液数滴,滴加碱性β-萘酚试液数滴,视供试品不同,生成猩红色沉淀。

3.氯化物反应

(1)原理　临床上常用普鲁卡因的盐酸盐,可利用其在酸性条件下与银离子生成可溶于氨试液中的白色沉淀。

(2)操作方法　取供试品溶液,加氨试液使成碱性,将析出的沉淀滤过除去,滤液加稀硝酸使成酸性后,滴加硝酸银试液,即生成白色凝乳状沉淀;分离,沉淀加氨试液即溶解,再加稀硝酸酸化后,沉淀复生成。

4.红外吸收光谱

《中国药典》(2010 年版)对盐酸普鲁卡因采用红外吸收光谱法进行鉴别。盐酸普鲁卡因的红外图谱应与对照图谱(光谱集 397 图)一致,如图 3-1 所示。

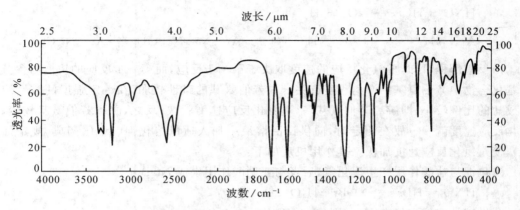

图 3-1　盐酸普鲁卡因的红外吸收光谱图(氯化钾压片)

(三)特殊杂质检查

(1)原理　盐酸普鲁卡因分子含有酯键结构,易发生水解反应。在盐酸普鲁卡因制备过程中,由于受到温度、pH 值、贮藏时间、重金属离子及光等因素的影响,可发生水解反应生成对氨基苯甲酸,随着贮藏时间的延长或高温下,可进一步脱羧转化为苯胺,苯胺又可被氧化为有色物质,使药物变黄,同时毒性增加。《中国药典》(2010 年版二部)采用高效液相色谱法检查对氨基苯甲酸的限量。

(2)操作方法　取本品,精密称定,加水溶解并定量稀释制成每 1ml 中含 0.2mg 的溶液,作为供试品溶液;另取对氨基苯甲酸对照品,精密称定,加水溶解并定量制成每 1ml 中含 1μg 的溶液,作为对照品溶液;取供试品溶液 1ml 与对照品溶液 9ml 混合均匀,作为系统适用性试验溶液。照高效液相色谱法试验,用十八烷基硅烷键合硅胶为填充剂;以含 0.1% 庚烷磺酸钠的 0.05mol/L 磷酸二氢钾溶液(用磷酸调节 pH 值至 3.0)-甲醇(68∶32)为流动相;检测波长为 279nm,取系统适用性试验溶液 10μl,注入液相色谱仪,理论塔板数按对氨基苯甲酸峰计算不低于 2000,盐酸普鲁卡因峰和对氨基苯甲酸峰的分离度应大于 2.0。取对照品溶液 10μl,注入液相色谱仪,调节检测灵敏度,使主成分峰高约为满量程的 20%。精密量取供试品溶液与对照品溶液各 10μl,分别注入液相色谱仪,记录色谱图。供试品溶液色谱图中如有与对氨基苯甲酸峰保留时间一致的色谱峰,按外标法以峰面积计算,不得过 0.5%。

(四)含量测定

(1)原理　盐酸普鲁卡因分子中具有芳伯氨基结构,在酸性溶液中可与亚硝酸钠定量反应,生成重氮盐,用永停法或外指示剂法指示反应终点,因此,可用亚硝酸钠滴定法测定含量。

(2)操作方法　取本品约 0.6g,精密称定,照永停滴定法,在 15~25℃,用亚硝酸钠滴定液

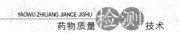

（0.1mol/L）滴定，每 1ml 亚硝酸钠滴定液（0.1mol/L）相当于 27.28mg 的 $C_{13}H_{20}N_2O_2 \cdot HCl$。

（3）注意事项　重氮化反应的速度受多种因素的影响，亚硝酸钠滴定液及反应生成的重氮盐也不够稳定，因此应用亚硝酸钠滴定法测定药物的含量时，应注意以下主要条件：

①加入适量溴化钾以加快反应速度：在盐酸溶液中，重氮化反应的历程为

$$NaNO_2 + HCl \longrightarrow HNO_2 + NaCl$$

$$HNO_2 + HCl \longrightarrow NOCl + H_2O$$

$$Ar-NH_2 \xrightarrow[\text{慢}]{NO^+Cl^-} Ar-NH-NO \xrightarrow{\text{快}} Ar-N=N-OH \xrightarrow{\text{快}} Ar-N_2^+Cl^-$$

由反应历程可知，重氮化反应的速度取决于第一步反应，而第一步反应的快慢与含芳伯氨基化合物中芳伯氨基的游离程度有关。如芳伯氨基的碱性较弱，在一定强度的酸性溶液中成盐的比例较小，即游离芳伯氨基多，重氮化反应速度就快；反之，游离芳伯氨基较少，重氮化反应速度就慢。故在测定时，向供试品溶液中加入适量溴化钾（《中国药典》规定加入 2g），使重氮化反应速度加快。其作用机理如下：

溴化钾与盐酸作用产生溴化氢，后者与亚硝酸作用生成 NOBr。

$$HNO_2 + HBr \longrightarrow NOBr + H_2O \tag{1}$$

若供试品溶液中仅有 HCl，则生成 NOCl。

$$HNO_2 + HCl \longrightarrow NOCl + H_2O \tag{2}$$

由于式（1）的平衡常数比式（2）的平衡常数大 300 倍，即生成的 NOBr 量大得多，供试品溶液中 NO^+ 的浓度大得多，故能加速重氮化反应的进行。

②酸的种类及浓度：因为胺类药物的盐酸盐较其硫酸盐的溶解度大，反应速度也较快，所以多采用盐酸。按其反应式，1mol 的芳胺需要与 2mol 的盐酸作用，但实际测定时常加入过量的盐酸，作用如下：有利于重氮化反应速度加快；重氮盐在酸性溶液中稳定；防止生成偶氮氨基化合物而影响测定结果。

$$Ar-\overset{+}{N}\equiv N \cdot Cl^- + H_2N-Ar \rightleftharpoons Ar-N=N-NH-Ar + HCl$$

由上述反应可知，酸度加大，平衡向左移动，故可以防止偶氮氨基化合物的生成。若酸度过大，又可阻碍芳伯氨基的游离，反而影响重氮化反应的速度，盐酸浓度太大还可使亚硝酸分解，所以盐酸的量一般按反应计量系数比约为 1：2.5～6。

③反应温度：通常在室温（10～30℃）条件下滴定，温度高，重氮化反应速度快。一般温度每升高 10℃，重氮化反应速度加快 2.5 倍，但生成的重氮盐亦随温度的升高而快速分解。

$$Ar-\overset{+}{N}\equiv N \cdot Cl^- + H_2O \longrightarrow Ar-OH + N_2\uparrow + HCl$$

如果滴定温度太高，也可使亚硝酸分解。

$$3HNO_2 \longrightarrow HNO_3 + H_2O + 2NO\uparrow$$

所以滴定一般在低温下进行，由于低温时反应太慢，经试验，可在室温条件下采用"快速滴定法"进行。

④快速滴定法：为了避免滴定过程中亚硝酸挥发和分解，滴定时将滴定管尖端插入液面下约 2/3 处，一次将大部分亚硝酸钠滴定液在搅拌下迅速加入，使其尽快反应。然后将滴定管尖端提出液面，用少量水淋洗尖端，再缓缓滴定。尤其是在近终点时，因尚未反应的芳伯氨基药物的浓度极稀，须在最后一滴加入后，搅拌 1～5min，再确定终点是否到达。这样可

缩短滴定时间,同时不影响滴定结果。

⑤指示终点的方法:指示终点的方法一般有电位法、永停滴定法、外指示剂法和内指示剂法等。《中国药典》(2010 年版)规定用永停滴定法指示终点。电极为铂-铂电极,用亚硝酸钠溶液滴定,终点前,溶液中无亚硝酸,线路中无电流通过,电流计指针指向零点。终点时溶液中有微量亚硝酸存在,电极发生氧化还原反应,线路中立即有电流通过,此时电流计指针突然偏转,并不再回零,即为滴定终点。

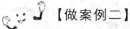【做案例二】

亚硝酸钠滴定法测定药物含量时应注意哪些主要条件?

【提高案例二】

盐酸布比卡因结构中具有芳酰氨基,属于酰胺类药物。《中国药典》(2010 年版二部)采用氯化物、紫外光谱及红外光谱法鉴别此药,采用非水溶液滴定法测定其含量。试从盐酸布比卡因的结构分析,为何药典未采用芳香胺第一反应鉴别此药,也未采用亚硝酸钠滴定法测定其含量?

【归纳】

表 3-1 归纳

药 品	性 状	鉴 别	检 查	含量测定
苯巴比妥	本品为白色有光泽的结晶性粉末;无臭,味微苦;饱和水溶液显酸性。 本品在乙醇或乙醚中溶解,在氯仿中略溶,在水中极微溶;在氢氧化钠或碳酸钠溶液中溶解。 本品的熔点为 174.5～178℃	1. 与亚硝酸钠-硫酸的反应 2. 与甲醛-硫酸的反应 3. 红外光谱法 4. 丙二酰脲类的鉴别反应	1. 酸度(甲基橙) 2. 乙醇溶液的澄清度 3. 有关物质(1.0%) 4. 中性或碱性物质(≤3mg) 5. 干燥失重(1.0%) 6. 炽灼残渣(0.1%)	银量法 (电位滴定) (不得少于 98.5%)
对乙酰氨基酚	本品为白色结晶或结晶性粉末;无臭,味微苦。 本品在热水或乙醇中易溶,在丙酮中溶解,在水中略溶。 本品的熔点为 168～172℃	1. 三氯化铁反应 2. 重氮化-偶合反应 3. 红外光谱法	1. 酸度(5.5～6.5) 2. 乙醇溶液的澄清度与颜色 3. 氯化物(0.02%) 4. 硫酸盐(0.02%) 5. 对氨基酚(0.005%)与有关物质(0.5%) 6. 对氯苯乙酰胺(0.005%) 7. 干燥失重(0.5%) 8. 炽灼残渣(0.1%) 9. 重金属(百万分之十)	紫外-可见分光光度法 (98.0%～102.0%)

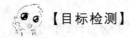

【目标检测】

一、选择题

【A 型题】（最佳选择题,每题备选答案中只有一个最佳答案）

1. 下列不属于苯巴比妥性质的是　　　　　　　　　　　　　　　　　　　　（　　）
　　A. 弱酸性　　　　　　　　　　　　　　B. 具紫外特征吸收
　　C. 具有氧化性　　　　　　　　　　　　D. 可形成二银盐白色沉淀

2. 硫喷妥钠与铜吡啶试液反应的生成物为　　　　　　　　　　　　　　　　（　　）
　　A. 紫色　　　　　　B. 绿色　　　　　　C. 黄色　　　　　　D. 蓝色

3. 巴比妥类药物的母核结构为　　　　　　　　　　　　　　　　　　　　　（　　）
　　A. 乙内酰脲　　　　B. 丙二酰脲　　　　C. 氨基醚　　　　　D. 吡唑酮

4. 苯巴比妥发生亚硝基化反应是因为分子中具有　　　　　　　　　　　　　（　　）
　　A. 乙基　　　　　　B. 羰基　　　　　　C. 苯环　　　　　　D. 酰脲

5. 巴比妥类药物在下列哪种溶液中能产生明显的紫外吸收　　　　　　　　　（　　）
　　A. 酸性溶液　　　　B. 中性溶液　　　　C. 碱性溶液　　　　D. 吡啶溶液

6. 具有芳香第一胺的胺类药物,重氮化反应的适宜条件是　　　　　　　　　（　　）
　　A. 弱碱性　　　　　B. 中性　　　　　　C. 碱性　　　　　　D. 酸性

7. 下列药物中,具三氯化铁反应的是　　　　　　　　　　　　　　　　　　（　　）
　　A. 苯佐卡因　　　　　　　　　　　　　　B. 盐酸利多卡因
　　C. 对乙酰氨基酚　　　　　　　　　　　　D. 盐酸普鲁卡因

8. 亚硝酸钠滴定法测定芳香第一胺类药物含量时,加入适量溴化钾的作用是（　　）
　　A. 增加亚硝酸钠的稳定性　　　　　　B. 防止生成的重氮盐分解
　　C. 加速重氮化反应的速度　　　　　　D. 防止亚硝酸的逸失

9.《中国药典》2010 年版规定对乙酰氨基酚检查乙醇溶液的澄清度与颜色,主要是指
　　　　　　　　　　　　　　　　　　　　　　　　　　　　　　　　　　（　　）
　　A. 生产过程中引入的淀粉和中间体对氨基酚
　　B. 生产过程中引入的铁粉和中间体对氨基酚
　　C. 生产过程中引入的铁粉和中间体间氨基酚
　　D. 生产过程中引入的重金属和中间体对氨基酚

10. 盐酸普鲁卡因加水溶解后,加入氢氧化钠溶液,生成　　　　　　　　　（　　）
　　A. 黄色沉淀　　　　B. 蓝色沉淀　　　　C. 猩红色沉淀　　　D. 白色沉淀

【B 型题】（配伍选择题,备选答案在前,试题在后。每题只有一个正确答案,每个备选答案可重复选用,也可不选用）

（1～5 题备选答案）
　　A. 紫外分光光度法　　　　B. 溴量法　　　　　　　C. 银量法
　　D. 双相滴定法　　　　　　E. 亚硝酸钠法

1. 异戊巴比妥钠的含量测定采用　　　　　　　　　　　　　　　　　　　　（　　）

2. 对乙酰氨基酚的含量测定采用　　　　　　　　　　　　　　　　　　　　（　　）

3.盐酸普鲁卡因的含量测定采用　　　　　　　　　　　　　　　　　　（　　　）

4.苯巴比妥的含量测定采用　　　　　　　　　　　　　　　　　　　　（　　　）

5.司可巴妥的含量测定采用　　　　　　　　　　　　　　　　　　　　（　　　）

【X型题】(多项选择题,每题的备选答案中有2个或2个以上正确答案)

1.用银量法测定苯巴比妥的含量,正确的是　　　　　　　　　　　　　（　　　）

    A.用硝酸银作为滴定液　　　　　　　　B.用硝酸钾作滴定液

    C.甲醇作为滴定溶剂　　　　　　　　　D.用电位法指示终点

2.利用巴比妥类药物母核的性质进行鉴别的反应有　　　　　　　　　（　　　）

    A.与碘试液的反应　　　　　　　　　　B.与银盐的反应

    C.与铜盐反应　　　　　　　　　　　　D.与甲醛-硫酸的反应

3.苯巴比妥类药物的鉴别方法有　　　　　　　　　　　　　　　　　（　　　）

    A.比较红外吸收图谱　　　　　　　　　B.测定熔点

    C.与银盐反应生成白色沉淀　　　　　　D.与铜盐反应生成有色产物

4.亚硝酸钠滴定法指示滴定终点的方法有　　　　　　　　　　　　　（　　　）

    A.电位法　　　　　　B.永停法　　　　　　C.内指示剂法　　　　D.外指示剂法

5.《中国药典》2010年版规定,对乙酰氨基酚检查的特殊杂质有　　　（　　　）

    A.乙醇溶液的澄清度与颜色　　　　　　B.有关物质

    C.对氨基酚　　　　　　　　　　　　　D.间氨基酚

6.亚硝酸钠滴定法需在盐酸酸性下进行,因使用盐酸有利于　　　　　（　　　）

    A.抑制亚硝酸的分解　　　　　　　　　B.重氮盐在酸性溶液中稳定

    C.防止偶氮氨基化合物的生成　　　　　D.重氮化反应速度加快

二、简答题

1.苯巴比妥的化学结构特点是什么?

2.巴比妥类药物在碱液中为什么具有紫外特征吸收? 这种吸收在药物分析中有何作用?

3.银量法测定苯巴比妥的原理是什么?

4.溴量法测定司可巴妥的原理是什么?

5.对乙酰氨基酚中对氨基酚是如何产生的? 为什么要检查特殊杂质对氨基酚? 怎样检查?

6.盐酸普鲁卡因中要检查的特殊杂质是什么?

学习任务二　中间体分析

⭐学习目标

知识目标

● 掌握杂环类药物异烟肼中间体的质量检验方法;

● 熟悉尼可刹米的检验方法。

技能目标

● 能够分析异烟肼结构与检测方法间的关系。

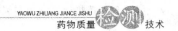

【背景知识】

中间体检验的目的是为了保证中间体符合质量管理要求,保证不符合质量管理要求的中间体不流入下道工序。因此,必须严格对中间体(半成品)的审查、评价,对中间体(半成品)的质量进行监控。

异烟肼属于杂环类化合物。杂环化合物是指碳环中夹杂有非碳原子的环状有机化合物,其中非碳元素原子称为杂原子,一般为氧、硫、氮等。杂环化合物种类繁多,数量庞大,在自然界分布很广。其中不少具有生理活性,如某些生物碱、维生素、抗生素等;在化学合成药物中,杂环类药物也占有相当数量,并已成为现代药物中应用最多、最广的一大类药物。

按其所含有的杂原子种类与数目,环的元数的不同,可将杂环类药物分成许多不同的大类,诸如呋喃类、吡唑酮类、吡啶及哌啶类、嘧啶类、喹啉类、托烷类、吩噻嗪类、苯并二氮䓬类等。而各大类又可根据环上取代基的类型、数目、位置的不同衍生出数目众多的同系列药物。

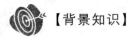

【学案例】

请解读下列检验操作规程。

<h2 align="center">异烟肼片中间体的检验操作规程</h2>

部门:	题目:异烟肼片中间体的检验操作规程		共　　页
编号:	新订:	替代:	起草:
部门审阅:	QA审阅:	批准:	执行日期:
变更记录: 修订号:　　批准日期:　　执行日期:			变更原因及目的:

1　检查

1.1　水分测定

1.1.1　仪器与用具　分析天平、烘箱、扁形称量瓶、干燥器。

1.1.2　操作方法

1.1.2.1　称取供试品　取供试品,混合均匀(如为较大的结晶,应先迅速捣碎使成2mm以下的小粒)。分取约1g,置于105℃干燥至恒重的扁形称量瓶中(供试品平铺厚度不可超过5mm,如为疏松物质,厚度不可超过10mm),精密称定。

1.1.2.2　干燥　在105℃干燥至恒重。干燥时,应将瓶盖取下,置称量瓶旁,或将瓶盖半开。取出时须将称量瓶盖好。

1.1.2.3　称重　置烘箱105℃干燥至恒重,约4h后,放置干燥器中放冷至室温(一般约需30~60min),再称定重量。

1.1.2.4　恒重　称定后的供试品按(1.1.2.2~1.1.2.3)操作,直至恒重。

1.1.3　记录与计算

1.1.3.1　记录　记录干燥时的温度、压力、干燥剂的种类,干燥和放冷至室温的时间,称量及恒重数据,计算和结果(如做平行试验两份,则取其平均值)等。

1.1.3.2　计算

$$\text{干燥失重}(\%)=\frac{W_1+W_2-W_3}{W_1}\times100\%$$

式中:W_1为供试品的质量(g);W_2为称量瓶恒重的质量(g);W_3为(称量瓶+供试品)恒重的质量(g)。

2　含量测定

2.1　仪器　分析天平、酸式滴定管、量筒、锥形瓶、研钵、漏斗。

2.2　试剂　溴酸钾滴定液(0.01667mol/L)、盐酸、甲基橙指示液。

2.3　操作方法

2.3.1　取本品,精密称取适量(约相当于异烟肼0.2g),置100量瓶中;

2.3.2　加水适量,振摇使异烟肼溶解后,稀释至刻度,摇匀,用干燥滤纸滤过;

2.3.3　精密量取续滤液25ml,加水50ml、盐酸20ml与甲基橙指示液1滴,用溴酸钾滴定液(0.016 67mol/L)缓缓滴定(温度保持在18~25℃)至粉红色消失。

2.4　计算　按下式计算本品含异烟肼($C_6H_7N_3O$)以标示量为100的相对含量(异烟肼%)

$$\text{异烟肼含量}(\%)=\frac{F\times V\times0.003429}{W\times25/100}\times100\% \tag{3-8}$$

2.5　结果判断　按标示量计算,本品含异烟肼应为74.3%~82.2%(规格:0.1g),79.3%~87.6%(规格:0.3g)。

【知识贮备】

异烟肼的检验

异烟肼是抗结核病首选药物,也可用作制药的中间体。

(一)结构与性状

1.结构

异烟肼结构中含有吡啶环,因此,又被归为吡啶类药物,其结构为:

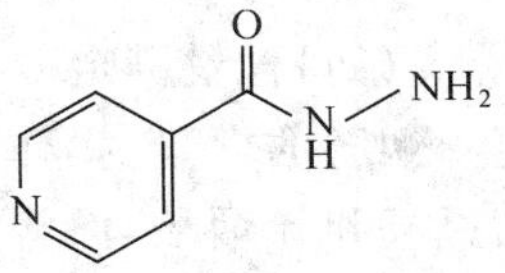

$$\begin{array}{c}\text{结构式}\end{array}$$

2.性质

(1)弱碱性　异烟肼吡啶环上的氮原子为碱性氮原子,吡啶环在水中的pK_b值为8.8。

(2)还原性　异烟肼的分子结构中,吡啶环γ位上被酰肼基取代,酰肼基具有较强的还原性,可被不同的氧化剂氧化,也可与某些含羰基的物质发生缩合反应。

(3)吡啶环的特性　本品结构中的吡啶环α,α′位未被取代,而β或γ位被羧基衍生物所取代,其吡啶环可发生开环反应。

(二)鉴别

1.吡啶环的开环反应——二硝基氯苯反应

(1)原理　在无水条件下,将吡啶及其某些衍生物与2,4-二硝基氯苯混合共热或使其热至熔融,冷却后,加醇制氢氧化钾溶液将残渣溶解,溶液呈紫红色。

(2)操作方法　采用本法鉴别异烟肼时,需要先将酰肼氧化成羧基或将酰胺水解为羧基后进行鉴别。

取本品适量,加乙醇使溶解后,加入硼砂及5% 2,4-二硝基氯苯乙醇溶液,蒸干,继续加热10min,残渣加甲醇搅拌后,即显紫红色。

如果异烟肼不经处理,则其酰肼基在乙醇溶液中,也可与2,4-二硝基氯苯反应,生成2,4-二硝基苯衍生物,在碱性溶液中呈紫红色。

2.酰肼基的反应

(1)原理　异烟肼与硝酸银反应,即生成可溶于稀硝酸的白色异烟酸银沉淀并生成氮气和金属银,在试管壁上产生银镜。《中国药典》使用氨制硝酸银试液,则生成可溶性的异烟酸铵盐。

(2)操作方法　取本品约10mg,置试管中,加水2ml溶解后,加氨制硝酸银试液1ml,即发生气泡和黑色浑浊,并在试管壁上产生银镜。

(三)特殊杂质检查

异烟肼是一种不甚稳定的药物,制备时原料反应不完全或贮藏过程中降解可引入游离肼。肼是一种诱变剂和致癌物质,因此《中国药典》采用薄层色谱法对异烟肼及其制剂中游离肼进行限量检查。

操作方法　取本品,加丙酮-水(1∶1)溶解并稀释制成每1ml中约含100mg的溶液,作为供试品溶液;另取硫酸肼对照品,加丙酮-水(1∶1)溶解并稀释制成每1ml中约含0.08mg(相当于游离肼20μg)的溶液,作为对照品溶液;取异烟肼与硫酸肼各适量,加丙酮-水(1∶1)溶解并稀释制成每1ml中分别含异烟肼100mg及硫酸肼0.08mg的混合溶液,作为系统适用性试验溶液。照薄层色谱法试验,吸取上述三种溶液各5μl,分别点于同一硅胶G薄层板上,以异丙醇-丙酮(3∶2)为展开剂,展开,晾干,喷以乙醇对二甲氨基苯甲醛试液,15min后检视。系统适用性试验溶液所显游离肼与异烟肼的斑点应完全分离,游离肼的R_f值约为0.75,异烟肼的R_f值约为0.56。在供试品溶液主斑点前方与对照品溶液主斑点相应的位置上,不得显黄色斑点。

(四)含量测定

《中国药典》采用溴酸钾法测定异烟肼的含量,操作简便、结果准确。本品具有还原性,在强酸性溶液中可被溴酸钾氧化为氮气和异烟酸,而将溴酸钾还原为溴化钾。微过量的溴酸钾可将粉红色的氧化还原指示剂甲基橙氧化褪色,以粉红色消失为终点。

甲基橙是不可逆氧化还原指示剂。为防止溶液中局部过浓的溴酸钾破坏指示剂提前达到终点,温度应在18～25℃,于充分搅拌的条件下缓缓滴定。滴定液中含有适量盐酸是获得定量反应的基本条件。另外,加水量的多少对指示剂的褪色时间影响较大,应严格按药典规定的条件进行。

【课堂讨论】

异烟肼的结构特点。

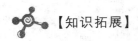**【知识拓展】**

尼可刹米的检验

尼可刹米也是吡啶类药物,其结构为:

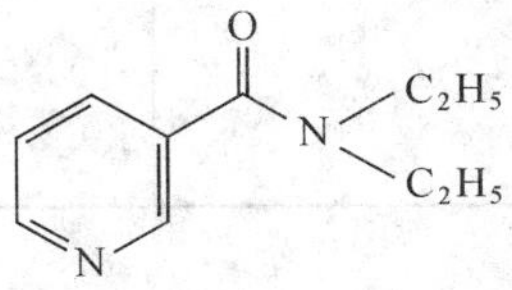

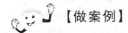

(一)鉴别试验

1.吡啶环的开环反应——戊烯二醛反应

(1)原理　当溴化氢与芳伯胺作用于吡啶环,使环上氮原子由3价转变为5价,吡啶环发生水解反应生成戊二醛,再与芳伯胺缩合,生成有色的戊烯二醛衍生物。其颜色随芳胺的不同有所差异,如与苯胺缩合呈黄色至黄棕色,与联苯胺缩合则呈粉红色至红色。

(2)操作方法　取本品1滴,加水50ml,摇匀,分取2ml,加溴化氢试液2ml与2.5%苯胺溶液3ml,溶液显黄色。

2.分解产物的反应

(1)原理　尼可刹米与氢氧化钠试液加热,即可有二乙胺臭味逸出,能使湿润的红色石蕊试纸变蓝。

(2)操作方法　取本品10滴,加氢氧化钠试液3ml,加热,即发生二乙胺的臭气,能使湿润的红色石蕊试纸变蓝。

3.形成沉淀的反应

(1)原理　尼可刹米具有吡啶环,可与重金属盐类及苦味酸等试剂形成沉淀。

(2)操作方法　取本品2滴,加水1ml,摇匀,加硫酸铜试液2滴与硫氰酸铵试液3滴,即生成草绿色沉淀。

(二)含量测定

尼可刹米吡啶环上的氮原子呈弱碱性,可在冰醋酸中,以结晶紫为指示液,用高氯酸滴定液(0.1mol/L)滴定测定含量。

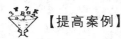**【做案例】**

试述酰肼基团与氨制硝酸银的反应原理和反应现象。

【提高案例】

根据所学知识,试述中间体质量控制的目的与作用。

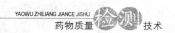

【归纳】

表 3-2　归纳

药　品	检　查	含量测定
异烟肼中间体	水分(0.3%～0.6%)	溴酸钾法 74.3%～82.2%（规格：0.1g）； 79.3%～87.6%（规格：0.3g）

【目标检测】

一、选择题

【A型题】(最佳选择题,每题备选答案中只有一个最佳答案)

1.《中国药典》2010年版检查异烟肼中的游离肼采用的方法是　　　　（　　）
　　A. 化学法　　　　　　　　　　　　B. 紫外分光光度法
　　C. 薄层色谱法　　　　　　　　　　D. 高效液相色谱法

2. 鉴别尼可刹米可采用的反应是　　　　　　　　　　　　　　　　（　　）
　　A. 戊烯二醛反应　　　　　　　　　B. 硫色素反应
　　C. 硫酸-荧光法　　　　　　　　　　D. 重氮化-偶合反应

3. 溴酸钾法测定异烟肼的含量,是利用异烟肼的　　　　　　　　　　（　　）
　　A. 氧化性　　　　B. 还原性　　　　C. 水解性　　　　D. 碱性

4. 能够用溴化氰试液和苯胺溶液鉴别的药物是　　　　　　　　　　（　　）
　　A. 尼可刹米　　　B. 苯巴比妥　　　C. 普鲁卡因　　　D. 对乙酰氨基酚

5. 与氢氧化钠共热,放出二乙胺,使湿润的红色石蕊试纸变蓝的药物是　（　　）
　　A. 异烟肼　　　　B. 苯巴比妥　　　C. 普鲁卡因　　　D. 尼可刹米

6. 能与氨制硝酸银反应产生气泡与银镜的是　　　　　　　　　　　（　　）
　　A. 异烟肼　　　　B. 尼可刹米　　　C. 苯巴比妥　　　D. 普鲁卡因

【B型题】(配伍选择题,备选答案在前,试题在后。每题只有一个正确答案,每个备选答案可重复选用,也可不选用)

(1～5题备选答案)
　　A. 酰肼基　　　　　　　　B. 酰胺基　　　　　　　　C. 羧基
　　D. 吡啶环　　　　　　　　E. 苯环

1. 具有还原性的是　　　　　　　　　　　　　　　　　　　　　　（　　）
2. 具有开环反应的是　　　　　　　　　　　　　　　　　　　　　（　　）
3. 具有弱碱性的是　　　　　　　　　　　　　　　　　　　　　　（　　）
4. 可发生二硝基氯苯反应的是　　　　　　　　　　　　　　　　　（　　）
5. 可与重金属盐类反应生成沉淀　　　　　　　　　　　　　　　　（　　）

二、简答题

1. 异烟肼中游离肼是怎样产生的?

2. 采用溴酸钾法测定异烟肼含量的原理是什么？指示剂是什么？用何方法指示终点？

3. 如何鉴别酰肼基？

4. 什么叫戊烯二醛反应和 2,4-二硝基氯苯反应？这两个反应适用于什么样的化合物？

5. 如何鉴别尼可刹米和异烟肼？

学习任务三　片剂全检

学习目标

知识目标

- 掌握片剂检验的基本步骤、检查项目；
- 掌握片剂含量测定结果的计算；
- 掌握阿司匹林肠溶片、硫酸阿托品片和盐酸氯丙嗪片的质量检验方法；
- 熟悉片剂辅料的干扰及排除方法。

技能目标

- 能够根据各药物的结构差别、辅料的种类选择不同的方法检验；
- 能够根据片剂含量测定结果，计算其有效成分含量。

 【背景知识】

　　片剂系指药物与适宜的辅料混匀压制而成的圆片状或异形片状的固体制剂。片剂以口服普通片为主，也有含片、舌下片、口腔贴片、咀嚼片、分散片、可溶片、泡腾片、阴道片、阴道泡腾片、缓释片、控释片与肠溶片等。

　　对片剂的质量要求除外观应完整光洁、色泽均匀，有适宜的硬度和耐磨性，以及药典品种项下规定的检验项目外，还应检查"重量差异"和"崩解时限"。此外，阴道片应检查"融变时限"，阴道泡腾片应检查"发泡量"，分散片应检查"分散均匀性"，口腔贴片、阴道片、阴道泡腾片和外用可溶片等局部用片剂应检查"微生物限度"。非包衣片，除另有规定外，应符合片剂脆碎度检查法的要求。

一、片剂的组成和检验步骤

1. 片剂的组成

　　片剂除主药成分外，还含有一些辅料（赋形剂），如淀粉、糖粉、碳酸钙、硫酸钙、滑石粉、硬脂酸镁等。

2. 检验步骤

　　首先对片剂外观改善、色泽、臭味等的检查，然后进行鉴别、常规检查及杂质检查、卫生学检查，最后进行含量测定。

二、片剂的常规检查

1. 片剂常规检查的项目

　　《中国药典》制剂通则项下规定片剂的常规检查包括重量差异和崩解时限检查，针对某些片剂,还需要做特殊检查,主要有含量均匀度和溶出度、释放度的检查。

凡规定检查含量均匀度的片剂,可不进行重量差异的检查。

凡规定检查溶出度、释放度和融变时限的片剂,可不进行崩解时限的检查。

2. 常规检查

(1)重量差异检查 每片重量与平均片重之间的差异程度。中国药典规定片剂重差异不得超过表 3-3 的规定。

表 3-3　片剂重量差异限度要求

平均重量	重量差异限度
0.30g	±7.5%
0.30g 或 0.30g 以下	±5%

检查时取药片 20 片,精密称取总重量,求得平均片重,再分别准确称定各片重量,计算每片重与平均片重差异的百分率。超出重量差异限度的药片不得多于 2 片,并不得有 1 片超出限度的 1 倍。

有包衣的制剂,应按《中国药典》具体规定进行检查。

(2)崩解时限检查 系指固体制剂在规定的检查方法和液体介质中,崩解溶散到小于 2.0mm(或溶化、软化)所需时间的限度,

本法也适用于胶囊剂或滴丸剂的崩解时限检查。

(3)溶出度检查 系指药物从片剂或胶囊剂等固体制剂在规定的溶剂中溶出的速度和程度,就是指片剂等在规定的溶剂中(人工胃液或人工肠液),有效成分的溶出速度和程度。

如转篮法测定是将某种一定量的固体制剂,置于溶出仪的转篮内,在(37±0.5)℃恒温下,在规定转速、介质中依法检查,在规定时间内测定其溶出量,与规定限度比较。

对于溶解度小于一定数值的药物,在体内的吸收一般均受溶解速度的影响,所以溶出度的检查主要用于一些难溶性药物,它是观察生物利用度的一种简易的体外试验法。

(4)含量均匀度检查 系指小剂量口服固体制剂(如片剂、膜剂、胶囊剂)或注射用无菌粉末等制剂中的每片(个)含量偏离标示量的程度。

对单剂含量小(规格在 10mg 以下)的品种,单剂中主药含量较少、辅料较多的品种;主药含量略大(10~20mg),但因分散性不好难以混匀的品种;用于急救、毒剧药物,安全范围小的品种,由于工艺和操作的关系,常使片剂中主药的含量出现不均匀状态,以上几种情况,仅靠控制重量差异很难保证给药剂量的准确,为了保证药品质量,应进行含量均匀度的检查。

三、含量测定

从片剂的组成,片剂除主药外,还有多种辅料,它们的存在常对一些主药的含量测定带来干扰,但也并非所有的含量测定方法都产生干扰,当主药量大或辅料无干扰时,可直接采用与原料药相同的方法测定药物制剂。如对乙酰氨基酚的原料药《中国药典》采用紫外分光光度法在 257nm 波长处测定,而其片剂中的辅料在此波长处无紫外吸收,不干扰测定,所以对乙酰氨基酚的片剂仍可采用同法测定。

当辅料的存在对主药的含量测定有干扰时,应根据辅料的性质和特点,采取必要的措施

予以排除后再测定。

1. 片剂辅料的干扰及排除方法

（1）糖类的干扰及排除方法　很多药物制剂的辅料中有淀粉、糊精、乳糖等糖类，它们的水解产物最终都为葡萄糖，因为葡萄糖为醛糖，遇强氧化剂时会氧化为葡萄糖酸，在用氧化还原滴定法测定主药时，会使含量结果偏高，测定时需选择氧化能力稍低的滴定剂，辅料才不会被氧化。如《中国药典》测定硫酸亚铁原料药含量时，采用高锰酸钾法，而在测定硫酸亚铁片时，则用铈量法。

（2）硬脂酸镁的干扰及排除方法　硬脂酸镁为片剂润滑剂，很多片剂的辅料中都有，它的存在主要对配位滴定法、非水溶液滴定法有干扰。

①当采用配位滴定法测定主药含量时，如溶液为碱性（pH≥9.7）就要引起干扰，Mg^{2+}也能与乙二胺四乙酸二钠滴定剂作用，致使含量偏高。但选择合适的滴定条件，如选用合适的指示剂和掩蔽剂可消除干扰。

②当采用非水滴定法测定主药含量时，若主药含量多，辅料含量少可直接滴。若主药含量较少，辅料含量较多时，硬脂酸镁存在会造成测定结果偏高，此时可采用以下方法排除干扰：

用有机溶剂提取主药，将提取液蒸干，再采用非水滴定。水溶性药物可经酸化、碱化后，再用有机溶剂提取。

加入无水草酸、酒石酸的醋酐溶液，与 Mg^{2+} 作用，生成难溶性沉淀，生成的游离的硬脂酸在醋酐溶剂中不呈酸性。

主药含量少时，可采用溶解、过滤后，用比色或紫外分光光度法测定含量。

（3）滑石粉等的干扰与排除方法　片剂中若含有滑石粉、硫酸钙、淀粉等，因其不溶于水和有机溶剂而使溶液发生浑浊，当采用比色法、比浊法、旋光法、分光光度法测定主药含量时会产生干扰，可利用溶于水或有机溶剂的特性过滤分离这些不溶辅料后再进行测定。

总之，在考虑附加成分对片剂含量测定的干扰与排除时，应考虑附加成分的理化性质及与主药量的配比。主药量大、附加成分量小，干扰影响少，可以忽略不计；在测定方法的选择上，应考虑选择专属性强的测定方法；主药量少，可选用灵敏度高的仪器分析法。

2. 含量测定及结果计算

片剂经鉴别、检查符合要求后，最后对主药进行含量测定。

（1）测定方法　测定步骤为取样、样品液制备、测定。

取样时要注意代表性，在原料药制成片剂的工艺过程中，不可能把每片重量压得完全一致，所以在分析时，一般取片剂 20 片或按规定取样（糖衣片取 10 片或按规定取样，除去糖衣），精密称重，计算出平均片重，经片差异限度检查合格后，将 20 片研细，精密称取适量（约相当于规定的主药含量），然后按该品种含量测定项下规定方法测定。

制备样品液时应注意样品要溶解完全；样品液如需过滤应取续滤液测定。

（2）片剂含量测定结果的计算　片剂含量测定结果与原料不同，通常以相当于标示量的百分率表示。

$$相当于标示量（\%）=\frac{每片实际含量}{标示量}\times100\%$$ （3-9）

以紫外分光光度法为例，介绍片剂含量测定结果的计算。

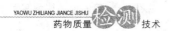
① 容量法结果计算

$$测得每片实际含量 = \frac{V \times T \times F \times \overline{W}}{W} \times 100\% \qquad (3\text{-}10)$$

$$相当于标示量(\%) = \frac{V \times T \times F \times \overline{W}}{W \times 标示量} \times 100\% \qquad (3\text{-}11)$$

式中:V 为消耗滴定液的体积(ml);T 为滴定度(g/ml);F 为浓度校正因子;W 为供试品的称量(g);$\overline{W}$ 为平均片重(g/片)。

② 紫外分光光度法结果计算

$$A = E_{1cm}^{1\%} CL \qquad (3\text{-}12)$$

$$C = \frac{A}{E_{1cm}^{1\%}} \times \frac{1}{100}(g/ml) \qquad (3\text{-}13)$$

$$测得每片实际含量 = \frac{C \times D}{W} \times \overline{W} \qquad (3\text{-}14)$$

$$相当于标示量(\%) = \frac{A \times D \times \overline{W}}{E_{1cm}^{1\%} \times 100 \times W \times 标示量} \times 100\% \qquad (3\text{-}15)$$

式中:D 为稀释倍数;W 为供试品称量(g)。

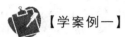【学案例一】

请解读下列检验操作规程。

阿司匹林肠溶片检验操作规程

部门:	题目:阿司匹林肠溶片检验操作规程		共　　　页
编号:	新订:	替代:	起草:
部门审阅:	QA审阅:	批准:	执行日期:
变更记录: 修订号:　　　批准日期:　　　执行日期:			变更原因及目的:

1　性状　取本品适量,目测,为肠溶包衣片,除去包衣后显白色。

2　鉴别

2.1　取本品的细粉适量(约相当于阿司匹林 0.1g),加水 10ml,煮沸,放冷,加三氯化铁试液 1 滴,即显紫堇色。

2.2　在含量测定项下记录的色谱图中,供试品溶液主峰的保留时间应与对照品溶液主峰的保留时间一致。

3　检查

3.1　游离水杨酸　取本品细粉适量(约相当于阿司匹林 0.1g),精密称定,置 100ml 量瓶中,加 1% 冰醋酸的甲醇溶液振摇使阿司匹林溶解,并稀释至刻度,摇匀,滤膜滤过,取续滤液作为供试品溶液(临用新制);取水杨酸对照品约 15mg,精密称定,置 50ml 量瓶中,加 1% 冰醋酸的甲醇溶液溶解并稀释至刻度,摇匀,精密量取 5ml,置 100ml 量瓶中,用 1% 冰醋酸的甲醇溶液稀释至刻度,摇匀,作为对照品溶液。照阿司匹林游离水杨酸项下的方法测定,按外标法以峰面积计算,不得过标示量的 1.5%。

3.2　释放度

3.2.1　酸中释放量　取本品,照释放度测定法(第二法)中方法 1 检查,采用溶出度测定法第一法装置,以 0.1mol/L 盐酸溶液 600ml(25mg、40mg、50mg 规格)或 750ml(100mg、300mg 规格)为溶出介质,转速为每分钟 100 转,依法操作,经 2h 时,取溶液 10ml,滤过,取续滤液作为供试品溶液。取阿司匹林对照品,精密称定,加 1%冰醋酸甲醇溶液溶解并稀释制成每 1ml 中含 4.25μg(25mg 规格)、7μg(40mg 规格)、8.25μg(50mg 规格)、13μg(100mg 规格)、40μg(300mg 规格)的溶液,作为对照品溶液。照含量测定项下的方法测定。计算每片中阿司匹林的释放量,限度应小于阿司匹林标示量的 10%。

3.2.2　缓冲液中释放量　在酸中释放量检查项下的溶液中继续加入 37℃的0.2mol/L磷酸钠溶液 200ml(25mg、40mg、50mg 规格)或 250ml(100mg、300mg 规格),混匀,用 2mol/L 盐酸溶液或 2mol/L 氢氧化钠溶液调节溶液的 pH 值为 6.8±0.05,继续溶出 45min,取溶液 10ml 滤过,取续滤液作为供试品溶液。另精密称取阿司匹林对照品适量,精密称定,用 1%冰醋酸甲醇溶液溶解并稀释制成每 1ml 中含 22μg(25mg 规格)、35μg(40mg 规格)、44μg(50mg 规格)、72μg(100mg 规格)、0.2mg(300mg 规格)的溶液,作为阿司匹林对照品溶液。另取水杨酸对照品,精密称定,加 1%冰醋酸甲醇溶液溶解并稀释制成每 1ml 中含 1.7μg(25mg 规格)、2.6μg(40mg 规格)、3.4μg(50mg 规格)、5.5μg(100mg 规格)、16μg(300mg 规格)的溶液,作为水杨酸对照品溶液。照含量测定项下的色谱条件,精密量取供试品溶液、阿司匹林对照品溶液与水杨酸对照品溶液各 10μl,分别注入液相色谱仪,记录色谱图,按外标法计算每片中阿司匹林和水杨酸的含量,将水杨酸含量乘以 1.304 后,与阿司匹林含量相加即得每片缓冲液中释放量。限度为标示量的 70%,应符合规定。

4　含量测定

4.1　仪器　分析天平、高效液相色谱仪、量筒、研钵、容量瓶、移液管。

4.2　色谱条件与系统适用性试验　用十八烷基硅烷键合硅胶为填充剂,以乙腈-四氢呋喃-冰醋酸-水(20∶5∶5∶70)为流动相;检测波长为 276nm。理论塔板数按阿司匹林峰计算不低于 3000,阿司匹林峰与水杨酸峰的分离度应符合要求。

4.3　操作方法　取本品 20 片,精密称定,充分研细,精密称取适量(相当于阿司匹林 10mg),置 100ml 量瓶中,加 1%冰醋酸甲醇溶液并强烈振摇使阿司匹林稀释至刻度,滤膜滤过,精密量取续滤液 10μl,注入液相色谱仪,记录色谱图;另取阿司匹林对照品,精密称定,加 1%冰醋酸的甲醇溶液溶解并定量稀释制成每 1ml 中含 0.1mg 的溶液,同法测定。按外标法以峰面积计算,即得。

4.4　计算

$$X(\%)=\frac{A\times W_s\times \overline{W}}{A_s\times W\times 规格}\times 100\%\tag{3-16}$$

式中:A 为供试品溶液的峰面积;W_s 为对照品取用的质量(g);A_s 为对照品溶液的峰面积;W 为供试品的取用质量(g);$\overline{W}$ 为供试品平均每片的质量(g)。

4.5　结果判断　按标示量计算,本品含阿司匹林应为 93.0%~107.0%。

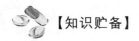 【知识贮备】

阿司匹林肠溶片检验

阿司匹林肠溶片属于非甾体抗炎药,可用于镇痛解热、抗炎、抗风湿、关节炎、抗血栓。

(一)结构与性状

1.结构

阿司匹林肠溶片属于芳酸类药物制剂。芳酸类药物的分子结构特点是既具有苯环,又具有羧基,或另有取代基。羧基可生成盐或酯,游离羧基则具有酸性;不同的取代基决定了各种药物的特性。若羧基直接与苯环相连,则属于水杨酸类或苯甲酸类药物;若羧基为磺酸基或通过炔氧基等与苯环相连,则属于其他芳酸或其酯类药物。阿司匹林化学结构为:

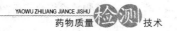

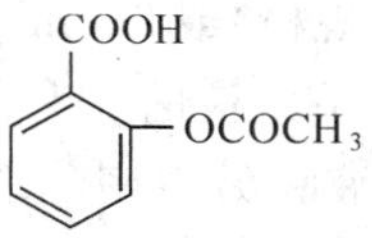

2.外观

本品为肠溶包衣片,除去包衣后显白色。

(二)鉴别

1.三氯化铁反应

(1)原理　阿司匹林具有酯键,易水解产生酚羟基,可与三氯化铁试液作用,生成紫堇色铁配位化合物而显色。阿司匹林肠溶片中的辅料不干扰此反应,因此,《中国药典》(2010 年版二部)利用此法对其鉴别。

(2)操作方法　取本品的细粉适量(约相当于阿司匹林 0.1g),加水 10ml,煮沸,放冷,加三氯化铁试液 1 滴,即显紫堇色。

2.高效液相色谱法

(1)原理　阿司匹林结构中具有苯环和酯键形成的共轭体系,在 276nm 波长处有紫外吸收特征,可用于其鉴别。

(2)操作方法　在含量测定项下记录的色谱图中,供试品溶液主峰的保留时间应与对照品溶液主峰的保留时间一致。

(三)检查

1.游离水杨酸

(1)原理　阿司匹林分子结构中的酯键,在碱性条件下易水解产生酚羟基和羧酸,在生产和贮藏过程中容易引入水解产物,故对芳酸类原料药和制剂均应检查由水解而引入的杂质。水杨酸具有苯环和羧基,在 276nm 波长处也有紫外吸收特征,因此可用高效液相色谱法控制其限量。

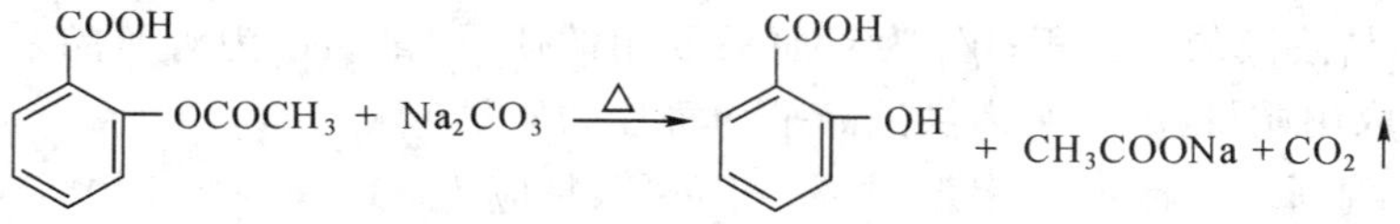

$$\text{COOH-C}_6\text{H}_4\text{-OCOCH}_3 + Na_2CO_3 \xrightarrow{\triangle} \text{COOH-C}_6\text{H}_4\text{-OH} + CH_3COONa + CO_2\uparrow$$

(2)操作方法　取本品细粉适量(约相当于阿司匹林 0.1g),精密称定,置 100ml 量瓶中,加 1%冰醋酸的甲醇溶液振摇使阿司匹林溶解,并稀释至刻度,摇匀,滤膜滤过,取续滤液作为供试品溶液(临用前新制);取水杨酸对照品约 15mg,精密称定,置 50ml 量瓶中,加 1%冰醋酸的甲醇溶液溶解并稀释至刻度,摇匀,精密量取 5ml,置 100ml 量瓶中,用 1%冰醋酸的甲醇溶液稀释至刻度,摇匀,作为对照品溶液。照阿司匹林游离水杨酸项下的方法测定,按外标法以峰面积计算,不得过标示量的 1.5%。

2.释放度

(1)原理 《中国药典》规定肠溶片除另有规定外,应进行释放度检查。

(2)操作方法 **酸中释放量** 取本品,照释放度测定法(第二法)中方法 1 检查,采用溶出度测定法第一法装置,以 0.1mol/L 盐酸溶液 600ml(25mg、40mg、50mg 规格)或 750ml(100mg、300mg 规格)为溶出介质,转速为每分钟 100 转,依法操作,经 2h 时,取溶液 10ml,滤过,取续滤液作为供试品溶液。取阿司匹林对照品,精密称定,加 1%冰醋酸甲醇溶液溶解并稀释制成每 1ml 含 4.25μg(25mg 规格)、7μg(40mg 规格)、8.25μg(50mg 规格)、13μg(100mg 规格)、40μg(300mg 规格)的溶液,作为对照品溶液。照含量测定项下的方法测定。计算每片中阿司匹林的释放量,限度应小于阿司匹林标示量的 10%。

缓冲液中释放量 在酸中释放量检查项下的溶液中继续加入 37℃的 0.2mol/L 磷酸钠溶液 200ml(25mg、40mg、50mg 规格)或 250ml(100mg、300mg 规格),混匀,用 2mol/L 盐酸溶液或 2mol/L 氢氧化钠溶液调节溶液的 pH 值为 6.8±0.05,继续溶出 45min,取溶液 10ml 滤过,取续滤液作为供试品溶液。另精密称取阿司匹林对照品适量,精密称定,用 1%冰醋酸甲醇溶液溶解并稀释制成每 1ml 中含 22μg(25mg 规格)、35μg(40mg 规格)、44μg(50mg 规格)、72μg(100mg 规格)、0.2mg(300mg 规格)的溶液,作为阿司匹林对照品溶液。另取水杨酸对照品,精密称定,加 1%冰醋酸甲醇溶液溶解并稀释制成每 1ml 中含 1.7μg(25mg 规格)、2.6μg(40mg 规格)、3.4μg(50mg 规格)、5.5μg(100mg 规格)、16μg(300mg 规格)的溶液,作为水杨酸对照品溶液。照含量测定项下的色谱条件,精密量取供试品溶液、阿司匹林对照品溶液与水杨酸对照品溶液各 10μl,分别注入液相色谱仪,记录色谱图,按外标法计算每片中阿司匹林和水杨酸的含量,将水杨酸含量乘以 1.304 后,与阿司匹林含量相加即得每片缓冲液中释放量。限度为标示量的 70%,应符合规定。

(四)含量测定

1.原理

阿司匹林具有游离羧基,具有较强的酸性,可在适当溶液中,用氢氧化钠滴定液直接滴定。但阿司匹林肠溶片中的稳定剂酒石酸或枸橼酸和其水解产物水杨酸和醋酸,也会消耗氢氧化钠滴定液,导致测定结果偏高。所以不能采用直接滴定法测定含量,而采用专属性较高的高效液相色谱法,可排除辅料及水解产物的干扰。

2.操作方法

取本品 20 片,精密称定,充分研细,精密称取适量(相当于阿司匹林 10mg),置 100ml 量瓶中,加 1%冰醋酸甲醇溶液强烈振摇使阿司匹林稀释至刻度,滤膜滤过,精密量取续滤液 10μl,注入液相色谱仪,记录色谱图;另取阿司匹林对照品,精密称定,加 1%冰醋酸的甲醇溶液溶解并定量稀释制成每 1ml 中含 0.1mg 的溶液,同法测定。

3.结果计算

按外标法以峰面积计算,供试品为片剂,故含量测定结果以标示量的百分含量表示,如下式所示:

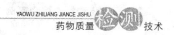
$$标示量（\%）=\frac{A\times W_s\times \overline{W}}{A_s\times W\times 规格}\times100\%$$ (3-17)

【课堂讨论一】

阿司匹林原料药和其肠溶片为何均要检查游离水杨酸？

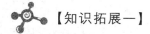【知识拓展一】

芳酸类药物的检验

（一）基本结构与性质

1. 水杨酸类药物

水杨酸类药物有水杨酸、阿司匹林、对氨基水杨酸钠和贝诺酯等。它们均为固体，具有一定的熔点。分子结构中具有苯环和特征官能团（如羧基、氨基、酯键等），主要具有下列性质：

（1）溶解性 除对氨基水杨酸钠和水杨酸二乙胺易溶于水外，其他药物在水中微溶或几乎不溶，但能溶于乙醇、乙醚、氯仿等有机溶剂中。溶解行为常可作为供试品溶液的配制或含量测定时滴定介质选择的依据。

（2）酸性 水杨酸、阿司匹林和双水杨酯的结构中具有游离的羧基，显酸性，可与碱发生中和反应。其酸性受苯环、羧基或取代基的影响，取代基为卤素、硝基、羟基时能降低苯环的电子云密度，使羧基中羟基氧原子的电子云密度降低，从而增加氧氢键极性，较易离解出质子，故酸性较苯甲酸强；反之，取代基为甲基、氨基时能增加苯环电子云密度，从而降低氧氢键极性，使酸性较苯甲酸弱。水杨酸结构中的羟基位于苯甲酸的邻位，不仅对羧基有邻位效应，还由于羟基中的氢能与羧基中碳氧双键的氧形成分子内氢键，更增强羧基中氢氧键的极性，使酸性增加，因此水杨酸的酸性（$pK_a2.95$）比苯甲酸（$pK_a4.26$）强得多。阿司匹林为乙酰水杨酸酯化物，酸性（$pK_a3.49$）较水杨酸要弱些，但比苯甲酸的酸性强。

基于上述性质，水杨酸、阿司匹林和双水杨酯及其片剂均可在中性乙醇中，以酚酞为指示剂，用标准氢氧化钠滴定液测定含量。

（3）水解性 阿司匹林和贝诺酯的分子结构中具有酯键，在碱性条件下易水解产生酚羟基和羧酸，在生产和贮藏过程中容易引入水解产物，故对芳酸类原料药和制剂应检查由水解而引入的杂质。如阿司匹林、双水杨酯及其片剂应检查水杨酸；对氨基水杨酸钠应检查间氨基酚；贝诺酯应检查对氨基酚等。

（4）紫外及红外吸收的性质 本类药物分子结构中具有苯环和特征官能团，大多具有共轭体系，在一定波长处具有紫外和红外吸收特征，可用于此类药物的鉴别。

（5）酚羟基的性质 水杨酸和对氨基水杨酸钠的分子结构中具有酚羟基，可与三氯化铁试液作用，生成紫堇色铁配位化合物而显色，可用于芳酸及其酯类酚羟基的鉴别试验。

（6）芳伯氨基的性质 对氨基水杨酸钠的分子结构中具有芳伯氨基，在酸性溶液中，与亚硝酸钠试液进行重氮化反应，生成的重氮盐与碱性 β-萘酚偶合可生成橙红色沉淀。

2. 苯甲酸类药物

本类药物均为固体，具有一定的熔点。分子结构中具有苯环及特征官能团，均具有紫外和红外特征吸收光谱。

除苯甲酸钠溶于水以外,其他药物在水中微溶或几乎不溶,苯甲酸易溶于乙醇、乙醚等有机溶剂;丙磺舒、甲芬那酸在乙醇、乙醚和三氯甲烷等有机溶剂中略溶、微溶或难溶,但均溶于氢氧化钠溶液。

苯甲酸钠可水解成苯甲酸,含硫的丙磺舒可分解成亚硫酸钠或二氧化硫,苯甲酸盐的中性溶液与三氯化铁试剂反应,可生成赭色沉淀,可用于鉴别。本类药物均具有苯环和特征官能团,有紫外和红外特征吸收光谱,可用于鉴别。苯甲酸、丙磺舒和甲芬那酸均具有游离羧基,可用氢氧化钠直接滴定测定含量。

(二)鉴别

1. 三氯化铁反应

(1)水杨酸及其盐在中性或弱酸性(pH 为 4~6)条件下,与三氯化铁试液反应,生成紫堇色铁配位化合物,在强酸性溶液中配位化合物分解。此反应为芳环上酚羟基的反应。

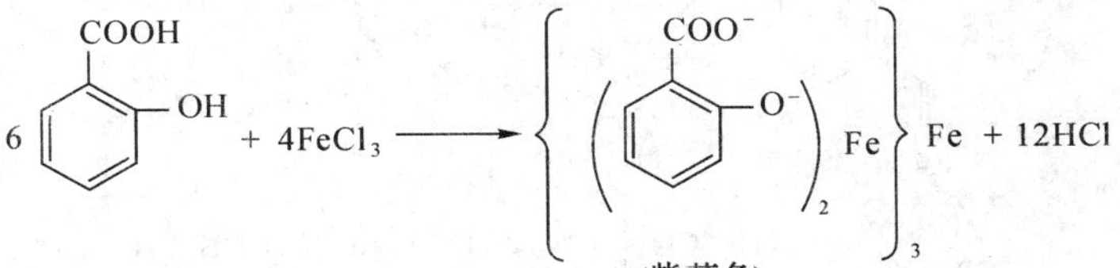

本反应极为灵敏,只需取稀溶液进行试验;如取样量大,产生颜色过深时,可加水稀释后观察。若为芳香酯类药物,需加热水解后有水杨酸生成,调酸度,加三氯化铁试液才显紫堇色配位离子。

(2)苯甲酸的碱性水溶液或苯甲酸钠的中性溶液,与三氯化铁试液生成碱式苯甲酸铁盐的赭色沉淀,反应如下:

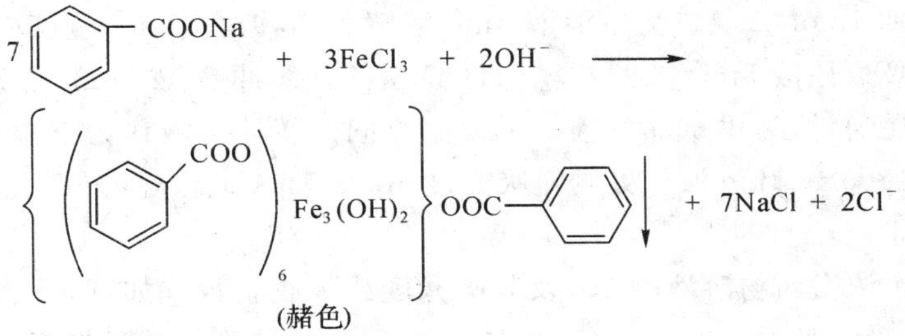

丙磺酸加少量氢氧化钠试液生成钠盐后,在 pH5.0~6.0 的水溶液中与三氯化铁试液反应,生成米黄色沉淀:

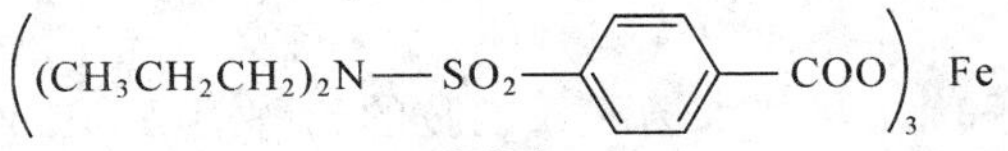

2. 水解反应

水杨酸类药物中的某些药物具有酯的结构,可利用其水解产物特有的反应作为鉴别依据。

阿司匹林与碳酸钠试液加热水解,得水杨酸钠及醋酸钠,加过量稀硫酸酸化后,则析出白色水杨酸沉淀,并发生醋酸的臭气。沉淀物于 $100\sim105\ ℃$ 干燥后,测其熔点为 156

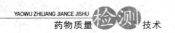
～161℃。

3.分解产物的反应

苯甲酸盐可分解成苯甲酸升华物,升华产物可用于鉴别。如苯甲酸钠置干燥试管中,加硫酸后,加热,不炭化,但析出苯甲酸,在试管内壁凝结成白色升华物,反应原理如下:

$$2 \quad \text{C}_6\text{H}_5\text{COONa} + \text{H}_2\text{SO}_4 \xrightarrow{\triangle} 2 \quad \text{C}_6\text{H}_5\text{COOH} + \text{Na}_2\text{SO}_4$$

丙磺舒结构中具有－$SO_2N(CH_2CH_2CH_3)_2$基团,与氢氧化钠熔融后分解生成亚硫酸钠,经硝酸氧化成硫酸盐而显硫酸盐反应。

$$+ 3NaOH \xrightarrow{\triangle}$$

$$\text{ONa} + CO_2\uparrow + Na_2SO_3 + NH(CH_2CH_2CH_3)_2$$

$$Na_2SO_3 \xrightarrow{[O]} Na_2SO_4$$

丙磺舒高温加热时,能产生二氧化硫气体,具 SO_2 臭味,进行鉴别。

4.紫外-可见吸收光谱法

芳酸类药物具有特征的紫外吸收光谱,常用于鉴别,主要方法如下:

(1)规定在不同波长处的吸光度比值 如《中国药典》收载对氨基水杨酸钠鉴别方法为:取本品 250mg,加 1mol/L 氢氧化钠溶液 3ml,溶解后转移至 500ml 量瓶中,用水稀释至刻度,混匀。精密吸取该液 5ml,置于内含 pH＝7 磷酸盐缓冲液 12.5ml 的 250ml 量瓶中,用水稀释至刻度,混匀,即为供试品溶液。另配制相同的缓冲溶液作为空白对照液。分别于 (265 ± 2)nm 和 (295 ± 2)nm 波长处测定吸光度 A_{265nm} 和 A_{295nm},规定 A_{265nm}/A_{295nm} 比值应在 1.50～1.56 之间。

(2)测定一定浓度药物溶液的 λ_{max} 及其吸光度或吸收系数 如贝诺酯无水乙醇溶液的紫外吸收光谱的最大吸收波长为 240nm,在 240nm 波长处测定其吸光度,按干燥品计算吸收系数 $E_{1cm}^{1\%}$ 为 730～760。

又如丙磺舒在 225nm 与 249nm 波长处有最大吸光,在 249nm 波长处的吸光度约为 0.67。

(3)测定药物的 λ_{max} 和 λ_{min} 如水杨酸二乙胺的乙醇溶液,在 227nm 和 297nm 波长处有最大吸收,在 257nm 波长处有最小吸收。

(4)比较供试品与对照品的紫外吸收光谱 按规定,在相同条件下分别做供试品和对照品的紫外吸收光谱,应一致。

芳酸大多数在水中溶解度较小或几乎不溶,用紫外吸收光谱进行鉴别时,常用甲醇、乙醇或水-醇混合溶剂,因此,要注意溶剂的波长极限,如甲醇为 210nm,乙醇为 215nm。另外,为了增加药物在溶剂中的溶解度或稳定性,或需要某一特定的 pH 溶液以产生特征性吸收,常在溶剂中加入一定浓度的酸、碱或缓冲剂。由于溶剂不同,可使同一药物的紫外吸收光谱发生改变,所以在测定药物的 λ_{max}、吸光度或吸收系数时,必须注明所用溶剂以及酸性或碱性条件。

5. 红外吸收光谱法

红外吸收光谱是由分子振动、转动能级的跃迁所产生的,它比紫外吸收光谱的专属性强。《中国药典》对有机药物原料多采用红外吸收光谱鉴别,测得供试品的红外光谱应与相应的标准对照红外光谱一致。

《中国药典》收载水杨酸、对氨基水杨酸钠、贝诺酯、丙磺舒、甲酚那酸、苯甲酸及其钠盐等均采用红外吸收光谱法作为鉴别方法。

水杨酸与丙磺舒的红外光谱分别见图 3-2、图 3-3。

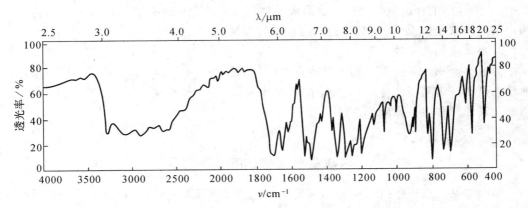

图 3-2　水杨酸的红外吸收图谱(溴化钾压片)

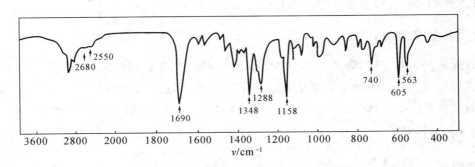

图 3-3　丙磺舒的红外吸收光谱图

(三)含量测定

1. 直接滴定法

水杨酸、阿司匹林及苯甲酸分子结构中具有羧基,其电离常数为 3.27×10^{-4},可在适当的溶液中,用标准碱溶液直接滴定。常用于阿司匹林原料药的含量测定,反应式如下:

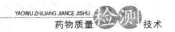

《中国药典》收载的阿司匹林的含量测定方法为：取供试品约0.4g,精密称定,加中性乙醇(对酚酞指示液显中性)20ml溶解后,再加酚酞指示液3滴,用氢氧化钠滴定液(0.1mol/L)滴定。每1ml氢氧化钠液相当于18.02mg的$C_9H_8O_4$。

测定中为了防止阿司匹林的酯键在滴定时水解使结果偏高,测定时不能用水作溶剂,而应在中性乙醇溶液中溶解样品进行滴定。本品是弱酸,用强碱滴定时,化学计量点偏碱性,故指示剂选用在碱性区变色的酚酞。滴定时应在不断振摇下稍快进行,以防止局部碱度过大而促使其水解。测定时温度在0～40℃范围内,对结果无影响。

含量测定结果计算公式为：

$$供试品含量(\%)=\frac{V \times F \times T}{W \times 1000} \times 100\%$$
(3-18)

式中:V为样品消耗的氢氧化钠滴定溶液的体积(ml);T为滴定度(mg/ml);F为氢氧化钠滴定溶液的浓度校正因子;W为待测药物的称样量(g)。

2.高效液相色谱法

芳酸类药物大多在紫外光区有特征吸收,因此,《中国药典》(2010年版二部)采用高效液相色谱法测定阿司匹林制剂、贝诺酯及其片剂、对氨基水杨酸钠及其肠溶片、苯甲酸钠、丙磺舒及其片剂和甲芬那酸片含量。

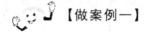**【做案例一】**

对氨基水杨酸钠的含量计算

称取对氨基水杨酸钠0.4132g,按药典规定加水和盐酸后,按永停滴定法用亚硝酸钠滴定液(0.1023mol/L)滴定到终点,消耗亚硝酸钠滴定液22.91ml,求对氨基水杨酸钠($C_7H_6NNaO_3$)的百分含量。(99.32%)

【提高案例一】

取标示量为0.5g的阿司匹林10片,称出总重为5.7680g,研细后,精密称取0.3576g,按药典规定用两次加碱剩余碱量法测定。消耗硫酸滴定液(0.05020mol/L)22.92ml,空白试验消耗该硫酸滴定液39.84ml,问:阿司匹林的含量为标示量的多少?(98.75%)

【学案例二】

请解读下列检验操作规程。

硫酸阿托品片检验操作规程

部门：	题目:硫酸阿托品片检验操作规程		共 页
编号：	新订:	替代:	起草:
部门审阅：	QA审阅:	批准:	执行日期:
变更记录： 修订号： 批准日期： 执行日期：			变更原因及目的:

1 性状 取本品适量,目测,为白色片。

2 鉴别

2.1 托烷生物碱类鉴别试验 取本品细粉适量(约相当于硫酸阿托品 1mg),置分液漏斗中,加氨试液约 5ml,混匀,用乙醚 10ml 振摇提取后,分取乙醚层,置白瓷皿中,挥尽乙醚后,残渣显托烷生物碱类的鉴别反应。

2.2 硫酸盐的鉴别反应

2.2.1 取供试品溶液,加氯化钡试液,即生成白色沉淀;分离,沉淀在盐酸或硝酸中均不溶解。

2.2.2 取供试品溶液,加醋酸铅试液,即生成白色沉淀;分离,沉淀在醋酸铵试液或氢氧化钠试液中溶解。

2.2.3 取供试品溶液,加盐酸,不生成白色沉淀(与硫代硫酸盐区别)。

3 检查

3.1 含量均匀度

3.1.1 操作方法 取本品 10 片,置具塞试管中,精密加水 6.0ml,密塞,充分振摇 30min 使硫酸铜阿托品溶解,离心,取上清液作为供试品溶液,照含量测定项下的方法分别测定每片的标示量为 100 的相对含量 X,求其均值 $\overline{X}$ 和标准差 S:

$$S = \sqrt{\frac{\sum (X - \overline{X})^2}{N-1}} \tag{3-19}$$

以及标示量与均值之差的绝对值:

$$A = |100 - \overline{X}| \tag{3-20}$$

3.1.2 结果判定(表 3-4)

表 3-4 结果判定

$A + 1.80S \leqslant 15.0$		符合规定
$A + S > 15.0$		不符合规定
$A + 1.80S > 15.0$ 且 $A + S \leqslant 15.0$		另取 20 片(个)复试
经复试后 30 片	$A + 1.45S \leqslant 15.0$	符合规定
	$A + 1.45S > 15.0$	不符合规定

如该药品项下规定含量均匀度的限度为 ±20% 或其他百分数时,应将上述各判断式中 15.0 改为 20.0 或其他相应数值,但各判断式中系数不变。

3.2 崩解时限

3.2.1 仪器 升降式崩解仪。

3.2.2 操作方法 将吊篮通过上端的不锈钢轴悬挂于金属支架上,浸入 1000ml 烧杯中,并调节吊篮位置使其下降时筛网距烧杯底部 25mm,烧杯内盛有温度为 (37 ± 1)℃ 的水,调节水位高度使吊篮上升时筛网在水面下 15mm 处。

取硫酸阿托品片 6 片,分别置上述吊篮的玻璃管中,启动崩解仪进行检查。

3.2.3 判定 6 片若在 15min 内全部崩解,则判定为符合规定。如有 1 片不能完全崩解,应另取 6 片复试,均应符合规定。

3.3 脆碎度

3.3.1 仪器 片剂脆碎度检查仪、分析天平。

3.3.2 操作方法 片重为 0.65g 或以下者取若干片,使其总重约为 6.5g;片重大于 0.65g 者取 10 片。用吹风机吹去脱落的粉末,精密称重,置圆筒中,转动 100 次,取出,同法除去粉末,精密称重,减失重量超过 1%,且不得检出断裂、龟裂及粉碎的片。本试验一般仅做 1 次。如减失重量超过 1%,则可复检 2 次,3 次的平均减失重量不得过 1%,并不得检出断裂、龟裂及粉碎的片。

如供试品的形状或大小使片剂在圆筒中形成不规则滚动时,可调节圆筒的底座,使与桌面成约 10° 的角,试验时片剂不再聚集,能顺利下落。

4 含量测定

4.1 仪器 分析天平、紫外-可见分光光度仪、研钵、容量瓶、移液管。

4.2 操作方法 取本品 20 片,精密称定,研细,精密称取适量(约相当于硫酸阿托品 2.5mg),置 50ml 量瓶中,加水振摇使硫酸阿托品溶解并稀释至刻度,滤过,取续滤液,作为供试品溶液。另取硫酸阿托品对照品约 25mg,精密称定,置 25ml 量瓶中,加水溶解并稀释至刻度,摇匀,精密量取 5ml,置 100ml 量瓶中,加水稀释至刻度,摇匀,作为对照品溶液。

精密量取对照品溶液与供试品溶液各 2ml,分别置预先精密加入三氯甲烷 10ml 的分液漏斗中,各加溴甲酚绿溶液(取溴甲酚绿 50mg 与邻苯二甲酸氢钾 1.021g,加 0.2mol/L 氢氧化钠溶液 6.0ml 使溶解,再加水稀释至 100ml,摇匀,必要时滤过)2.0ml,振摇提取 2min 后,静置使分层,分取澄清的三氯甲烷液,照紫外-可见分光光度法,在 420nm 波长处分别测定吸光度,并将结果与 1.027 相乘,即得供试品中含有 $(C_{17}H_{23}NO_3)_2 \cdot H_2SO_4 \cdot H_2O$ 的重量。

4.3 计算

$$硫酸阿托品(\%)=\frac{A \times C_s \times D \times \overline{W}}{A_s \times W \times 规格} \times 100\%$$

(3-21)

式中:A 为供试品溶液的吸光度;A_s 为对照品溶液的吸光度;C_s 为对照品的浓度(mg/ml);D 为稀释倍数;W 为供试品的取用质量(g);$\overline{W}$ 为供试品平均片量的质量(g)。

4.4 结果判断 按标示量计算,本品含硫酸阿托品应为 90.0%～110.0%。

 【知识贮备二】

硫酸阿托品片的检验

硫酸阿托品片属于 M 胆碱受体阻滞剂。可用于治疗各种内脏绞痛,如胃肠绞痛及膀胱刺激症状,但对胆绞痛、肾绞痛的疗效较差;可用于治疗迷走神经过度兴奋所致的窦房阻滞、房室阻滞等缓慢型心失常,也可用于治疗继发于窦房结功能低下而出现的室性异位节;解救有机磷酸酯类中毒。

(一)结构与性状

1.结构

硫酸阿托品片属于托烷类生物碱制剂。托烷类生物碱大多数是由莨菪烷衍生的氨基醇与不同的有机酸缩合而成的酯,常见的有颠茄生物碱和古柯生物碱。以最常用的典型药物硫酸阿托品(atropine sulfate)为例,其化学结构为:

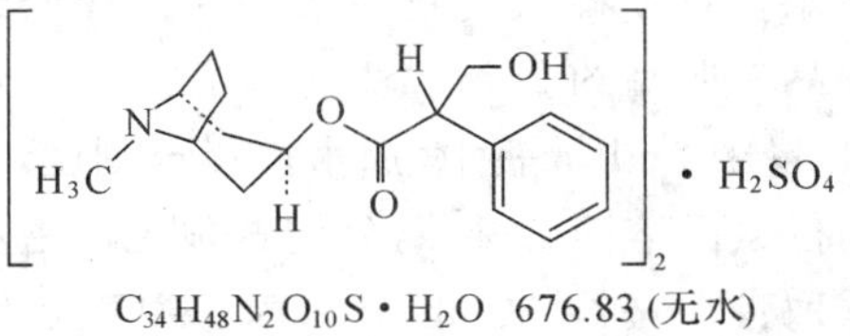

$$C_{34}H_{48}N_2O_{10}S \cdot H_2O \quad 676.83（无水）$$

2.性状

外观　本品为白色片。

（二）鉴别

1.维他立(Vitaili)反应

（1）原理　阿托品的酯键水解后生成的莨菪酸，经发烟硝酸加热处理，转变为三硝基衍生物，再与氢氧化钾醇溶液和固体氢氧化钾作用，则转变成有色的醌型产物，开始呈深紫色（称为 Vitaili 反应）。其反应式为：

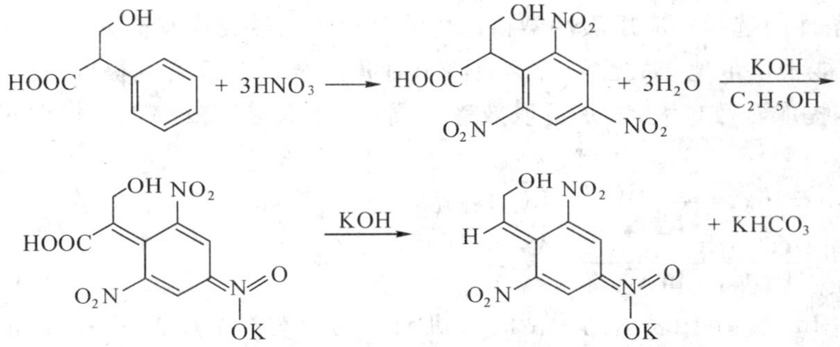

硫酸阿托品片中的辅料会干扰反应，因此，先将其碱化后，用有机溶剂提取出阿托品，再进行鉴别。

（2）操作方法　取本品细粉适量（约相当于硫酸阿托品 1mg），置分液漏斗中，加氨试液约 5ml，混匀，用乙醚 10ml 振摇提取后，分取乙醚层，置白瓷皿中，挥尽乙醚后，残渣显托烷生物碱类的鉴别反应。

（三）含量测定——酸性染料比色法

生物碱类药物可与一些酸性染料如磺酸酞类指示剂，在一定 pH 条件下定量结合显色，因此可利用比色法测定其含量。此方法具有一定的专属性和准确度，灵敏度高，用量少，适用于少量供试品、小剂量药物及其制剂，或生物体内生物碱类药物的定量分析。《中国药典》采用此法测定硫酸阿托品片的含量。

（1）原理　在适当的介质中，生物碱类药物（B）可与氢离子结合成阳离子（BH^+），一些酸性染料如溴麝香草酚蓝等，可解离成阴离子（In^-），上述阳离子与阴离子定量地结合成有机配位物（$BH^+ In^-$），即离子对，可以定量地被有机溶剂提取，在一定波长处测定该有色溶液的吸光度，计算出生物碱的含量。

$$BH^+ + In^- \longrightarrow [BH^+ \cdot In^-]_{水相} \longrightarrow [BH^+ \cdot In^-]_{有机相}$$

也可将显色的有机溶剂碱化（如加入醇制氢氧化钾），使与生物碱结合的酸性染料释放出来，测定其吸光度，再计算生物碱的含量。

（2）操作方法　取本品 20 片，精密称定，研细，精密称取适量（约相当于硫酸阿托品

2.5mg），置 50ml 量瓶中，加水振摇使硫酸阿托品溶解并稀释至刻度，滤过，取续滤液，作为供试品溶液。另取硫酸阿托品对照品约 25mg，精密称定，置 25ml 量瓶中，加水溶解并稀释至刻度，摇匀，精密量取 5ml，置 100ml 量瓶中，加水稀释至刻度，摇匀，作为对照品溶液。

精密量取对照品溶液与供试品溶液各 2ml，分别置预先精密加入 10ml 三氯甲烷的分液漏斗中，各加溴甲酚绿溶液（取溴甲酚绿 50mg 与邻苯二甲酸氢钾 1.021g，加 0.2mol/L 氢氧化钠溶液 6.0ml 使溶解，再加水稀释至 100ml，摇匀，必要时滤过）2.0ml，振摇提取 2min 后，静置使分层，分取澄清的三氯甲烷液，照紫外-可见分光光度法，在 420nm 波长处分别测定吸光度，并将结果与 1.027 相乘，即得供试品中含有 $(C_{17}H_{23}NO_3)_2 \cdot H_2SO_4 \cdot H_2O$ 的重量。

（3）结果计算　按外标法以峰面积计算，因供试品为片剂，故含量测定结果以标示量的百分含量表示，如下式所示：

$$硫酸阿托品（\%）= \frac{A \times C_s \times D \times \overline{W}}{A_s \times W \times 规格} \times 100\% \tag{3-22}$$

（4）测定条件的选择　应用酸性染料比色法测定生物碱类或有机碱性药物，其成败的关键是碱性药物能否定量地与酸性染料形成离子对并完全被有机溶剂提取，这就涉及提取常数（E）的大小，提取常数越大，表示提取效率越高；反之则提取效率低。提取过程存在以下平衡：

$$BH^+_{水相} + In^-_{水相} \Longrightarrow [BH^+ \cdot In^-]_{有机相}$$

$$E = \frac{[BH^+ \cdot In^-]_{有机相}}{[BH^+]_{水相}[In^-]_{水相}} \tag{3-23}$$

式中：$[BH^+ \cdot In^-]_{有机相}$ 代表达到平衡时有机相中离子对的浓度；$[In^-]_{水相}$ 和 $[BH^+]_{水相}$ 分别代表平衡时水相中阴、阳离子的浓度。

由此可见，本法定量测定的关键在于介质的 pH、酸性染料的性质以及有机溶剂的性质，而其中以介质的 pH 更为重要。现分别讨论如下：

① 水相最佳 pH 的选择：水相的 pH 选择极为重要，只有选择的 pH 使生物碱均成阳离子(B)H$^+$，同时，酸性染料解离出足够的阴离子(In$^-$)，阴阳离子能定量生成离子对，并完全溶于有机溶剂中，而过量的酸性染料完全保留在水相中，才能定量测定。

如果水相的 pH 过小，酸性染料几乎以分子状态存在；如果水相的 pH 过大，则生物碱将几乎全部以游离碱的形式存在，也就无法形成离子对而被有机溶剂提取后供测定。因此，介质最适 pH 的确定，对测定是非常重要的。表 3-5 是某些生物碱用溴麝香草酚蓝酸性染料比色法测定时的最佳 pH。

表 3-5　生物碱用溴麝香草酚蓝酸性染料比色法测定时最佳 pH

生物碱	结合比 （生物碱-染料）	最佳 pH	
		实验值	理论值
可待因	1：1	5.2～5.8	5.8～6.0
阿托品	1：1	5.2～6.4	5.6～6.8
麻黄碱	1：1	5.2～6.4	6.0～6.6

续表

生物碱	结合比 （生物碱-染料）	最佳 pH	
		实验值	理论值
依米丁	1：2	4.0～5.8	5.8～6.2
奎宁	1：2	3.0～4.6	4.2～6.4
士的宁	1：2	3.0～4.6	4.4～6.0
毛果芸香碱	1：2	5.2	5.2～5.8

由上表可见,形成 1：1 的离子对,最好在 pH 为 5.2～6.4 时提取;二元碱形成的 1：2 离子对,则最好在 pH 为 3.0～5.8 时提取。

②酸性染料的选择:对酸性染料的要求是,不但能与有机碱定量地结合,而且生成的配合物(离子对)在有机相中溶解度大,并且在其最大吸收波长处有较大的吸光度。酸性染料本身在有机溶剂中不溶或很少溶解。

常用的酸性染料有溴麝香草酚蓝(BTB)、溴酚蓝(BPB)、溴甲酚紫(BCP)、溴甲酚绿(BCG)和甲基橙等。溴麝香草酚蓝(BTB)与生物碱形成的离子对在有机溶剂中的溶解度大,提取效率高,因而认为 BTB 为最好的酸性染料。

一般认为,酸性染料的浓度对测定结果影响不大,只要足量即可,增加酸性染料的浓度可提高测定的灵敏度,但浓度过高时,易形成难以破坏的乳化层对测定不利。

③有机溶剂的选择:有机溶剂应对生物碱与染料形成的离子对溶解度大,易于提取完全,该离子对在其中有较高的吸光度;不与或极少与水混溶,否则水中的剩余染料将被带入有机相而影响测定;混溶的少量水分应易除去(加脱水剂、滤过等)。能与离子对形成氢键的有机溶剂提取效率高,常用的有机溶剂有氯仿、二氯甲烷、二氯乙烯、苯、甲苯、四氯化碳等。其中氯仿与离子对形成氢键的能力最强,是较理想的溶剂。

④水分的影响:在提取过程中,应严防水分混入有机溶剂中,因为微量水分可使有机相发生混浊影响比色,同时由于带入了水相中的过量染料,使测定结果偏高。因此提取后的有机溶剂可加入脱水剂(如无水硫酸钠)或经干燥滤纸滤过,以除去微量水分。

⑤有色杂质的排除:若酸性染料中有色杂质混入有机相中将使测定结果受到干扰。为了获得准确结果,可在加入供试品之前,将缓冲液(保证水相 pH 恒定)与染料的混合液先用所用的有机溶剂提取,弃去该提取液,除去染料中有色杂质,再加入供试品溶液,依法测定。

【课堂讨论二】

硫酸阿托品片测定含量时,为什么需要过滤后取滤液萃取再测定?

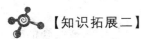【知识拓展二】

硫酸阿托品原料药的检验

(一)性质

(1)性状　硫酸阿托品为无色结晶或白色结晶性粉末;在水中极易溶解,在乙醇中易溶;熔点～190℃(熔融同时分解,干燥品);114～118℃(游离碱)。

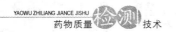

(2)水解性　阿托品分子结构中,具有酯的结构,易水解,水解生成莨菪醇(Ⅰ)和莨菪酸(Ⅱ),其反应式如下:

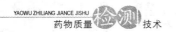

$$（Ⅰ） \qquad （Ⅱ）$$

(3)碱性　阿托品的分子结构中,五元酯环上含有叔胺氮原子,因此具有较强的碱性,易与酸成盐。如阿托品的 pK_{b1} 为 4.35,成硫酸盐。

(4)旋光性　阿托品结构中虽然也含有不对称碳原子,但是为外消旋体,无旋光性。

(二)鉴别

(1)维他立(Vitaili)反应;

(2)硫酸盐鉴别反应;

(3)红外吸收光谱法。

(三)特殊杂质检查

生物碱类药物大多是从植物中提取生产的,由于生产工艺复杂,引入杂质的途径较多,生物碱一般又有较强的生理活性和毒性,所以为确保用药安全、有效,对各种生物碱中存在的特殊杂质应严格控制。

(1)硫酸阿托品中莨菪碱的检查。阿托品中的莨菪碱是由于在生产过程中消旋化不完全而引入,其毒性较大,故应检查硫酸阿托品中的莨菪碱。莨菪碱具有左旋性,阿托品无旋光性,因此《中国药典》2010 年版采用旋光法检查,规定供试品溶液浓度为 50mg/ml 时,旋光度不得过 $-0.40°$。

(2)硫酸阿托品制备过程中可能引入其他生物碱如东莨菪碱、山莨菪碱和樟柳碱等,因此需检查有关物质。《中国药典》2010 年版采用高效液相色谱法检查。

(四)含量测定——非水溶液滴定法

生物碱类药物通常所具碱性较弱,在水溶液中进行滴定时没有明显的滴定突跃,难以掌握终点,不能顺利滴定,而在酸性非水介质(冰醋酸、醋酐)中,则可显著提高弱碱性药物的相对碱性,使滴定突跃增大,滴定能顺利进行。大多数生物碱的原料药利用此法测定含量。《中国药典》采用此法测定硫酸阿托品的含量。

1. 原理与方法

生物碱类药物,除少数药物以游离生物碱的形式供药用外,绝大多数生物碱类药物在临床上都用其盐类,即供分析用的绝大多数为盐类。

非水溶液滴定中:游离的生物碱用高氯酸滴定液来滴定时,生成生物碱的高氯酸盐。

$$B + HClO_4 \longrightarrow BH \cdot ClO_4^-$$

生物碱盐的滴定过程,实际上是一个置换反应,即强酸滴定液置换出与生物碱结合的较弱的酸:

$$BH^+ \cdot A^- + HClO_4 \longrightarrow BH^+ \cdot ClO_4^- + HA$$

式中:$BH^+ \cdot A^-$ 表示生物碱盐,HA 表示被置换出的弱酸。

由于被置换出的酸性强弱不同,对滴定反应的影响也不同,若置换出的 HA 酸性较强时,反应不能定量完成,因此在实际滴定中,必须根据具体情况,采取相应的测定条件。根据化学平衡理论除去或降低滴定反应产生的 HA,使反应顺利完成。

方法:通常是取经适当方法干燥的供试品适量,加冰醋酸 10～30ml 溶解。若供试品为氢卤酸盐,应再加含 5‰醋酸汞的冰醋酸溶液 3～5ml,用 0.1mol/L 高氯酸滴定液滴定至终点,并做空白试验。

2. 测定条件的选择

(1)适用的范围及溶剂的选择　非水溶液滴定法主要用于在水溶液中不能被滴定的生物碱以及生物碱盐的含量测定。一般来说生物碱的 K_b 大于 10^{-10} 时,宜选用冰醋酸作溶剂;K_b 为 10^{-12}～10^{-10} 时,宜选用冰醋酸与醋酐的混合液为溶剂,因为醋酐离解生成醋酐合乙酰阳离子是比醋酸合质子更强的酸。

(2)酸根的影响　在生物碱盐的滴定中,与之成盐的酸在冰醋酸中的酸性强弱对滴定能否顺利进行有关。无机酸在冰醋酸中的酸性以下列次序递减:

$$HClO_4 > HBr > HCl > H_2SO_4 > HSO_4^- > HNO_3 > 其他酸$$

前面已提到,若在滴定过程中被置换出的 HA 酸性较强,则反应不能进行到底,如测定生物碱的氢卤酸盐时,由于被置换出的氢卤酸的酸性相当强,影响滴定终点,需要进行处理,一般处理的方法是加入定量的醋酸汞冰醋酸溶液,使其生成在醋酸中难以解离的卤化汞,以排除干扰。

(3)指示终点方法的选择　指示终点常用电位法和指示剂法,《中国药典》(2010 年版)生物碱类药物大多采用结晶紫作指示剂。硝酸毛果芸香碱采用电位法指示终点。

指示剂的终点判断是依靠电位法的对比来确定的。在冰醋酸作溶剂,用高氯酸滴定碱时,结晶紫碱式色为紫色,酸式色为黄色。在不同的酸度下,变色较为复杂,由碱式到酸式的颜色变化为紫、蓝、蓝绿、绿、黄绿、黄。在滴定不同强度碱时,终点颜色不同。滴定较强生物碱应以蓝色为终点,如硫酸阿托品、氢溴酸山莨菪碱等;碱性次之以蓝绿色或绿色为终点,如硫酸奎宁、马来酸麦角新碱;滴定较弱酸时,以黄绿色或黄色为终点,如咖啡因。

3. 测定实例

(1)有机弱碱的测定　生物碱药物中,只有极少数的药物(如咖啡因)因碱性极弱,不能成盐而呈游离碱的状态。因其碱性太弱(pK_b14.15),在以冰醋酸为溶剂的滴定中,没有能辨认的滴定突跃,故必须加入醋酐,突跃显著增大,终点敏锐,可获得满意结果。

下面以咖啡因含量测定为例。

方法:取咖啡因约 0.15g,精密称定,加醋酐-冰醋酸(5:1)混合液 25ml,微热使溶解,放冷,加结晶紫指示剂 1 滴,用高氯酸滴定液(0.1mol/L)滴定至溶液显黄色,并将滴定结果用空白试验校正。每 1ml 高氯酸滴定液(0.1mol/L)相当于 19.42mg 的 $C_8H_{10}N_4O_2$。

(2)生物碱盐的测定

①有机酸盐和磷酸盐的测定:由于有机酸系弱酸,在冰醋酸介质中,酸性极弱;同样,磷酸虽是无机酸,但在冰醋酸介质中酸性也很弱,被高氯酸置换出来的 HA 对滴定无干扰,可按常法滴定。如马来酸麦角新碱、磷酸可待因的含量测定。

②氢卤酸盐的测定:生物碱的氢卤酸盐大多为盐酸盐和氢溴酸,如盐酸吗啡、氢溴酸东莨菪碱等。用高氯酸滴定液滴定生物碱的氢卤酸盐,置换出氢卤酸:

$$BH^+ \cdot X^- + HClO_4 \longrightarrow BH^+ \cdot ClO_4^- + HX$$

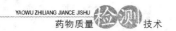

氢卤酸在冰醋酸中的酸性较强,影响滴定进行,须先加入过量的醋酸汞冰醋酸溶液,生成难解离的卤化汞,而氢卤酸盐转化为醋酸盐:

$$2BH^+ \cdot X^- + Hg(Ac)_2 \longrightarrow 2BH^+ \cdot Ac^- + HgX_2$$

然后用高氯酸滴定液滴定:

$$BH^+ \cdot Ac^- + HClO_4 \longrightarrow BH^+ \cdot ClO_4^- + HAc$$

下面以盐酸吗啡的含量测定(《中国药典》2010年版)为例:

方法:取本品约0.2g,精密称定,加冰醋酸10ml与醋酸汞试液4ml溶解后,加结晶紫指示剂1滴,用高氯酸滴定液(0.1mol/L)滴定,至溶液显绿色,并将滴定结果用空白试验校正。每1ml高氯酸滴定液(0.1mol/L)相当于32.18mg的$C_{17}H_{19}NO_3 \cdot HCl$。

③硫酸盐:硫酸为二元酸,在水溶液中能完成二级离解,但在非水介质中只显示一元酸,只能离解为HSO_4^-,不再发生二级离解,所以生物碱的硫酸盐在冰醋酸中,只能滴定至硫酸氢盐。

$$SO_4^{2-} + H^+ \longrightarrow HSO_4^-$$

一些生物碱常含有两个或两个以上的氮原子,这些氮原子的碱性不一样,因此只有碱性强的氮原子在水溶液中能与质子结合。但当介质为非水酸性介质时,另一些氮原子的碱性大为增强,原来不能与质子结合的氮原子也要消耗质子,因此,含多个氮原子的生物碱在非水溶液中滴定时需注意生物碱硫酸盐的结构,准确判断两者之间反应时的摩尔比,才能准确计算结果。如阿托品为一元碱,硫酸阿托品用高氯酸滴定时,反应为:

$$(BH^+)_2 \cdot SO_4^{2-} + HClO_4 \longrightarrow BH^+ \cdot ClO_4^- + BH^+ \cdot HSO_4^-$$

1mol的硫酸阿托品消耗1mol的高氯酸。

下面以硫酸阿托品的含量测定(《中国药典》2010年版)为例:

方法:取本品约0.5g,精密称定,加冰醋酸与醋酐各10ml溶解后,加结晶紫指示剂1~2滴,用高氯酸滴定液(0.1mol/L)滴定至溶液显纯蓝色,并做空白试验进行校正。每1ml高氯酸滴定溶液相当于67.68mg的$(C_{17}H_{23}NO_2)_2 \cdot H_2SO_4$。

又如,奎宁分子中有两个氮原子,在水溶液中,奎宁结构中喹核碱的碱性较强,可与硫酸成盐,而喹啉环的碱性较弱,不能与硫酸成盐而成游离状态,所以需要2mol奎宁才能与1mol硫酸成盐。但在冰醋酸中喹啉环的碱性变强了,用高氯酸滴定时,也能和质子结合,1mol奎宁可与2mol质子结合。因此,滴定1mol的硫酸奎宁需消耗4mol质子,其中1mol质子是硫酸提供的,其余3mol质子是由滴定液高氯酸提供的。其反应式为

$$(C_{20}H_{24}N_2O_2 \cdot H^+)_2 \cdot SO_4^{2-} + 3HClO_4 \longrightarrow$$
$$(C_{20}H_{24}N_2O_2 \cdot 2H^+) \cdot 2ClO_4^- + (C_{20}H_{24}N_2O_2 \cdot 2H^+) \cdot HSO_4^- \cdot 2ClO_4^-$$

1mol硫酸奎宁消耗3mol的高氯酸。

方法:取本品约0.2g,精密称定,加冰醋酸10ml溶解后,加醋酐与结晶紫指示剂,用高氯酸溶液(0.1mol/L)滴定至溶液呈蓝绿色,并做空白校正。每1ml高氯酸滴定液(0.1mol/L)相当于24.90mg的硫酸奎宁$(C_{20}H_{24}N_2O_2)_2 \cdot H_2SO_4$。

④硝酸盐:硝酸在冰醋酸介质中酸性不强,滴定反应可以进行完全。但是硝酸具有氧化性可将指示剂氧化变色,所以在非水溶液滴定法测定生物碱硝酸盐时,一般不用指示剂法而用电位法指示终点。

下面以硝酸毛果芸香碱含量测定(《中国药典》2010年版)为例:

方法：取本品约 0.2g，精密称定，加冰醋酸 30ml，微热使溶解，放冷，照电位滴定法法，用高氯酸滴定液（0.1mol/L）滴定，并将滴定结果用空白试验校正。每 1ml 高氯酸滴定液（0.1mol/L）相当于 27.13mg 的 $C_{11}H_{16}N_2O_2 \cdot HNO_3$。

（3）制剂的测定　非水滴定法主要用于生物碱原料药的测定，也有一些生物碱的制剂是用本法测定含量的，但因制剂中通常含有附加剂而对测定有影响，需经一定处理后才能测定。

下面以硫酸奎宁片含量测定（《中国药典》2010 年版）为例：

方法：取本品 10 片，除去糖衣后，精密称定，研细，精密称取适量（约相当于硫酸奎宁 0.3g）置分液漏斗中，加氯化钠 0.5g 与 0.1mol/L 氢氧化钠溶液 10ml，混匀，精密加氯仿 50ml，振摇 10min，静置，分取氯仿液，用干燥滤纸滤过，弃去初滤液，精密量取续滤液 25ml，加醋酐 5ml 与二甲基黄指示液 2 滴，用高氯酸滴定液（0.1mol/L）滴定，至溶液显玫瑰红色，并将滴定结果用空白试验校正。每 1ml 高氯酸滴定液（0.1mol/L）相当于 19.57mg 的硫酸奎宁(C)$_{20}H_{24}N_2O_2$ $_2 \cdot H_2SO_4 \cdot 2H_2O$。

本品需经提取分离等步骤处理，是因为片剂中有许多附加成分，如硬脂酸镁、羧甲基纤维素钠等在滴定中都能消耗高氯酸，需经碱化，有机溶剂提取分离后才能进行奎宁游离碱的测定。反应方程式为

$$(BH^+)_2 \cdot SO_4^{2-} + 2NaOH \longrightarrow 2B + Na_2SO_4 + 2H_2O$$
$$2B + 4HClO_4 \rightleftharpoons 2(BH_2^{2+} \cdot 2ClO_4^-)$$

由反应式可知，1mol 的硫酸奎宁相当于 4mol 的高氯酸，因此片剂分析时的滴定度与原料药的滴定度不同。

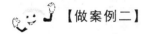【做案例二】

硫酸吗啡的含量计算

精密称取本品 0.2560g，加冰醋酸 25ml 溶解后，加结晶紫指示剂 1 滴，用高氯酸滴定液（0.0501mol/L）滴定至溶液显绿色，消耗高氯酸滴定液 13.92ml，并将滴定结果用空白试验校正，消耗高氯酸滴定液 6.21ml。每 1ml 高氯酸滴定液（0.0500mol/L）相当于 33.44mg 的 $C_{17}H_{19}NNO_3 \cdot H_2SO_4$。求硫酸吗啡的百分含量。（100.9%）

【提高案例二】

硫酸阿托品的鉴别采用红外光谱法，硫酸阿托品片则未采用此法；硫酸阿托品需要检查莨菪碱和有关物质，而其片剂需要检查含量均匀度及片剂项下其他检查；含量测定时硫酸阿托品采用非水溶液滴定法，其片剂采用的是酸性染料比色法；请结合药物的结构与组成，分析原料药与制剂为何会采用不同的方法检验？

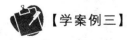【学案例三】

请解读下列检验操作规程。

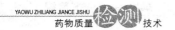

盐酸氯丙嗪片的检验操作规程

部门：	题目:盐酸氯丙嗪片检验操作规程		共　　页
编号：	新订：	替代：	起草：
部门审阅：	QA 审阅：	批准：	执行日期：
变更记录：			变更原因及目的：
修订号：　　批准日期：　　执行日期：			

1　性状　取本品适量,目测,为糖衣片,除去包衣后显白色。

2　鉴别

2.1　氧化显色的鉴别反应　取本品,除去包衣,研细,称取细粉适量(约相当于盐酸氯丙嗪 50mg),加水 5ml,振摇使盐酸氯丙嗪溶解,滤过,滤液加硝酸 5 滴即显红色,逐变淡黄色。

2.2　氯化物的鉴别反应

2.2.1　取供试品溶液,加氨试液使成碱性,析出的沉淀滤过除去,取滤液加稀硝酸使成酸性后,滴加硝酸银试液,即生成白色凝乳状沉淀;分离,沉淀加氨试液即溶解,再加稀硝酸酸化后,沉淀复生成,在盐酸或硝酸中均不溶解。

2.2.2　取供试品少量,置试管中,加等量的二氧化锰,混匀,加硫酸湿润,缓缓加热,即发生氯气,能使用水湿润的碘化钾淀粉试纸显蓝色。

3　检查

3.1　有关物质

3.1.1　仪器与用具　分析天平、高效液相色谱仪、研钵、容量瓶、移液管。

3.1.2　操作方法　避光操作。

3.1.2.1　配制溶液　取供试品细粉适量(约相当于盐酸氯丙嗪 20mg),置 50ml 量瓶中,加流动相使盐酸氯丙嗪溶解并稀释至刻度,摇匀,滤过,取续滤液作为供试品溶液;精密量取适量,用流动相定量稀释制成每 1ml 含 $2\mu g$ 的溶液,作为对照溶液。

3.1.2.2　测定　照高效液相色谱法测定,用辛烷基硅烷键合硅胶为填充柱;以乙腈-0.5％三氟乙酸(用四甲基乙二胺调节 pH 值至 5.3)(50：50)为流动相;检测波长为 254nm。取对照溶液 $10\mu l$ 注入液相色谱仪,调节检测灵敏度,使主成分色谱峰的峰高约为满量程的 20％。精密量取供试品溶液和对照溶液各 $10\mu l$,分别注入液相色谱仪,记录色谱图至主成分峰保留时间的 4 倍。供试品溶液的色谱图中如有杂质峰,单个杂质峰面积不得大于对照溶液主峰面积(0.5％)。

3.2　溶出度

3.2.1　仪器与用具　紫外-可见分光光度仪、容量瓶、移液管。

3.2.2　操作方法　避光操作。

取本品,照溶出度测定法第一法,分别量取经脱气处理的水 1000ml,置各溶出杯内,将水的温度恒定在(37±0.5)℃后,取盐酸氯丙嗪片 6 片,分别投入 6 个干燥的转篮内,将转篮降入溶出杯中,调节转速为每分钟 100 转,经 30min 后,取溶液 10ml 滤过,精密量取续滤液适量,用盐酸溶液(9→1000)定量稀释制成每 1ml 中含盐酸氯丙嗪 $5\mu g$ 的溶液,摇匀,照紫外-可见分光光度法,在 254nm 波长处测定吸光度。

3.2.3 计算 按 $C_{17}H_{19}ClN_2S \cdot HCl$ 的吸收系数($E_{1cm}^{1\%}$)为 915 计算每片的溶出量。限度为标示量的 70%,应符合规定。

$$溶出量(\%) = \frac{A \times D}{E_{1cm}^{1\%} \times 100 \times 规格} \times 100\% \tag{3-24}$$

3.2.4 结果判定 除另有规定外,符合下述条件之一者(表 3-6),可判为符合规定:

表 3-6

6 片中每片的溶出量按标示含量计算,均不低于标示量的 70%	符合规定
6 片中,如有 1~2 片低于标示量的 70%,但不低于标示量的 60%,且平均溶出量不低于标示量的 70%	符合规定
6 片中,有 1~2 片低于标示量的 70%,其中仅有 1 片低于标示量的 60%,但不低于标示量 50%,且平均溶出量不低于标示量的 70%	另取 6 片(粒)复试
初、复试的 12 片中,有 1~3 片低于标示量的 70%,其中仅有 1 片低于标示量的 60%,但不低于标示量的 50%,且平均溶出量不低于标示量的 70%	符合规定

4 含量测定

4.1 仪器 分析天平、紫外-可见分光光度仪、移液管、量筒、研钵、漏斗。

4.2 试剂 盐酸溶液(9→1000)。

4.3 操作方法 避光操作。

4.3.1 取本品 10 片,除去包衣后,精密称定,研细,精密称取适量(约相当于盐酸氯丙嗪 10mg),置 100 量瓶中。

4.3.2 加盐酸溶液(9→1000)70ml,振摇使盐酸氯丙嗪溶解,用盐酸溶液(9→1000)稀释至刻度,摇匀,滤过,精密量取续滤液 5ml,置 100ml 量瓶中,加溶剂稀释至刻度,摇匀。

4.3.3 照紫外-可见分光光度法,在 254nm 波长处测定吸光度。

4.4 计算 按 $C_{17}H_{19}ClN_2S \cdot HCl$ 的吸收系数($E_{1cm}^{1\%}$)为 915 计算含量。

$$盐酸氯丙嗪(\%) = \frac{A \times D \times \overline{W}}{E_{1cm}^{1\%} \times 100 \times W \times 规格} \times 100\% \tag{3-25}$$

4.5 结果判断 按标示量计算,本品含盐酸氯丙嗪应为 93.0%~107.0%。

 【知识贮备三】

盐酸氯丙嗪片的检验

盐酸氯丙嗪片主要用于治疗兴奋躁动、幻觉妄想、思维障碍及行为紊乱等阳性症状,也用于精神分裂症、躁狂症或其他精神病性障碍,并对各种原因所致的呕吐或顽固性呃逆有疗效。

(一)结构与性状

1. 结构

盐酸氯丙嗪片是吩噻嗪(又称苯并噻嗪)类药物的制剂。吩噻嗪类药物属于杂环类药物,其结构中均具有硫氮杂蒽母核,通常在母核第 10 位氮原子上有取代基 R,在第 2 位碳原子上有取代基 R',其结构为:

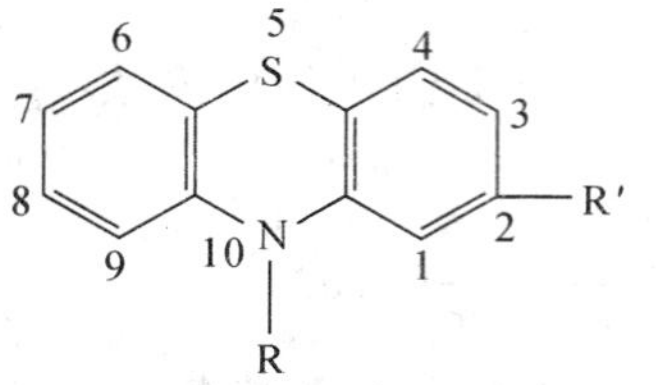

硫氮杂蒽母核在紫外区有 3 处吸收峰,分别在 205nm、254nm、300nm 附近,最强峰多在 254nm 处;此外,母核上氮原子碱性极弱,不用酸直接滴定。但 10 位取代基上的氮原子呈碱性,在非水溶剂中可用高氯酸直接滴定。

常见药物有盐酸异丙嗪、盐酸氯丙嗪、奋乃静、盐酸氟奋乃静等。现以最常用的典型药物盐酸氯丙嗪(atropine sulfate)为例,其化学结构为:

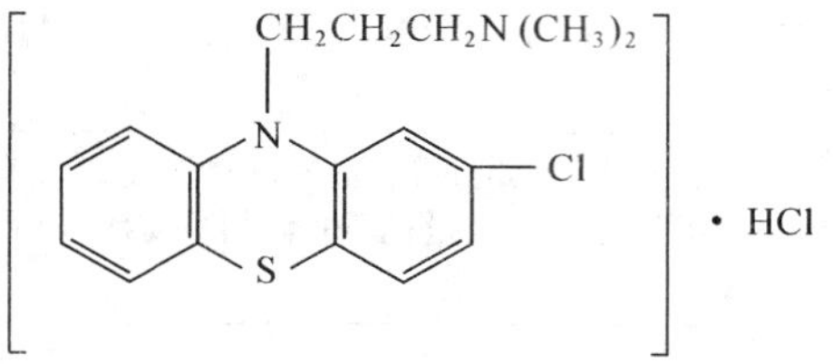

2.性状

外观　本品为白色片。

(二)鉴别显色反应

(1)原理　盐酸氯丙嗪结构中的硫易被氧化,遇不同氧化剂如硝酸可被氧化而显色。盐酸氯丙嗪片中的辅料会干扰反应,应将其溶解后,过滤,除去不溶解的辅料,再进行鉴别。

(2)操作方法　取本品,除去包衣,研细,称取细粉适量(约相当于盐酸氯丙嗪 50mg),加水 5ml,振摇使盐酸氯丙嗪溶解,滤过,滤液加硝酸 5 滴即显红色,逐变淡黄色。

(三)检查——有关物质

(1)原理　盐酸氯丙嗪片在制备过程中会引入其他烷基化吩噻嗪杂质,《中国药典》采用高效液相色谱法检查这些杂质。

(2)操作方法　应避光操作。取供试品细粉适量(约相当于盐酸氯丙嗪 20mg),置 50ml 量瓶中,加流动相使盐酸氯丙嗪溶解并稀释至刻度,摇匀,滤过,取续滤液作为供试品溶液;精密量取适量,用流动相定量稀释制成每 1ml 中含 $2\mu g$ 的溶液,作为对照溶液。照高效液相色谱法测定,用辛烷基硅烷键合硅胶为填充柱;以乙腈-0.5%三氟乙酸(用四甲基乙二胺调节 pH 值至 5.3)(50:50)为流动相;检测波长为 254nm。取对照溶液 $10\mu l$ 注入液相色谱仪,调节检测灵敏度,使主成分色谱峰的峰高约为满量程的 20%。精密量取供试品溶液和对照溶液各 $10\mu l$,分别注入液相色谱仪,记录色谱图至主成分峰保留时间的 4 倍。供试品溶液的色谱图中如有杂质峰,单个杂质峰面积不得大于对照溶液主峰面积(0.5%)。

(四)含量测定

(1)原理　盐酸氯丙嗪结构中具有共轭三环系统,在紫外区 254nm 与 306nm 波长处有最大吸收,其中 254nm 波长处吸收较强。《中国药典》采用紫外-可见分光光度法测定其含量。

(2)操作方法　取本品 10 片,除去包衣后,精密称定,研细,精密称取适量(约相当于盐酸氯丙嗪 10mg),置 100 量瓶中,加盐酸溶液(9→1000)70ml,振摇使盐酸氯丙嗪溶解,用盐酸溶液(9→1000)稀释至刻度,摇匀,滤过,精密量取续滤液 5ml,置 100 量瓶中,加溶剂稀释至刻度,摇匀,照紫外-可见分光光度法,在 254nm 波长处测定吸光度。按 $C_{17}H_{19}ClN_2S \cdot HCl$ 的吸收系数($E_{1cm}^{1\%}$)为 915 计算含量。

【课堂讨论三】

盐酸氯丙嗪片中氯化物的鉴别,为什么必须加氨试液使成碱性,析出的沉淀滤过除去,再取滤液进行试验?

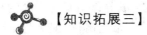**【知识拓展三】**

盐酸氯丙嗪原料药的检验

盐酸氯丙嗪(chlorpromazine hydrochloride)的化学名称为 N,N-二甲基-2-氯-$10H$-吩噻嗪-10-丙胺盐酸盐,属于杂环类药物中的吩噻嗪类药物。

(一)性状

(1)外观　本品为白色或乳白色结晶性粉末;有微臭,味极苦;有引湿性;遇光渐变色;水溶液显酸性反应。

(2)溶解性　本品在水、乙醇或三氯甲烷中易溶,在乙醚或苯中不溶。

(3)熔点　本品的熔点为 194～198℃。

(二)鉴别

1. 显色反应

(1)原理　盐酸氯丙嗪可被硝酸氧化为 3-吩噻嗪酮-5-亚砜(3-phenothiazone-5-sulfoxide)而显色。

(2)操作方法　取本品约 10mg,加水 1ml,加硝酸 5 滴,即显红色,逐渐变为淡黄色。

2. 紫外吸收光谱

(1)原理　盐酸氯丙嗪结构中具有共轭三环系统,在紫外区 254nm 与 306nm 有最大吸收。

(2)操作方法　取本品,加盐酸溶液(9→1000)制成每 1ml 中含 $5\mu g$ 的溶液,照紫外-可见分光光度法测定,在 254nm 与 306nm 波长处有最大吸收,在 254nm 处的吸光度约为 0.46,紫外吸收曲线如图 3-4 所示。

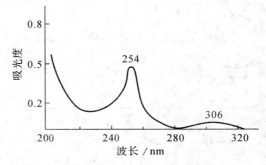

图 3-4　盐酸氯丙嗪的紫外吸收曲线

3. 红外吸收光谱

《中国药典》(2010 年版)二部采用红外吸收光谱法鉴别盐酸氯丙嗪。

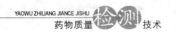
(三)特殊杂质检查

药典规定检查溶液的澄清度与颜色、有关物质、干燥失重和炽灼残渣。

(1)原理　盐酸氯丙嗪在制备过程中引入的其他烷基化吩噻嗪杂质。

(2)操作方法　做这项检查时,应避光操作。取本品20mg,置50ml量瓶中,加流动相溶解并稀释至刻度,摇匀,作为供试品溶液;精密量取适量,用流动相定量稀释制成每1ml中含2μg的溶液,作为对照溶液。照高效液相色谱法试验,用辛烷基硅烷键合硅胶为填充柱;以乙腈-0.5%三氟乙酸(用四甲基乙二胺调节pH值至5.3)(50:50)为流动相;检测波长为254nm。取对照溶液10μl注入液相色谱仪,调节检测灵敏度,使主成分色谱峰的峰高约为满量程的20%。精密量取供试品溶液和对照溶液各10μl,分别注入液相色谱仪,记录色谱图至主成分峰保留时间的4倍。供试品溶液的色谱图中如有杂质峰,单个杂质峰面积不得大于对照溶液主峰面积(0.5%),各杂质峰面积的和不得大于对照溶液主峰面积的2倍(1.0%)。

(四)含量测定

(1)原理　盐酸氯丙嗪结构中含有叔氨氮原子,呈弱碱性,可以在非水溶剂中,用高氯酸滴定测定其含量。

(2)操作方法　取本品约0.2g,精密称定,加冰醋酸10ml和醋酐30ml溶解后,照电位滴定法,用高氯酸滴定液(0.1mol/L)滴定,并将滴定结果用空白试验校正。每1ml的高氯酸滴定液(0.1mol/L)相当于0.1mmol的盐酸氯丙嗪,即相当于35.53mg的$C_{17}H_{19}ClN_2S \cdot HCl$。

盐酸氯丙嗪的含量按下式计算:

$$盐酸氯丙嗪(\%) = \frac{F \times (V - V_0) \times T}{W} \times 100\% \tag{3-26}$$

式中:V为供试品所消耗高氯酸滴定液的体积(ml);V_0为空白试验所消耗高氯酸滴定液的体积(ml);T为滴定度,即每1ml滴定液相当于被测药物的质量(g);F为滴定液浓度校正因子;W为供试品的称样量(g)。

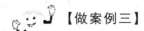**【做案例三】**

吩噻嗪类药物中什么部位呈碱性?能否用非水溶液滴定法测定其含量?

【提高案例三】

盐酸氯丙嗪原料药和片剂为何采用相同的方法鉴别,而采用不同的方法测定含量?

【归纳】

表3-7　归纳

药品	性状	鉴别	检查	含量测定
阿司匹林肠溶片	本品为肠溶包衣片,除去包衣后显白色	1.三氯化铁反应 2.色谱法定性鉴别	1.游离水杨酸 2.释放度	高效液相色谱法 (93.0%~107.0%)
硫酸阿托品片	本品为白色片	1.托烷类生物碱的鉴别反应 2.硫酸盐的鉴别反应	1.含量均匀度 2.重量差异	酸性染料比色法 (90.0%~110.0%)
盐酸氯丙嗪	本品为糖衣片,除去包衣后显白色	1.显色反应 2.氯化物的鉴别反应	1.有关物质 2.溶出度	紫外-可见分光光度法 (93.0%~107.0%)

【目标检测】

一、选择题

【A型题】(最佳选择题，每题备选答案中只有一个最佳答案)

1. 阿司匹林与碳酸钠试液共热，放冷后用稀硫酸酸化，析出的白色沉淀是 　　　　（　　）
　　A. 醋酸　　　　　　B. 乙酰水杨酸　　　　C. 水杨酸　　　　　D. 水杨酸钠

2. 阿司匹林肠溶片与三氯化铁反应颜色为 　　　　　　　　　　　　　　　　（　　）
　　A. 紫堇色　　　　　B. 绿色　　　　　　　C. 黄色　　　　　　D. 蓝色

3. 采用酸碱滴定法测定阿司匹林的含量时，避免酸性杂质影响应采用何种溶剂溶解样
品 　　　　　　　　　　　　　　　　　　　　　　　　　　　　　　　　　（　　）
　　A. 酸性甲醇　　　　B. 中性甲醇　　　　　C. 酸性乙醇　　　　D. 中性乙醇

4. 吩噻嗪类药物遇光易变色的主要原因是 　　　　　　　　　　　　　　　　（　　）
　　A. 吩噻嗪环具有还原性　　　　　　　　　B. 吩噻嗪环具有氧化性
　　C. 吩噻嗪环具有水解性　　　　　　　　　D. 吩噻嗪环侧链的碱性

5. 杂环类原料药含量测定大多采用 　　　　　　　　　　　　　　　　　　　（　　）
　　A. 比色法　　　　　　　　　　　　　　　 B. 非水溶液滴定法
　　C. 酸碱滴定法　　　　　　　　　　　　　 D. 紫外分光光度法

6. 加氧化性试剂能产生红色或红色沉淀的药物可能是 　　　　　　　　　　　（　　）
　　A. 盐酸氯丙嗪　　　B. 对乙酰氨基酚　　　C. 阿司匹林　　　　D. 硫酸奎宁

7. 在酸性染料比色法中，最常用的指示剂是 　　　　　　　　　　　　　　　（　　）
　　A. 甲基红　　　　　B. 酚酞　　　　　　　C. 溴麝香草酚蓝　　D. 溴麝香草酚酞

8.《中国药典》2010年版对生物碱原料药的含量测定大多采用 　　　　　　　　（　　）
　　A. 比色法　　　　　　　　　　　　　　　 B. 紫外分光光度法
　　C. 非水碱量法　　　　　　　　　　　　　 D. 高效液相色谱法

9. 关于酸性染料比色法的正确叙述是 　　　　　　　　　　　　　　　　　　（　　）
　　A. 是一种特殊的非水滴定法
　　B. 利用生物碱的碱性进行测定
　　C. 常用的酸性染料是一些难解离的化合物
　　D. 在一定pH溶液中生物碱阳离子与酸性染料阴离子结合成离子对，被有机溶剂提
取后进行测定

10. 非水碱量法测定生物碱的硝酸盐时常用的确定终点的方法是 　　　　　（　　）
　　A. 永停法　　　　B. 电位法　　　　　　C. 内指示剂法　　　D. 外指示剂法

11. 非水碱量法测定硫酸阿托品时，每1mol高氯酸相当于（　　）mol硫酸阿托品
　　A. 1　　　　　　B. 2　　　　　　　　　C. 3　　　　　　　　D. 4

12. 非水碱量法测定硫酸奎宁片时，每1mol硫酸奎宁消耗（　　）mol高氯酸
　　A. 1　　　　　　B. 2　　　　　　　　　C. 3　　　　　　　　D. 4

13. 糖类赋形剂对下列哪种定量方法产生干扰 　　　　　　　　　　　　　（　　）
　　A. 酸碱滴定法　　　　　　　　　　　　　B. 非水碱量法

C. 氧化还原法　　　　　　　　　　　　D. 配位滴定法

14. 药物制剂的崩解时限测定可被下列哪项试验代替　　　　　　　　（　　）

　　A. 重量差异检查　　　　　　　　　　B. 溶出度检查

　　C. 含量均匀度检查　　　　　　　　　D. 含量测定

15. 药物制剂的含量以　　　　　　　　　　　　　　　　　　　　　　（　　）

　　A. 百分比表示　　　　　　　　　　　B. 制剂的浓度表示

　　C. 制剂的重量或体积表示　　　　　　D. 标示量的百分比表示

16. 片剂的常规检查项目是　　　　　　　　　　　　　　　　　　　　（　　）

　　A. 重量差异和崩解时限　　　　　　　B. 重量差异和含量均匀度

　　C. 重量均匀度和溶出度　　　　　　　D. 崩解时限和溶出度

17. 《中国药典》(2010 年版)规定,凡有含量均匀度测定的片剂可不进行　　（　　）

　　A. 重量差异检查　　　　　　　　　　B. 崩解时限检查

　　C. 溶出度测定　　　　　　　　　　　D. 含量测定

18. 制订制剂分析方法时,须加注意的问题有　　　　　　　　　　　　（　　）

　　A. 附加剂对药物的稀释作用　　　　　B. 附加剂对药物的遮蔽作用

　　C. 辅料对药物的吸附作用　　　　　　D. 辅料对药物检定的干扰作用

19. 片剂的分析步骤　　　　　　　　　　　　　　　　　　　　　　　（　　）

　　A. 外观性状→鉴别→常规检查→杂质检查→微生物学检查→含量测定

　　B. 外观性状→鉴别→杂质检查→常规检查→微生物学检查→含量测定

　　C. 外观性状→鉴别→杂质检查→含量测定

　　D. 外观性状→鉴别→常规检查→杂质检查→含量测定

20. 《中国药典》2005 年版规定,凡有溶出度检查的片剂可不进行　　　（　　）

　　A. 重量差异检查　　　　　　　　　　B. 崩解时限检查

　　C. 含量均匀度测定　　　　　　　　　D. 含量测定

【B 型题】(配伍选择题,备选答案在前,试题在后。每题只有一个正确答案,每个备选答案可重复选用,也可不选用)

　　(1～5 题备选答案)

　　A. 紫外分光光度法　　　B. 非水溶液滴定法　　　C. 高效液相色谱法

　　D. 酸性染料比色法　　　E. 酸碱滴定法

1. 阿司匹林的含量测定采用　　　　　　　　　　　　　　　　　　　（　　）

2. 阿司匹林肠溶片的含量测定采用　　　　　　　　　　　　　　　　（　　）

3. 盐酸氯丙嗪片的含量测定采用　　　　　　　　　　　　　　　　　（　　）

4. 硫酸阿托品的含量测定采用　　　　　　　　　　　　　　　　　　（　　）

5. 硫酸阿托品片的含量测定采用　　　　　　　　　　　　　　　　　（　　）

【X 型题】(多项选择题,每题的备选答案中有 2 个或 2 个以上正确答案)

1. 需要检查游离水杨酸的药物有　　　　　　　　　　　　　　　　　（　　）

　　A. 阿司匹林片　　　　　　　　　　　B. 盐酸氯丙嗪片

　　C. 异烟肼片　　　　　　　　　　　　D. 硫酸阿托品片

2. 《中国药典》2010 年版规定采用中和法测定含量的药物有　　　　　（　　）

A. 苯甲酸   B. 水杨酸   C. 苯甲酸钠   D. 丙磺舒

3. 酸性染料比色测定的必要条件是   (　　)

  A. 有适宜的酸性染料

  B. 有生成离子对的环境

  C. 可通过控制 pH 控制离子对形成完全

  D. 有适当的溶剂可分离完全

4. 以下可以用托烷类生物碱反应鉴别的药物有   (　　)

  A. 盐酸氯丙嗪   B. 硫酸阿托品

  C. 氢溴酸山莨菪碱   D. 盐酸异丙嗪

5. 采用下列哪些方法测定主药含量时,滑石粉、硫酸钙、淀粉等会产生干扰   (　　)

  A. 比色法   B. 分光光度法   C. 旋光法   D. 比浊法

6. 用氧化还原法测定主药含量时会使测定结果偏高的是   (　　)

  A. 糊精   B. 蔗糖   C. 滑石粉   D. 硬脂酸镁

7. 受硬脂酸镁干扰的含量测定方法有   (　　)

  A. 银量法   B. 非水碱量法   C. 配位滴定法   D. 氧化还原法

二、简答题

1. 阿司匹林及其片剂中的游离水杨酸是如何引入的?用何方法检查?

2. 阿司匹林及其片剂为何采用不同的含量测定方法?如片剂与原料药的测定方法相同,会产生什么影响?

3. 生物碱的氢卤酸盐对非水碱量法有什么影响,排除方法是什么?

4. 用非水滴定法测定生物碱的含量时溶剂选择的依据是什么?

5. 片剂辅料硬脂酸镁对哪些含量测定方法有干扰,可采用哪些方法排除干扰?

6. 溶出度的定义是什么?为什么要检查溶出度?

学习任务四　注射剂全检

学习目标

知识目标

● 掌握注射剂检验的基本步骤、检查项目;

● 掌握注射剂含量测定结果的计算;

● 掌握维生素 C 注射剂、维生素 B_{12} 注射剂的质量检验方法;

● 熟悉注射剂附加成分的干扰及排除方法。

技能目标

● 能够根据各药物的结构差别、附加成分的种类选择不同的检验方法;

● 能够根据注射剂含量测定结果,计算其有效成分含量。

【背景知识】

注射剂系指由药物与适宜的溶剂或分散介质制成的供注入体内的溶液、乳状液或混悬

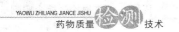

液及供临床用前配制或稀释成溶液或混悬液的粉末或浓溶液的无菌制剂。

注射剂的类型可分为注射液、注射用无菌粉末与注射用浓溶液。注射剂由于其特殊给药途径，各国药典对于其质量严加控制，对静脉滴注与椎管注射用的注射剂还需符合特殊要求。

一、注射剂的组成及分析步骤

1.注射剂的组成

注射剂一般由主药溶于一定的注射用溶剂中，配成一定浓度经过滤、灌封、灭菌而制成。为了保证药液的稳定，减少对人体组织的刺激，常加一些附加成分，如加入适当的酸碱以调节酸度；加入氯化钠调节等渗；对一些难溶的药物还需加入助溶剂防止药物结晶析出；对那些易氧化的药物需加入适当的抗氧剂，有时一些注射剂需加入抑菌剂、止痛剂等。

2.分析步骤

首先观察注射液的色泽和澄明度，再进行鉴别、pH 值检查及杂质检查，然后进行常规检查，最后进行含量测定。

二、注射剂的常规检查

1.注射剂常规检查的项目

注射剂的常规检查分为一般检查和特殊检查。

（1）一般检查项目　澄明度检查、装量限度检查、热原试验、无菌试验等。

（2）特殊检查项目　不溶性微粒，少数以植物油为溶剂的注射液还需检查植物油的碘值、酸值、皂化值。

2.注射剂的常规检查

（1）澄明度检查　是检查注射液是否有不溶性异物。

除另有规定外，照《澄明度检查细则和判断标准》的规定检查，应符合规定。

（2）装量差异

①注射液的装量：为保证注射用量不少于标示量，注射液的灌装可适当增加装量（表 3-8）。

表 3-8　注射液规定增加装量表

标示装量 （ml）	增加量（ml）	
	易流动液	黏稠液
0.5	0.1	0.12
1.0	0.1	0.15
2.0	0.15	0.25
5.0	0.30	0.50
10.0	0.50	0.70
20.0	0.60	0.90
50.0	1.0	1.5

②注射用无菌粉末装量:除另有规定外,装量差异限度应符合表3-9。

（3）不溶性微粒的检查　静脉滴注用注射液,在澄明度检查符合规定后,需检查注射液中的不溶性微粒。除另有规定外,每 1ml 中含 $10\mu m$ 以上的微粒不得超过 20 粒,含 $25\mu m$ 以上的微粒不得超过 2 粒。

（4）少数以植物油为溶剂的注射液还需检查这几项指标:碘值、酸值、皂化值,应符合要求。

表 3-9　注射用无菌粉末的装量差异表

平均装量	装量差异限度
0.05g 以下至 0.05g	$\pm 15\%$
0.05g 以上至 0.15g	$\pm 10\%$
0.15g 以上至 0.50g	$\pm 7\%$
0.50g 以上	$\pm 5\%$

三、含量测定

注射剂的处方,一般来讲比较简单,在制备过程往往也需加进一些附加成分,使含量测定增加了困难,但并非对所有测定方法都有干扰,故各国药典对大多数注射剂根据以下原则选择测定方法:

（1）若注射剂主药含量高,可直接蒸干后,采用原料药的方法测定。

（2）注射剂所含的主药遇热不稳定易于分解,可经有机溶剂提取后,用适当的方法测定。

（3）若附加成分对主药含量测定有干扰,则应排除干扰后测定。

1. 附加成分的干扰与排除

（1）抗氧剂的干扰与排除　注射剂中常加入亚硫酸钠、亚硫酸氢钠、硫代硫酸钠和维生素 C 等作抗氧剂,保证注射剂的稳定性。抗氧剂均为还原性物质,对氧化还原滴定法产生干扰,另外维生素 C 具有紫外吸收,若主药用紫外分光光度法测定,维生素 C 有可能造成干扰。可针对产生干扰性物质的性质加掩蔽剂、加酸分解、加弱氧化剂或改变测定波长加以消除。

①加掩蔽剂:当采用碘量法、铈量法或亚硝酸钠法测定主药含量时,亚硝酸钠、亚硫酸氢钠、焦亚硫酸钠和硫代硫酸钠等抗氧剂可产生干扰。常加入丙酮和甲醛,使其生成加成物来排除干扰。

如安乃近注射液的碘量法测定时,加甲醛做掩蔽剂,消除焦亚硫酸钠的干扰。

$$Na_2S_2O_3 + H_2O \longrightarrow 2NaHSO_3$$

$$NaHSO_3 + \begin{array}{c} H \\ | \\ C=O \\ | \\ H \end{array} \longrightarrow \begin{array}{c} CH_3 \quad OH \\ \diagdown \quad / \\ C \\ \diagup \quad \diagdown \\ CH_3 \quad SO_3Na \end{array}$$

②加酸分解:亚硝酸钠、亚硫酸氢钠、焦亚硫酸钠和硫代硫酸钠等在强酸作用下均能分解,产生二氧化硫气体,加热全部逸出。

如盐酸普鲁卡因胺注射液的含量用亚硝酸钠法测定,由于加入抗氧剂亚硫酸氢钠或焦亚硫酸钠,也能消耗亚硝酸滴定液产生干扰。可加入盐酸,迅速煮沸,使抗氧剂分解,立即冷却至室温,再依法测定。

$$NaHSO_3 + HCl \longrightarrow NaCl + H_2SO_3$$

$$H_2SO_3 \xrightarrow{\triangle} SO_2\uparrow + H_2O$$

③加弱氧化剂:一些弱氧化剂过氧化氢或硝酸,能氧化亚硫酸盐和亚硫酸氢盐,而不能

氧化被测物,也不消耗滴定液。

$$Na_2S_2O_3 + H_2O_2 \longrightarrow Na_2SO_4 + H_2O$$
$$Na_2S_2O_3 + 2HNO_3 \longrightarrow Na_2SO_4 + H_2O + 2NO_2 \uparrow$$

④利用紫外光谱的差异,选择合适的波长:如盐酸异丙嗪注射液的测定用紫外分光光度法,其最大吸收在波长 249nm 和 299nm 处,

而维生素 C 紫外吸收光谱在 243nm 处有最大吸收,故《中国药典》规定,测定盐酸异丙嗪注射液选择与片剂不同的波长在 299nm 波长处测定,避开干扰。

(2)等渗液的干扰与排除　注射剂中常加入氯化钠以形成等渗,但氯化钠的存在会对部分测定产生影响,须事先消除或更改测定方法。

如复方乳酸钠注射液中含氯化钠,而乳酸钠采用离子交换-氢氧化钠滴定法测定,氯化钠干扰此测定。该注射液用强酸性阳离子交换树脂处理时

$$R—SO_3H + CH_3CHOH—COONa \longrightarrow R—SO_3Na + CH_3CHOH—COOH$$
$$R—SO_3H + NaCl \longrightarrow R—SO_3Na + HCl$$

用氢氧化钠滴定液滴定时:

$$CH_3CHOH—COOH + NaOH \longrightarrow CH_3CHOH—COONa + H_2O$$
$$HCl + NaOH \longrightarrow NaCl + H_2O$$

因此必须先用银量法测出氯化钠的含量,再从消耗氢氧化钠的毫摩尔数中减去氯化钠所消耗硝酸银的毫摩尔数,从而求得主药的含量。

(3)溶剂的干扰与排除　注射剂中常添加一些能帮助主药溶解并使注射剂稳定的物质,称助溶剂。这些物质的加入对主药的含量测定常有影响。

如葡萄糖酸钙注射液,因加入氢氧化钙等作助溶剂,故干扰配位滴定,为此,《中国药典》规定,添加的钙盐按钙计算,不得超过葡萄糖酸钙中含有的钙量的 5.0%。

2.含量测定的结果计算

注射剂含量测定的结果也以相当标示量的百分率表示。

下面以滴定分析法与紫外分光光度法为例,介绍注射剂含量测定结果的计算:

(1)滴定分析法结果计算:

$$测得每支实际含量 = \frac{V \times T \times F \times 每支容量}{S} \tag{3-27}$$

$$相当于标示量(\%) = \frac{V \times T \times F \times 每支容量}{S \times 标示量} \times 100\% \tag{3-28}$$

式中:V 为消耗滴定液的体积(ml);T 为滴定度;F 为浓度校正因子;S 为取样体积(ml)。

(2)紫外分光光度法结果计算:

$$测得每支实际含量 = \frac{\frac{A}{E_{1cm}^{1\%}} \times \frac{1}{100} \times D \times 每支容量}{S} \tag{3-29}$$

$$相当于标示量(\%) = \frac{A \times D \times 每支容量}{E_{1cm}^{1\%} \times 100 \times S \times 标示量} \times 100\% \tag{3-30}$$

式中:D 为稀释倍数;S 为取样体积(ml)。

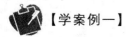【学案例一】

请解读下列检验操作规程。

维生素C注射液检验操作规程

部门:	题目:维生素C注射液检验操作规程		共　　页
编号:	新订:	替代:	起草:
部门审阅:	QA审阅:	批准:	执行日期:
变更记录: 修订号:　　　批准日期:　　　执行日期:			变更原因及目的:

1 性状　取本品,目测,为无色至微黄色的澄明液体。

2 鉴别

2.1 取本品,用水稀释制成1ml中含维生素C 10mg的溶液,取4ml,加0.1mol/L盐酸溶液4ml,混匀,加0.05％亚甲蓝乙醇溶液4滴,置40℃水浴中加热,3min内溶液应由深蓝色变为浅蓝色或完全褪色。

2.2 取本品,用水稀释制成1ml中含维生素C 1mg的溶液,作为供试品溶液;另取维生素C对照品,加水稀释制成1ml中约含1mg的溶液,作为对照品溶液。照薄层色谱法试验,吸取上述两种溶液各2μl,分别点于同一硅胶GF$_{254}$薄层板上,以乙酸乙酯-乙醇-水(5:4:1)为展开剂,展开,晾干,立即(1h内)置紫外光灯(254nm)下检视。供试品溶液所显主斑点的位置和颜色应与对照品溶液的主斑点相同。

3 检查

3.1 pH值　按仪器说明书规定,接通电源预热仪器数分钟,调节零点和温度补偿(有些仪器不需每次调零),根据样品液的pH值选择接近其pH值的标准缓冲液校准仪器,再用另一种pH值相差约3个单位的标准缓冲液核对,误差不应超过该仪器性能指标的相应规定,否则应重换标准缓冲液重新校准仪器直至符合要求后再测样品。

每次更换标准缓冲液或供试液,电极和烧杯必须冲洗干净,再用滤纸吸干或用被测液冲洗,对弱缓冲液的样品要特别注意。测定弱缓冲液时先用邻苯二甲酸氢钾标准缓冲液校正仪器后,测定供试液,并重取供试液再测,每次测定均应测至1min内读数改变不超过0.05pH值为止,然后再用硼砂标准缓冲液校准仪器,再按上法测定本品2次,2次pH值的读数相差应不超过0.1pH,取2次读数的平均值为其pH值,应为5.0~7.0。

3.2 颜色　取本品,加水稀释成每1ml中含维生素C 50mg的溶液,依法检查,在420nm波长处测定吸光度,吸光度不得过0.06。

3.3 草酸　取本品,用水稀释成每1ml中含维生素C 50mg的溶液,精密量取5ml,加稀醋酸1ml与氯化钙试液0.5ml,摇匀,放置1h,作为供试品溶液;精密称取草酸75mg,置500ml量瓶中,加水溶解并稀释至刻度,摇匀,精密量取5ml,加稀醋酸1ml与氯化钙试液0.5ml,摇匀,放置1h,作为对照溶液。供试品溶液产生的浑浊不得浓于对照溶液(0.3％)。

3.4 可见异物

3.4.1 仪器　澄明度检查仪。

3.4.2 光源　采用带遮光板的日光灯,光照度在1000~4000lx范围内可以调节。无色透明容器包装的无色供试品液检查时的光照度为1000~1500lx;透明塑料容器或棕色透明容器包装的供试品溶液或有色供试品溶液检查时的光照度应为2000~3000lx;混悬型供试品溶液或乳状液的光照度为 4000lx。

3.4.3　背景　正面不反光的黑色面作为检查无色或白色异物的背景；侧面和底面的白色面作为检查有色异物的背景。

3.4.4　检查人员条件　远距离和近距离视力测验，均应为 4.9 或 4.9 以上（矫正后视力应为 5.0 或 5.0 以上）；应无色盲。

3.4.5　距离　检查人员调节位置，使供试品位于眼部的明视距离处（指导供试品至人眼的距离，通常为 25cm）。

3.4.6　操作方法　除另有规定外，取供试品 20 支（瓶），除去容器标签，擦净容器外壁，必要时将药液转移至洁净透明的专用玻璃容器内；置供试品于遮光板边缘处，在明视距离（指供试品至人眼的距离，通常为 25cm），分别在黑色和白色背景下，手持供试品颈部轻轻旋转和翻转容器使药液中存在的可见异物悬浮（注意不使药液产生气泡），轻轻翻摇后即用目检视，重复 3 次，总时限为 20s。供试瓶装量每支（瓶）在 10ml 及 10ml 以下的，每次检查可手持 2 支（瓶）。

3.4.7　记录　记录光照度、检查支数、含有异物支数。

3.4.8　结果判定　在静置一定时间后轻轻旋转时均不得检出烟雾状微粒柱，且不得检出金属屑、玻璃屑、长度或最大粒径超过 2mm 的纤毛和块状物等明显外来的可见异物。细微可见异物（点状物、2mm 以下的短纤毛和块状物等）如有检出，除另有规定外，应分别符合下列规定：

①溶液型静脉用注射液、注射用浓溶液：20 支（瓶）供试品中，均不得检出可见异物。如检出微细可见异物的供试品仅有 1 支（瓶），应另取 20 支（瓶）同法复试，均不得检出。

②溶液型非静脉用注射液：被检查的 20 支（瓶）供试品中，均不得检出可见异物。如检出细微可见异物，应另取 20 支（瓶）同法复试，初、复试的供试品中，检出细微可见异物的供试品不得超过 2 支（瓶）。

3.5　装量　取供试品 5 支，开启时注意避免损失，将内容物分别用相应体积的干燥注射器及注射针抽尽，然后注入经标化的量具内（量具的大小应使待测体积至少占其额定体积的 40%），在室温下检视，每支的装量均不得少于其标示量。

3.6　无菌　应符合规定。

3.7　细菌内毒素　取本品，依法检查，每 1mg 中含内毒素量应小于 0.020EU。

4　含量测定

4.1　仪器　分析天平、酸式滴定管、量筒、锥形瓶。

4.2　操作方法　精密量取本品适量（约相当于维生素 C 0.2g），加水 15ml 与丙酮 2ml，摇匀，放置 5min，加稀醋酸 4ml 与淀粉指示液 1ml，用碘滴定液（0.05mol/L）滴定，至溶液显蓝色并持续 30s 不褪。每 1ml 碘滴定液（0.05mol/L）相当于 8.806mg 的 $C_6H_8O_6$。

4.3　结果计算　按下式计算：

$$维生素 C 含量(\%)=\frac{F\times V\times 0.008806}{W\times 标示量}\times 100\%$$ (3-31)

式中：F 为碘滴定液（0.05mol/L）的校正因子；V 为供试品消耗碘滴定液（0.05mol/L）的体积（ml）；0.008806 为每 1ml 碘滴定液（0.05mol/L）相当于 $C_6H_8O_6$ 的质量（g）；W 为供试品的取用质量（g）。

4.4 **结果判断** 按示量计算,本品含维生素 C 应为 90.0%～110.0%。

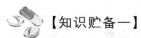 【知识贮备一】

维生素 C 注射液检验

维生素 C 注射液主要用于治疗坏血病、慢性铁中毒和特发性高铁血红蛋白症,各种急慢性传染性疾病及紫癜等辅助治疗。

(一)结构与性状

1.结构

维生素 C 注射液属于维生素类药物制剂。维生素类药物,从化学结构上看均属有机化合物,但并非属同一类化合物,其中有些是醇、酯,有些是酸、胺,还有些是酚和醛类,各具不同的理化性质和生理作用。《中国药典》(2010 年版)收载了维生素 A、B_1、B_2、B_6、B_{12}、C、D_2、D_3、E、K_1、叶酸、烟酸、烟酰胺等原料及制剂共 40 多个品种,按其溶解度分为脂溶性维生素(如维生素 A、D、E、K 等)和水溶性维生素(维生素 B_1、B_2、C、烟酸、泛酸和叶酸等)两大类。维生素 C 化学结构为:

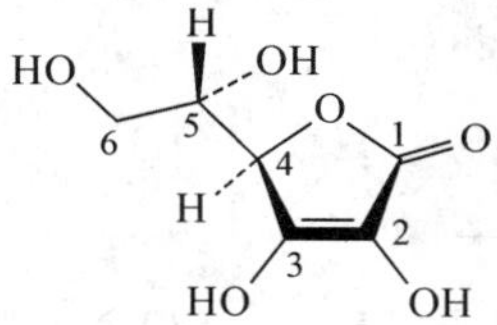

2.性状

外观 本品为无色至微黄色的澄明液体。

(二)鉴别

1.与亚甲蓝的反应

(1)原理 亚甲蓝是一种噻嗪类碱性生物染料,遇锌、氨水等还原剂会被还原成无色状态。维生素 C 分子中有烯二醇基,具有强还原性,可被亚甲蓝氧化为去氢抗坏血酸。

(2)操作方法 取本品,用水稀释制成 1ml 中含维生素 C 10mg 的溶液,取 4ml,加 0.1mol/L 盐酸溶液 4ml,混匀,加 0.05%亚甲蓝乙醇溶液 4 滴,置 40℃水浴中加热,3min 内溶液应由深蓝色变为浅蓝色或完全褪色。

2.薄层色谱法

(1)原理 维生素 C 结构中具有共轭双键,其酸性溶液在 243nm 波长处有最大吸收,可用于其鉴别。

(2)操作方法 取本品,用水稀释制成 1ml 中含维生素 C 1mg 的溶液,作为供试品溶液;另取维生素 C 对照品,加水稀释制成 1ml 中约含 1mg 的溶液,作为对照品溶液。照薄层色谱法试验,吸取上述两种溶液各 $2\mu l$,分别点于同一硅胶 GF_{254} 薄层板上,以乙酸乙酯-乙醇-水(5:4:1)为展开剂,展开,晾干,立即(1h 内)置紫外光灯(254nm)下检视。供试品溶液所显主斑点的位置和颜色应与对照品溶液的主斑点相同。

(三)检查

1.颜色

(1)原理 维生素 C 注射液制备和贮藏过程中易被氧化变色,有色杂质与维生素 C 的

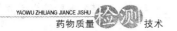

吸收峰略有不同,因此用紫外-可见分光光度法在 420nm 波长处测定吸光度,控制有色杂质的限量。

(2)操作方法　取本品,加水稀释成每 1ml 中含维生素 C 50mg 的溶液,在 420nm 波长处测定吸光度,吸光度不得过 0.06。

2.草酸

(1)原理　维生素 C 注射液制备和贮藏过程中易被氧化,在碱性或酸性溶液中进一步水解开环,产生草酸和 L-丁糖酸。草酸对人体有害,应严格控制其限量。《中国药典》利用草酸与钙盐形成草酸钙沉淀,而维生素 C 无此反应的特点,与对照液比较,进行限量检查。

(2)操作方法　取本品,用水稀释成每 1ml 中含维生素 C 50mg 的溶液,精密量取 5ml,加稀醋酸 1ml 与氯化钙试液 0.5ml,摇匀,放置 1h,作为供试品溶液;精密称取草酸 75mg,置 500ml 量瓶中,加水溶解并稀释至刻度,摇匀,精密量取 5ml,加稀醋酸 1ml 与氯化钙试液 0.5ml,摇匀,放置 1h,作为对照溶液。供试品溶液产生的浑浊不得浓于对照溶液(0.3%)。

(四)含量测定

(1)原理　维生素 C 在醋酸酸性条件下,可被碘定量氧化。但维生素 C 注射剂中的抗氧剂亚硫酸氢钠会消耗碘滴定液,导致测定结果偏高。所以滴定前加入丙酮 2ml,以消除附加成分的干扰。

$$NaHSO_3 + \underset{CH_3}{\overset{CH_3}{C}}=O \longrightarrow \underset{H}{\overset{H}{C}}\overset{OH}{\underset{SO_3Na}{}}$$

(2)操作方法　精密量取本品适量(约相当于维生素 C 0.2g),加水 15ml 与丙酮 2ml,摇匀,放置 5min,加稀醋酸 4ml 与淀粉指示液 1ml,用碘滴定液(0.05mol/L)滴定,至溶液显蓝色并持续 30s 不褪。每 1ml 碘滴定液(0.05mol/L)相当于 8.806mg 的 $C_6H_8O_6$。

(3)注意事项

①操作中加入稀醋酸 10ml 使滴定在酸性溶液中进行。因在酸性介质中维生素 C 受空气中氧的氧化速度减慢,但样品溶于稀醋酸后仍需立即进行滴定。

②加新沸过的冷水的目的是为减少水中溶解的氧对测定的影响。

 【课堂讨论一】

哪些规格的注射剂需要检查不溶性微粒?

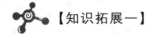 【知识拓展一】

维生素 C 的检验

(一)结构与性状

1.结构

维生素 C 分子结构中具有烯二醇结构,具有内酯环,且有 2 个手性碳原子(C_4、C_5),不仅使维生素 C 性质极为活泼,且具旋光性。

2.性状

(1)外观　维生素 C 为白色结晶或结晶性粉末;无臭,味酸;久置色渐变微黄。维生素 C

为白色或略带淡黄色片。

（2）溶解性　维生素 C 在水中易溶，水溶液显酸性；在乙醇中略溶，在三氯甲烷或乙醚中不溶。

（3）熔点　维生素 C 常温下为固体，具有固定的熔点（190～192℃），熔融时同时分解。

（4）旋光性　分子中有 2 个手性碳原子，故有 4 个光学异构体，其中 L（＋）-抗坏血酸活性最强。本品的比旋度为＋20.5°～＋21.5°。

（二）鉴别

1. 与硝酸银反应

（1）原理　维生素 C 分子中有烯二醇基，具有强还原性，可被硝酸银氧化为去氢抗坏血酸，同时产生黑色金属银沉淀。反应式如下：

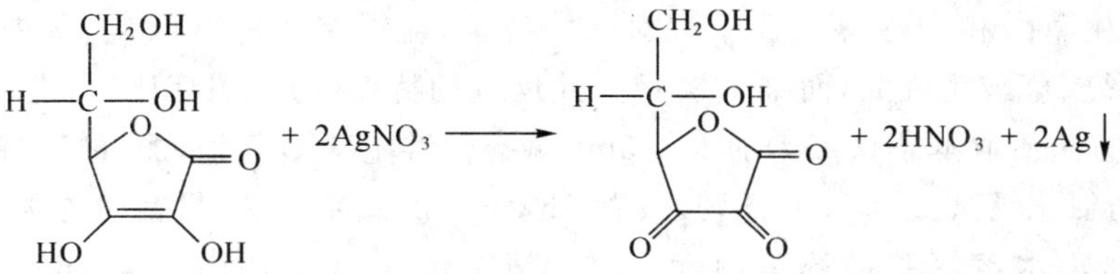

（2）操作方法　取本品 0.2g，加水 10ml 溶解。取该溶液 5ml，加硝酸银试液 0.5ml，即生成金属银的黑色沉淀。

2. 与 2,6-二氯靛酚反应

（1）原理　2,6-二氯靛酚为一染料，其氧化型在酸性介质中为玫瑰红色，碱性介质中为蓝色。与维生素 C 作用后生成还原型无色的酚亚胺。反应式如下：

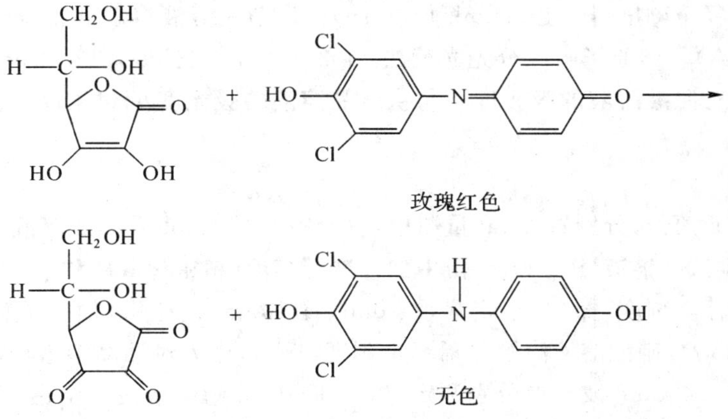

（2）操作方法　取本品 0.2g，加水 10ml 溶解。取该溶液 5ml，加二氯靛酚钠试液 1～2 滴，试液的颜色即消失。

3. 红外分光光度法

《中国药典》（2010 年版）采用该法鉴别维生素 C 原料。维生素 C 的红外光吸收图谱应与对照图谱（光谱集 450 图）一致。

（三）检查

《中国药典》规定应检查维生素 C 的澄清度与颜色、炽灼残渣、铜、铁离子。

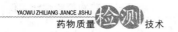

1. 溶液的澄清度与颜色

(1)原理　维生素 C 在贮存期间易变色,且颜色随贮存时间的延长而逐渐加深。因为维生素 C 的水溶液在高于或低于 pH 5～6 时,受空气、光线和温度的影响,分子中的内酯环可发生水解,并进一步发生脱羧反应生成糠醛聚合呈色。为保证产品质量,须控制有色杂质的量。

(2)操作方法　取维生素 C 供试品 3.0g,加水 15ml,振摇使溶解,溶液应澄清无色;如显色,将溶液经 4 号垂熔玻璃漏斗滤过,取滤液,照紫外-可见分光光度法,在 420nm 波长处测定吸光度,不得过 0.03。

2. 草酸

(1)原理　维生素 C 注射液制备和贮藏过程中易被氧化,在碱性或酸性溶液中进一步水解开环,产生草酸和 L-丁糖酸。草酸对人体有害,应严格控制其限量。《中国药典》利用草酸与钙盐形成草酸钙沉淀,而维生素 C 无此反应的特点,与对照液比较,进行限量检查。

(2)操作方法　取本品 0.25g,加水 4.5ml,振摇使维生素 C 溶解,加氢氧化钠试液 0.5ml,稀醋酸 1ml 与氯化钙试液 0.5ml,摇匀,放置 1h,作为供试品溶液;另精密称取草酸 75mg,置 500ml 量瓶中,加水溶解并稀释至刻度,摇匀,精密量取 5ml,加稀醋酸 1ml 与氯化钙试液 0.5ml,摇匀,放置 1h,作为对照溶液。供试品溶液产生的浑浊不得浓于对照溶液(0.3%)。

3. 铁

取本品 5.0g 两份,分别置 25ml 量瓶中,一份中加 0.1mol/L 硝酸溶液溶解并稀释至刻度,摇匀,作为供试品溶液(B)。另一份中加标准铁溶液(精密称取硫酸铁铵 863mg,置 1000ml 量瓶中,加 1mol/L 硫酸溶液 25ml,加水稀释至刻度,摇匀,精密量取 10ml,置 100ml 量瓶中,加水稀释至刻度,摇匀)1.0ml,加 0.1mol/L 硝酸溶液溶解并稀释至刻度,摇匀,作为对照品溶液(A)。照原子吸收分光光度法,在 248.3nm 波长处,以 0.1mol/L 硝酸溶液作空白,分别测定对照品溶液的吸光度 a 与供试品溶液的吸光度 b,供试品溶液的吸光度 b 应小于($a-b$)。

4. 铜

取本品 2.0g 两份,分别置 25ml 量瓶中,一份中加 0.1mol/L 硝酸溶液溶解并稀释至刻度,摇匀,作为供试品溶液(B)。另一份中加标准铜溶液(精密称取硫酸铜 393mg,置 1000ml 量瓶中,加水稀释至刻度,摇匀,精密量取 10ml,置 100ml 量瓶中,加水稀释至刻度,摇匀)1.0ml,加 0.1mol/L 硝酸溶液溶解并稀释至刻度,摇匀,作为对照品溶液(A)。照原子吸收分光光度法,在 324.8nm 波长处分别测定,以 0.1mol/L 硝酸溶液作空白,分别测定对照品溶液的吸光度 a 与供试品溶液的吸光度 b,供试品溶液的吸光度 b 应小于($a-b$)。

(四)含量测定

维生素 C 的含量测定大多是基于其具有强的还原性,可被不同氧化剂定量氧化。因容量分析法简便快速、结果准确,被各国药典所采用,如碘量法、2,6-二氯靛酚法等。又相继发展了紫外分光光度法和高效液相色谱法等,适用于复方制剂和体液中维生素 C 的测定。《中国药典》(2010 年版)采用碘量法测定维生素 C 原料及其制剂的含量。

(1)原理　维生素 C 在醋酸酸性条件下,可被碘定量氧化。根据消耗碘滴定液的体积,即可计算维生素 C 的含量。反应式如下:

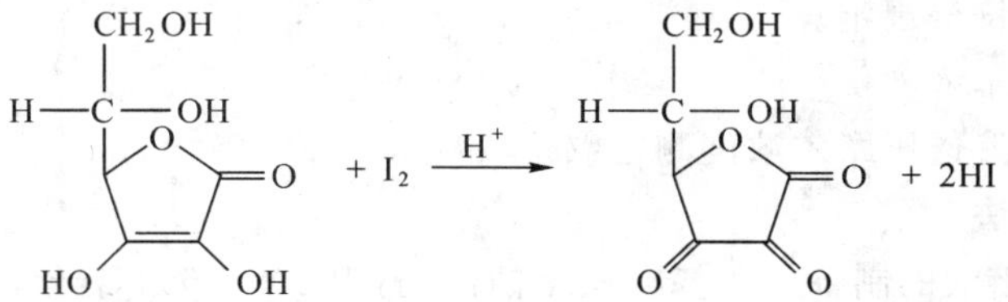

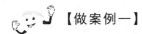

（2）操作方法 取本品约 0.2g，精密称定，加新沸过的冷水 100ml 与稀醋酸 10ml 使溶解，加淀粉指示液 1ml，立即用碘滴定液（0.05mol/L）滴定，至溶液显蓝色并在 30s 内不褪。每 1ml 碘滴定液（0.05mol/L）相当于 8.806mg 的 $C_6H_8O_6$。

（3）计算

$$维生素 C 含量（\%）=\frac{F \times V \times T}{W \times 1000} \times 100\% \tag{3-32}$$

 【做案例一】

维生素 C 的含量计算

精密称取维生素 C 0.2020g，加新沸过的冷水 100ml 和稀醋酸 10ml 使溶解，加淀粉指示液 1ml，立即用碘滴定液（0.1020mol/L）22.49ml，每 1ml 的碘滴定液（0.1mol/L）相当于 8.806mg 的维生素 C，求维生素 C 的百分含量。（100.0%）

 【提高案例一】

用碘滴定液（0.1mol/L）滴定维生素 C。已知：维生素 C 的分子量为 176.13。求维生素 C 的滴定度。（8.806mg/ml）

【学案例二】

请解读下列检验操作规程。

维生素 B_{12} 注射液检验操作规程

部门：	题目：维生素 B_{12} 注射液检验操作规程		共 页
编号：	新订：	替代：	起草：
部门审阅：	QA 审阅：	批准：	执行日期：
变更记录：			变更原因及目的：
修订号：	批准日期：	执行日期：	

1 性状 取本品，目测，为粉红色至红色的澄明液体。

2 鉴别 取含量测定下的溶液，照紫外-可见分光光度法测定，在 361nm 与 550nm 波长处有最大吸收；在 361nm 波长处的吸光度与 550nm 波长处的吸光度的比值应为 3.15～3.45。

3 检查

3.1 pH 值 应为 4.0～6.0。

3.2 可见异物 应符合规定。

3.3 装量 应符合规定。

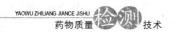

3.4 无菌 应符合规定。

3.5 渗透压摩尔浓度

3.5.1 仪器 渗透压摩尔浓度测定仪。

3.5.2 操作方法

3.5.2.1 标准溶液的制备 取基准氯化钠试剂,于500～650℃干燥40～50min,置干燥器中放冷至室温。根据需要,按表3-10中所列数据精密称取适量,溶于1kg水中,摇匀,即得。

表3-10 渗透压摩尔浓度测定仪校正用标准溶液

每1kg水中氯化钠的质量/g	渗透压摩尔浓度/mOsmol·kg⁻¹	冰点下降温度 $\Delta T/℃$
3.087	100	0.186
6.260	200	0.372
9.463	300	0.558
12.684	400	0.744
15.916	500	0.930
19.147	600	1.116
22.380	700	1.302

3.5.2.2 测定 取适量新沸放冷的水调节仪器零点,由表3-10中选择两种标准溶液(供试品溶液的渗透压摩尔浓度应介于两者之间)校正仪器,测定供试品溶液的渗透压摩尔浓度或冰点下降值。

3.5.2.3 计算

$$渗透压摩尔浓度(mOsmol/kg) = \frac{每千克溶剂中溶解溶质的克数}{分子量} \times n \times 1000 \quad (3-33)$$

式中:n 为一个溶质分子溶解或解离时形成的粒子数(氯化钠 $n=2$);

3.5.3 结果判断 本品渗透压摩尔浓度应为270～330mOsmol/kg。

4 含量测定

4.1 仪器 分析天平、紫外-可见分光光度仪、移液管。

4.2 操作方法 避光操作。精密量取本品适量,用水定量稀释成每1ml约含维生素 B_{12} 25μg 溶液,照紫外-可见分光光度法,在361nm波长处测定吸光度,按 $C_{63}H_{88}CoN_{14}O_{14}P$ 的吸收系数($E_{1cm}^{1\%}$)为207计算,即得。

4.3 结果计算 按下式计算:

$$维生素 B_{12} 含量(\%) = \frac{A \times D \times 每支容量}{E_{1cm}^{1\%} \times 100 \times V_{样} \times 标示量} \times 100\% \quad (3-34)$$

4.4 结果判断 按标示量计算,本品含维生素 B_{12} 应为90.0%～110.0%。

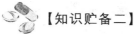【知识贮备二】

维生素 B_{12} 注射液的检验

维生素 B_{12} 注射液为抗贫血药,主要用于治疗原发性和继发性内因子缺乏所致的巨幼细胞性贫血,热带性或非热带性腹泻,肠道切除后引起的盲端形成和小肠憩室以及短二叶裂头绦虫肠道寄生虫所致的维生素 B_{12} 吸收障碍。

（一）结构与性状

1. 结构

维生素 B_{12} 是水溶性维生素，其化学结构为：

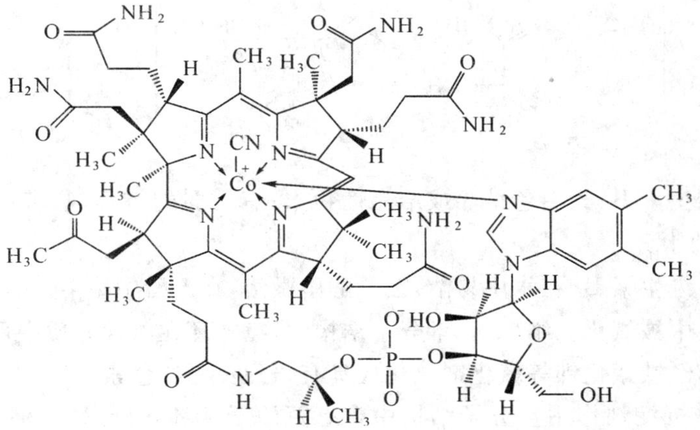

2. 性状

外观　本品为粉红色至红色的澄明液体。

（二）鉴别——紫外-可见分光光度法

（1）原理　维生素 B_{12} 结构中具有共轭双键，其水溶液在 278nm、361nm 与 550nm 波长处有最大吸收，可用于其鉴别。

（2）操作方法　取含量测定下的溶液，照紫外-可见分光光度法测定，在 361nm 与 550nm 波长处有最大吸收；在 361nm 波长处的吸光度与 550nm 波长处的吸光度的比值应为 3.15～3.45。

（三）含量测定

（1）原理　维生素 B_{12} 分子中具有共轭双键结构，在紫外区有吸收，根据其最大吸收波长 361nm 处的吸光度可计算含量。

（2）操作方法　精密量取本品适量，用水定量稀释成每 1ml 约含维生素 B_{12} 25μg 溶液，照紫外-可见分光光度法，在 361nm 波长处测定吸光度，按 $C_{63}H_{88}CoN_{14}O_{14}P$ 的吸收系数 $(E_{1cm}^{1\%})$ 为 207 计算。

（3）注意事项　维生素 B_{12} 注射液温度过高或见光易分解，操作时应避光。

【课堂讨论二】

《中国药典》为何只采用紫外-可见分光光度法鉴别维生素 B_{12} 注射液？

【知识拓展二】

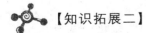

维生素 B₁ 的检验

维生素 B_1（Vitamin B_1）又称盐酸硫胺，广泛存在于米糠、麦麸、酵母中，也有的来源于人工合成。《中国药典》收载有维生素 B_1 片剂和注射液。

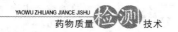
（一）结构与性质

1.结构

维生素 B$_1$ 是由氨基嘧啶环和噻唑环通过亚甲基连接而成的季铵化合物,噻唑环上的季铵及嘧啶环上的氨基,为两个碱性基团,可与酸成盐。

$$\left[H_3C-\underset{N}{\overset{N}{\bigcirc}}-\overset{NH_2}{\underset{CH_2}{\bigcirc}}-CH_2-\overset{S}{\underset{N}{\overset{}{\bigcirc}}}-\overset{CH_2CH_2OH}{\underset{CH_3}{}} \right]^+ \quad Cl^- \cdot HCl$$

2.性质

（1）性状　维生素 B$_1$ 为白色结晶或结晶性粉末;有微弱的特臭,味苦;干燥品在空气中立即吸收约 4% 的水分。

（2）溶解性　维生素 B$_1$ 在水中易溶,在乙醇中微溶,在乙醚中不溶。水溶液显酸性。

（3）碱性介质中被氧化　维生素 B$_1$ 分子结构中,噻唑环在碱性介质中可开环,再与嘧啶环上的氨基结合,经铁氰化钾等氧化剂氧化成具有强烈荧光的色素。

（4）与生物碱沉淀剂作用　分子结构中含有氮原子杂环,可与硅钨酸等生物碱沉淀剂反应。

（5）紫外吸收特性　分子结构中具有共轭双键结构,具有紫外吸收,本品的 12.5μg/ml 盐酸溶液(9→1000),在 246nm 波长处有最大吸收,吸收系数($E_{1cm}^{1\%}$)为 421,故本品的 $E_{1cm}^{1\%}$ 为 406~436。

（6）氯化物特性　本品为盐酸盐,水溶液显氯化物反应。

（二）鉴别

1.硫色素反应

（1）原理　维生素 B$_1$ 在碱性溶液中,可被铁氰化钾氧化生成硫色素。硫色素溶于正丁醇(或异丁醇)中,显蓝色荧光。反应式如下:

$$H_3C-\underset{N}{\overset{N}{\bigcirc}}-\overset{NH_2\cdot HCl}{\underset{CH_2}{\bigcirc}}-\overset{S}{\underset{N^+}{\overset{}{\bigcirc}}}-\overset{CH_2CH_2OH}{\underset{CH_3}{}} \quad \xrightarrow{NaOH} \quad H_3C-\underset{N}{\overset{N}{\bigcirc}}-\overset{NH_2}{\underset{CH_2}{\bigcirc}}-\overset{O}{\underset{N}{\overset{}{\parallel}}}C-H \quad \overset{NaS}{\underset{CH_3}{\overset{}{C}}}=\overset{CH_2CH_2OH}{}$$

$$\xrightarrow{-H_2O} \quad \text{（环合结构）} \quad \xrightarrow{\text{环合} \atop -NaOH} \quad \text{（环合结构）}$$

$$\xrightarrow{[O] \atop -2H} \quad \text{（硫色素结构）}$$

（2）操作方法　取本品约 5mg,加氢氧化钠试液 2.5ml 溶解后,加铁氰化钾试液 0.5ml 与正丁醇 5ml,强力振摇 2min,放置使分层,上面的醇层显强烈的蓝色荧光;加酸使成酸性,荧光即消失;再加碱使成碱性,荧光再显。

本反应为维生素 B$_1$ 的专属反应。

2.沉淀反应

维生素 B_1 可与多种生物沉淀试剂作用,产生不同颜色的沉淀,与碘生成红色沉淀,与碘化铋钾生成淡黄色沉淀,与硅钨酸生成白色沉淀。

3.其他

本品水溶液显氯化物反应。

(三)含量测定

维生素 B_1 及其制剂常用的含量测定方法,有硅钨酸重量法、硫色素荧光法、银量法、非水溶液滴定法及紫外分光光度法等。《中国药典》2010 年版用非水溶液滴定测定原料药含量,而片剂和注射剂则采用紫外-可见分光光度法测定含量。

1.非水滴定法

本法简便、快速、准确。《中国药典》从 1995 年版开始用本法取代了前几版收载的硅钨酸重量法。

(1)原理 维生素 B_1 分子中含有两个碱性的已成盐的伯胺和季铵基团,在非水溶液中,均可和高氯酸作用。反应系数比为 1∶2,根据消耗高氯酸的量即可计算出维生素 B_1 的含量。

(2)方法 取本品约 0.15g,精密称定,置 100ml 具塞锥形瓶中,加冰醋酸 20ml,微热溶解后,密塞,冷至室温,加醋酸汞试液 5ml,喹哪啶红-亚甲蓝混合指示液 2 滴,用高氯酸滴定液(0.1mol/L)滴定至溶液显天蓝色,振摇 30s 不褪色并将滴定结果用空白试验校正。每 1ml 高氯酸滴定液(0.1mol/L)相当于 18.86mg 的 $C_{12}H_{17}ClN_4OS \cdot HCl$。

2.紫外分光光度法

(1)原理 维生素分子中有共轭双键结构,具有紫外吸收,可在其最大吸收波长处测定吸收度进行定量。

(2)操作方法 取本品 20 片精密称定,研细,精密称取适量(约相当于维生素 B_1 25mg)置 100ml 量瓶中,加盐酸溶液(9→1000)约 70ml,振摇 15min,使维生素 B_1 溶解,加盐酸溶液稀释至刻度,摇匀,用干燥滤纸过滤,精密量取续滤液 5ml,置另一 100ml 量瓶中,再加盐酸溶液稀释至刻度,摇匀,在 246nm 波长处测定吸光度,按 $C_{12}H_{17}ClN_4OS \cdot HCl$ 的吸收系数($E_{1cm}^{1\%}$)为 421 计算即得。

$$标示量(\%) = \frac{A \times D \times \overline{W}}{E_{1cm}^{1\%} \times 100 \times W \times 标示量} \times 100\% \tag{3-35}$$

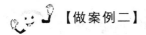 **【做案例二】**

维生素 B_1 片的含量计算

取本品 20 片(规格为 10mg/片),总重为 1.734,研细,精密称取维生素 B_1 药粉 0.2168g,置 100ml 量瓶中,加盐酸溶液(9→1000)约 70ml,振摇 15min,使维生素 B_1 溶解,加盐酸溶液稀释至刻度,摇匀,用干燥滤纸过滤,精密量取续滤液 5ml,置另一 100ml 量瓶中,再加盐酸溶液稀释至刻度,摇匀,在 246nm 波长处测定吸光度为 0.523,按 $C_{12}H_{17}ClN_4OS \cdot HCl$ 的吸收系数($E_{1cm}^{1\%}$)为 421 计算,求维生素 B_1 片的含量。(99.4%)

 【提高案例二】

用高氯酸滴定液(0.1mol/L)滴定维生素 B_1。已知:维生素 B_1 的分子量为 337.27。求

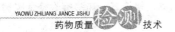

维生素 B_1 的滴定度。（16.86mg/ml）

【归纳】

表 3-11 　归纳

药　品	性　状	鉴　别	检　查	含量测定
维生素 C 注射液	本品为肠溶包衣片，除去包衣后显白色	1.与亚甲蓝反应 2.薄层色谱法定性鉴别	1. pH 值 2. 澄明度 3. 装量差异 4. 草酸 5. 颜色 6. 无菌 7. 细菌内毒素	碘量法 （90.0%～110.0%）
维生素 B_{12} 注射液	本品为粉红色至红色的澄明液体	紫外-可见分光光度法	1. pH 值 2. 澄明度 3. 装量差异 4. 无菌 5. 渗透压摩尔浓度	紫外-可见分光光度法 （90.0%～110.0%）

【目标检测】

一、选择题

【A 型题】（最佳选择题，每题备选答案中只有一个最佳答案）

1. 维生素 B_1 进行硫色素反应鉴别而显荧光的条件是　　　　　　　　　　（　　）

　　A. 酸性　　　　　　　B. 碱性　　　　　　　C. 中性　　　　　　　D. 弱酸性

2. 维生素 C 能使 2,6-二氯靛酚试液颜色消失，是因为维生素 C 具有　　　　（　　）

　　A. 氧化性　　　　　　B. 还原性　　　　　　C. 酸性　　　　　　　D. 碱性

3. 硫色素反应鉴别维生素 B_1 所显荧光的颜色为　　　　　　　　　　　　（　　）

　　A. 红色荧光　　　　　B. 黄色荧光　　　　　C. 蓝色荧光　　　　　D. 绿色荧光

4. 用碘量法测定维生素 C 注射液含量时，为消除抗氧剂焦亚硫酸钠的干扰，加入下列哪个作掩蔽剂　　　　　　　　　　　　　　　　　　　　　　　　　　　　（　　）

　　A. 丙酸　　　　　　　B. 甲醇　　　　　　　C. 酒石酸　　　　　　D. 丙酮

5. 用碘量法测定维生素 C 含量，已知维生素 C 的分子量为 176.13，则每 1ml 碘滴定液（0.1mol/L）相当于维生素 C 的量为　　　　　　　　　　　　　　　　　（　　）

　　A. 4.403mg　　　　　B. 88.06mg　　　　　C. 8.806mg　　　　　D. 176.1mg

6. 经稀盐酸（或三氯醋酸）水解脱水生成糠醛，加吡咯并加热至 50℃，显蓝色，此药物是　　　　　　　　　　　　　　　　　　　　　　　　　　　　　　　　　（　　）

　　A. 蔗糖　　　　　　B. 紫外分光光度法　　C. 枸橼酸　　　　　　D. 抗坏血酸

7. 注射剂的分析步骤为　　　　　　　　　　　　　　　　　　　　　　　（　　）

　　A. 色泽、澄明度→鉴别→pH 值→常规检查→杂质检查→含量测定

　　B. 色泽、澄明度→鉴别→pH 值→杂质检查→常规检查→含量测定

280

C.色泽、澄明度→pH 值→鉴别→杂质检查→常规检查→含量测定

D.色泽、澄明度→鉴别→杂质检查→常规检查→含量测定

8.对离子交换法产生干扰的是　　　　　　　　　　　　　　　　　（　　）

　　A.葡萄糖　　　　　B.滑石粉　　　　　C.乳糖　　　　　D.氯化钠

9.注射剂分析中影响碘量法、银量法、铈量法、亚硝酸钠法测定的附加剂有　（　　）

　　A.亚硫酸钠　　　B.硬脂酸镁　　　　C.淀粉　　　　　D.滑石粉

10.盐酸普鲁卡因胺注射液中亚硫酸氢钠对测定有干扰,可在测定前加入(　　)迅速煮沸使亚硫酸氢钠分解

　　A.丙酮　　　　　B.中性乙醇　　　　C.甲醛　　　　　D.盐酸

11.用紫外分光光度法测定盐酸异丙嗪注射液的含量时,为避免抗氧剂 VC 的干扰,故

（　　）

　　A.选择在 249nm 波长处测定吸收度

　　B.选择在 299nm 波长处测定吸收度

　　C.加过氧化氢

　　D.加甲醛做掩蔽剂

12.测定维生素 C 注射液的含量时,在滴定前要加入丙酮,是为了　　　　（　　）

　　A.保持维生素 C 注射液的稳定

　　B.消除注射液中抗氧剂的干扰

　　C.增加维生素 C 的溶解度

　　D.加快反应速度

【B 型题】(配伍选择题,备选答案在前,试题在后。每题只有一个正确答案,每个备选答案可重复选用,也可不选用)

(1～5 题备选答案)

　　A.酸碱滴定法　　　B.非水溶液滴定法　　C.碘量法　　　　　D.气相色谱法

　　E.紫外分光光度法

1.维生素 B₁ 的含量测定采用　　　　　　　　　　　　　　　　　（　　）

2.维生素 B₁₂ 注射液的含量测定采用　　　　　　　　　　　　　　（　　）

3.维生素 B₁ 片的含量测定采用　　　　　　　　　　　　　　　　（　　）

4.维生素 C 的含量测定采用　　　　　　　　　　　　　　　　　（　　）

5.维生素 C 注射液的含量测定采用　　　　　　　　　　　　　　（　　）

【X 型题】(多项选择题,每题的备选答案中有 2 个或 2 个以上正确答案)

1.维生素 C 的性质有　　　　　　　　　　　　　　　　　　　　（　　）

　　A.水溶液显酸性　　　　　　　　　　　B.具有旋光性

　　C.具有极强的还原性　　　　　　　　　D.具有紫外吸收

2.用 2,6-二氯靛酚鉴别维生素 C 时　　　　　　　　　　　　　　（　　）

　　A.加水溶解维生素 C　　　　　　　　　B.加乙醇溶解维生素 C

　　C.2,6-二氯靛酚为一氧化性的染料　　　D.试液的颜色消失

3.下列属于注射液检查项目的有

　　A.装量差异　　　B.热原　　　　　C.澄明度　　　　D.无菌

4. 注射剂中哪些附加剂对其含量测定有干扰 （　　）

    A. 酸或碱   B. NaCl   C. 助溶剂   D. 抗氧剂

5. 维生素 B_{12} 注射液在（　　）波长处有最大吸收

    A. 361nm   B. 550nm   C. 432nm   D. 以上均不是

6. 以下说法正确的是 （　　）

    A. 维生素 B_{12} 注射液是脂溶性维生素

    B. 维生素 B_{12} 注射液为粉红色至红色的澄明液体

    C. 维生素 B_{12} 是由氨基嘧啶环和噻唑环通过亚甲基连接而成的季铵化合物

    D. 维生素 B_1 是由氨基嘧啶环和噻唑环通过亚甲基连接而成的季铵化合物

二、简答题

1. 试述注射剂中常见附加成分的干扰及排除方法。

2. 维生素 C 及其注射剂为什么采用相同的含量测定方法？

（丁　丽）

学习任务五　胶囊剂全检

 学习目标

知识目标

- 熟悉胶囊剂的外观要求；
- 掌握胶囊剂的制剂常规检查项目；
- 了解抗生素类药物中高分子聚合物的来源及控制方法；
- 掌握 β-内酰胺类抗生素的结构特点与性质；

技能目标

- 会检查胶囊剂的装量差异、崩解时限；
- 会检查抗生素类药物中高分子聚合物；
- 能根据药品质量标准检验头孢氨苄胶囊的质量。

【背景知识】

一、胶囊剂的发展简史

胶囊剂于 1730 年由维也纳药剂师 De Paul 发明，用于掩盖痛风药的异味。1834 年药剂师 Dublanc 及其学生 Mothès 申请了第一个胶囊剂专利。1837 年 Mothès 又改善了胶囊的性能。1846 年法国人 Lehuby 提出胶囊作为药品的外衣，设计了两部分组成的胶囊，并采用蘸胶法制备了胶囊壳。1931 年 Parke，Davis & Co. 的 Arthur Colton 设计了胶囊壳的生产设备，至今仍在使用。

二、抗生素类药物的发展简史

我国很早以前就开始用麦曲来治疗消化系统疾病，只是当时人们并不了解"霉"。19 世纪后期,随着人们逐步接受细菌的理论,科学家们开始了抗生素的探索历程。1871 年英国外科医生李斯特发现:被霉菌污染的尿液里不能生长细菌。19 世纪 90 年代,德国医生 Rudolf Emmerich 和 Oscar Low 首次发现了一种来自微生物的绿脓菌酶。这是在医院里使用的第一种抗生素,但是这种抗生素抗菌效力有限,对多数感染治疗无效。

1908 年,磺胺作为偶氮染料的中间体被合成出来。1932 年,德国化学家多马克合成了红色偶氮化合物百浪多息——第一个磺胺药。这一发现轰动了全世界。由于发明了磺胺药,多马克于 1939 年被授予诺贝尔生理学或医学奖。为了扩大磺胺抗菌谱和增强其抗菌活性,欧美各国科学家对其结构进行了多方面的改造,合成了数以千计的磺胺化合物,从中筛选出 30 多种疗效好而毒性低的药物。

1928 年,弗莱明在英国伦敦圣玛丽医院任职时,无意中发现在一个被污染的培养皿中,培养的葡萄球菌的生长竟被一种青绿色的霉菌(青霉菌)所抑制。弗莱明据此推测,青霉菌的分泌物应该具有抑制细菌生长的功效。1940 年,青霉素开始进入临床试验阶段。青霉素是第一个作为治疗药物应用于临床的抗生素。1945 年,弗莱明、弗洛里和钱恩因为发现青霉素及其治疗感染性疾病的功效分享了诺贝尔生理学或医学奖的殊荣。

1943 年,美国微生物学家瓦克斯曼从土壤细菌中发现了链霉素。这是一种新型抗生素,被称为氨基糖苷类。当时,虽然青霉素对感染产生了不可思议的治疗作用,但肺结核仍然无法治疗,医生对此束手无策。链霉素的问世让肺结核不再可怕。采用链霉素是肺结核治疗史上的重大改革。在短短的一二十年里,相继发现了金霉素(1947 年)、氯霉素(1948 年)、土霉素(1950 年)、制霉菌素(1950 年)、红霉素(1952 年)、卡那霉素(1958 年)等重要抗生素。因此,瓦克斯曼也获得了 1952 年度诺贝尔生理学或医学奖。

1955 年,Lloyd Conover 申请了四环素专利。在美国,四环素变成了处方药里抗菌谱最广的抗生素。1957 年制霉菌素获得专利,主要用于治疗霉菌感染。进入 60 年代后,人们从微生物中寻找新的抗生素的速度明显放慢,取而代之的是半合成抗生素的出现。1958 年,6-氨基青霉烷酸成功合成,开辟了由寻找抗生素到生产合成抗生素的转变。随后,头孢菌素一代、二代、三代也相继出现。

自 1941 年青霉素应用于临床后,抗生素的广泛应用挽救了无数生命。时至今日抗生素仍然是医生治疗感染过程中必不可少的药品。然而随着抗生素的滥用,导致许多细菌产生了耐药性。抗生素使用较为集中的医院成了培养"超级细菌"的温床,如今中国存在的几乎对所有抗生素都有抵抗能力的"超级细菌"名单越来越长,按照目前的态势发展,新"超级细菌"还会陆续出现,10~20 年内,现在所有的抗生素对它们都将失去效力。欧洲专家担忧中国重回"前抗生素时代"。面对如此严峻的形势,我们必须立即行动,加强监管,严格限制抗生素的销售和使用。

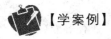【学案例】

头孢氨苄胶囊的检验

本品含头孢氨苄($C_{16}H_{17}N_3O_4S$)应为标示量的 90.0%~110.0%。

【鉴别】在含量测定项下记录的色谱图中,供试品溶液主峰的保留时间应与对照品溶液主峰的保留时间一致。

【检查】有关物质　取本品的内容物适量,加流动相 A 溶解并稀释制成每 1ml 中含头孢氨苄 1.0mg 的溶液,滤过,取续滤液作为供试品溶液,精密量取 1ml,置 100ml 量瓶中,用流动相 A 稀释至刻度,摇匀,作为对照溶液;取 7-氨基去乙酰氧基头孢烷酸对照品和 α-苯甘氨酸对照品各约 10mg,精密称定,置同一 100ml 量瓶中,加 pH7.0 磷酸盐缓冲液约 20ml 超声使溶解,再用流动相 A 稀释至刻度,摇匀。精密量取 2.0ml,置 20ml 量瓶

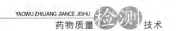

头孢氨苄($C_{16}H_{17}N_3O_4S \cdot H_2O$,365.41)

中,用流动相 A 稀释至刻度,摇匀,作为杂质对照溶液。照高效液相色谱法(附录 VD)测定,用十八烷基硅烷键合硅胶为填充剂;流动相 A 为 0.2mol/L 磷酸二氢钠溶液(用氢氧化钠试液调节 pH 值至 5.0),流动相 B 为甲醇,按表 3-12 进行线性梯度洗脱;检测波长为 220nm,取杂质对照品溶液 20μl 注入液相色谱仪,记录色谱图,7-氨基去乙酰氧基头孢烷酸峰和 α-苯甘氨酸峰的分离度应符合要求;取供试品溶液适量,在 80℃ 水浴中加热 60min,冷却,取 20μl 注入液相色谱仪,记录色谱图,头孢氨苄峰与相邻杂质峰的分离度应符合要求。取对照溶液 20μl,注入液

表 3-12　流动相梯度洗脱程序

时间(min)	流动相 A(%)	流动相 B(%)
0	98	2
1	98	2
20	70	30
23	98	2
30	98	2

相色谱仪,调节检测灵敏度,使主成分色谱峰的峰高约为满量程的 25%。精密量取供试品溶液、对照溶液及杂质对照品溶液各 20μl,分别注入液相色谱仪,供试品溶液色谱图中如有杂质峰,含 7-氨基去乙酰氧基头孢烷酸峰和 α-苯甘氨酸峰按外标法以峰面积计算,均不得过 1.0%;其他单个杂质峰面积不得大于对照溶液主峰面积的 2 倍(2.0%),其他各杂质峰面积的和不得大于对照溶液主峰面积的 3 倍(3.0%)。

水分　取本品的内容物适量,照水分测定法(附录 Ⅷ M 第一法 A)测定,含水分不得过 9.0%。

溶出度　取本品,照溶出度测定法(附录 Ⅹ C 第一法),以水 900ml 为溶出介质,转速为每分钟 100 转,依法操作,经 45min 时,取溶液适量,滤过,精密量取续滤液适量,用溶出介质定量稀释制成每 1ml 中约含 25μg 的溶液,照紫外-可见分光光度法(附录 Ⅳ A),在 262nm 波长处测定吸光度;另精密称取头孢氨苄对照品适量,加溶出介质溶解并定量稀释制成每 1ml 中约含 25μg 的溶液,同法测定,计算每粒的溶出量。限度为标示量的 80%,应符合规定。

其他　应符合胶囊剂项下有关的各项规定(附录 Ⅰ E)。

【含量测定】照高效液相色谱法(附录 Ⅴ D)测定。

用十八烷基硅烷键合硅胶为填充剂;以水-甲醇-3.86% 醋酸钠溶液-4% 醋酸溶液(742:240:15:3)为流动相;检测波长为 254nm;取供试品溶液适量,在 80℃ 水浴中加热 60min,冷却,取 20μl 注入液相色谱仪,记录色谱图,头孢氨苄峰与相邻杂质峰的分离度应符合要求。

取装量差异项下的内容物,混合均匀,精密称取适量(约相当于头孢氨苄 0.1g),置 100ml 量瓶中,加流动相适量,充分振摇,使头孢氨苄溶解,再用流动相稀释至刻度,滤过,精

密量取续滤液 10ml,置 50ml 量瓶中,用流动相稀释至刻度,摇匀,精密量取 10μl 注入液相色谱仪,记录色谱图;另取头孢氨苄对照品适量,同法测定。按外标法以峰面积计算,即得。

【类别】β-内酰胺类抗生素,头孢菌素类。

【规格】(1)0.125g;(2)0.25g。

【贮藏】遮光,密封,在凉暗处保存。

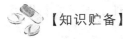【知识贮备】

一、抗生素类药物的结构分类

抗生素类药物按结构分为:β-内酰胺类、氨基糖苷类、大环内酯类、四环素类、多烯大环类、多肽类、酰胺醇类、抗肿瘤类及其他类。《中国药典》2010 年版共收载 346 个抗生素品种,其中 β-内酰胺类 127 个品种,大环内酯类 48 个品种,氨基糖苷类 38 个品种,喹诺酮类 45 个品种,其余小类共 88 个品种。

β-内酰胺类抗生素又包括青霉素类、头孢菌素类、碳青霉烯类、青霉烯类、氧青霉烷类和单环 β-内酰胺类,结构中均含有 β-内酰胺环。这类药物有青霉素钠(钾)、阿莫西林、氨苄西林、阿洛西林钠、美洛西林钠、他唑巴坦、头孢氨苄、头孢羟氨苄、头孢尼西钠、头孢地嗪钠、头孢唑肟钠、氨曲南等。

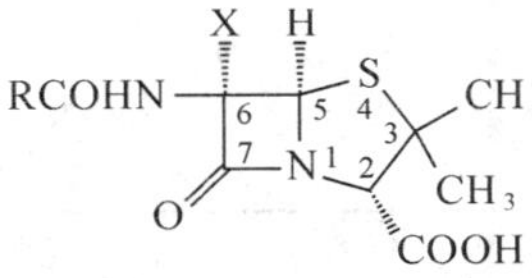

青霉素类   头孢菌素类   碳青霉烯类

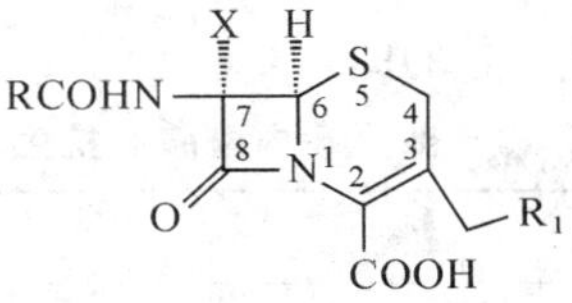

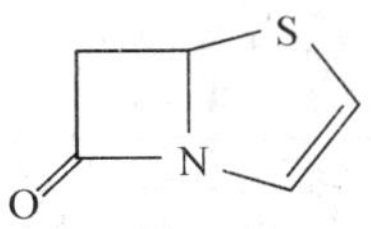

青霉烯类 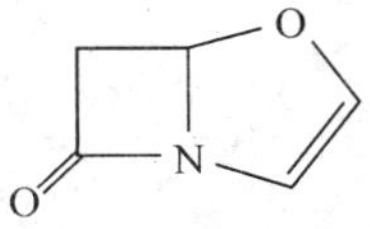   氧青霉烷类 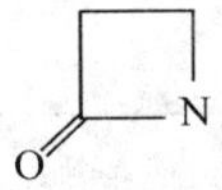   单环β-内酰胺类

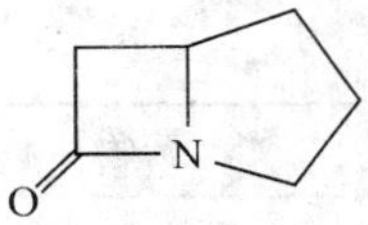

氨基糖苷类抗生素结构中有氨基糖苷和氨基环醇。这类药物有硫酸链霉素、硫酸庆大霉素、盐酸大观霉素、硫酸卡那霉素、妥布霉素等。

大环内酯类抗生素分为十四元环、十五元环及十六元环。十四元环有红霉素及其衍生物,具有结构相近,无紫外吸收,特征性反应不明显等特点;十五元环有阿奇霉素;十六元环有乙酰螺旋霉素、吉他霉素等,均为多组分化合物。

四环素类抗生素均为氢化并四苯的结构。这类药物有交沙霉素、麦白霉素、红霉素、乙酰螺旋霉素、吉他霉素、克拉霉素、阿奇霉素等。

多烯大环类抗生素结构中不仅有大环内酯,而且在内酯中有共轭双键。这类药物有两性霉素 B、曲古霉素、制霉菌素、球红霉素等。

多肽类抗生素由多种氨基酸经肽键组成线状、环状或带侧链的环状化合物。这类药物有盐酸万古霉素、硫酸多黏菌素 B、盐酸去甲万古霉素等。

酰胺醇类抗生素有氯霉素、甲砜霉素、棕榈氯霉素等。

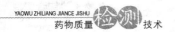
抗肿瘤类抗生素有丝裂霉素、盐酸平阳霉素、盐酸表柔比星等。

其他类包括林可霉素类、磷霉素类等。

二、抗生素类药物的特点

抗生素(antibiotics)是某些细菌、放线菌、真菌等微生物的次级代谢产物,或用化学方法合成的相同结构或结构修饰物,在低浓度下对各种病原性微生物有选择性杀灭或抑制作用的药物。与化学合成药物相比,其结构、组成更加复杂,表现为:

1. 纯度低

抗生素类药物的同系物多(如庆大霉素、新霉素)、异构体多(如半合成 β-内酰胺类、氨基糖苷类的光学异构体)、降解物多(如四环素类药物),因此纯度低,选择分析方法时应考虑方法的专属性。

2. 活性组分易变异

由于微生物菌株及发酵条件的变化等均可产生产品组分的组成或比例的改变。

3. 稳定性差

β-内酰胺类抗生素中的 β-内酰胺环是药物的活性中心,但存在稳定性差的特点。

三、β-内酰胺类抗生素的质量分析

1. β-内酰胺类抗生素的结构(表 3-13)

表 3-13　部分 β-内酰胺类抗生素的结构

药物名称	结构式
青霉素钠	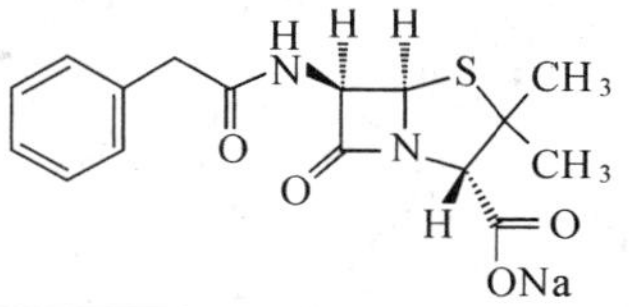
氨苄西林	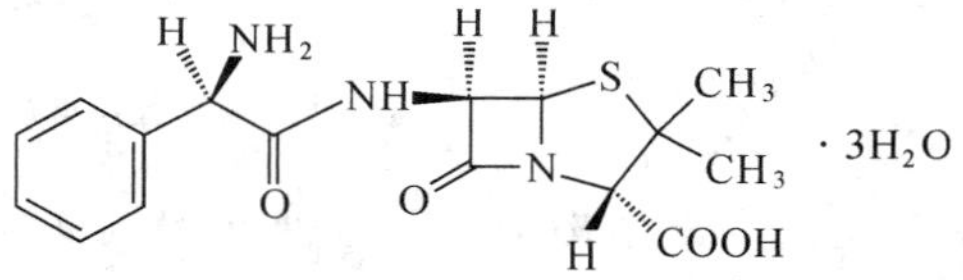
阿莫西林	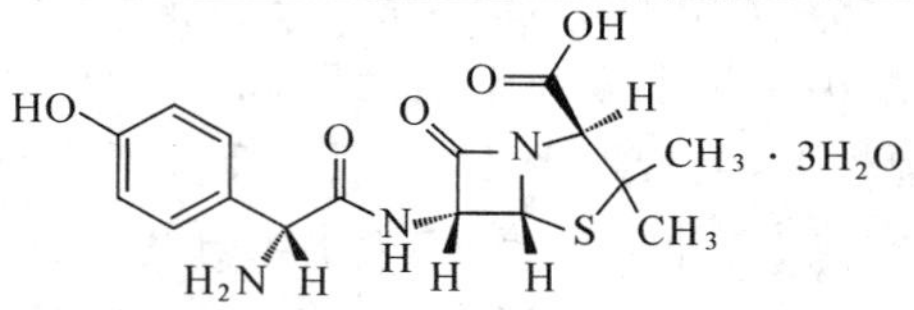
头孢氨苄	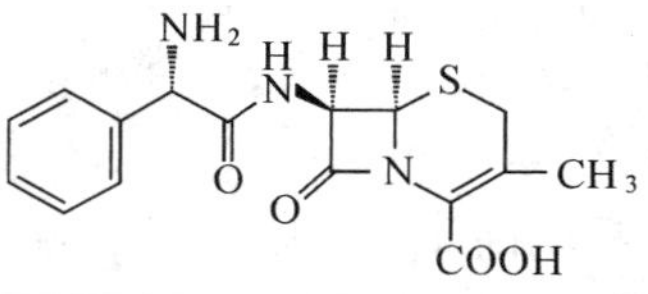

续表

药物名称	结构式
阿洛西林钠	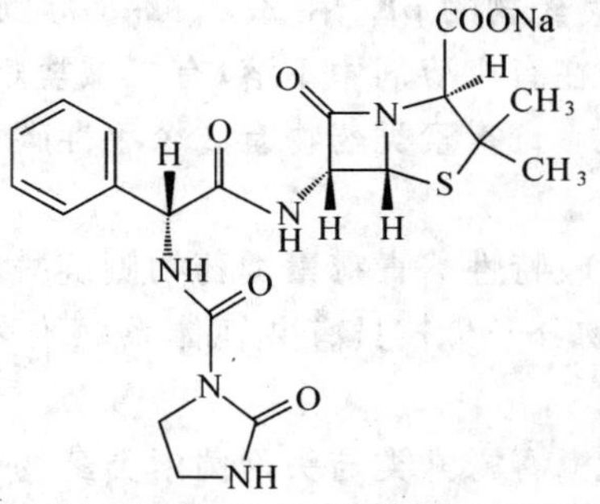
氨曲南	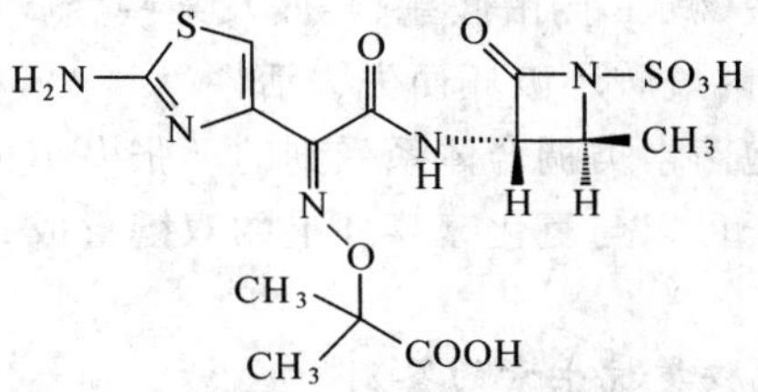
头孢克肟	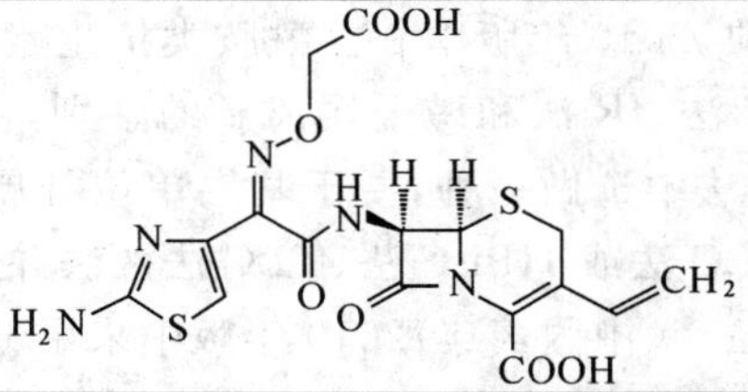
头孢尼西钠	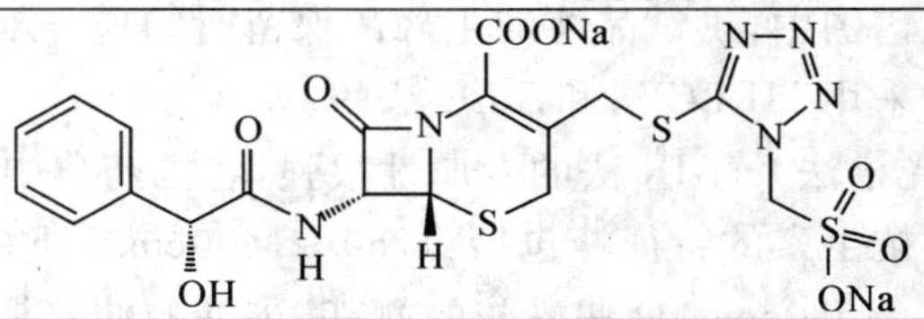
头孢克洛	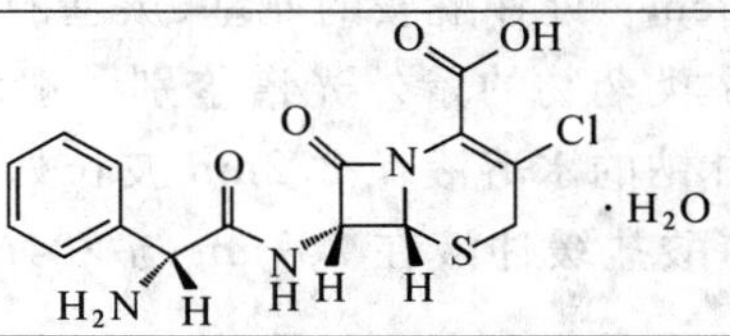
头孢唑肟	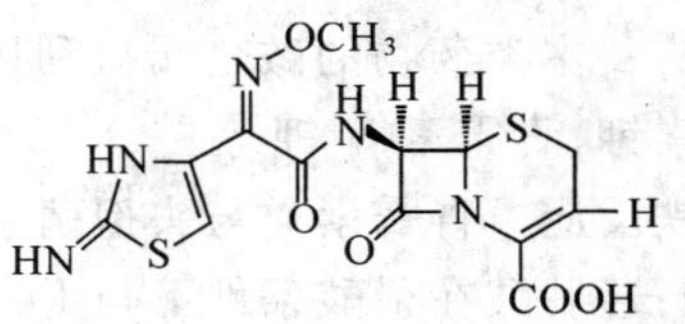
拉氧头孢	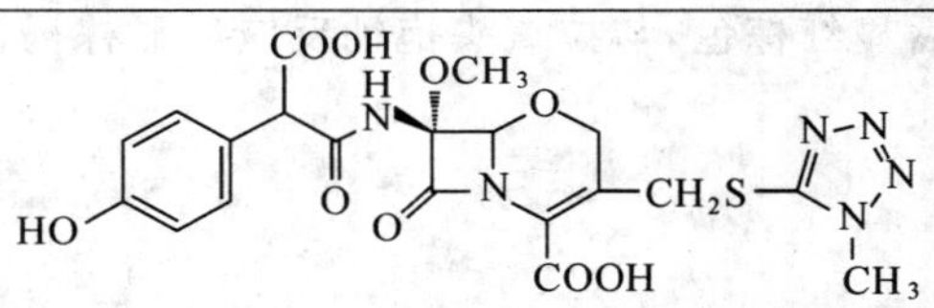

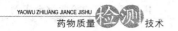

1. β-内酰胺类抗生素的性质

(1)酸性与溶解度　青霉素类与头孢菌素类药物分子中均有一个游离羧基,具有酸性。大多数青霉素类药物的 pK_a 在 2.5～2.8 范围内,能与无机碱或有些有机碱成盐。碱金属盐在水中易溶,在有机溶剂中不溶;有机碱盐难溶于水,易溶于有机溶剂。

(2)旋光性　青霉素类药物有 3 个手性碳原子,头孢菌素类药物有 2 个手性碳原子,因此,具有旋光性。

(3)紫外吸收特性　青霉素类药物侧链酰胺上有苯环等共轭体系取代时,有紫外吸收;头孢菌素类药物分子母核具有共轭体系,4 位有取代基羧基,侧链酰胺上有苯环取代,有紫外吸收。

(4)稳定性　青霉素类与头孢菌素类药物分子中的 β-内酰胺环由于张力大,其水溶液很不稳定。在酸、碱、β-内酰胺酶、羟胺及某些金属离子或氧化剂的作用下,易发生水解和分子重排,导致 β-内酰胺环破坏而失去活性。

由于头孢菌素类稠合体系受到的环张力小于青霉素类药物,头孢菌素类 β-内酰胺环上 N 的孤对电子可以与氢化噻嗪环上的双键形成共轭,因此头孢菌素类药物比青霉素类药物相对稳定。

2. β-内酰胺类抗生素的鉴别

《中国药典》2010 年版中 β-内酰胺类抗生素的原料药与注射用粉末的鉴别采用了专属性强的 HPLC 法、IR 法和碱金属离子的鉴别,部分品种采用 HPLC 法、TLC 法两法并列,规定在 2 种方法中选做一种,便于基层单位开展工作。少数品种用 UV-Vis 法鉴别。制剂一般采用 HPLC 法或 HPLC 法、TLC 法两法并列,少数品种用 UV-Vis 法鉴别。

(1)色谱法　《中国药典》2010 年版中采用 HPLC 法鉴别的一般都规定在含量测定项下记录的色谱图中,供试品溶液主峰的保留时间应与对照品溶液主峰的保留时间一致。也有部分品种采用 HPLC 法和 TLC 法的。

(2)光谱法　①IR 法的专属性很强,各国药典中 β-内酰胺类抗生素几乎均采用了 IR 鉴别。该类抗生素的特征峰包括:1750～1800cm^{-1} 处 β-内酰胺环羰基的伸缩振动;3300cm^{-1}、1525cm^{-1}、1680cm^{-1} 处仲酰胺的氨基、羰基的伸缩振动;1600cm^{-1}、1410cm^{-1} 处羧基离子的伸缩振动。②本类药物的紫外光谱鉴别一般利用最小吸收波长或最大吸收波长处的吸光度。如头孢唑林钠的水溶液在 272nm 波长处有最大吸收。头孢地尼胶囊剂采用头孢地尼的 0.1mol/L 磷酸盐缓冲液在 287nm 与 224nm 波长处有最大吸收,在 248nm 波长处有最小吸收。

(3)焰色反应　本类药物的碱金属盐利用 Na^+、K^+ 的火焰颜色鉴别,如阿莫西林钠、头孢尼西钠、青霉素钾、青霉素 V 钾等。

(4)羟肟酸铁反应　青霉素类与头孢菌素类药物在碱性条件下与羟胺反应,β-内酰胺环破裂生成羟肟酸;羟肟酸在稀酸条件下与 Fe^{3+} 生成配位化合物而显色。如哌拉西林与头孢哌酮反应后显红棕色,与拉氧头孢钠反应后显棕褐色。

（5）茚三酮反应 药物通用名中有氨苄的本类药物，均可以与茚三酮发生缩合反应而显色。如氨苄西林采用 TLC 法鉴别时采用茚三酮显色。

3. β-内酰胺类抗生素的检查

β-内酰胺类抗生素的杂质主要有高分子聚合物、有关物质、异构体等，一般采用 HPLC 法检查，也有部分品种采用测定杂质的吸光度；有的还检查结晶性、有机溶剂残留量。

（1）高分子聚合物 高分子聚合物是 β-内酰胺类抗生素过敏的主要原因。我国于 20 世纪 70 年代开始研究，从《中国药典》2000 年版开始收载高分子杂质检查，2005 年版收载 21 个品种，2010 年版收载 42 个品种。另《中国药典》2005 年版中的检查方法分析周期长，因此《中国药典》2010 年版中进行了改进。《中国药典》2010 年版中均采用分子排阻色谱法检查。42 个品种中 40 个以葡聚糖凝胶 G-10（40～120μm）为填充剂的玻璃柱（1.0～1.4×30cm）色谱柱的凝胶色谱法测定，2 个品种以球状蛋白的色谱用亲水硅胶（分子量为 1000～5000）为填充剂的色谱柱的 HPLC 法测定。

《中国药典》2010 年版中头孢尼西钠、头孢他啶、头孢曲松、头孢呋辛钠、头孢拉定、头孢哌酮钠、头孢唑肟钠、头孢唑林钠、头孢替唑钠、头孢噻吩钠、头孢噻肟钠等检查高分子聚合物。

（2）有关物质 《中国药典》2010 年版中收载的 β-内酰胺类 127 个品种中有 11 个制剂品种（片剂、颗粒与干混悬剂）由于辅料干扰未规定检查有关物质，其余 116 个品种均采用 HPLC 法或 HPLC 梯度洗脱法（56 个品种）测定有关物质，采用梯度洗脱的 HPLC 法在系统适用性试验中规定了主峰的保留时间及主峰与已知杂质的分离度。

（3）异构体 《中国药典》2010 年版中头孢丙烯、头孢呋辛酯、头孢泊肟酯等检查异构体。如头孢丙烯要求照含量测定项下的方法测定，头孢丙烯（E）的含量与头孢丙烯（Z）、（E）的含量之和之比在 0.06～0.11。

（4）杂质吸光度 部分药物采用测定杂质吸光度的方法控制杂质含量。《中国药典》2010 年版中头孢尼西钠、头孢孟多酯钠、头孢哌酮钠、头孢噻吩钠、头孢噻肟钠、青霉素钾等检查杂质吸光度。如青霉素钾要求水溶液在 280nm 处的吸光度不得大于 0.10。

（5）结晶性 《中国药典》2010 年版中青霉素 V 钾、青霉素钠、头孢丙烯、头孢地尼、头孢呋辛酯、头孢拉定、头孢唑肟钠、头孢羟氨苄、头孢硫脒等检查结晶性。结晶性的检查方法有偏光显微镜法、X-射线粉末衍射法。

4. β-内酰胺类抗生素的含量测定

《中国药典》2010 年版中 β-内酰胺类抗生素的含量测定方法均采用按外标法以峰面积

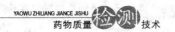
计算的 HPLC 法或 HPLC 梯度洗脱法。为保证方法的专属性,利用该类物质在光照或高温条件下产生的反式异构体或 E 异构体等有关物质制备系统适用性试验用溶液。

四、氨基糖苷类抗生素的质量分析

1.氨基糖苷类抗生素的结构(表 3-14)

表 3-14　部分氨基糖苷类抗生素的结构

药物名称	结构式			
硫酸链霉素	（结构式图）	·$3H_2SO_4$		
硫酸庆大霉素	（结构式图）·xH_2SO_4		庆大霉素	R_1 R_2
			C_1	$-CH_3$ $-CH_3$
			$C_1\alpha$	$-H$ $-H$
			C_2	$-CH_3$ $-H$
硫酸依替米星	（结构式图）	·$5H_2SO_4$		

续表

药物名称	结构式
硫酸阿米卡星	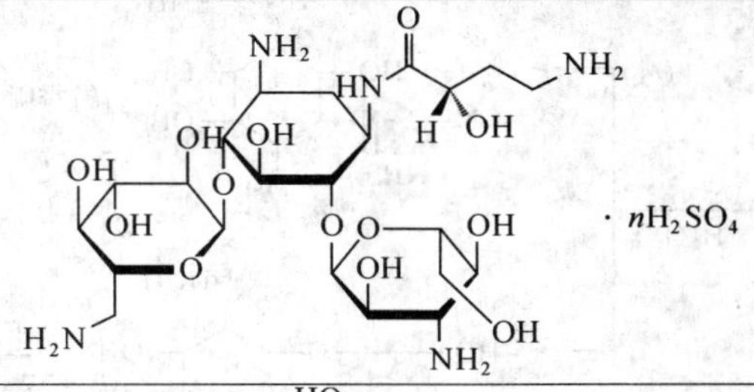 $\cdot n\mathrm{H_2SO_4}$
妥布霉素	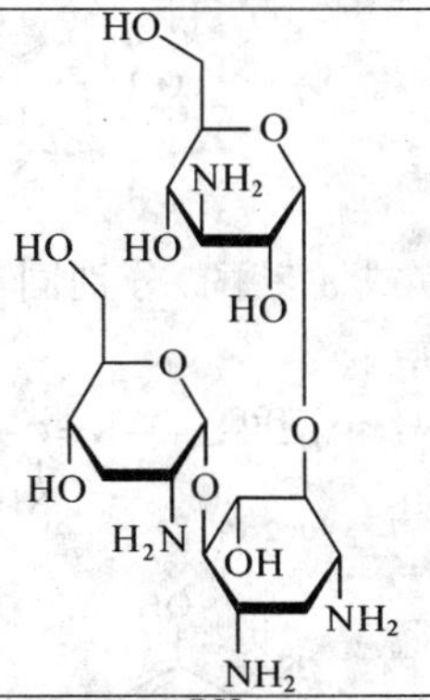
硫酸卡那霉素	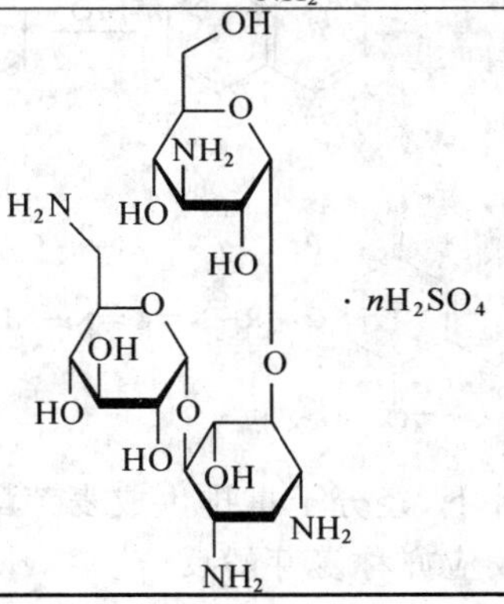 $\cdot n\mathrm{H_2SO_4}$

2.氨基糖苷类抗生素的性质

(1)溶解度与碱性　氨基糖苷类抗生素含有多个羟基和碱性基团,为水溶性的碱性抗生素,能与无机酸或有机酸成盐,几乎不溶于有机溶剂。链霉素有 3 个碱性中心,庆大霉素有 5 个碱性中心,本类药物一般以硫酸盐形式存在。

(2)旋光性　氨基糖苷类抗生素含有多个氨基糖,具有旋光性。如《中国药典》2010 年版中硫酸庆大霉素的比旋度为 $+107°\sim+121°$(水溶液)。

(3)苷键的水解　含有二糖胺结构的药物,分子中氨基葡萄糖与链霉糖或 D-核糖之间的苷键结合较强,而链霉胍与链霉双糖胺之间的苷键结合较弱。在酸性条件下,链霉素水解为链霉胍和链霉双糖胺,链霉双糖胺进一步水解为链霉糖和 N-甲基-L-葡萄糖胺。在碱性条件下也可水解得到链霉胍和链霉双糖胺,但进一步水解,链霉糖部分可重排为麦芽酚。硫酸庆大霉素对光、热、空气较稳定,水溶液亦稳定,pH2.0~12.0 时,100℃ 加热 30min 活性无明显变化。

链霉胍和 8-羟基喹啉(或 α-萘酚)分别同次溴酸钠反应,各自产物再结合生成橙红色化合物。此反应亦称坂口反应。

链霉糖在碱性条件下,经分子重排生成麦芽酚,麦芽酚在微酸性条件下,与 Fe^{3+} 发生配位反应显紫红色。此反应亦称麦芽酚反应。

N-甲基-L-葡萄糖胺在碱性条件下,与乙酰丙酮缩合成吡咯衍生物(Ⅰ),吡咯衍生物与对二甲氨基苯甲醛的酸性醇溶液反应,生成樱桃红色化合物(Ⅱ)。此反应亦称 N-甲基葡萄糖胺反应。

（4）**紫外吸收特性** 链霉素在 230nm 处有最大吸收。庆大霉素、硫酸依替米星、妥布霉素等结构中无共轭体系，在紫外区无吸收。

3.氨基糖苷类抗生素的鉴别

（1）**色谱法** 氨基糖苷类抗生素一般采用 TLC 法与硫酸盐反应鉴别，含量测定或组分测定采用 HPLC-ELSD 法时，也可用 HPLC 法鉴别。如硫酸庆大霉素采用 TLC 法鉴别；阿米卡星采用 TLC 法、HPLC-UV 法（两者选做一项）鉴别；硫酸卡那霉素采用 HPLC-ELSD 法鉴别；硫酸小诺霉素、硫酸核糖霉素采用 TLC 法、组分或有关物质项下的 HPLC-ELSD 法（两者选做一项）鉴别。

（2）**光谱法** 个别品种采用 IR 法鉴别，如硫酸链霉素、硫酸巴龙霉素、硫酸卡那霉素、硫酸庆大霉素、硫酸阿米卡星、硫酸新霉素等。

（3）**显色反应** 少数品种用显色反应鉴别。

①茚三酮显色：本类抗生素具有羟基胺类的结构，可与茚三酮缩合显色。如硫酸小诺霉素与茚三酮缩合显紫蓝色。

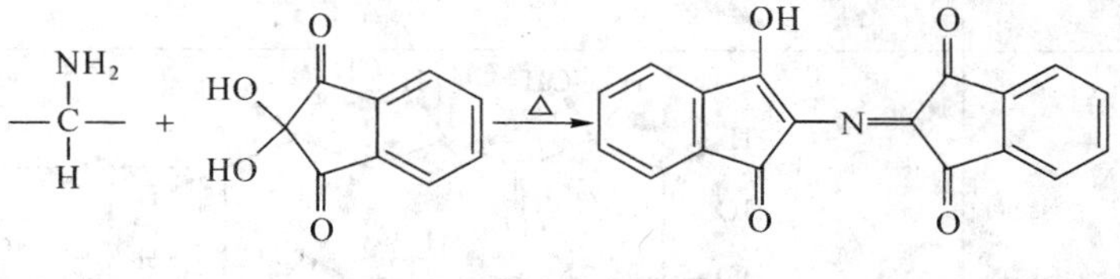

②Molisch 反应：本类抗生素具有五碳糖或六碳糖的结构，在盐酸或硫酸条件下，脱水生成糠醛或羟甲基糠醛；该产物与蒽酮或 α-萘酚显色。如硫酸卡那霉素与蒽酮的硫酸溶液显蓝紫色。

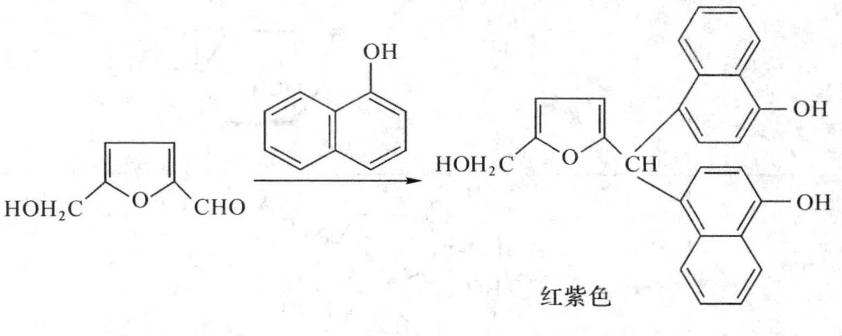

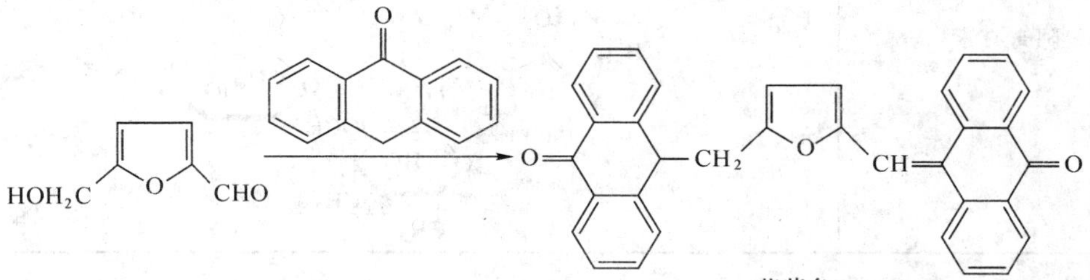

红紫色

蓝紫色

③其他：硫酸链霉素用水解产物链霉胍的特征反应坂口反应、链霉糖的麦芽酚反应鉴别；硫酸新霉素用 N-甲基葡萄糖胺反应鉴别。

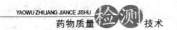
4.氨基糖苷类抗生素的检查

《中国药典》2010 年版中有 7 个原料及制剂共 23 个品种有关物质、组分、特定杂质的检查方法采用 HPLC-ELSD 法,个别品种仍采用 TLC 法(新霉素、大观霉素)。如硫酸链霉素采用 HPLC-ELSD 法检查硫酸盐、有关物质;硫酸庆大霉素采用 HPLC-ELSD 法检查硫酸盐、有关物质及庆大霉素 C 组分。

5.氨基糖苷类抗生素的含量测定

《中国药典》2010 年版中有 7 个品种(硫酸卡那霉素、硫酸依替米星及其制剂)的含量测定采用了 HPLC-ELSD 法,4 个品种(阿米卡星、硫酸阿米卡星及其制剂)采用柱前衍生化 HPLC-UV 法,其余均采用微生物检定法管碟法、浊度法或两法并列、任选一种的方法。

五、大环内酯类抗生素的质量分析

1.大环内酯类抗生素的结构(表 3-15)

表 3-15　部分大环内酯类抗生素的结构

药物名称	结构式
红霉素	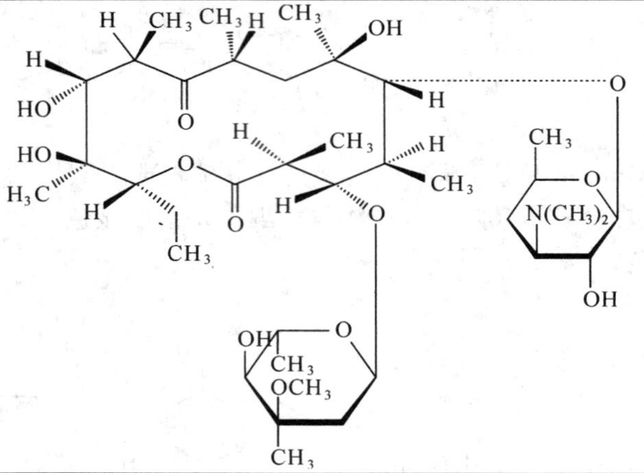 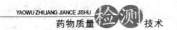
阿奇霉素	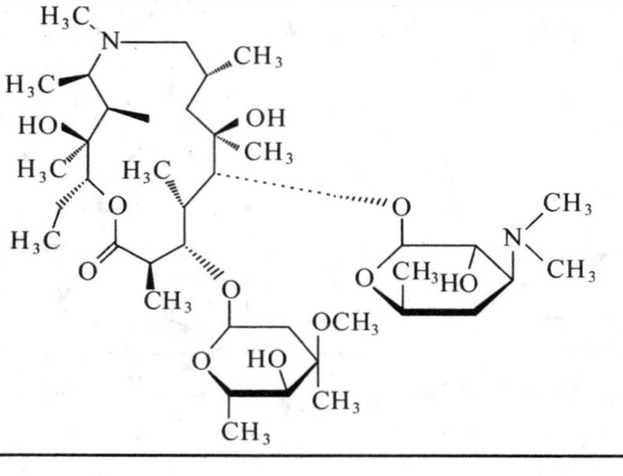 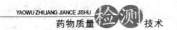

续表

药物名称	结构式
交沙霉素	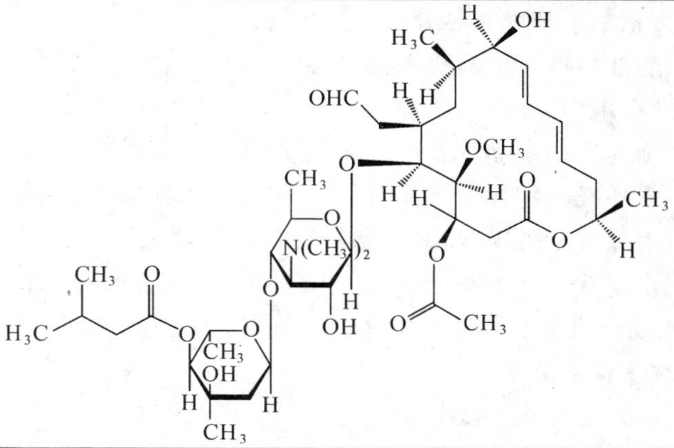

2.大环内酯类抗生素的鉴别

《中国药典》2010 年版中大环内酯类药物大部分品种采用 HPLC 法、TLC 法并列的方法鉴别,如阿奇霉素、交沙霉素等;原料药也有用 IR 法鉴别的,如罗红霉素、红霉素、交沙霉素、依托红霉素等;有紫外吸收的也可用 UV-Vis 法鉴别,如交沙霉素;部分品种采用显色反应鉴别,如交沙霉素与硫酸显红棕色,依托红霉素与盐酸显橙黄色,渐变为紫红色,再加三氯甲烷振摇,三氯甲烷层显蓝色。

3.大环内酯类抗生素的检查

《中国药典》2010 年版中大环内酯类药物 17 个品种均采用 HPLC 法测定组分,标准品和标准图谱由中国食品药品检定研究院提供,作为系统适用性试验的参比;27 个品种检查有关物质,除琥乙红霉素仍采用 TLC 法外,其余均采用 HPLC 法。在系统适用性试验中,明确了主峰与指定杂质的分离度,增加特定杂质的控制和总杂质的控制。如红霉素采用 HPLC 法检查红霉素 A、B、C 组分及有关物质;阿奇霉素、交沙霉素、罗红霉素及其制剂采用 HPLC 法检查有关物质。

4.大环内酯类抗生素的含量测定

《中国药典》2010 年版中本类药物除个别品种如克拉霉素、罗红霉素、阿奇霉素采用 HPLC 法外,其余均采用微生物检定法(管碟法或浊度法)测定效价。

六、胶囊剂的质量要求

胶囊剂分为硬胶囊、软胶囊(胶丸)、缓释胶囊、控释胶囊和肠溶胶囊。除另有规定外,胶囊剂应密封贮存,存放环境温度应不高于 30℃,湿度宜适宜,防止受潮、发霉、变质。

对胶囊剂的质量要求,除外观应整洁,不得有黏结、变形、渗漏或囊壳破裂现象,并应无异臭。胶囊剂的溶出度、释放度、含量均匀度、微生物限度应符合要求。必要时,内容物包衣的胶囊剂应检查残留溶剂。除另有规定外,胶囊剂还应检查"装量差异"和"崩解时限"。

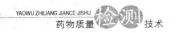

七、头孢氨苄胶囊剂质量标准的分析

1. 头孢氨苄的理化性质

(1)酸性与溶解度　头孢氨苄中的游离羧基具有强酸性,其 pH 值为 3.5~5.5。本品在水中微溶,在乙醇、三氯甲烷或乙醚中不溶。

(2)旋光性　本品分子中 7、8 位上的 C 是手性碳,具有旋光性,药用为右旋体。

(3)紫外吸收特性　本品分子母核具有共轭体系,4 位有取代基羧基,侧链酰胺上有苯环取代,因此有紫外吸收,其水溶液的最大吸收波长为 262nm。

(4)稳定性　本品在酸、碱、β-内酰胺酶、羟胺及某些金属离子或氧化剂的作用下,易发生水解和分子重排,导致 β-内酰胺环破坏而失去活性。

2. 质量标准分析

(1)鉴别　制剂一般收载 2~3 个鉴别方法,以化学反应、色谱法和光谱法鉴别为主,部分制剂采用了 IR 法。头孢氨苄胶囊剂只选用了 HPLC 法。

《中国药典》2010 年版中 580 种原料药和 73 种制剂采用了 IR 法鉴别,比 2005 年版增加了 50 种原料和 72 种制剂。USP 明确指出只用 IR 法鉴别原料药是可靠的;欧洲药典指出 IR 法是一种令人满意的用于鉴别非电离有机物质(不是有机酸或碱的盐)的独立方法。

(2)检查　《中国药典》2010 年版中头孢氨苄胶囊剂规定检查有关物质、水分、溶出度及其他。

①有关物质:头孢氨苄是以青霉素钾为原料,经氧化、扩环、裂解得 7-氨基去乙酰氧基头孢烷酸(7-ADCA),再与侧链 α-苯甘氨酸缩合而成。因此,7-氨基去乙酰氧基头孢烷酸和 α-苯甘氨酸是药物中的主要杂质,采用 HPLC 法检查。

②溶出度:胶囊剂应考虑囊壳有无干扰,取不少于 6 粒胶囊,尽可能完全地除尽内容物,置同一溶出杯内,用该品种规定的分析方法测定每个空胶囊的空白值,作必要的校正。如校正值大于标示量的 25%,试验无效;如校正值不大于标示量的 2%,可忽略不计;如校正值低于标示量的 25%,可进行校正。标准中未规定加沉降篮,因此,检验时不能加沉降篮。

③其他:头孢氨苄胶囊剂还应检查装量差异;由于检查了溶出度,因此不用检查崩解时限。

胶囊剂装量差异检查方法:①取供试品 20 粒,分别精密称定每粒重量后,倾出内容物(不得损失囊壳),硬胶囊打开囊帽,用小毛刷或其他适宜用具将囊壳(包括囊体和囊帽)内外拭净;软胶囊分别用剪刀或刀片划破囊壳,倾出内容物(不得损失囊壳),用乙醚等易挥发性溶剂洗净,置通风处使溶剂自然挥尽,并依次精密称定每一囊壳重量。②根据每粒胶囊重量与囊壳重量之差求出每粒内容物重量,保留三位有效数字。③求平均装量($\overline{m}$),保留三位有效数字。④按表 3-16 规定装量差异限度,求出允许装量范围($\overline{m} \pm \overline{m} \times$装量差异限度)。

胶囊剂装量差异结果与判定方法:每粒的装量均未超出允许装量范围;或与平均装量相比较,均未超出规定的装量差异限度;或超过装量差异限度的胶囊不多于 2 粒,并不得有 1 粒超出限度的 1 倍;均判为符合规定。每粒的装量与平均装量比较,超出装量差异限度的胶囊多于 2 粒;或超出装量差异限度的胶囊虽不多于 2 粒,但有 1 粒超出限度的 1 倍;均判为不符合规定。

表 3-16　胶囊剂装量差异限度

平均装量	装量差异限度
0.30g 以下	±10%
0.30g 至 0.30g 以上	±7.5%

　　胶囊剂崩解时限检查方法：检查胶囊剂崩解时限时，若供试品漂浮在液面，应加挡板。硬胶囊要求 30min 内全部崩解，如有 1 粒不能完全崩解，应另取 6 粒进行复试，均应符合规定；软胶囊在水或人工胃液中检查应在 1h 内全部崩解，如有 1 粒不能完全崩解，应另取 6 粒进行复试，均应符合规定；肠溶胶囊先在盐酸溶液（9→1000）中不加挡板检查 2h，每粒的囊壳均不得有裂缝或崩解现象；继将吊篮取出，用少量水冲洗，每管各加挡板 1 块，改在人工肠液中检查，各粒均应在 1h 内全部崩解，如有 1 粒不能完全崩解，应另取 6 粒进行复试，均应符合规定；结肠肠溶胶囊先在盐酸溶液（9→1000）中不加挡板检查 2h，每粒的囊壳均不得有裂缝或崩解现象；继将吊篮取出，用少量水冲洗，每管各加挡板 1 块，改在磷酸盐溶液（pH6.8）中不加挡板检查 3h，每粒的囊壳均不得有裂缝或崩解现象；继将吊篮取出，用少量水冲洗，每管各加挡板 1 块，改在磷酸盐溶液（pH7.8）中检查，各粒均应在 1h 内全部崩解，如有 1 粒不能完全崩解，应另取 6 粒进行复试，均应符合规定。

　　3.含量测定

　　头孢氨苄胶囊剂的含量测定方法采用按外标法以峰面积计算的 HPLC 法。

　【课堂讨论】

　　1.为什么在测定头孢氨苄胶囊剂有关物质及含量测定时，均要取供试品溶液适量，在 80℃水浴中加热 60min，来判断系统适用性试验的分离度是否符合要求？

　　2.测定头孢氨苄胶囊剂溶出度时，如何计算量取续滤液的量？

　　3.测定溶出度时为何要用续滤液分析？

　　4.测定含量时，如何判断 2 份样品的相对平均偏差符合要求？

　　5.上述标准中"其他"检查项中包括哪些项目？

　【知识拓展】

一、头孢氨苄原料及其他制剂的质量标准的分析

头孢氨苄原料及其他制剂的检验项目及方法汇总见表 3-17 所示。

表 3-17　头孢氨苄原料及其他制剂的检验项目及方法汇总表

类　　别	性　　状	鉴　别	检　　查	含量测定
原料药	外观、溶解度、比旋度、吸收系数	HPLC、IR	酸度、有关物质、水分、炽灼残渣	HPLC
干混悬剂	外观	HPLC	酸度、沉降体积比、水分、其他	HPLC
片剂	外观	HPLC	有关物质、溶出度、其他	HPLC
颗粒剂	外观	HPLC	酸度、水分、其他	HPLC

二、影响溶出度测定的因素

1. 仪器因素

仪器的工作环境温度、气流、强光及振动、转轴的晃动、仪器的水平度、转轴杆的准直度、转杆与溶出杯中心度，搅拌速度，转杆、桨叶、网篮，篮轴盘排气孔，转篮干湿均会影响溶出度的测定结果。因此，溶出仪应放置于无强光照射、气流稳定的位置；远离振动源、底脚加减振海绵或橡胶隔垫；转轴杆越短越好；转轴杆实行双点固定，两个固定点距离越大越好，下固定点至杆底的距离越小越好；检测转轴杆的准直度，转轴杆应垂直挂放，不得横放，防止变形；用水平尺调正杯板水平；用直角尺验证转杆与杯板垂直度；用中心盘调正转杆与溶出杯的中心；桨杆、叶、篮用镀钛、316L 不锈钢、涂聚四氟乙烯膜或其他惰性膜材料；确保篮轴盘小孔通畅；转篮旋转着进入溶出介质；清洗篮轴盘；用干燥的转篮(连续测定多批样品时)。

2. 介质的影响

介质的 pH 值、温度、体积、蒸发及脱气程度会影响溶出结果。因此，温度规定在(37 ± 0.5)℃；介质体积应准确至 1‰(量筒应标定，倒入杯时应控停 15s)；多次取样时采取补液(取样前介质体积不变，修正取样体积中的药物量)或不补液(取样前介质体积递减，修正介质体积＋取样体积中的药物量)的方法校正偏差。

3. 流体力学的影响

溶出杯一致性、取样探头、温度探头、光纤探头等会影响溶出结果。不同溶出杯因内径偏差、半球底深度不一、内柱面不圆、内壁不光滑等因素造成流体力学效应不同，结果 RSD 偏大；探头直径超过 7mm，溶出速率显著改变；探头直径小于 1.5mm，溶出速率变化很小。

4. 取样与过滤的影响

取样点高度、滤膜吸附、过滤效果会影响溶出结果。因此，过滤时要进行验证实验，确定所用滤膜对样品是否有吸附；滤膜有吸附时，可更换过滤材料；将滤膜在水中煮沸 1h 以上，加大取样量，取续滤液。

5. 样品的影响

胶囊壳的质量及囊壳交联时会影响溶出结果。因此，对于胶囊剂要进行干扰试验，确定空胶囊引起的吸光值作为校正值，或用胶囊壳作空白校正。校正值不大于标示量的 25‰，试验有效；校正值不大于标示量的 2‰，可忽略不计。囊壳交联加 1‰胃蛋白酶。

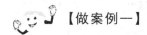 【做案例一】

头孢氨苄胶囊溶出度的计算

根据上述标准检验头孢氨苄胶囊的溶出度，已知药物规格 0.25g；$C_{对}=25\mu g/ml$，$A_{对}=0.5931$；供试液的配制：取续滤液 5ml，稀释至 50ml 量瓶中；6 片供试品的吸光度分别为 0.5632、0.5641、0.5598、0.5601、0.5645、0.5608。

计算思路：

$$0.25g \longrightarrow 900ml \longrightarrow 5ml \longrightarrow 50ml \xrightarrow{UV} A_{供}$$

$$C_{对} \xrightarrow{UV} A_{对}$$

计算公式：

$$溶出量(\%)=\frac{溶出质量}{标示量}\times100\%=\frac{A_{供}\times C_{对}\times50ml\times900ml}{A_{对}\times5ml\times0.25g\times10^6}\times100\%\tag{3-36}$$

6 片的溶出量分别为 85.46%、85.60%、84.95%、84.99%、85.66%及 85.10%。

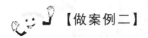【做案例二】

头孢氨苄胶囊含量测定的计算

根据上述标准检验头孢氨苄胶囊的含量,已知药物规格 0.25g;20 粒内容物的总重为 6.0481g;对照品溶液的浓度为 0.2mg/ml,对照品的峰面积为 2169981;称取供试品 0.1210g,供试品的峰面积为 2260687。

计算思路:

$$m_{总}\longrightarrow0.1210g\longrightarrow100ml\longrightarrow10ml\longrightarrow50ml\longrightarrow10\mu l\overset{HPLC}{\longrightarrow}A_{供}$$

$$C_{对}\longrightarrow10\mu l\overset{UPLC}{\longrightarrow}A_{对}$$

计算公式:

$$\begin{aligned}相对标示量含量(\%)&=\frac{A_{供}\times C_{对}\ mg/ml\times50ml\times100ml\times m_{总}\ g}{A_{对}\times10ml\times0.1210g\times20\times0.25g\times10^3}\times100\%\\&=\frac{2260687\times0.2\times50\times100\times6.0481}{2169981\times10\times0.1210\times20\times0.25\times10^3}\times100\%\\&=104.15\%\end{aligned}$$

【提高案例】

1.某药品生产企业委托我校药品质量检测中心,检验其生产的阿莫西林胶囊是否符合《中国药典》2010 年版的要求,请同学们查阅相关资料,小组合作,解释质量标准,设计工作程序、实训场所、仪器、试剂及质量检验的方案。

2.2012 年 4 月 15 日,中央电视台《每周质量报告》节目《胶囊里的秘密》,曝光河北一些企业,用生石灰处理皮革废料,熬制成工业明胶,卖给绍兴、新昌一些企业制成药用胶囊,最终流入药品企业,进入患者腹中。由于皮革在工业加工时,要使用含铬的鞣制剂,因此这样制成的胶囊,往往重金属铬超标。虽然《中国药典》2010 年版中已明确规定明胶空心胶囊中铬含量不得过百万分之二,但"铬超标胶囊"依然存在,请问如何能彻底杜绝铬胶囊事件的发生?

【归纳】

表 3-18　归纳

胶囊剂全检	胶囊剂的外观要求		
	胶囊剂的制剂常规检查项目	装量差异	取样量、天平的选择、装量差异限度、检查方法及结果判断方法
		崩解时限	取样量、挡板、检查方法及结果判断方法
		溶出度	取样量、检查方法、取样方法、计算方法、结果判断方法及影响因素

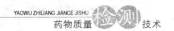
续表

胶囊剂全检	胶囊剂的外观要求		
	头孢氨苄胶囊的检验	鉴别	HPLC
		检查	有关物质、溶出度、装量差异
		含量测定	HPLC
	抗生素类药物的结构分类	β-内酰胺类、氨基糖苷类、大环内酯类、四环素类、多烯大环类、多肽类、酰胺醇类、抗肿瘤类及其他类	
	抗生素类药物的特点	纯度低、活性组分易变异、稳定性差	
	β-内酰胺类抗生素的质量分析	结构、性质、鉴别、检查及含量测定	
	氨基糖苷类抗生素的质量分析		
	大环内酯类抗生素的质量分析		

 【目标检测】

一、选择题

【A 型题】(最佳选择题,每题备选答案中只有一个最佳答案)

1. 头孢氨苄含量限度要求:按无水物计算,含 $C_{16}H_{17}N_3O_4S$ 不得少于 95.0%。按无水物计算系指 （　　）

    A. 把水分干燥后测定含量

    B. 除另有规定外,取未干燥的供试品试验,再将计算中的取用量按检查项下测得的水分扣除

    C. 除另有规定外,取未干燥的供试品试验,再将计算中的取用量按检查项下测得的干燥失重扣除

    D. 除另有规定外,取未干燥的供试品试验,再将计算中的取用量按检查项下测得的溶剂扣除

    E. 做完干燥失重后测定含量

2. 头孢氨苄含量限度要求:按无水物计算,含 $C_{16}H_{17}N_3O_4S$ 不得少于 95.0%,系指含量限度的上限不能超过 （　　）

    A. 100%　　　　B. 101.0%　　　　C. 110%　　　　D. 99.5%　　　　E. 105.0%

3. 精密称取对照品时,一般最少取用量为 （　　）

    A. 10mg　　　　B. 20mg　　　　C. 5mg　　　　D. 1mg　　　　E. 2mg

4. 用 HPLC 法测定头孢氨苄胶囊含量时,如何判断系统适用性试验 （　　）

    A. 要求供试品在 80℃ 水浴中加热 60min 后的色谱图中头孢氨苄峰与相邻杂质峰的分离度应符合要求

    B. 供试品色谱图中头孢氨苄峰与相邻杂质峰的分离度应符合要求

    C. 供试品色谱图中头孢氨苄峰与相邻杂质峰的分离度<1.5

    D. 供试品色谱图中头孢氨苄峰与相邻杂质峰的分离度<1.0

E.无要求

5.检查胶丸装量差异时,应选用(　　)洗净囊壳。

　　A.三氯甲烷　　B.乙酸乙酯　　C.甲醇　　D.乙醇　　E.乙醚

6.平均装量为 0.295g 的胶囊剂,检查装量差异时应选用感量(　　)mg 的天平。

　　A.1　　B.0.1　　C.0.01　　D.0.02　　E.0.001

7.检查崩解时限时,需用人工胃液的是　　　　　　　　　　　　　　　　　(　　)

　　A.硬胶囊　　B.胶丸　　C.肠溶胶囊　　D.结肠肠溶胶囊　　E.非包衣片

8.(　　)的焰色反应显鲜黄色。

　　A.头孢氨苄　　B.头孢尼西钠　　C.头孢噻唑　　D.阿莫西林　　E.青霉素钾

9.头孢类抗生素原料药的含量测定方法一般为　　　　　　　　　　　　　(　　)

　　A.容量法　　B.UV-Vis　　C.IR　　D.HPLC　　E.GC

10.平均装量为 0.295g 胶囊剂,装量差异限度为±(　　)%。

　　A.10　　B.7.5　　C.5　　D.5.0　　E.3

【B 型题】(配伍选择题,备选答案在前,试题在后。每题只有一个正确答案,每个备选答案可重复选用,也可不选用)

(1~5 题备选答案)

　　A.药品红外光谱集　　B.药典凡例　　C.药品检验标准操作规程

　　D.药典注释　　E.临床用药手册

1.关于头孢氨苄中杂质的来源收载在　　　　　　　　　　　　　　　　　(　　)

2.头孢氨苄胶囊的不良反应收载在　　　　　　　　　　　　　　　　　　(　　)

3.关于头孢氨苄胶囊溶出度检查的 SOP 收载在　　　　　　　　　　　　(　　)

4.头孢氨苄的红外光谱图收载在　　　　　　　　　　　　　　　　　　　(　　)

5.关于头孢氨苄胶囊标准中的专业术语、计量单位的规定收载在　　　　　(　　)

(6~10 题备选答案)

　　A.物理常数　　B.沉降体积比　　C.装量差异　　D.重量差异　　E.溶化性

6.只属于头孢氨苄的检查项目　　　　　　　　　　　　　　　　　　　　(　　)

7.只属于头孢氨苄片的检查项目　　　　　　　　　　　　　　　　　　　(　　)

8.只属于头孢氨苄胶囊的检查项目　　　　　　　　　　　　　　　　　　(　　)

9.只属于头孢氨苄颗粒的检查项目　　　　　　　　　　　　　　　　　　(　　)

10.只属于头孢氨苄干混悬剂的检查项目　　　　　　　　　　　　　　　　(　　)

【X 型题】(多项选择题,每题的备选答案中有 2 个或 2 个以上正确答案)

1.关于胶囊剂的崩解时限检查,下列说法正确的是　　　　　　　　　　　(　　)

　　A.胶囊剂必须加挡板　　B.胶囊上浮时加挡板

　　C.国家对挡板的密度有要求　　D.硬胶囊崩解时限为 30min

　　E.加入挡板相当于给药物加了一个外力,利于崩解

2.胶囊剂的常规检查项目有　　　　　　　　　　　　　　　　　　　　　(　　)

　　A.装量差异　　B.可见异物　　C.崩解时限　　D.融变时限　　E.重量差异

3.判断胶囊剂装量差异时,下列说法正确的是　　　　　　　　　　　　　(　　)

　　A.20 粒的装量均未超出允许装量范围,符合规定

B. 与平均装量相比较,20 粒均未超出规定的装量差异限度,符合规定

C. 20 粒中超过装量差异限度的胶囊不多于 2 粒,并不得有 1 粒超出限度的 1 倍,符合规定

D. 超出装量差异限度的胶囊虽不多于 2 粒,但有 1 粒超出限度的 1 倍,符合规定

E. 超出装量差异限度的胶囊虽不多于 2 粒,但有 1 粒超出限度的 1 倍,不符合规定

4. 关于胶囊剂的外观要求,下列说法正确的是 （　　）

    A. 应整洁　　　B. 无黏结　　　C. 无变形　　　　D. 无渗漏　　　　E. 无破裂囊壳

5. 抗生素与其他化学合成药物相比,有以下特点 （　　）

    A. 纯度低　　　B. 活性组分易变异　　　C. 稳定性差　　　　D. 易耐药　　　E. 组分多

6. 与抗生素临床安全性密切相关的检查项目包括 （　　）

    A. 结晶性　　　B. 无菌　　　　C. 热原　　　　D. 有关物质　　　E. 细菌内毒素

7. 头孢类抗生素中的杂质主要有 （　　）

    A. 高分子聚合物　　　B. 异构体　　　C. 有关物质　　　D. 酮体　　　E. 其他生物碱

8. 结晶性的检查方法有 （　　）

    A. 偏光显微镜法　　　　　　B. X-射线粉末衍射法　　　　　　C. IR 法

    D. HPLC 法　　　　　　　　E. GC 法

9. 《中国药典》2010 年版包括 （　　）

    A. 一部　　　B. 二部　　　　C. 三部　　　　D. 四部　　　　E. 五部

10. 《中国药典》2010 年版中未采用 IR 鉴别法的是 （　　）

    A. 头孢氨苄　　　　　　　　B. 头孢氨苄片　　　　　　C. 头孢氨苄颗粒

    D. 头孢氨苄干混悬剂　　　　E. 头孢氨苄胶囊

二、简答题

1. IR 能否用于头孢氨苄制剂的鉴别?

2. 测定头孢氨苄有关物质及含量时,流动相中有缓冲盐,使用完 HPLC 后应如何清洗管路?

3. 头孢氨苄片检查项下"其他"包括哪些项目?

4. 测定头孢氨苄胶囊溶出度时,如果出现 OOT 类的数据应如何处理?

5. 测定头孢氨苄胶囊含量时,计算结果时需要扣除水分的含量吗?

6. 做 HPLC 系统适用性试验时,流动相的调整有何要求?

7. 做溶出度时,溶出仪的转轴是否短点较好?

8. 使用 HPLC 测定头孢氨苄胶囊含量时,如果遇到系统压力很低,如何排除故障?

9. 如何计算称取内容物的量? 用感量多少的天平称取?

10. 使用 HPLC 测定头孢氨苄胶囊含量时,如何配制对照品溶液?

学习任务六　乳膏全检

 学习目标

知识目标

● 熟悉乳膏剂的外观要求；

● 掌握乳膏剂的制剂常规检查项目；

● 了解甾体激素的结构分类；

● 掌握甾体激素类药物的结构特点与性质；

● 掌握甾体激素类药物的鉴别、检查和含量测定方法；

● 了解显色法测定含量的条件及注意事项；

● 掌握检验乳膏剂时，排除辅料干扰的方法。

技能目标

● 会检查乳膏剂的外观、装量；

● 能根据药品质量标准检验氢化可的松乳膏的质量。

【背景知识】

20 世纪初，英国生理学家斯塔林和贝利斯发现：狗进食后，胃便开足马力，把食物磨碎。当食物进入小肠时，胃后边的胰腺马上会分泌出胰腺液并立刻送到小肠，和磨碎的食物混合起来，进行消化活动。那么，食物到达小肠的消息，胰腺是怎样得到的呢？起初他们以为是通过神经系统来传递的。又经过两年的仔细观察和研究，他们终于发现：在正常情况下，当食物进入小肠时，由于食物在肠壁摩擦，小肠黏膜就会分泌出一种数量极少的物质进入血液，流送到胰腺，胰腺接到消息后，就立即分泌出胰液来。接着，他们把这种物质提取出来，并注入到哺乳动物的血液中，发现即使动物不吃东西，也会立刻分泌出胰液来，于是，他们便给这种物质命名为"促胰液素"。

"促胰液素"的发现，使斯塔林和贝利斯很快意识到，这不仅发现了一个新的化学物质，而且发现了调节机体功能的一个新概念、新领域。为了寻找一个新词来称呼这类化学信使，他们采纳了同事哈代的建议，采用了希腊文"激素"（"刺激"的意思）这个名称（1905）。促胰液素便是历史上第一个被发现的激素。这样便产生了"激素调节"，以及通过血液循环传递激素的"内分泌"方式，从而建立了"内分泌学"这个新领域。从此，国际上一个寻找激素的热潮开始了，使内分泌学出现了惊人的发展。

1927 年德国生理学家 B. Zondek（桑代克）和 S. Aschheim（阿什汉）发现了一种来自孕妇尿液的提取物，将其注射到雌鼠体内能引起它们发情，用这个方法可以诊断早期妊娠。两年后德国人 A. Butenandt（布特南特）分离出雌酮并证明是性激素。因此，1939 年布特南特获诺贝尔化学奖。

迄今为止，在人体内已发现的激素种类很多，根据结构分为：甾体激素、肽类激素和前列腺素。

最新研究显示，人体自然生成的激素——硫酸脱氢表雄酮（DHEAS）可能是"长生不老药",它可令人更长寿。

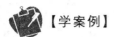【学案例】

<h2 style="text-align:center">氢化可的松乳膏的检验</h2>

本品含氢化可的松（$C_{21}H_{30}O_5$）应为标示量的 90.0%～110.0%。

【性状】本品为乳白色乳膏。

【鉴别】取本品约 5g，置烧杯中，加无水乙醇 30ml，在水浴中加热使融化，置冰浴中冷却后，滤过，滤液蒸干，残渣照下述方法试验。

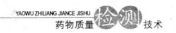

氢化可的松

（$C_{21}H_{30}O_5$，362.47）

（1）取残渣少许，加乙醇 1ml 溶解后，加新制的硫酸苯肼试液 8ml，在 70℃加热 15min，即显黄色。

（2）取残渣少许，加硫酸 2ml，摇匀，放置 5min，溶液显黄色至棕黄色，并带绿色荧光。

【检查】应符合乳膏剂项下有关的各项规定（附录ⅠF）。

【含量测定】取本品适量（约相当于氢化可的松 20mg），精密称定，置烧杯中，加无水乙醇约 30ml，在水浴中加热使溶解，再置冰浴中冷却后，滤过，滤液置 100ml 量瓶中，同法提取 3 次，滤液并入量瓶中，放至室温，用无水乙醇稀释至刻度，摇匀，作为供试品溶液；另精密称取氢化可的松对照品约 20mg，置 100ml 量瓶中，加无水乙醇溶解并稀释至刻度，摇匀，作为对照品溶液。精密量取供试品溶液与对照品溶液各 1ml，分别置干燥具塞试管中，各精密加无水乙醇 9ml 与氯化三苯四氮唑试液 1ml，摇匀，各再精密加入氢氧化四甲基铵试液 1ml，摇匀，在 25℃的暗处放置 40～45min，照紫外-可见分光光度法（附录ⅣA），在 485nm 波长处分别测定吸光度，计算，即得。

【类别】肾上腺皮质激素。

【规格】(1)10g：25mg；(2)10g：50mg；(3)10g：100mg。

【贮藏】密封，在凉暗处保存。

【知识贮备】

<h2 style="text-align:center">一、甾体激素类药物的基本结构与分类</h2>

甾体激素是一类哺乳动物内分泌系统分泌的内源性物质，在维持生命、调节性功能、对机体发育、免疫调节、皮肤病治疗及控制生育等方面起着重要作用。

甾体激素类药物均具有环戊烷并多氢菲的母核，根据 C_{10}、C_{13}、C_{17} 位上取代基的不同，分为雄甾烷、雌甾烷和孕甾烷。

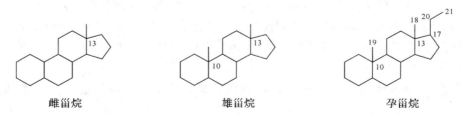

雌甾烷　　　　　　　　雄甾烷　　　　　　　　孕甾烷

甾体激素类药物根据药理作用又分为肾上腺皮质激素类和性激素类。性激素类药物又分为雄激素及蛋白同化激素类、孕激素类和雌激素类。

1. 肾上腺皮质激素类药物

肾上腺皮质激素类药物均具有孕甾烷母核,临床上应用广泛。肾上腺皮质激素按生理作用又可分为盐皮质激素和糖皮质激素。前者不同时具有 17α-羟基和 11-氧(羟基或氧代);后者通常同时具有 17α-羟基和 11-氧(羟基或氧代)。盐皮质激素主要调节机体的水、盐代谢和维持电解质平衡,未开发成药物;其代谢拮抗物有利尿作用,如螺内酯。糖皮质激素主要与糖、脂肪、蛋白质代谢和生长发育等密切相关,是一类很重要的药物。

天然的肾上腺皮质激素主要有可的松、氢化可的松、皮质酮、11-脱氢皮质酮、醛固酮和 17α-羟基-11-去氧皮质酮等。它们均具有较高的活性。17 位有羟基的为可的松类;17 位无羟基的为皮质酮类。合成肾上腺皮质激素的开发主要是将糖和盐的活性分开,以减少药物的副作用。如将 21 位的羟基酯化可延长作用时间,增加稳定性,如醋酸氢化可的松、氢化可的松琥珀酸钠等;在母核 1,2 位引入双键,提高与受体的亲和力,抗炎活性增强,而钠潴留作用不变,如泼尼松龙;在 6α 位引入—F,抗炎活性和钠潴留作用均大幅增加,后者增加更大,只能外用,如氟轻松;6α 位引入—CH_3 活性不变;9α 位引入—F,盐皮质激素和糖皮质激素的活性均增加;9 位引入—F 的同时,在 16 位引入 α-OH,盐皮质激素和糖皮质激素的活性均降低,引入 α-CH_3、β-CH_3 时,盐皮质激素的活性降低,而糖皮质激素的活性不变,如地塞米松、倍他米松等;11 位可以是 β-OH 或氧代,但=O 转变为 β-OH 时才具有活性。

肾上腺皮质激素类药物的结构特点如下:

(1)具有 4-烯-3-酮的结构,在紫外区有吸收。

(2)17 位的羟甲基酮(α-醇酮基)具有还原性。

(3)部分药物 6 位、9 位有—F,具有有机氟的性质。

(4)部分药物 11 位有羟基或羰基。

2. 雌激素类药物

天然雌激素包括雌二醇、雌酮和雌三醇,其中雌二醇活性最强,雌酮次之,雌三醇活性最弱。结构改造后的药物包括戊酸雌二醇、苯甲酸雌二醇、炔雌醇、炔雌醚等。

雌激素类药物的结构特点如下:

(1)A 环为苯环,在紫外区有吸收。

(2)3、17 位上有羟基,羟基可成酯或醚。

(3)部分药物 17 位上有乙炔基。

3. 雄激素类和蛋白同化类药物

天然雄激素主要是睾酮,结构改造后的药物包括甲睾酮、丙酸睾酮。后来发现在雄甾烷的 4 位引入卤素或去掉 19 位甲基或改造 A 环,雄激素的雄性作用明显降低,而蛋白同化作用明显增强,从而获得蛋白同化激素,如氯司替勃、苯丙酸诺龙、羟甲烯龙、司坦唑醇等。蛋白同化激素能促进氨基酸合成蛋白质,减少氨基酸分解,使肌肉发达,体重增加;促使钙、磷等元素在骨组织中的沉积,促进骨细胞间质的形成,加速骨钙化;促进组织新生和肌芽形成,使创伤及溃疡愈合加快;还能降低血液中的胆固醇。

雄激素类和蛋白同化类药物的结构特点如下:

(1)具有 4-烯-3-酮的结构,在紫外区有吸收。

(2)17 位上有羟基,羟基可被酯化。

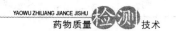
4.孕激素类药物

天然孕激素主要是黄体酮、17α-羟基黄体酮。孕激素类药物分为睾酮和孕酮两大类,睾酮类包括炔孕酮、炔诺酮、左炔诺孕酮等;孕酮类包括醋酸甲羟孕酮、醋酸甲地孕酮、醋酸氯地孕酮等。

孕激素类药物的结构特点如下:

(1)具有 4-烯-3-酮的结构,在紫外区有吸收。

(2)17 位上有甲酮基(乙酰基)或乙炔基。

(3)多数药物 17 位上有羟基,羟基可被酯化。

二、甾体激素类药物的质量分析

1.甾体激素类药物的结构(表 3-19、表 3-20、表 3-21、表 3-22)

表 3-19　部分肾上腺皮质激素类药物的结构

药物名称	结构式
醋酸氢化可的松	
醋酸地塞米松	
氟轻松	
倍他米松	
醋酸曲安奈德	

表 3-20　部分雌激素类药物的结构

药物名称	结构式
雌二醇	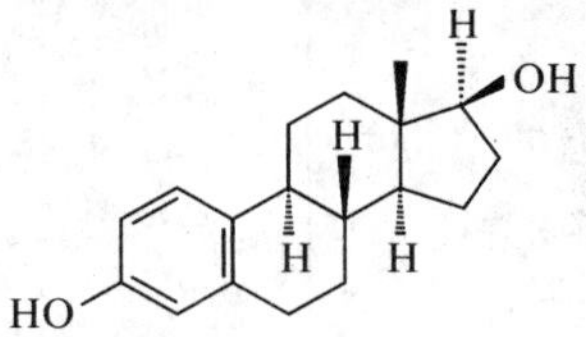
苯甲酸雌二醇	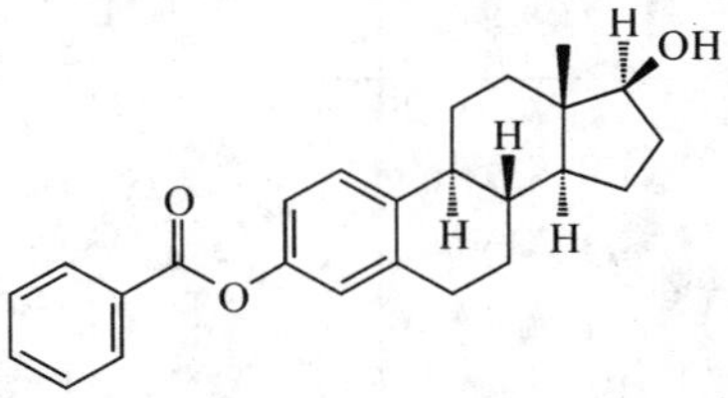
炔雌醇	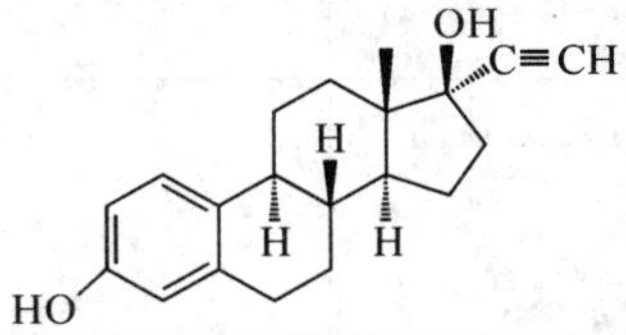
炔雌醚	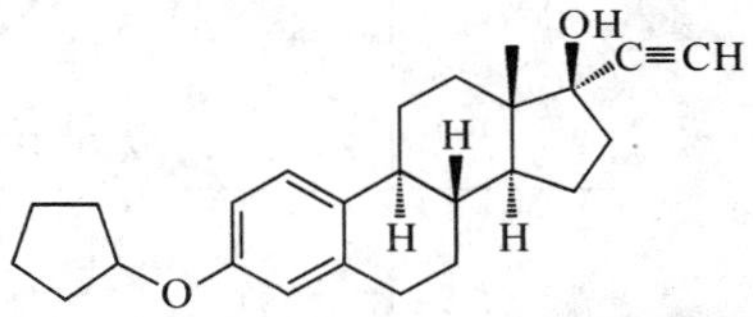
己烯雌酚	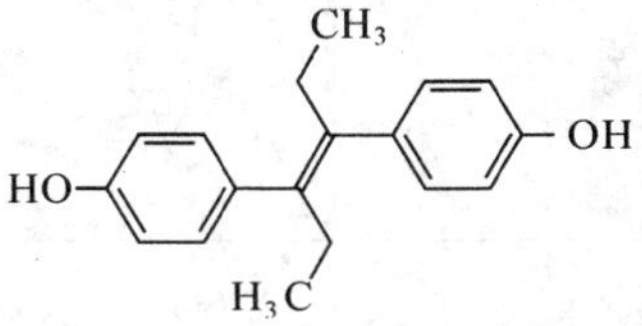
尼尔雌醇	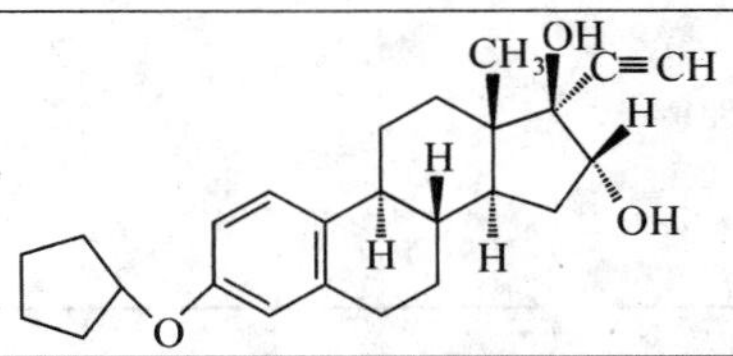

表 3-21　部分雄激素和蛋白同化激素类药物的结构

药物名称	结构式
甲睾酮	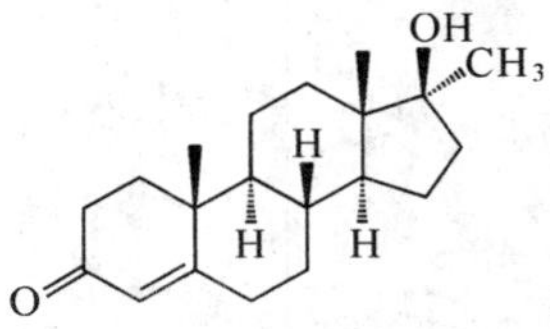

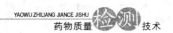

续表

药物名称	结构式
丙酸睾酮	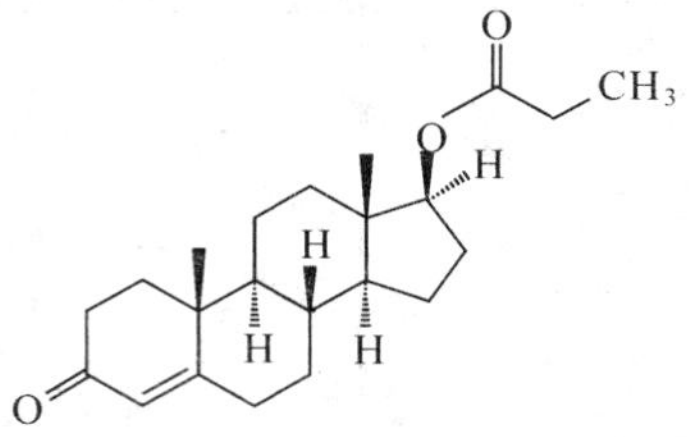
氯司替勃	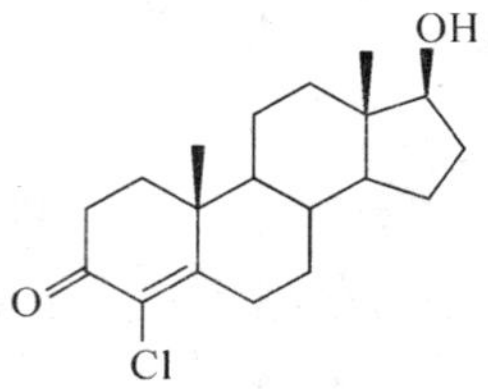
苯丙酸诺龙	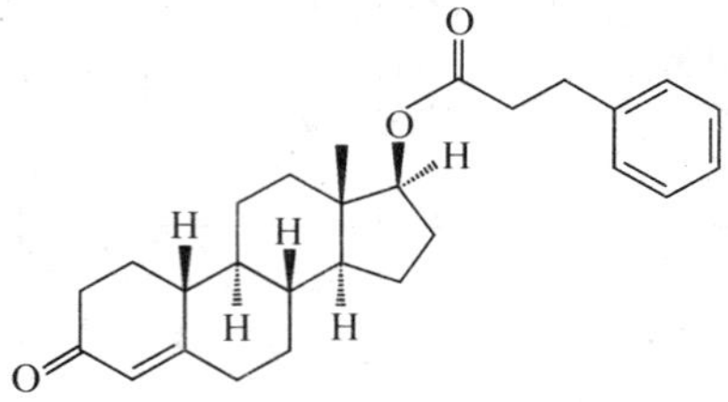
羟甲烯龙	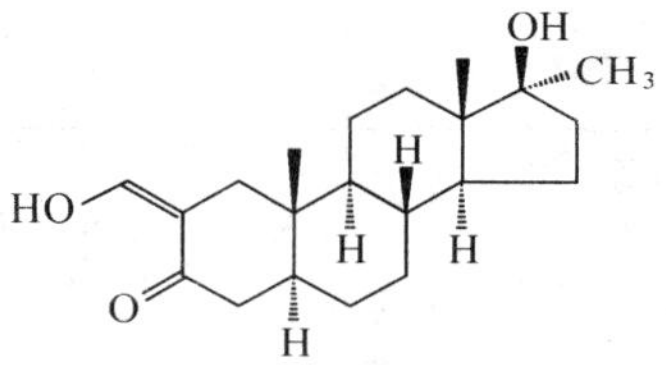
司坦唑醇	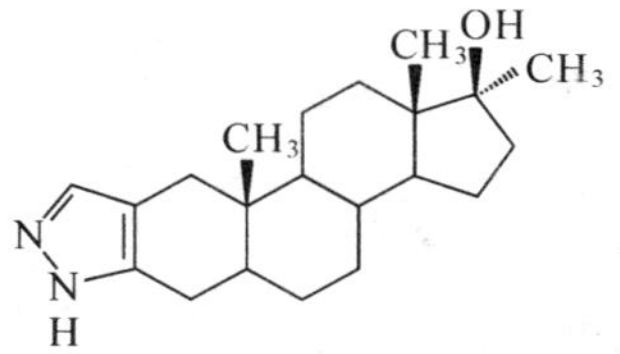

表 3-22 部分孕激素类药物的结构

药物名称	结构式
黄体酮	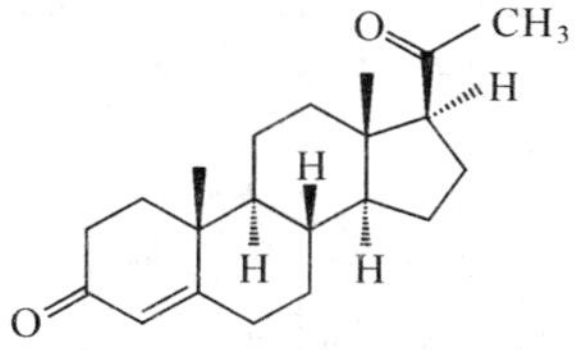

续表

药物名称	结构式
炔孕酮	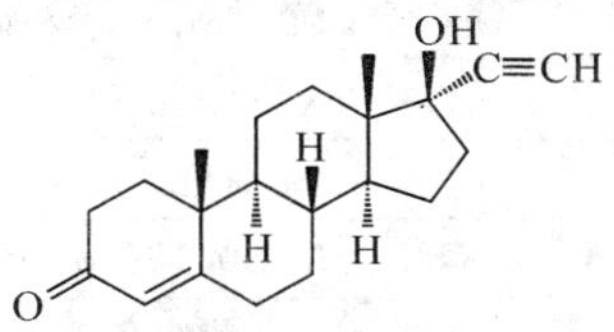
炔诺酮	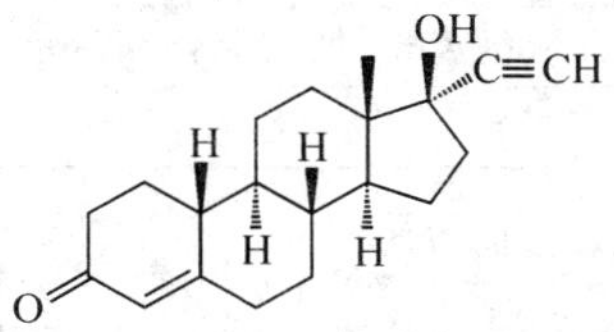
炔诺孕酮	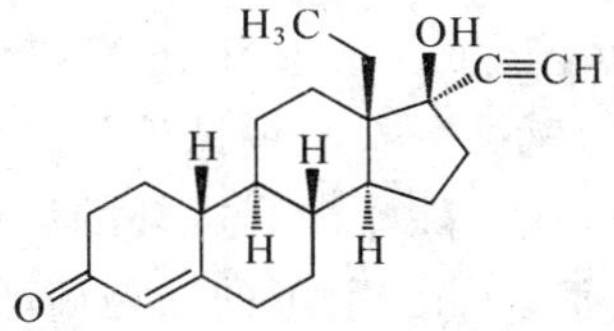
醋酸甲地孕酮	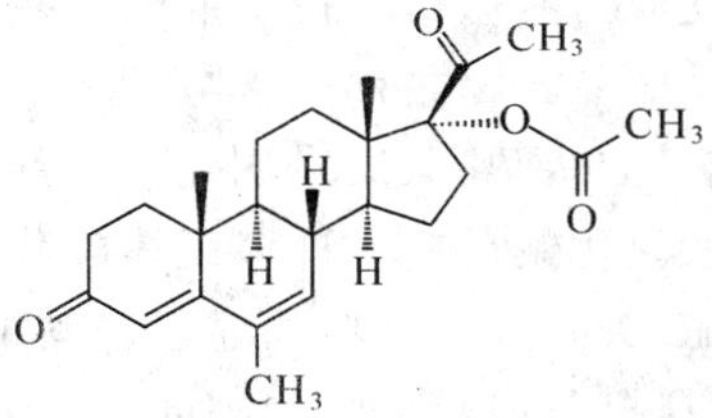
醋酸甲羟孕酮	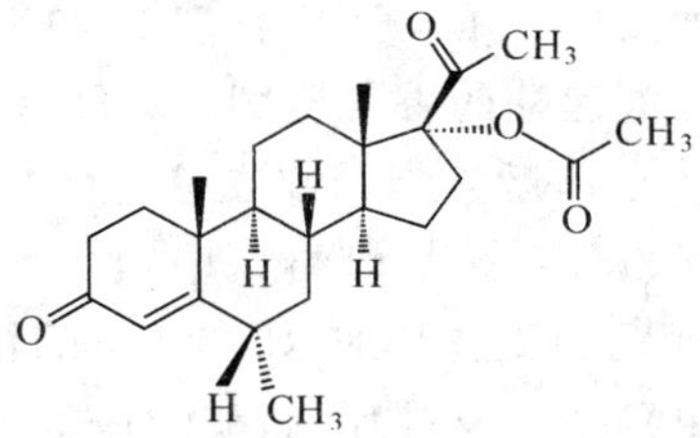

2. 甾体激素类药物的性状

甾体激素类药物的极性弱,在水中不溶,在有机溶剂中溶解。多数药物有旋光性,大多数药物为右旋体。如地塞米松、曲安奈德等、甲羟孕酮等为右旋体;炔诺酮、炔诺孕酮、炔雌醇等为左旋体。测定比旋度可用于药物的鉴别及纯度检查。

3. 甾体激素类药物的鉴别

(1)与强酸的显色反应 许多甾体类药物能与硫酸、盐酸、磷酸、高氯酸等强酸反应显色,其中硫酸应用最广。甾体激素类药物与硫酸的反应机制是酮基先质子化,形成正碳离子,然后再与 HSO_4^- 作用显色。部分甾体与硫酸的显色结果见表3-23。

表 3-23　部分甾体与硫酸的显色结果

药物名称	颜色	加水稀释后颜色
氢化可的松	棕黄至红色并显绿色荧光	黄至橙黄色,微带绿色荧光,有少量絮状沉淀
地塞米松	淡红棕色	颜色消失
泼尼松龙	深红色	红色消失,有絮状沉淀
炔雌醇	橙红色并显黄绿色荧光	玫瑰红色沉淀
炔雌醚	橙红色并显黄绿色荧光	红色沉淀
雌二醇	黄绿色荧光,加三氯化铁后呈草绿色	红色
炔孕酮	红色	紫外灯(365nm)下呈亮红色荧光

(2)醇酮基反应　肾上腺皮质激素类药物的 17 位上的醇酮基(羟甲基酮)有还原性,能与四氮唑试液、氨制硝酸银试液、碱性酒石酸铜试液反应而显色。如醋酸泼尼松在碱性条件下与氯化三苯四氮唑试液反应显红色;醋酸去氧皮质酮与氨制硝酸银试液反应生成黑色沉淀;醋酸地塞米松与碱性酒石酸铜试液反应生成砖红色沉淀。

(3)羰基试剂反应　除雌激素类外的甾体激素类药物均含有羰基,可与肼类羰基试剂反应生成黄色腙类沉淀。如醋酸可的松与硫酸苯肼显黄色;黄体酮与异烟肼显黄色。

(4)酚羟基反应　雌激素 3 位上的酚羟基,可与重氮苯磺酸反应生成红色偶氮化合物。

(5)末端炔反应　药物名称中含"炔"字的甾体类药物,含有末端炔,可与硝酸银试液反应生成白色沉淀。如炔孕酮、炔诺酮及其片剂、炔雌醇。

(6)亚硝基铁氰化钠反应　许多甾体类药物含有甲酮基及活泼亚甲基,可与亚硝基铁氰化钠、间二硝基酚、芳香醛类反应而显色。其中黄体酮与亚硝基铁氰化钠反应显紫蓝色,其他甾体化合物显淡橙色或不显色。因此,该反应是黄体酮专属性强的鉴别方法。

(7)酯基水解反应　本类药物有许多是醋酸盐,因此,可利用酯基在乙醇制氢氧化钾条件下水解,产生乙酸乙酯的香气鉴别。如醋酸去氧皮质酮、醋酸地塞米松。

(8)光谱法　甾体激素类药物在紫外区均有吸收,可用 UV-Vis 法鉴别,如醋酸去氧皮质酮、炔孕酮片、炔诺酮片、炔雌醚;《中国药典》2010 年版中几乎所有的甾体类药物的原料药及个别制剂采用了 IR 法鉴别,如醋酸可的松、醋酸甲地孕酮、醋酸曲安奈德、醋酸泼尼松及其片剂、醋酸甲羟孕酮及其片剂、醋酸地塞米松及其片剂等。

(9)色谱法　许多甾体激素类药物采用了 TLC、HPLC 法鉴别。如《中国药典》2010 年版中醋酸地塞米松乳膏、苯丙酸诺龙注射液、己酸羟孕酮注射液、苯甲酸雌二醇注射液、醋酸甲羟孕酮制剂、醋酸泼尼松片、醋酸泼尼松眼膏、醋酸氯地孕酮等采用 TLC 法鉴别(前 6 个均为 TLC 和 HPLC 法中任选一个);醋酸可的松、醋酸地塞米松、甲睾酮、炔雌醇、炔诺酮、左炔诺孕酮、醋酸甲地孕酮、醋酸甲羟孕酮等采用 HPLC 法鉴别。

4.甾体激素类药物的检查

(1)有关物质　甾体激素类药物中含有结构类似的有关物质——"其他甾体",《中国药典》2010 年版中采用 TLC 法和 HPLC 法检查,绝大多数药物采用 HPLC 法。如炔孕酮、醋酸去氧皮质酮、醋酸氟氢可的松采用 TLC 法检查有关物质;甲睾酮、醋酸可的松、醋酸甲地孕酮、醋酸甲羟孕酮等采用 HPLC 法检查。

(2)硒　由于传统生产工艺采用二氧化硒高温脱氢法(目前部分企业已改进工艺,使用了生物脱氢法），需使用多种有毒有害的试剂，如二氧化硒、醋酸汞、硫化钠等，这些有毒有害的物质不仅给生产带来不安全因素，还污染环境，且反应后的硒不容易除净，故需检查残留的硒。如醋酸地塞米松、醋酸氟轻松、醋酸曲安奈德、醋酸氟轻松等需检查硒。

硒检查法：

$$供试品 \xrightarrow[\substack{25ml\ HNO_3\\(1\to30)\\吸收液}]{氧瓶燃烧法} H_2SeO_4$$

$$供试品 \atop 硒对照溶液 \Bigg\} \xrightarrow{氨试液} pH=2.0\pm0.2 \longrightarrow 移至分液漏斗中$$

$$移至分液漏斗中 \xrightarrow[\substack{盐酸羟胺溶液\\(1\to2)1ml}]{} \Big\downarrow$$

$$立即精密加 \Big| 二氨基萘试液\ 5ml$$

$$强烈振摇\ 2min \longleftarrow 精密加环己烷\ 5ml \longleftarrow 室温下放置\ 100min$$

$$静置分层 \longrightarrow 环己烷层用无水硫酸钠脱水 \xrightarrow[378nm]{UV\text{-}Vis} A$$

（3）游离磷酸盐　肾上腺皮质激素的磷酸钠盐在精制过程中，可能残留游离磷酸盐；同时药物在贮存过程中水解也会产生游离磷酸盐，因此，需检查游离磷酸盐。

游离磷酸盐检查法：

$$供试品溶液 \atop 对照品溶液 \Bigg\} \xrightarrow[740nm]{磷钼酸\quad UV\text{-}Vis} A$$

（4）杂质吸光度　《中国药典》2010年版中醋酸甲地孕酮要求无水乙醇液在287nm波长处有最大吸收，在240nm与287nm波长处的吸光度比值不得大于0.17。

5. 甾体激素类药物的含量测定

《中国药典》2010年版中甾体激素类药物的含量测定方法有高效液相色谱法、紫外-可见分光光度法、比色法等。

（1）高效液相色谱法　高效液相色谱法专属性强，大多数甾体激素类药物采用该法测定含量。采用内标法定量时，该类药物可以互为内标物。如醋酸可的松、地塞米松磷酸钠、醋酸曲安奈德乳膏（内标物炔诺酮）、醋酸氟轻松（内标物炔诺酮）、醋酸氟氢可的松乳膏（内标物醋酸地塞米松）等采用 HPLC 法测定含量。

（2）紫外-可见分光光度法　紫外-可见分光光度法专属性差，已逐步被 HPLC 法代替，2010版《中国药典》中醋酸可的松片、醋酸甲地孕酮、醋酸氯地孕酮、炔雌醚、炔孕酮、醋酸泼尼松龙片和氢化可的松片等仍采用 UV-Vis 法测定含量。

（3）四氮唑比色法　肾上腺皮质激素类药物 17 位含有醇酮基，可与四氮唑盐反应用于含量测定。该法测定含量时，易受溶剂、反应温度、反应时间、水分、碱的浓度、氧气等的干扰，误差较大，应取对照品和供试品平行操作。如醋酸去氧皮质酮、醋酸可的松眼膏、醋酸地塞米松注射液、醋酸地塞米松磷酸钠注射液、醋酸泼尼松眼膏、醋酸泼尼松龙乳膏的含量测定采用四氮唑比色法。

三、乳膏剂的质量要求

乳膏剂系指药物溶解或分散于乳状液型基质中形成的均匀半固体制剂。根据基质的不同，分为水包油型与油包水型。水包油型乳化剂有钠皂、三乙醇胺皂类、脂肪醇硫酸（酯）钠类

（十二烷基硫酸钠）和聚山梨酯类；油包水型乳化剂有钙皂、羊毛脂、单甘油酯和脂肪醇等。乳膏剂基质应均匀、细腻，涂于皮肤或黏膜上应无刺激性；具有适当的黏稠度，易于涂布在皮肤或黏膜上，不融化，黏稠度随季节变化小；应无酸败、异臭、变色、变硬，不得有油水分离及胀气现象。

四、氢化可的松乳膏质量标准的分析

1.氢化可的松的理化性质

（1）性状　氢化可的松为白色或类白色的结晶性粉末；无臭，初无味，随后有持续的苦味；遇光渐变质。本品在乙醇或丙酮中略溶，在三氯甲烷中微溶，在乙醚中几乎不溶，在水中不溶。本品在无水乙醇中的比旋度为＋162°～＋169°。本品无水乙醇溶液在 242nm 波长处的吸收系数（$E_{1cm}^{1\%}$）为 422～448。

（2）还原性　氢化可的松 17 位的 α-醇酮基具有还原性，能与四氮唑试液、氨制硝酸银试液、碱性酒石酸铜试液等反应而显色。

（3）与硫酸显色　氢化可的松能与强酸（硫酸、盐酸、磷酸、高氯酸等）显色，其中硫酸应用广泛。该反应灵敏，不同药物形成的颜色不同，各国药典均采用。

（4）羰基　氢化可的松 3 位羰基可与羰基试剂硫酸苯肼反应生成黄色腙类沉淀。

2.质量标准分析

（1）性状　本品为乳剂型基质的乳白色乳膏，主要辅料有硬脂酸、单硬脂酸甘油酯、白凡士林、液体石蜡、羟苯酯类防腐剂等。

（2）鉴别　由于上述辅料的干扰，可以采用高速匀浆机，或水浴加热溶解法排除辅料干扰。氢化可的松乳膏采用加入无水乙醇后，再水浴加热使融化，置冰浴中冷却，滤过，滤液蒸干，然后采用与羰基试剂、硫酸反应鉴别。

（3）检查　乳膏剂应检查"粒度"、"装量"、"无菌"及"微生物限度"。

"装量"检查方法：除另有规定外，取供试品 5 个（50g 以上者取 3 个），除去外盖和标签，容器外壁用适宜的方法清洁并干燥，分别精密称定重量，除去内容物，容器用适宜的溶剂洗净并干燥，再分别精密称定空容器的重量，求出每个容器内容物的装量与平均装量，取三位有效数字。

结果与判定：每个容器的装量百分率不少于允许最低装量百分率，且平均装量百分率不少于标示装量的百分率，判为符合规定；如仅有一个容器的装量不符合规定，则另取 5 个[50g（ml）以上者取 3 个]复试，复试结果全部符合规定，仍可判为符合规定（表 3-24）。

表 3-24　允许最低装量百分率

标示装量	口服及外用固体、半固体、液体、黏稠液体	
	平均装量	每个容器装量
20g（ml）以下	不少于标示装量	不少于标示装量的 93%
20g（ml）～50g（ml）	不少于标示装量	不少于标示装量的 95%
50g（ml）以上	不少于标示装量	不少于标示装量的 97%

4.含量测定

氢化可的松乳膏采用四氮唑比色法。检验时应采用无醛无水乙醇，因为含水时显色速度慢，含醛时吸光度增加；碱常用氢氧化四甲基铵，要求反应液的 pH 值＞13.75；反应产物对光线及氧气敏感,要求采用避光容器并置于暗处,达到显色时间后立即测定吸光度;《中国药典》2010 年版中规定反应条件为:25℃暗处放置 40～45min。

本法虽然干扰因素多,但供试品的氧化产物和水解产物不发生四氮唑盐反应,能选择性地测定 17 位未氧化或降解药物的含量,具有一定的专属性。

 【课堂讨论】

1. 氢化可的松乳膏鉴别项(1)中,要求"水浴中加热",应如何控制水浴温度?
2. 氢化可的松乳膏鉴别项(2)中,要求加"硫酸",应加何种硫酸?
3. 常用的羰基试剂有哪些?
4. 如何观察荧光现象?
5. 采用四氮唑比色法测定含量时应注意什么?
6. 检验乳膏剂时,如何排除辅料的干扰?
7. HPLC 用于定量分析时,内标法与外标法有何优缺点?

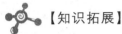 **【知识拓展】**

一、氢化可的松及其他制剂的质量标准分析

氢化可的松原料及其他制剂的检验项目及方法汇总见表 3-25 所示。

表 3-25 氢化可的松原料及其他制剂的检验项目及方法汇总表

类 别	性 状	鉴 别	检 查	含量测定
原料药	外观、溶解度、比旋度、吸收系数	化学法(羰基试剂、硫酸显色)、HPLC、IR	有关物质、干燥失重	HPLC
片剂	外观	化学法(羰基试剂、硫酸显色)	溶出度、其他	UV-Vis
注射液	外观	化学法(羰基试剂、硫酸显色)、HPLC	有关物质、乙醇量、细菌内毒素、其他	HPLC

二、结合雌激素

结合雌激素是目前使用较多的一种口服雌激素药物,含有从孕马尿液中提取的雌激素混合物,是雌酮硫酸钠与马烯雌酮硫酸钠的混合物。它还含有硫酸钠结合物、17α-二氢马烯雌酮、17α-雌二醇和 17β-二氢马烯雌酮。其他所含少量成分是因为天然来源难以分离,或在药效学上起协同作用,或因商品化的需要而有意保留,原因不得而知。

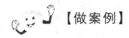 **【做案例】**

醋酸氟轻松乳膏的含量测定

色谱条件与系统适用性试验 用十八烷基硅烷键合硅胶为填充剂;以甲醇-乙腈-水(60∶10∶30)为流动相;检测波长为 240nm。取醋酸氟轻松对照品约 14mg,置 100ml 量瓶中,加甲醇 60ml 与乙腈 10ml 使溶解,置水浴上加热 20min,放冷,用水稀释至刻度,摇匀,取 20μl 注入液相色谱仪,调节流速,使醋酸氟轻松的保留时间约为 12min,调节检测灵敏度,使主成分色谱峰的峰高达到满量程,色谱图中醋酸氟轻松与相对保留时间约为 0.59 的降解产

物峰的分离度应大于 10.0。

测定法 取本品适量(约相当于醋酸氟轻松 1.25mg),精密称定,置 50ml 量瓶中,加甲醇约 30ml,置 80℃ 水浴中加热 2min,振摇使醋酸氟轻松溶解,放冷,精密加内标溶液(取炔诺酮适量,加甲醇溶解并稀释制成每 1ml 中约含 0.15mg 的溶液,即得)5ml,用甲醇稀释至刻度,摇匀,置冰浴中冷却 2h 以上,取出后迅速滤过,放冷,精密量取续滤液 20μl 注入液相色谱仪,记录色谱图;另取醋酸氟轻松对照品,精密称定,加甲醇溶解并稀释制成每 1ml 中约含 0.125mg 的溶液,精密量取 10ml 与内标溶液 5ml,置 50ml 量瓶中,用甲醇稀释至刻度,摇匀,同法测定。按内标法以峰面积计算,即得。

【提高案例】

某体育学院邀请我院教师给学生做关于兴奋剂的报告,请大家帮老师查阅关于兴奋剂的目录、危害、检测方法及国家关于运动员的相关规定资料。

【归纳】

表 3-26 归纳

乳膏全检	乳膏的外观要求		
	乳膏的制剂常规检查项目	粒度	检查方法、结果判断方法
		装量	检查方法、结果判断方法
	甾体激素类药物的基本结构	雌甾烷、雄甾烷和孕甾烷	
	甾体激素类药物的分类	雌激素类、雄激素类和蛋白同化激素类、孕激素类及肾上腺皮质激素类	
		结构特点	
	常见药物的结构式		
	甾体激素类药物的性状	溶解度、比旋度及吸收系数	
	甾体激素类药物的鉴别	化学法	与强酸的显色反应、醇酮基反应、羰基试剂反应、酚羟基反应、末端炔反应、亚硝基铁氰化钠反应、酯基水解反应
		光谱法	IR 法、UV-Vis 法
		色谱法	TLC 法、HPLC 法
	甾体激素类药物的检查	有关物质	TLC 法、HPLC 法
		硒	硒检查法
		游离磷酸盐	磷钼酸检查法
		杂质吸光度	UV-Vis 法
	甾体激素类药物的含量测定	高效液相色谱法	内标物的选择;系统适用性试验的要求
		紫外-可见分光光度法	
		四氮唑比色法	影响因素
	氢化可的松乳膏的质量检验	鉴别、检查、含量测定	

![目标检测图标] 【目标检测】

一、选择题

【A 型题】(最佳选择题,每题备选答案中只有一个最佳答案)

1.测定氢化可的松比旋度时,温度应控制在　　　　　　　　　　　　　　　　　(　　)

　　A. 20℃　　　　B. 25℃　　　　　C. 30℃　　　　　D. 35℃　　　　E. 15℃

2.氢化可的松加入新制的硫酸苯肼试液,在 70℃加热 15min,即显　　　　　　(　　)

　　A. 绿色　　　　B. 红色　　　　　C. 黄色　　　　　D. 橙红色　　　　E. 蓝色

3.下列哪个药物需检查细菌内毒素?　　　　　　　　　　　　　　　　　　　(　　)

　　A.氢化可的松注射液　　　　　B. 氢化可的松　　　　C.氢化可的松片

　　D. 氢化可的松乳膏　　　　　　E. 氢化可的松胶囊

4.大多数甾体激素类药物都检查的有关物质是　　　　　　　　　　　　　　　(　　)

　　A. 酮体　　　　　　　　　　B. 游离磷酸盐　　　　　　C.硒

　　D. 其他生物碱　　　　　　　E. 其他甾体

5.检查游离磷酸盐的药物是　　　　　　　　　　　　　　　　　　　　　　　(　　)

　　A. 己烯雌酚　　　　　　　　B. 氢化可的松　　　　　　C. 氟轻松

　　D. 苯丙酸诺龙　　　　　　　E. 地塞米松磷酸钠

6.测定醋酸氟轻松含量时,选用的内标物是　　　　　　　　　　　　　　　　(　　)

　　A. 阿司匹林　　B. 维生素 C　　　C. 布洛芬　　　　D. 吗啡　　　　E. 炔诺酮

7.检验时需采用高速匀浆机,或水浴加热溶解法排除辅料干扰的制剂是　　　　(　　)

　　A. 乳膏剂　　　B. 片剂　　　　　C. 胶囊剂　　　　D. 注射液　　　E. 颗粒剂

8.大多数甾体激素类药物的含量测定方法是　　　　　　　　　　　　　　　　(　　)

　　A. HPLC　　　B. UV-Vis　　　　C. TLC　　　　　D. 比色法　　　E. IR

9.检查地塞米松磷酸钠残留溶剂的方法是　　　　　　　　　　　　　　　　　(　　)

　　A. GC　　　　B. HPLC　　　　　C. UV-Vis　　　　D. IR　　　　　E. TLC

10.亚硝基铁氰化钠反应是鉴别(　　　)专属性强的化学法。

　　A. 雌二醇　　　B. 黄体酮　　　　C. 地塞米松　　　D. 苯丙酸诺龙　E. 氢化可的松

【B 型题】(配伍选择题,备选答案在前,试题在后。每题只有一个正确答案,每个备选答案可重复选用,也可不选用)

(1～5 题备选答案)

　　A.荧光分光光度法　　　　　　B. 紫外-可见分光光度法　　　C. 酸性染料比色法

　　D. 四氮唑比色法　　　　　　　E. 高效液相色谱法

以下药物的含量测定方法是

1.醋酸地塞米松　　　　　　　　　　　　　　　　　　　　　　　　　　　　(　　)

2.醋酸地塞米松注射液　　　　　　　　　　　　　　　　　　　　　　　　　(　　)

3.氢化可的松　　　　　　　　　　　　　　　　　　　　　　　　　　　　　(　　)

4.氢化可的松乳膏　　　　　　　　　　　　　　　　　　　　　　　　　　　(　　)

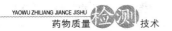

5. 氢化可的松片　　　　　　　　　　　　　　　　　　　　　（　　）

（6～10题备选答案）

　　A. 炔诺酮　　B. 雌二醇　　C. 地塞米松　　D. 氟轻松　　E. 醋酸去氧皮质酮

用下列方法鉴别的药物是　　　　　　　　　　　　　　　　　（　　）

6. 在乙醇制氢氧化钾条件下水解，产生乙酸乙酯的香气　　　　　（　　）

7. 氧瓶燃烧法破坏后，与茜素氟蓝、硝酸亚铈发生配位反应而显色　　（　　）

8. 与硝酸银试液反应，生成白色沉淀　　　　　　　　　　　　　（　　）

9. 与重氮苯磺酸反应生成红色偶氮化合物　　　　　　　　　　　（　　）

10. 与碱性酒石酸铜试液反应生成砖红色沉淀　　　　　　　　　　（　　）

【X型题】（多项选择题，每题的备选答案中有2个或2个以上正确答案）

1. 黄体酮的鉴别方法有　　　　　　　　　　　　　　　　　　（　　）

　　A. 与三氯化铁的反应　　　　　　B. 与亚硝酸钠的反应

　　C. 与亚硝基铁氰化钠的反应　　　D. 与异烟肼的反应

　　E. 红外分光光度法

2. 关于四氮唑比色法，下列说法正确的是　　　　　　　　　　　（　　）

　　A. 溶剂含水时显色速度慢　　　　B. 溶剂含醛时吸光度增加

　　C. 反应在强碱条件下进行　　　　D. 采用避光容器并置于暗处

　　E. 达到显色时间后立即测定吸光度

3. 加入热碱性酒石酸铜试液生成沉淀的有　　　　　　　　　　　（　　）

　　A. 雌二醇　　B. 地塞米松　　C. 苯丙酸诺龙　　D. 黄体酮　　E. 氢化可的松

4. 关于硒检查法，下列说法正确的是　　　　　　　　　　　　　（　　）

　　A. 由于传统生产工艺采用二氧化硒高温脱氢法

　　B. 目前部分企业已改进工艺，使用了生物脱氢法

　　C. 反应后的硒不容易除净

　　D. 使用生物脱氢法就不用检查硒

　　E. 二氧化硒不仅给生产带来不安全因素，还污染环境，故需检查残留的硒

5. 甾体激素类药物的含量测定方法有　　　　　　　　　　　　　（　　）

　　A. HPLC法　　B. UV-Vis法　　C. 比色法　　　D. TLC法　　E. GC法

6. 关于乳膏剂，下列说法正确的有　　　　　　　　　　　　　　（　　）

　　A. 乳膏剂系指药物溶解或分散于乳状液型基质中形成的均匀半固体制剂

　　B. 乳膏剂基质应均匀、细腻，涂于皮肤或黏膜上应无刺激性

　　C. 根据基质的不同，分为水包油型与油包水型

　　D. 具有适当的黏稠度，易于涂布在皮肤或黏膜上，不融化，黏稠度随季节变化小

　　E. 无酸败、异臭、变色、变硬现象，不得有油水分离及胀气现象

7. 乳膏剂应检查的项目包括　　　　　　　　　　　　　　　　　（　　）

　　A. 粒度　　B. 装量　　C. 重量差异　　D. 微生物限度　　E. 无菌

8. 可与硝酸银试液反应生成白色沉淀的有　　　　　　　　　　　（　　）

　　A. 炔雌醇　　B. 地塞米松　　C. 氢化可的松　　D. 炔雌醚　　E. 炔诺孕酮

9. 能与甾体激素类药物显色的强酸有　　　　　　　　　　　　　（　　）

　　A.硫酸　　　B.盐酸　　　　C.磷酸　　　　D.醋酸　　　　E.高氯酸

10.能与四氮唑盐发生氧化还原反应的药物有　　　　　　　　　　　（　　　）

　　A.雌二醇　　B.地塞米松　　C.苯丙酸诺龙　　D.黄体酮　　E.氢化可的松

二、简答题

1.按《中国药典》2010 年版测定醋酸氟轻松乳膏含量时,在色谱条件及系统适用性试验中,流速为 1.0ml/min 时,保留时间为 15min,大于规定值 12min,此时,应如何调节流速?

2.按上述方法测定氢化可的松乳膏的含量。已知药物规格为 10g：50mg,称取药物质量 4.023g,对照品质量 19.9541mg;测定供试液及对照液的吸光度值分别为 0.451,0.462。标准要求本品含量应为标示量的 90.0%～110.0%。判断该药物的含量测定结果。

3.检查氢化可的松有关物质时,不小心把放置乙腈和水的储液瓶混淆了,如何判断哪个储液瓶装的是乙腈?

4.用 HPLC 法测定醋酸曲安奈德乳膏剂的含量,如何排除辅料的干扰?

5.炔雌醚的含量测定方法如下：取本品约 50mg,精密称定,置 50ml 量瓶中,加无水乙醇溶解并稀释至刻度,摇匀,精密量取 5ml,置另一 50ml 量瓶中,加无水乙醇稀释至刻度,摇匀,照紫外-可见分光光度法,在 280nm 波长处测定吸光度;另取炔雌醚对照品,同法测定,计算,即得。请写出该药物的含量测定计算公式。

6.简述甾体激素类药物的分类及相应的结构特点。

7.用 HPLC 法测定丙酸倍他米松的含量,内标物的浓度为 0.1221mg/ml;精密称定供试品 12.58mg,置 100ml 量瓶中,加甲醇 74ml 使溶解,用水稀释至刻度,摇匀;精密量取该溶液 10ml 与内标溶液 5ml,置 50ml 量瓶中,加流动相稀释至刻度,摇匀,取 20μl 注入液相色谱仪,记录色谱图,内标物峰面积为 2031,供试品峰面积为 4482;另取丙酸倍他米松对照品 12.5mg,精密称定,同法测定,峰面积为 4346。按干燥品计算,含丙酸倍他米松应为 97.0%～103.0%。判断该药的含量是否符合要求。

8.简述四氮唑盐法鉴别甾体激素类药物的原理及现象。

9.简述硫酸加入甾体激素类药物中的反应原理及现象。

10.糖皮质激素可在什么位置引入双键、羟基、羰基或氟原子。

学习任务七　复方制剂全检

学习目标

知识目标
- 掌握复方制剂的分析特点;
- 掌握复方卡托普利片的检验原理;
- 掌握复方制剂中辅料、共存药物干扰的排除方法。

技能目标
- 能根据药品质量标准检验复方卡托普利片的质量;
- 能根据系统适用性试验的要求,调节 HPLC 中流动相的比例。

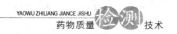
【背景知识】

近年来中国复方制剂行业取得了很大的发展,但由于中国制造业缺乏核心技术,贴牌生产仍然是"中国制造"普遍的生存模式。很多高端产品表面上是中国生产,但核心技术都来自国外。因此,我国复方制剂行业的发展任重而道远。

【学案例】

复方卡托普利片的检验

本品每片中含卡托普利($C_9H_{15}NO_3S$)应为 9.0～11.0mg,含氢氯噻嗪($C_7H_8ClN_3O_4S_2$)应为 5.4～6.6mg。

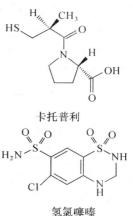

卡托普利

氢氯噻嗪

【处方】

卡托普利	10g
氢氯噻嗪	6g
辅料	适量
制成	1000 片

【性状】本品为白色或类白色片。

【鉴别】(1)取本品 1 片,研细,加水 5ml,摇匀,加碱性亚硝基铁氰化钠试液适量,即显紫红色。

(2)取本品 3 片,研细,加水 15ml,振摇使卡托普利溶解,滤过,取滤渣烘干,置试管中,加氢氧化钠试液 10ml,振摇使氢氯噻嗪溶解,滤过,取滤液 3ml,煮沸 5min,放冷,加变色酸试液 5ml,置水浴上加热,应显蓝紫色。

(3)在含量测定项下记录的色谱图中,供试品溶液两主峰的保留时间应与对照品溶液相应的两主峰保留时间一致。

【检查】卡托普利二硫化物 避光操作。精密称取本品的细粉适量(约相当于卡托普利 25mg),置 50ml 量瓶中,加流动相适量,超声处理 15min,放冷,用流动相稀释至刻度,摇匀,滤过,取续滤液作为供试品溶液(8h 内使用);另取卡托普利二硫化物对照品,精密称定,加甲醇适量溶解,用流动相定量稀释制成每 1ml 中约含 15μg 的溶液,作为对照品溶液;再取卡托普利与卡托普利二硫化物对照品,加甲醇适量溶解,用流动相定量稀释制成每 1ml 中各约含 0.1mg 和 15μg 的混合溶液,作为系统适用性试验溶液。照高效液相色谱法(附录 V D)试验,以十八烷基硅烷键合硅胶为填充剂;0.01mol/L 磷酸二氢钠溶液-甲醇-乙腈(70:25:5)(用磷酸调节 pH 值至 3.0)为流动相;检测波长为 215nm;柱温 40℃。取系统适用性试验溶液 50μl,注入液相色谱仪,卡托普利峰与卡托普利二硫化物峰之间的分离度应大于 4.0。取对照品溶液 50μl,注入液相色谱仪,调节检测灵敏度,使卡托普利二硫化物色谱峰的峰高约为满量程的 50%;再精密量取供试品溶液与对照品溶液各 50μl,分别注入液相色谱仪,记录色谱图;供试品溶液的色谱图中如有与卡托普利二硫化物保留时间一致的色谱峰,按外标法以峰面积计算,不得过 3.0%。

含量均匀度 取本品 1 片,置 100ml 量瓶中,加流动相适量,超声处理使溶解,放冷,加流动相稀释至刻度,摇匀,滤过,取续滤液照含量测定项下的方法测定,应符合规定(附录 X E)。

溶出度　取本品,照溶出度测定法(附录ⅩC第一法),以盐酸溶液(稀盐酸 24ml→1000)900ml 为溶出介质,转速为每分钟 100 转,依法操作,经 30min 时,取溶液 10ml,滤过,取续滤液作为供试品溶液;另精密称取卡托普利与氢氯噻嗪对照品适量,用溶出介质溶解并定量稀释制成每 1ml 中约含卡托普利 20μg 与氢氯噻嗪 6μg 的混合溶液,作为对照品溶液。照含量测定项下的方法测定,计算每片中卡托普利和氢氯噻嗪的溶出量。限度均为标示量的 70%,应符合规定。

其他　应符合片剂项下有关的各项规定(附录ⅠA)。

【含量测定】照高效液相色谱法(附录ⅤD)测定。

色谱条件与系统适用性试验　以十八烷基硅烷键合硅胶为填充剂;0.01mol/L 磷酸二氢钠溶液-甲醇-乙腈(70∶25∶5)(用磷酸调节 pH 值至 3.0)为流动相;检测波长为 215nm;柱温 40℃。

测定法　取本品 20 片,精密称定,研细,精密称取适量(约相当于卡托普利 10mg),置 100ml 量瓶中,加流动相适量,超声处理 20min 使卡托普利与氢氯噻嗪溶解,放冷,加流动相稀释至刻度,摇匀,滤过,精密量取续滤液 10μl,注入液相色谱仪,记录色谱图;另取卡托普利与氢氯噻嗪对照品,精密称定,加流动相溶解并稀释制成每 1ml 中约含卡托普利 0.1mg 与氢氯噻嗪 0.06mg 的溶液,同法测定。按外标法以峰面积计算,即得。

【类别】血管紧张素转化酶抑制药。

【贮藏】遮光,密封,在 30℃以下干燥处保存。

【知识贮备】

一、复方制剂分析的特点

检验复方制剂时不仅要考虑各种辅料的干扰,还要考虑共存药物的影响。如果辅料和共存药物的影响不存在或可忽略,直接进行分析;否则,需适当分离后,再进行分析。目前为了提高检验效率,采用了多组分同时测定的分析方法。因此,一般选择灵敏度高、专属性强的色谱法。

二、复方制剂的质量分析

1.复方制剂的鉴别

复方制剂的鉴别一般选用化学法、TLC 法、HPLC 法或 TLC 法、HPLC 法两法中任选一种。选用化学法鉴别时,如果辅料和共存药物无干扰,则直接鉴别;否则,排除干扰后鉴别。一般选用合适的溶剂将鉴别对象与辅料和共存药物分离。

2.复方制剂的检查

复方制剂的剂型检验,按各剂型检查项下的要求进行,且只检查制剂中符合要求的组分。如含量均匀度的检查,只检查复方制剂中标示量低于 25mg 的组分,其他组分不检查。

3.复方制剂的含量测定

复方制剂的含量测定首选 HPLC 法。《中国药典》2010 年版中共收载 40 个品种的复方制剂,其中 28 个的含量测定采用了 HPLC 法。其余根据成分结构特点采用了化学法或生物学法。

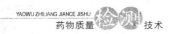

三、复方卡托普利片质量标准的分析

1.卡托普利、氢氯噻嗪的理化性质

(1)性状

①卡托普利:卡托普利为白色或类白色的结晶性粉末;有类似蒜的特臭,味咸。本品在甲醇、乙醇或三氯甲烷中易溶,在水中溶解。本品的熔点为 104～110℃。本品乙醇溶液的比旋度为－126°至－132°。

②氢氯噻嗪:氢氯噻嗪为白色结晶性粉末;无臭,味微苦。本品在丙酮中溶解,在乙醇中微溶,在水、三氯甲烷或乙醚中不溶;在氢氧化钠试液中溶解。

(2)化学性质

①卡托普利:卡托普利含有巯基,水溶液具有还原性。可与碘试液反应使褪色;与亚硝酸钠结晶与稀硫酸反应显红色。

②氢氯噻嗪:氢氯噻嗪含有磺酰胺,在碱性条件下迅速水解,产生 5-氯-2,4-二氨磺酰基苯胺和甲醛。甲醛可与变色酸反应显蓝紫色。

$$\text{（结构式）} \xrightarrow{\text{H}_2\text{O, OH}^-} \text{（结构式）} + \text{HCHO}$$

2.质量标准分析

(1)鉴别

①利用亚硝基铁氰化钠与有机硫化物、二硫化物或硫醇作用生成紫红色来鉴别,该反应称为 Lassaigne 试验。由于氢氯噻嗪无干扰,所以直接检验。

②利用卡托普利在水中溶解,而氢氯噻嗪在水中不溶、在碱性条件下溶解的特点,先加水使卡托普利溶解,滤过后,取残渣,再加入氢氧化钠试液振摇,使氢氯噻嗪溶解;然后再煮沸,使氢氯噻嗪水解,产生甲醛。利用甲醛与变色酸反应显蓝紫色的现象来鉴别氢氯噻嗪。

③利用含量测定项下的 HPLC 色谱图来同时鉴别卡托普利和氢氯噻嗪。

(2)检查 本品检查卡托普利二硫化物、含量均匀度、溶出度及其他。

①卡托普利二硫化物:卡托普利结构中含有巯基,具有还原性,其水溶液易发生氧化还原反应,生成卡托普利二硫化物。《中国药典》2010 年版中采用 HPLC 法检查其限量。检查时为了防止卡托普利继续氧化,要求避光操作,供试品溶液在 8h 内使用完。

②含量均匀度:本品中卡托普利与氢氯噻嗪的含量均低于 25mg,因此,均需检查含量均匀度。检查了含量均匀度,就不用检查重量差异。

③溶出度:检查了溶出度,就不用检查崩解时限。

④其他:本品为非包衣片,需检查脆碎度。

(3)含量测定 选用专属性强的 HPLC 法同时测定两者含量,按外标法以峰面积计算。

🔧 **【课堂讨论】**

1.用 HPLC 检查复方卡托普利片中卡托普利二硫化物时,柱温要求 40℃。请问实验结束后,在冲洗系统过程中,柱温是否可以关闭?

2.USP 含量均匀度的检查方法中,规定置信系数为 2.4、2.0;JP 中置信系数为 2.10、1.70;而 Ch.P.(2010)中要求置信系数为 1.80、1.45。请问哪个标准严格?

3.含量均匀度的检查方案是什么?

4.检查溶出度时,溶出仪的转轴是否越长越好?

5.检查溶出度时,如何检查转轴是否在溶出杯中部?

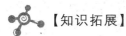【知识拓展】

USP 中关于含量均匀度的规定:通过制剂工艺验证和研究证明,当样品的 RSD(w/w)≤2%时,可采用重(装)量差异检查法替代;对于注射用无菌粉末,采用装量差异检查法;对于治疗窗狭窄的药物,无论规格多少,几乎皆拟定了含量均匀度的检查。而我国药典明确规定,注射用无菌粉末也需检查含量均匀度。

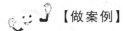【做案例】

复方磺胺甲噁唑片的检验

本品每片中含磺胺甲噁唑($C_{10}H_{11}N_3O_3S$)应为 0.360～0.440g,含甲氧苄啶($C_{14}H_{18}N_4O_3$)应为 72.0～88.0mg。

【处方】

磺胺甲噁唑	400g
甲氧苄啶	80g
辅料	适量
制成	1000 片

【性状】　本品为白色片。

【鉴别】　(1)取本品的细粉适量(约相当于甲氧苄啶 50mg),加稀硫酸 10ml,微热使甲氧苄啶溶解后,放冷,滤过,滤液加碘试液 0.5ml,即生成棕褐色沉淀。

(2)取本品的细粉适量(约相当于磺胺甲噁唑 0.2g),加甲醇 10ml,振摇,滤过,取滤液作为供试品溶液;另取磺胺甲噁唑对照品 0.2g 与甲氧苄啶对照品 40mg,加甲醇 10ml 溶解,作为对照品溶液。照薄层色谱法(附录 Ⅴ B)试验,吸取上述两种溶液各 5μl,分别点于同一硅胶 GF_{254} 薄层板上,以三氯甲烷-甲醇-二甲基甲酰胺(20:2:1)为展开剂,展开,晾干,置紫外光灯(254nm)下检视。供试品溶液所显两种成分的主斑点的位置和颜色应与对照品溶液的主斑点相同。

(3)在含量测定项下记录的色谱图中,供试品溶液两主峰的保留时间应与对照品溶液相应的两主峰的保留时间一致。

(4)取本品的细粉适量(约相当于磺胺甲噁唑 50mg),显芳香第一胺类的鉴别反应(附录Ⅲ)。

【检查】溶出度　取本品,照溶出度测定法(附录 Ⅹ C 第二法),以 0.1mol/L 盐酸溶液 900ml 为溶出介质,转速为每分钟 75 转,依法操作,经 30min 时,取溶液适量,滤过,精密量取续滤液 10μl,照含量测定项下的方法,依法测定,计算每片中磺胺甲噁唑和甲氧苄啶的溶出量。限度均为标示量的 70％,应符合规定。

【含量测定】 照高效液相色谱法(附录Ⅴ D)测定。

色谱条件与系统适用性试验 用十八烷基硅烷键合硅胶为填充剂;以乙腈-水-三乙胺 (200:799:1)(用氢氧化钠试液或冰醋酸调节 pH 值至 5.9)为流动相;检测波长为 240nm。理论塔板数按甲氧苄啶峰计算不低于 4000,磺胺甲噁唑峰与甲氧苄啶峰的分离度 应符合要求。

测定法 取本品 10 片,精密称定,研细,精密称取适量(约相当于磺胺甲噁唑 44mg),置 100ml 量瓶中,加 0.1mol/L 盐酸溶液适量,超声处理使两主成分溶解,用 0.1mol/L 盐酸溶 液稀释至刻度,摇匀,滤过,精密量取续滤液 10μl,注入液相色谱仪,记录色谱图;另取磺胺 甲噁唑对照品和甲氧苄啶对照品各适量,精密称定,加 0.1mol/L 盐酸溶液溶解并定量稀释 制成每 1ml 中含磺胺甲噁唑 0.44mg 与甲氧苄啶 89μg 的溶液,摇匀,同法测定。按外标法 以峰面积计算,即得。

 【提高案例】

某患者不小心把购买的药物复方炔诺孕酮片、复方左炔诺孕酮片的标签撕掉了。后听 说复方左炔诺孕酮片副作用小,不想再服用复方炔诺孕酮片了。可是无法确认哪瓶是复方 左炔诺孕酮片,请你帮她鉴定一下哪瓶是复方左炔诺孕酮片?

 【归纳】

表 3-27   归纳

复方制剂全检	复方制剂的分析特点	不仅要考虑各种辅料的干扰,还要考虑共存药物的影响
	复方制剂的鉴别	化学法、TLC 法、HPLC 法或 TLC 法、HPLC 法两法任选一种
	复方制剂的检查	按各剂型检查项下的要求进行,且只检查制剂中符合要求的组分
	复方制剂的含量测定	首选 HPLC 法
	复方卡托普利片的质量分析	鉴别原理、检查、含量测定方法
	根据药品质量标准检验复方拉托普利的质量	
	复方磺胺甲噁唑片的质量检验	鉴别、检查、含量测定

【目标检测】

一、选择题

【A 型题】(最佳选择题,每题备选答案中只有一个最佳答案)

1.复方制剂的含量测定方法首选   (   )
    A. HPLC   B. TLC   C. UV-Vis   D. GC   E.容量法

2.复方卡托普利片采用碱性亚硝基铁氰化钠显色鉴别,是利用(   )原理。

    A.卡托普利有巯基,可与碱性亚硝基铁氰化钠反应显色

    B.卡托普利有羧基,可与碱性亚硝基铁氰化钠反应显色

C.卡托普利有酰胺,可与碱性亚硝基铁氰化钠反应显色

D.氢氯噻嗪有仲氨,可与碱性亚硝基铁氰化钠反应显色

E.氢氯噻嗪有磺酰胺,可与碱性亚硝基铁氰化钠反应显色

3.复方卡托普利片采用加变色酸显色鉴别,是利用(　　)原理。

A.卡托普利在碱性条件下,水解产生甲醛,甲醛与变色酸反应显色

B.氢氯噻嗪在碱性条件下,水解产生甲醛,甲醛与变色酸反应显色

C.卡托普利在碱性条件下,水解产生甲酸,甲酸与变色酸反应显色

D.氢氯噻嗪在碱性条件下,水解产生甲酸,甲酸与变色酸反应显色

E.氢氯噻嗪在碱性条件下,水解产生乙酸,乙酸与变色酸反应显色

4.盐酸溶液(稀盐酸 24→1000)的配制方法为　　　　　　　　　　　　(　　)

A.24ml 盐酸加入到 1000ml 水中　　　B.24ml 稀盐酸加入到 1000ml

C.24ml 盐酸加水稀释至 1000ml　　　D.24ml 稀盐酸加水稀释至 1000ml

E.24g 稀盐酸加水稀释至 1000ml

5.用显色来鉴别复方磺胺甲噁唑片的原理是　　　　　　　　　　　　(　　)

A.甲氧苄啶中有嘧啶环,可与生物碱沉淀剂碘试液生成棕褐色沉淀

B.磺胺甲噁唑中有异噁唑环,可与生物碱沉淀剂碘试液生成棕褐色沉淀

C.甲氧苄啶中有嘧啶环,可与生物碱显色剂碘试液显棕褐色

D.磺胺甲噁唑中有异噁唑环,可与生物碱显色剂碘试液显棕褐色

E.甲氧苄啶中有异噁唑环,可与生物碱沉淀剂碘试液生成棕褐色沉淀

6.用 HPLC 测定含量时,如何判断色谱峰纯度?　　　　　　　　　　(　　)

A.用 UV 检测器　　　　B.用 DAD 检测器　　　C.用 CAD 检测器

D.用 ELSD 检测器　　　E.用 FS 检测器

【X 型题】(多项选择题,每题的备选答案中有 2 个或 2 个以上正确答案)

1.影响复方制剂分析的干扰因素有哪些?　　　　　　　　　　　　　(　　)

A.赋形剂　　　　　　　B.附加剂　　　　　　　C.主成分

D.光线　　　　　　　　E.水分

2.关于复方制剂分析,下列哪种说法正确?　　　　　　　　　　　　(　　)

A.复方制剂分析方法与普通制剂分析无区别

B.复方制剂可以增强药效、降低毒副作用

C.含两种/两种以上药物成分的制剂,称为复方制剂

D.复方制剂分析时,主成分之间可能会相互干扰

E.复方制剂分析时,主成分之间不会相互干扰

3.关于复方卡托普利片检查项下卡托普利二硫化物的检查,下列说法正确的有(　　)

A.卡托普利二硫化物来源于卡托普利的氧化反应

B.需避光操作

C.供试品溶液需在 8h 内使用

D.称取对照品时用感量 0.1mg 的天平

E.称取 2 份对照品

4.测定复方乳酸钠葡萄糖注射液含量时,下列说法正确的有　　　　　(　　)

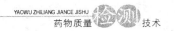

A. 用旋光法测定葡萄糖的含量

B. 测定葡萄糖含量时控温 25℃

C. 打开旋光仪仪器显示为 0.00,放入空管后仪器显示非 0 数值,此时应按"校零"

D. 打开旋光仪仪器显示为 0.00,放入空管后仪器显示非 0 数值,此时应清洗比旋管

E. 测定葡萄糖含量时控温 20℃

5. 关于 TLC,下列说法正确的有 （　　）

A. 薄层板应在 105～110℃活化 0.5～1h

B. 薄层板活化后室温冷却

C. 点样时为了防止斑点过大,可用电吹风的热风干燥

D. 点样时为了防止斑点过大,可边点样边用洗耳球吹

E. 点样时可用采血管

6. 关于复方磺胺甲噁唑片溶出度(第二法)的测定,下列说法正确的有 （　　）

A. 溶出介质为酸时对搅拌桨有腐蚀,用完后应及时清洗

B. 取样时应加垫柱

C. 转速一般为 50r/min

D. 投药前先将转速稳定

E. 投药后再转动

二、简答题

1. 某同学做 TLC 时,需用三氯甲烷做展开剂,但实验室恰巧没有,同时他考虑到三氯甲烷对肝脏有毒性,就考虑用二氯甲烷来代替三氯甲烷,正好试剂室有一瓶试剂,标签上标明是二氯甲烷,但他发现里面是深紫色的液体,拿不准到底瓶里装的是不是二氯甲烷,请你帮忙鉴定一下。

2. 按上述标准检验复方磺胺甲噁唑片。已知药物规格:含磺胺甲噁唑 0.4g,甲氧苄啶 80mg。10 片的总重为 5.0201g,研细,精密称取 0.05115g,置 100ml 量瓶中,依法测定。测得供试液中磺胺甲噁唑与甲氧苄啶的峰面积分别为 7521131 和 1479568,对照液中磺胺甲噁唑峰面积为 8159987,甲氧苄啶峰面积为 1590897。

3. 检验复方酮康唑乳膏时,如何排除辅料的干扰?

4. 检查复方卡托普利中卡托普利二硫化物的限量时,要求精密称取本品的细粉适量(约相当于卡托普利 25mg),应称取本品多少克? 已知药物规格:卡托普利 10mg,氢氯噻嗪 6mg。

5. 用 HPLC 测定复方卡托普利含量时,要求流动相 pH 值为 3.0,请问如何控制 pH 值? 选择哪两种标准缓冲液?

6. 用 HPLC 测定复方卡托普利含量时,流动相为 0.01mol/L 磷酸二氢钠溶液-甲醇-乙腈(70:25:5)(用磷酸调节 pH 值至 3.0)。实际操作中,流动相中甲醇、乙腈的变化范围为多少?

7. 测定复方酮康唑乳膏中硫酸新霉素含量时,需用石油醚(沸程 90～120℃)溶解基质。请问剩余的石油醚能否放入烧杯,再冷藏到冰箱中?

8. 用 TLC 鉴别复方新霉唑软膏时,如何判断系统适用性试验?

9. 使用 HPLC 时,用乙腈-水(15∶85)跑基线时,出现有规律的正弦峰,而换用同样比例的甲醇-水及纯甲醇时,基线很平稳。另外不跑流动相,直接跑基线时,基线也很平稳。请问乙腈-水产生正弦基线峰是什么原因?(波长 220nm)

10. 一移液管上标记的"Ex"、"20℃"、"Blow out"、"A"、"30s"、"MC"符号,分别代表什么意思?

学习任务八　辅料的检验

📖 学习目标

知识目标
- 了解药用辅料的作用及对药物质量的影响;
- 掌握枸橼酸、硬脂酸镁的检验原理;
- 了解我国目前辅料行业发展的现状。

技能目标
- 能根据滴定管的校正曲线校正读数;
- 能根据中国药品检验标准操作规范,配制、标定、贮藏滴定液,并会填写标签;
- 能根据质量标准检验枸橼酸、硬脂酸镁的质量。

 【背景知识】

药用辅料系指生产药品和调配处方时使用的赋形剂和附加剂,是除活性成分以外,在安全性方面已进行了合理的评估,并且包含在药物制剂中的物质。药用辅料除了赋形、充当载体、提高稳定性外,还具有增溶、助溶、缓控释等重要功能,会影响到药品的质量、安全性和有效性。很多药物不良事件与药用辅料有关,如 1930 年的磺胺酊剂事件和我国的"齐二药"事件,皆因利益驱使,使用假冒辅料二甘醇所致。

如今药品研究人员已充分认识到辅料对药品生物有效性的影响。如喉包衣能使药片更加容易吞咽,已用于改善药片的美观性;肠包衣改善药品的生物有效性,使得活性成分能够持续释放;润滑剂和助流剂通过加快生产过程,提高了药物生产的经济性。另外,一些新开发的辅料用于取代动物源性辅料,还有一些催生了新的剂型和先进的释药系统。

与欧美国家相比,我国药用辅料产业起步较晚。目前我国药用辅料工业发展的现状:市场份额小、专业生产企业少(中国仅 10 多家专门从事药用辅料生产的公司,其他多为药用、食用辅料生产企业,80%辅料由非《药品生产许可证》企业生产)、生产规模小、品种少、标准低、规格单一(境外公司的微晶纤维素有 10 多种规格,规格不同,粒径不同,黏合性、流动性、可压性等性能皆有改变)、研发力量薄弱。

据不完全统计,我国制剂使用的药用辅料大约 543 种,在《中国药典》中收载 132 种,占24.31%;国标、化工和企业标准收载 341 种,占 62.8%。由此可以看出,我国药用辅料质量标准符合药用标准的为少数,尤其是收载于药典的;其他标准的材料作药用辅料的现象严重。而美国大约有 1500 种辅料,大约 50%已经收载于 USP/NF,欧洲有药用辅料约 3000种,在各种药典中收载的也已经达到 50%。因此,加大中国药典中药用辅料的收载具有重要意义。

2006 年 3 月我国食品药品监督管理局印发了关于《药用辅料生产质量管理规范》(GMP)的通知,要求各地结合本地实际情况参照执行。

《中国药典》2010 年版在药用辅料方面做了前所未有的改革,对于我国药用辅料的研究、生产、使用和管理具有重要意义。然而,本版药典在辅料的以下方面仍需改进:

(1)附录中药用辅料 GMP 指南有待增订,这样有助于药用辅料生产企业对药用辅料的生产建立其质量体系;

(2)附录中药用辅料流通质量管理规范(GDP)指南有待增订,这样可以防止劣质辅料进入药品中;

(3)药用辅料的质量标准中药品功效相关性指标(FRCs)的设立。

《中国药典》2015 年版专门把辅料和附录收载到了第四部中,并明确提出:药用辅料标准作为国家药品标准体系的重要组成部分,必须大力支持常用药用辅料标准的研究与发展,药用辅料在监管模式、产品性质、标准特点等诸多方面与化学药品存在显著差异。独立成卷有利于丰富药用辅料标准的内涵和数量,有利于构建符合药用辅料特点的质量标准体系。

【学案例】

枸橼酸的检验

本品为 2-羟基丙烷-1,2,3-三羧酸一水合物。按无水物计算,含 $C_6H_8O_7$ 不得少于 99.5%。

【性状】本品为无色的半透明结晶、白色颗粒或白色结晶性粉末;无臭,味极酸;在干燥空气中微有风化性;水溶液显酸性反应。

本品在水中极易溶解,在乙醇中易溶,在乙醚中略溶。

【鉴别】(1)本品在 105℃ 干燥 2h,其红外吸收图谱应与对照图谱(光谱集 263 图)一致。

$C_6H_8O_7 \cdot H_2O,210.14$

(2)本品显枸橼酸盐的鉴别反应(附录Ⅲ)。

【检查】**溶液的澄清度与颜色** 取本品 2.0g,加水 10ml 使溶解后,依法检查(附录ⅨB),溶液应澄清无色;如显色,与黄色 2 号或黄绿色 2 号标准比色液(附录Ⅸ A 第一法)比较,不得更深。

氯化物 取本品 10.0g,依法检查(附录Ⅷ A),与标准氯化钠溶液 5.0ml 制成的对照液比较,不得更浓(0.0005%)。

硫酸盐 取本品 1.0g,依法检查(附录Ⅷ B),与标准硫酸钾溶液 1.5ml 制成的对照液比较,不得更浓(0.015%)。

草酸盐 取本品 1.0g,加水 10ml 溶解后,加氨试液中和,加氯化钙试液 2ml,在室温放置 30min,不得产生浑浊。

易炭化物 取本品 1.0g,置比色管中,加 95%(g/g)硫酸 10ml,在(90±1)℃加热 1h,立即放冷,如显色,与对照液(取比色用氯化钴液 0.9ml,比色用重铬酸钾液 8.9ml 与比色用硫酸铜液 0.2ml 混匀)比较,不得更深。

水分 取本品,照水分测定法(附录Ⅷ M 第一法 A)测定,含水分为 7.5%～9.0%。

炽灼残渣 不得过 0.1%(附录Ⅷ N)。

钙盐　取本品 1.0g,加水 10ml 溶解后,加氨试液中和,加草酸铵试液数滴,不得产生浑浊。

铁盐　取本品 1.0g,依法检查(附录Ⅷ G),加正丁醇提取后,与标准铁溶液 1.0ml 用同一方法制成的对照液比较,不得更深(0.001%)。

重金属　取本品 4.0g,加水 10ml 溶解后,加酚酞指示液 1 滴,滴加氨试液适量至溶液显粉红色,加醋酸盐缓冲液(pH3.5)2ml 与水适量使成 25ml,依法检查(附录Ⅷ H 第一法),含重金属不得过百万分之五。

砷盐　取本品 2.0g,加水 23ml 溶解后,加盐酸 5ml,依法检查(附录Ⅷ J 第一法),应符合规定。

【含量测定】取本品约 1.5g,精密称定,加新沸过的冷水 40ml 溶解后,加酚酞指示液 3 滴,用氢氧化钠滴定液(1mol/L)滴定。每 1ml 氢氧化钠滴定液(1mol/L)相当于 64.04mg 的 $C_6H_8O_7$。

【类别】药用辅料,pH 值调节剂和稳定剂等。

【贮藏】密封保存。

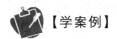 【学案例】

硬脂酸镁的检验

本品是将硬脂酸以 20 倍的热水溶解,加热至 90℃ 左右加入烧碱,制得稀皂液,再加硫酸镁溶液进行复分解反应,得硬脂酸镁沉淀,用水洗涤,离心脱水,在 100℃ 左右干燥制得。系以硬脂酸镁($C_{36}H_{70}MgO_4$)与棕榈酸镁($C_{32}H_{62}MgO_4$)为主要成分的混合物。按干燥品计算,含 Mg 应为 4.0%~5.0%。

【性状】本品为白色舒松无砂性的细粉;微有特臭;与皮肤接触有滑腻感。

本品在水、乙醇或乙醚中不溶。

【鉴别】(1)取本品 5.0g,置圆底烧瓶中,加无过氧化物乙醚 50ml、稀硝酸 20ml 与水 20ml,加热回流至完全溶解,放冷,移至分液漏斗中,振摇,放置分层,将水层移入另一分液漏斗中,用水提取乙醚层 2 次,每次 4ml,合并水层,用无过氧化物乙醚 15ml 清洗水层,将水层移至 50ml 量瓶中,加水稀释至刻度,摇匀,作为供试品溶液,应显镁盐的鉴别反应(附录Ⅲ)。

(2)在硬脂酸与棕榈酸相对含量检查项下记录的色谱图中,供试品溶液两主峰的保留时间应与对照品溶液两主峰的保留时间一致。

【检查】酸碱度　取本品 1.0g,加新沸过的冷水 20ml,水浴上加热 1min 并时时振摇,放冷,滤过,取续滤液 10ml,加溴麝香草酚蓝指示液 0.05ml,用盐酸滴定液(0.1mol/L)或氢氧化钠滴定液(0.1mol/L)滴至溶液颜色发生变化,滴定液用量不得过 0.05ml。

氯化物　量取鉴别(1)项下的供试品溶液 1.0ml,依法检查(附录Ⅷ A),与标准氯化钠溶液 10.0ml 制成的对照液比较,不得更浓(0.10%)。

硫酸盐　量取鉴别(1)项下的供试品溶液 1.0ml,依法检查(附录Ⅷ B),与标准硫酸钾溶液 6.0ml 制成的对照液比较,不得更浓(0.6%)。

干燥失重　取本品,在 80℃ 干燥至恒重,减失重量不得过 5.0%(附录Ⅷ L)。

铁盐　取本品 0.50g,炽灼灰化后,加稀盐酸 5ml 与水 10ml,煮沸,放冷,滤过,滤液加

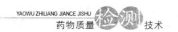
过硫酸铵 50mg,用水稀释成 35ml,依法检查(附录Ⅷ G),与标准铁溶液 5.0ml 用同一方法制成的对照液比较,不得更深(0.01%)。

重金属 取本品 2.0g,缓缓炽灼至完全灰化,放冷,加硫酸 0.5～1.0ml,使恰润湿,低温加热至硫酸除尽,加硝酸 0.5ml,蒸干,至氧化氮蒸气除尽后,放冷,在 500～600℃炽灼使完全灰化,放冷,加盐酸 2ml,置水浴上蒸干后加水 15ml 与稀醋酸 2ml,加热溶解后,放冷,加醋酸盐缓冲液(pH3.5)2ml 与水适量使成 25ml,依法检查(附录Ⅷ H 第二法),含重金属不得过百万分之十五。

硬脂酸与棕榈酸相对含量 取本品 0.1g,精密称定,置锥形瓶中,加三氟化硼的甲醇溶液[取三氟化硼一水合物或二水合物适量(相当于三氟化硼 14g),加甲醇溶解并稀释至100ml,摇匀]5ml,摇匀,加热回流 10min 使溶解,从冷凝管加正庚烷 4ml,再回流 10min,放冷后加饱和氯化钠溶液 20ml,振摇,静置使分层,将正庚烷层通过装有无水硫酸钠 0.1g(预先用正庚烷洗涤)的玻璃柱,移入烧杯中,作为供试品溶液。照气相色谱法(附录Ⅴ E)试验。用聚乙二醇 20M 为固定相的毛细管柱,起始温度 70℃,维持 2min,以每分钟 5℃的速率升温至 240℃,维持 5min;进样口温度为 220℃,检测器温度为 260℃。分别称取棕榈酸甲酯与硬脂酸甲酯对照品适量,加正庚烷制成每 1ml 中分别约含 15mg 与 10mg 的溶液,取 1μl 注入气相色谱仪,棕榈酸甲酯峰与硬脂酸甲酯峰的分离度应大于 3.0。精密量取供试品溶液1ml,置 100ml 量瓶中,用正庚烷稀释至刻度,摇匀,取 1μl 注入气相色谱仪,调节检测灵敏度,使棕榈酸甲酯峰与硬脂酸甲酯峰应能检出。再取供试品溶液 1μl 注入气相色谱仪,记录色谱图,按下式面积归一化法计算硬脂酸镁中硬脂酸在脂肪酸中的百分含量。

$$硬脂酸百分含量(\%)=\frac{A}{B}\times100\% \tag{3-37}$$

式中:A 为供试品中硬脂酸甲酯的峰面积;B 为供试品中所有脂肪酸酯的峰面积。

同法计算硬脂酸镁中棕榈酸在总脂肪酸中的百分含量。硬脂酸相对含量不得低于40%,硬脂酸与棕榈酸相对含量的总和不得低于 90%。

微生物限度 取本品,依法检查(附录ⅩⅠJ),每 1g 供试品中除细菌数不得过 1000 个、霉菌及酵母菌数不得过 100 个外,不得检出大肠埃希菌。

【含量测定】取本品约 0.2g,精密称定,加正丁醇-无水乙醇(1:1)溶液 50ml,加浓氨溶液 5ml 与氨-氯化铵缓冲液(pH10.0)3ml,再精密加乙二胺四醋酸二钠滴定液(0.05mol/L)25ml 与铬黑 T 指示剂少许,混匀,在 40～50℃水浴上加热至溶液澄清,用锌滴定液(0.05mol/L)滴定至溶液自蓝色转变为紫色,并将滴定结果用空白试验校正。每 1ml 乙二胺四醋酸二钠滴定液(0.05mol/L)相当于 1.215mg 的 Mg。

【类别】药用辅料,润滑剂。

【贮藏】密闭保存。

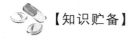**【知识贮备】**

一、枸橼酸

枸橼酸又名柠檬酸,有还原性及极强的螯合能力。可用于泡腾剂、糖浆剂、口服液制剂pH 值的调节,以及部分固体制剂贮藏稳定性的改善。

1.枸橼酸的鉴别

《中国药典》2010 年版中辅料的鉴别大多采用化学法,个别品种采用 IR、HPLC 法。枸橼酸采用了 IR 和化学法。

枸橼酸盐的鉴别反应：

（1）取供试品溶液 2ml（约相当于枸橼酸 10mg），加稀硫酸数滴，加热至沸，加高锰酸钾试液数滴，振摇，紫色即消失；溶液分成两份，一份中加硫酸汞试液 1 滴，另一份中逐滴加入溴试液，均生成白色沉淀。

（2）取供试品约 5mg，加吡啶-醋酐（3∶1）约 5ml，振摇，即生成黄色到红色或紫红色的溶液。

2.枸橼酸的检查

《中国药典》2010 年版中辅料的检查包括一般杂质与特殊杂质。枸橼酸只检查一般杂质：溶液的澄清度与颜色、氯化物、硫酸盐、草酸盐、易炭化物、水分、炽灼残渣、钙盐、铁盐、重金属及砷盐。检查铁盐时，需用正丁醇萃取后检查。

3.枸橼酸的含量测定

《中国药典》2010 年版中个别辅料无含量测定；测定含量的品种大多采用容量法，个别品种采用重量法、HPLC 法、GC 法等。枸橼酸由于有 3 个游离羧基，具有酸性，因而采用了酸碱滴定法。

二、硬脂酸镁

硬脂酸镁是一种常用的润滑剂，会影响药物的稳定性。如与阿司匹林共存时可加速阿司匹林的水解，其原因有：①硬脂酸镁能与阿司匹林形成相应的乙酰水杨酸镁，增加溶解度；②硬脂酸镁具弱碱性，有催化作用。有研究表明，阿司匹林的水解机制异于阿司匹林和硬脂酸镁的混合物。所以选用阿司匹林片的润滑剂时，考虑到主药的稳定性，应选用滑石粉或硬脂酸。

1.硬脂酸镁的鉴别

（1）化学法　硬脂酸镁采用高温条件下，用无过氧化物乙醚、稀硝酸与水的混合液回流溶解，放冷，分层；再用无过氧化物乙醚萃取水层，排除水溶液中有机物的干扰，再利用镁盐的方法鉴别。

镁盐的鉴别：①取供试品溶液，加氨试液，即生成白色沉淀；滴加氯化铵试液，沉淀溶解；再加磷酸氢二钠试液 1 滴，振摇，即生成白色沉淀。分离，沉淀在氨试液中不溶。② 取供试品溶液，加氢氧化钠试液，即生成白色沉淀。分离，沉淀分成两份，一份中加过量的氢氧化钠试液，沉淀不溶解；另一份中加碘试液，沉淀转成红棕色。

（2）气相色谱法　GC 法专属性强，采用检查项下"硬脂酸与棕榈酸相对含量"项下的色谱图鉴别。

2.硬脂酸镁的检查

硬脂酸镁检查酸碱度、氯化物、硫酸盐、干燥失重、铁盐、重金属等一般杂质，微生物限度及硬脂酸与棕榈酸相对含量。

由于硬脂酸镁在水及常用有机溶剂中不溶，检查氯化物、硫酸盐、铁盐时，需采用高温条件下，用无过氧化物乙醚、稀硝酸与水的混合液回流溶解，放冷，分层；再用无过氧化物乙醚萃取水层，排除干扰后再检查。检查重金属时，采用第二法。

由于硬脂酸镁是硬脂酸镁与棕榈酸镁的混合液，所以还检查硬脂酸与棕榈酸相对含量。

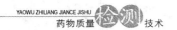
硬脂酸在 90～100℃下会慢慢挥发,因此,采用 GC 法检查。

3. 硬脂酸镁的含量测定

由于含镁,所以选用配位滴定法测定含量。

配制乙二胺四乙酸二钠滴定液时,由于其不易即时完全溶解,可采用加热或配制放置数日后再标定。因氧化锌能吸收空气中的 CO_2,标定时基准氧化锌应经 800℃灼烧至恒重。贮存时应选择具玻璃塞的玻璃瓶,避免与橡皮塞、橡皮管等接触。

配制锌滴定液时,应取含 7 分子水的硫酸锌,避免误取无水硫酸锌或其一水合物。配制时加稀盐酸是为了防止锌水解。

铬黑 T 在水或醇溶液中不稳定,因此,采用固体粉末状的铬黑 T 指示剂,而不采用指示液。

【课堂讨论】

1. "密封保存"系指什么?
2. 解释枸橼酸加入高锰酸钾试液后褪色的原理。
3. 解释枸橼酸加入吡啶-醋酐显色的原理。
4. 鉴别、检查枸橼酸时,取几份样品?
5. 用 IR 鉴别枸橼酸时,为何要在 105℃干燥 2h?
6. 检查枸橼酸"炽灼残渣"时,温度应控制在多少范围内?
7. 检查枸橼酸"铁盐"时,为何先加正丁醇萃取?

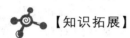【知识拓展】

辅料的研发

药用辅料是不同种类的化合物,从简单分子(水)到复杂的天然产品、半合成产品或合成产品的混合物。大致可分为三类:第一类为认可的辅料:源于食品工业(通常认为是安全的,美国 FDA 列入 GRAS)或者应用于制药工业中已经有相当长的时间;第二类为新辅料,包括通过对已证实或已用于食品或化妆品工业的辅料进行结构修饰得到的材料;第三类为新化合物,它们从未被用于制药领域。

新功能辅料的来源有三种:

(1)寻找新的化合物。同新药开发一样,必须针对安全性和毒副作用,获得相关法律法规的许可。通常耗资巨大、风险高、周期长。

(2)在现有的辅料中开发新的规格,如预胶化淀粉、交联聚乙烯吡咯烷酮等。只能在一定的范围内改动,功能的提高是有限的。

(3)将多种辅料结合在一起使用,成为一个最佳的选择。因为每一个制剂配方本身就含有多种辅料,现有辅料灵活的结合使用,使辅料获得新的性能成为可能——"预混辅料"。

"预混辅料"是将多种单一辅料按一定的配方比例,以一定的生产工艺预先混合均匀,作为一个辅料整体在制剂中使用,发挥其独特的作用。这种新的辅料形式将成为未来的一个发展方向。

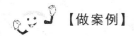 【做案例】

淀粉的检验

本品系自禾本科植物玉蜀黍 *Zea mays* L. 的颖果或大戟科植物木薯 *Manihot Utilissima* Pohl. 的块根中制得的多糖类颗粒。

【性状】本品为白色粉末;无臭,无味。本品在冷水或乙醇中均不溶解。

【鉴别】(1)取本品约 1g,加水 15ml,煮沸,放冷,即成类白色半透明的凝胶状物。

(2)取本品约 0.1g,加水 20ml 混匀,加碘试液数滴,即显蓝色或蓝黑色,加热后逐渐褪色,放冷,蓝色复现。

(3)取本品,用甘油醋酸试液装置(一部附录ⅡC),在显微镜下观察。玉蜀黍淀粉均为单粒,呈多角形或类圆形,直径为 5～30μm;脐点中心性,呈圆点状或星状;层纹不明显。木薯淀粉多为单粒,圆形或椭圆形,直径为 5～35μm,旁边有一凹处;脐点中心性,呈圆点状或星状,层纹不明显。不得有其他品种的淀粉颗粒。

(4)取本品,在偏光显微镜下观察。

玉蜀黍淀粉和木薯淀粉均呈现偏光十字,十字交叉位于颗粒脐点处。

【检查】酸度　取本品 20.0g,加水 100ml,振摇 5min 使混匀,立即依法测定(附录ⅥH),pH 值应为 4.5～7.0。

干燥失重　取本品,在 105℃ 干燥 5h,减失的重量,玉蜀黍淀粉不得过 14.0%,木薯淀粉不得过 15.0%(附录ⅧL)。

灰分　取本品约 1.0g,置炽灼至恒重的坩埚中,精密称定,缓缓炽灼至完全炭化后,逐渐升高温度至 600～700℃,使完全灰化并恒重,遗留的灰分,玉蜀黍淀粉不得过 0.2%,木薯淀粉不得过 0.3%。

铁盐　取本品 0.50g,加稀盐酸 4ml 与水 16ml,振摇 5min,滤过,用水少量洗涤,合并滤液与洗液,加过硫酸铵 50mg,用水稀释成 35ml 后,依法检查(附录ⅧG),与标准铁溶液 1.0ml 制成的对照液比较,不得更深(0.002%)。

二氧化硫　取本品 20.0g,置具塞锥形瓶中,加水 200ml,充分振摇,滤过,取滤液 100ml,加淀粉指示液 2ml,用碘滴定液(0.005mol/L)滴定,并将滴定的结果用空白试验校正。消耗的碘滴定液(0.005mol/L)不得过 1.25ml(0.004%)。

氧化物质　取本品 4.0g,置具塞锥形瓶中,加水 50.0ml,密塞,振摇 5min,转入 50ml 具塞离心管中,离心至澄清,取 30.0ml 上清液,置碘量瓶中,加冰醋酸 1ml 与碘化钾 1.0g,密塞,摇匀,置暗处放置 30min,加淀粉指示液 1ml,用硫代硫酸钠滴定液(0.002mol/L)滴定至蓝色消失,并将滴定的结果用空白试验校正。每 1ml 硫代硫酸钠滴定液(0.002mol/L)相当于 34μg 的氧化物质(以过氧化氢 H_2O_2 计)消耗的硫代硫酸钠滴定液(0.002mol/L)不得过 1.4ml(0.002%)。

微生物限度　取本品,依法检查(附录ⅫJ),每 1g 供试品中除细菌数不得过 1000 个、霉菌和酵母菌数不得过 100 个外,还不得检出大肠埃希菌。

【类别】药用辅料,填充剂和崩解剂等。

【贮藏】密闭,在干燥处保存。

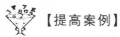**【提高案例】**

　　某辅料厂准备生产淀粉,需要购买检验淀粉酸度、干燥失重及灰分用的仪器,请你帮设备处的同志列出仪器清单及技术指标。

【归纳】

表 3-28　归纳

辅料的全检	辅料的分类		
	辅料的检验	枸橼酸的检验原理	鉴别、检查及含量测定
		硬脂酸镁的检验原理	鉴别、检查
	辅料检验的方法	化学法、IR 法、HPLC 法等	

【目标检测】

一、选择题

【A 型题】(最佳选择题,每题备选答案中只有一个最佳答案)

1."取本品 2.0g"系指称取重量可为　　　　　　　　　　　　　　　　　　　(　　)

　　A.1.95~2.05g　　　　B.1.5~2.5g　　　　　C.1.995~2.005g

　　D.1.98~2.02g　　　　E.1.8~2.2g

2.《中国药典》2015 年版中辅料收载在(　　　)中。

　　A.第一部　　　　B.第二部　　　C.第三部　　　　　D.第四部　　　　E.第一至四部

3.用 GC 检测硬脂酸镁中硬脂酸与枸橼酸相对含量时,应选用　　　　　　　　(　　)

　　A.火焰离子化检测器　　　　　　　　B.质谱检测器

　　C.紫外检测器　　　　　　　　　　　D.电子捕获检测器

　　E.热导检测器

4.测定辅料含量首选　　　　　　　　　　　　　　　　　　　　　　　　　　(　　)

　　A.容量法　　　　B.TLC 法　　　　C.HPLC 法　　　　D.UV-Vis 法　　　E.GC 法

5.要测定硬脂酸聚烃氧(40)酯的熔点(46~51℃),应选用(　　　)作为传温液。

　　A.甘油　　　　B.硅油　　　　C.食用油　　　　D.乙醇　　　　E.水

6.检查羟丙纤维素中氯化物时,杂质限量为 0.20%,称取供试品 0.10g,标准氯化钠中的 Cl^- 浓度为 $10\mu g/ml$,计算量取标准氯化钠的体积为(　　　)ml。

　　A.1　　　　　　B.2　　　　　　C.3　　　　　　D.4　　　　　E.5

【X 型题】(多项选择题,每题的备选答案中有 2 个或 2 个以上正确答案)

1.关于氢氧化钠滴定液的配制,下列说法正确的有　　　　　　　　　　　　　(　　)

　　A.采用基准级氢氧化钠直接配制

　　B.标定时温度应控制在 10~30℃

　　C.标定氢氧化钠滴定液时,应由配制者和复标者在相同条件下各做平行试验 3 份,3
　　　份平行试验结果的相对平均偏差,除另有规定外,不得大于 0.1%;初标平均值和

复标平均值的相对偏差也不得大于 0.1%

　　D. 标定结果按初、复标的平均值计算,取 4 位有效数字

　　E. 用澄清的饱和氢氧化钠溶液配制

2. 关于硬脂酸镁,下列说法正确的有　　　　　　　　　　　　　　　　　（　　）

　　A. 在水及常用有机溶剂中不溶　　　　　B. 混合物

　　C. 单一成分　　　　　　　　　　　　　D. 显弱碱性

　　E. 显中性

3. 配制硫代硫酸钠滴定液时,应注意　　　　　　　　　　　　　　　　　（　　）

　　A. 用煮沸冷却的水　　　　　　　　　　B. 加入稳定剂 0.02% 的无水碳酸钠

　　C. 控制溶液 pH 值在 9～10,防止分解　D. 不能用 25ml 滴定管标定

　　E. 配制后避光贮存一个月以上,滤过,再标定

4. 配制乙二胺四乙酸二钠滴定液时,应注意　　　　　　　　　　　　　　（　　）

　　A. 加热或配制放置数日后再标定　　　　B. 标定时基准氧化锌应经 800℃ 灼烧至恒重

　　C. 贮存于具玻璃塞的玻璃瓶中　　　　　D. 贮存于具橡皮塞的玻璃瓶中

　　E. 严格控制溶液 pH 值

5. 配制锌滴定液时,应注意　　　　　　　　　　　　　　　　　　　　　（　　）

　　A. 选用七水合硫酸锌　　　　　　　　　B. 加稀盐酸

　　C. 控制溶液碱性条件　　　　　　　　　D. 选用无水硫酸锌

　　E. 选用一水合硫酸锌

二、简答题

1. 溶液澄清度检查中,"澄清"、"几乎澄清"分别系指什么?

2. 查阅黄色 2 号标准比色液的配制方法及有效期。

3. 2010 年版《中国药典》中重金属检查的第一法与 2005 年版《中国药典》有何区别?

4. 用酸碱滴定法测定枸橼酸含量时,为何选用新煮沸冷却的水?

5. 用酸碱滴定法测定枸橼酸含量时,1ml 氢氧化钠滴定液(1mol/L)相当于枸橼酸多少毫克?

6. 如何判断乙醚中无过氧化物?

7. 解释镁盐的鉴别原理。

8. 使用离心机时应注意什么?

9. 某单位需要新建检验微生物限度的实验室,请你帮他们列出微生物实验室的要求。

10. 解释淀粉中检查氧化物质的原理及注意事项。

　　　　　　　　　　　　　　　　　　　　　　　　　　　　　　　　（甄会贤）

图书在版编目(CIP)数据

药物质量检测技术 / 张佳佳主编. —杭州：浙江
大学出版社，2012.11(2016.1 重印)
ISBN 978-7-308-10292-6

Ⅰ. ①药… Ⅱ. ①张… Ⅲ. ①药物－质量检验
Ⅳ. ①R927.11

中国版本图书馆 CIP 数据核字（2012）第 170484 号

药物质量检测技术

张佳佳　主编

策划编辑	阮海潮（ruanhc@zju.edu.cn）
责任编辑	阮海潮
封面设计	春天书装
出版发行	浙江大学出版社
	（杭州市天目山路 148 号　邮政编码 310007）
	（网址：http://www.zjupress.com）
排　　版	杭州中大图文设计有限公司
印　　刷	富阳市育才印刷有限公司
开　　本	787mm×1092mm　1/16
印　　张	21.5
字　　数	550 千
版 印 次	2012 年 11 月第 1 版　2016 年 1 月第 3 次印刷
书　　号	ISBN 978-7-308-10292-6
定　　价	45.00 元